CASOS CLÍNICOS
EM MEDICINA INTERNA

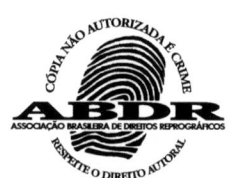

T756c   Toy, Eugene C.
        Casos clínicos em medicina interna / Toy, Patlan ; tradução: André Garcia Islabão, Soraya Imon de Oliveira ; revisão técnica: Alessandro Finkelsztejn. – 4. ed. – Porto Alegre : AMGH, 2014.
        xvi, 559 p. : il. ; 23 cm.

        ISBN 978-85-8055-278-2

        1. Medicina interna. 2. Medicina clínica. I. Patlan, John T. II. Título.

CDU 616

Catalogação na publicação: Ana Paula M. Magnus – CRB 10/2052

4ª Edição

CASOS CLÍNICOS
EM MEDICINA INTERNA

TOY • PATLAN

Tradução:
André Garcia Islabão
Soraya Imon de Oliveira

Revisão técnica desta edição:
Alessandro Finkelsztejn
Médico pela Universidade Federal do Rio Grande do Sul (UFRGS). Médico Internista e Neurologista – Residência Médica no Hospital de Clínicas de Porto Alegre (HCPA). Médico do Serviço de Neurologia do HCPA. Doutorando em Epidemiologia pela UFRGS.

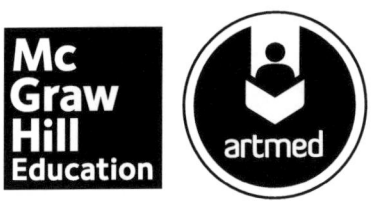

AMGH Editora Ltda.

2014

Obra originalmente publicada sob o título *Case files internal medicine*, 4th Edition
ISBN 0071761721 / 9780071761727

Original edition copyright (c)2013, The McGraw-Hill Global Education Holdings, LLC., New York, New York 10020. All rights reserved.

Portuguese language translation copyright (c)2014, AMGH Editora Ltda., a Grupo A Educação S.A. company. All rights reserved.

Gerente editorial: *Letícia Bispo de Lima*

Colaboraram nesta edição

Editora: *Caroline Vieira*

Assistente editorial: *Mirela Favaretto*

Leitura final: *Rejane Barcelos Hansen*

Arte sobre capa original: *Márcio Monticelli*

Editoração: *Armazém Digital® Editoração Eletrônica – Roberto Carlos Moreira Vieira*

> **NOTA**
>
> A medicina é uma ciência em constante evolução. À medida que novas pesquisas e a experiência clínica ampliam o nosso conhecimento, são necessárias modificações no tratamento e na farmacoterapia. Os autores desta obra consultaram as fontes consideradas confiáveis, em um esforço para oferecer informações completas e, geralmente, de acordo com os padrões aceitos à época da publicação. Entretanto, tendo em vista a possibilidade de falha humana ou de alterações nas ciências médicas, os leitores devem confirmar estas informações com outras fontes. Por exemplo, e em particular, os leitores são aconselhados a conferir a bula de qualquer medicamento que pretendam administrar, para se certificar de que a informação contida neste livro está correta e de que não houve alteração na dose recomendada nem nas contraindicações para o seu uso. Essa recomendação é particularmente importante em relação a medicamentos novos ou raramente usados.

Reservados todos os direitos de publicação, em língua portuguesa, à
AMGH EDITORA LTDA., uma parceria entre GRUPO A EDUCAÇÃO S.A.
e MCGRAW-HILL EDUCATION
Av. Jerônimo de Ornelas, 670 – Santana
90040-340 – Porto Alegre – RS
Fone: (51) 3027-7000 Fax: (51) 3027-7070

É proibida a duplicação ou reprodução deste volume, no todo ou em parte, sob quaisquer formas ou por quaisquer meios (eletrônico, mecânico, gravação, foto cópia, distribuição na Web e outros), sem permissão expressa da Editora.

Unidade São Paulo
Av. Embaixador Macedo Soares, 10.735 – Pavilhão 5 –
Cond. Espace Center – Vila Anastácio
05095-035 – São Paulo – SP
Fone: (11) 3665-1100 Fax: (11) 3667-1333

SAC 0800 703-3444

IMPRESSO NO BRASIL
PRINTED IN BRAZIL

AUTORES E REVISORES

Eugene C. Toy, MD
The John S. Dunn, Senior Academic Chair and Program Director
The Methodist Hospital Ob/Gyn Residency Program
Houston, Texas
Vice Chair of Academic Affairs
Department of Obstetrics and Gynecology
The Methodist Hospital
Houston, Texas
Clinical Professor and Clerkship Director
Department of Obstetrics and Gynecology
University of Texas Medical School at Houston
Houston, Texas
Associate Clinical Professor
Weill Cornell College of Medicine

John T. Patlan Jr., MD
Associate Professor of Medicine
Department of General Internal Medicine
MD Anderson Cancer Center
Houston, Texas

Adam Banks
University of Texas – Houston Medical School
Class of 2012

Alicia Hernandez
University of Texas – Houston Medical School
Class of 2013

Amber Gill
University of Texas – Houston Medical School
Class of 2012

Cassandra Kuchta
University of Texas – Houston Medical School
Class of 2013

Colin J. Massey
University of Texas – Houston Medical School
Class of 2012

Hubert M. Chodkiewicz
University of Texas – Houston Medical School
Class of 2012

Irving Basañez
University of Texas – Houston Medical School
Class of 2012

Janice Wilson
University of Texas – Houston Medical School
Class of 2012

Luke Martin
University of Texas – Houston Medical School
Class of 2012

Matthew Hogue
University of Texas – Houston Medical School
Class of 2012

Michael Holmes
University of Texas – Houston Medical School
Class of 2012

Stephen Fisher
University of Texas – Houston Medical School
Class of 2012

DEDICATÓRIA

Para nosso treinador, Victor, e para nossos companheiros de equipe, pais e filhos: Bob e Jackson, Steve e Weston, Ron e Wesley, e Dan e Joel. No inspirador JH Ranch Father-Son Retreat, todos nós, incluindo meu amado filho Andy, chegamos como estranhos, mas em seis dias partimos como amigos por toda a vida.

– ECT

Aos meus pais, que incentivaram o amor precoce pelo aprendizado e pela palavra escrita e que continuam a ser modelos de vida. À minha linda esposa, Elsa, e aos meus filhos, Sarah e Sean, pela paciência e compreensão e pelo precioso tempo familiar devotado à conclusão "do livro". A todos os professores, particularmente aos Drs. Carlos Pestaña, Robert Nolan, Herbert Fred e Cheves Smythe, que fazem o complexo parecer compreensível, e que dedicaram suas vidas ao ensino clínico e foram modelos como médicos. Aos estudantes de medicina e residentes da University of Texas-Houston Medical School, cujo entusiasmo, curiosidade e busca pela excelência no atendimento foram razão constante de estímulo, alegria e orgulho. A todos os leitores, em todos os lugares, na esperança de que este livro possa ajudá-los a ampliar seus conhecimentos e sua compreensão e propiciar um atendimento de melhor qualidade aos pacientes que os procuram para conforto e alívio dos sofrimentos. Ao Criador de todas as coisas, que é a fonte de todo conhecimento e do poder de cura, que este livro sirva como instrumento de Sua vontade.

– JTP

AGRADECIMENTOS

As ideias para esta série foram inspiradas por Philbert Yau e Chuck Rosipal, dois estudantes talentosos e comprometidos que já se formaram em medicina. Foi uma alegria trabalhar com os coautores, especialmente o Dr. John Patlan, que exemplifica as qualidades do médico ideal – cuidadoso, empático e professor ávido, intelectualmente sem comparação. O Dr. Patlan gostaria de agradecer aos excelentes estudantes de medicina da University of Texas Medical School, que revisaram cuidadosamente muitos dos casos e forneceram recomendações detalhadas sobre como melhorar este livro: Adam Banks, Irving Basañez, Hubert Chodkiewicz, Stephen Fisher, Amber Gill, Matthew Hogue, Michael Holmes, Luke Martin, Colin Massey e Janice Wilson.

Tenho um grande débito com minha editora, Catherine Johnson, cuja experiência e visão ajudaram a formar esta série. Prezo a crença da McGraw-Hill no conceito do ensino por meio de casos clínicos. Também sou grato à Catherine Saggese, por sua excelente experiência em produção, e à Cindy Yoo, pela sua maravilhosa edição. Aprecio o sempre organizado e preciso Ridhi Mathur, gerente de projeto. Além disso, tem sido um privilégio e uma honra trabalhar com uma das mais brilhantes estudantes de medicina que já encontrei, Molly Dudley, que foi a principal estudante a revisar este livro. Ela forneceu comentários de maneira entusiástica e ajudou a destacar o que era mais importante. Além disso, agradeço à Linda Bergstrom, pelos conselhos sábios e pelo apoio. No Methodist, agradeço aos Drs. Judy Paukert, Dirk Sostman, Marc Boom e Alan Kaplan, que receberam nossos residentes; a Debby Chambers, uma brilhante administradora, e a Linda Elliott, que controlam o departamento. Sem meus caros colegas, Drs. Konrad Harms, Priti Schachel e Gizelle Brooks Carter, este livro não seria escrito. Acima de tudo, agradeço à minha adorável esposa Terri e aos nossos quatro maravilhosos filhos, Andy, Michael, Allison e Christina, por sua paciência e compreensão.

Eugene C. Toy

PREFÁCIO

Sinto-me profundamente maravilhado e agradecido por ver como os livros da série *Casos Clínicos* são bem recebidos pelos leitores e como têm ajudado os estudantes a aprender de maneira mais efetiva. Nos últimos 10 anos, que passaram tão rapidamente, desde a primeira publicação do *Casos clínicos em medicina interna*, a série foi ampliada para abranger a maior parte das disciplinas de ciências básicas e clínicas, além de ter sido traduzida para mais de 12 idiomas. Inúmeros estudantes têm enviado comentários incentivadores, sugestões e recomendações. Nesta edição, foram incluídos três casos totalmente novos. As atualizações das seções e as novas seções incluem Manutenção da saúde, Síndrome nefrótica, Artrite, Diabetes, Insuficiência cardíaca e Hiperlipidemia. Esta edição é resultado de um trabalho colaborativo com meus extraordinários coautores, somado às sugestões enviadas por quatro gerações de estudantes. O incentivo encorajador que recebi dos estudantes, não só dos Estados Unidos como também do mundo inteiro, foi minha fonte de inspiração e energia para continuar a escrever. Assim, gostaria de transmitir meus sinceros agradecimentos aos estudantes de todas as partes do mundo... afinal, como um professor poderia ensinar sem estudantes?

Eugene C. Toy

SUMÁRIO

SEÇÃO I
Como abordar problemas clínicos 1

1. Abordagem ao paciente 2
2. Abordagem à solução do problema clínico 9
3. Abordagem pela leitura 12

SEÇÃO II
Casos clínicos 17

SEÇÃO III
Lista de casos 521

Lista por número de caso 523
Lista por tópico (em ordem alfabética) 524

Índice 527

INTRODUÇÃO

Dominar o conhecimento em um campo como a medicina interna é uma tarefa árdua. É ainda mais difícil adquirir esse conhecimento, pesquisar e filtrar dados clínicos e laboratoriais, desenvolver um diagnóstico diferencial e, finalmente, elaborar um plano de tratamento. Na aquisição dessas habilidades, o estudante aprende mais à beira do leito, guiado e instruído por um professor experiente e orientado para a leitura autodirigida e diligente. Sem dúvida, não há substituto para esse tipo de aprendizado.

Infelizmente, as situações clínicas normalmente não englobam todo o espectro da especialidade. Talvez a melhor alternativa sejam casos cuidadosamente escolhidos e trabalhados para estimular a abordagem clínica e o processo de tomada de decisão. Na tentativa de atingir esse objetivo, elaboramos uma coleção de casos clínicos para ensino da abordagem diagnóstica ou terapêutica relevante na medicina interna.

Mais importante, as explanações dos casos enfatizam o mecanismo e os princípios básicos em vez de meramente elaborar perguntas e respostas. Este livro está organizado de forma a ser extremamente prático: permite que o estudante vá rapidamente aos casos clínicos e verifique as respostas correspondentes. As respostas estão organizadas em nível de complexidade crescente: respostas simples, análise do caso, abordagem do tópico pertinente, teste e, no final, dicas clínicas e uma lista de referências para leitura adicional. Os casos clínicos são propositalmente organizados de modo aleatório para simular a maneira pela qual os pacientes realmente se apresentam ao clínico. Uma lista de casos é incluída na Seção III para auxiliar o estudante que deseja testar seu conhecimento em uma certa área ou rever um tópico, incluindo definições básicas. De forma intencional, optamos por casos com respostas fechadas.

COMO APROVEITAR O LIVRO AO MÁXIMO

Cada caso foi planejado para simular uma situação com um paciente por meio de questões abertas. A queixa apresentada pelo paciente às vezes difere da maior parte do aspecto preocupante e, em algumas situações, são fornecidas informações totalmente irrelevantes. As respostas estão organizadas em quatro partes distintas:

FORMATO DE CASO CLÍNICO:
Tópico I

1. **Resumo:** Os aspectos importantes do caso são identificados e filtrados de toda a informação irrelevante fornecida. Os estudantes devem formular seu próprio

resumo do caso antes de começar a procurar respostas. Uma comparação com o todo na resposta ajudará a melhorar sua habilidade de enfocar dados importantes e, ao mesmo tempo, de desprezar as informações irrelevantes, habilidades fundamentais na resolução de problemas clínicos.
2. Uma **Resposta direta** é fornecida para cada questão aberta.
3. A **Análise do caso** é composta de duas partes:
    a) **Objetivos do caso:** Uma lista com dois ou três princípios essenciais, que são decisivos para o manejo do paciente pelo profissional. Mais uma vez, os estudantes são desafiados a estabelecer "hipóteses" com base no que foi ensinado sobre os objetivos do caso, mediante uma revisão inicial do contexto do caso. Isso ajuda a aguçar as habilidades clínicas e analíticas dos estudantes.
    b) **Considerações:** Discussão sobre os aspectos relevantes e breve abordagem de um paciente específico.

Tópico II

Abordagem ao processo patológico: Consiste em duas partes:

   a) **Definições:** Terminologia pertinente ao processo patológico.
   b) **Abordagem clínica:** Discussão sobre a abordagem ao problema clínico, em geral incluindo quadros, figuras e algoritmos.

Tópico III

Questões de compreensão: Cada caso contém várias questões de múltipla escolha, que reforçam o material ou introduzem conceitos novos e correlatos. As questões sobre o material não encontradas no texto são explicadas nas respostas.

Tópico IV

Dicas clínicas: Vários pontos clinicamente importantes são reiterados sob a forma de resumo do texto. Isso facilita a revisão do conteúdo, de modo semelhante ao que ocorre antes de um exame.

SEÇÃO I

Como abordar problemas clínicos

1 Abordagem ao paciente
2 Abordagem à solução do problema clínico
3 Abordagem pela leitura

1. Abordagem ao paciente

A transposição dos conhecimentos do livro didático ou do artigo científico para a situação clínica é uma das tarefas mais desafiadoras na medicina. A memorização de informações, isto é, a organização dos fatos e a lembrança de uma grande quantidade de dados são difíceis, mas são cruciais para o tratamento adequado do paciente. O objetivo deste livro é facilitar esse processo. O primeiro passo é a reunião de informações, ou seja, a criação de um banco de dados. Isso inclui a história (fazer perguntas), o exame físico e a obtenção de exames selecionados de laboratório e/ou imagem. Desses, a história (anamnese) é o mais importante e o mais útil. Além disso, sensibilidade e respeito devem sempre ser exercitados durante a entrevista com os pacientes.

> **DICA CLÍNICA**
>
> ▶ A história é a ferramenta mais importante na obtenção do diagnóstico. Todos os achados físicos e os exames de laboratório e de imagem são primeiramente obtidos e depois interpretados à luz da história a que correspondem.

HISTÓRIA

1. **Informações básicas:** Idade, gênero e etnia devem ser registrados, porque algumas doenças são mais comuns em certas idades; por exemplo, dor ao evacuar e sangramento retal aos 20 anos podem indicar doença inflamatória intestinal, mas os mesmos sintomas aos 60 anos sugerem, com maior probabilidade, câncer de colo.
2. **Queixa principal:** O que trouxe o paciente ao hospital ou à clínica? É uma consulta marcada ou está ocorrendo em virtude de um sintoma inesperado? Se possível, devem ser usadas as palavras do paciente, tais como: "Sinto-me como se tivesse uma tonelada de tijolos no peito". A queixa principal ou o motivo real para procura de atendimento médico pode não ser o primeiro assunto abordado pelo paciente (na prática, pode ser o último), particularmente se for um assunto embaraçoso, como uma doença sexualmente transmitida, ou altamente emocional, como a depressão. É importante esclarecer exatamente qual é a preocupação do paciente, por exemplo, se ele teme que sua cefaleia represente um tumor cerebral subjacente.
3. **História da doença atual:** Parte mais importante de todo o banco de dados. As perguntas são guiadas pelo diagnóstico diferencial calcado na queixa principal do paciente, bem como pelo conhecimento do médico sobre os padrões típicos de doenças e sobre sua história natural. A duração e as características da queixa primária, os sintomas associados e os fatores de exacerbação/alívio devem ser registrados. Algumas vezes, a história é distorcida e longa, com múltiplos diagnósticos e/ou intervenções terapêuticas em diferentes etapas. Em pacientes com doenças crônicas, a obtenção de registros médicos anteriores tem um valor inestimável. Por exemplo, quando uma avaliação minuciosa de um problema

médico complicado tiver sido feita em outro local, geralmente é melhor obter esses resultados do que repetir um "trabalho complexo e dispendioso". Ao examinar os registros anteriores, quase sempre é útil rever os dados primários (p. ex., biópsias, ecocardiogramas, avaliações sorológicas), em vez de confiar em um diagnóstico aplicado por outro médico e replicado nos prontuários que, por repetição, adquiriu uma aura de verdade, mas pode não ser inteiramente comprovado pelos dados. Além disso, quando o paciente fornece um relato deficitário por causa de demência, confusão ou barreiras de linguagem, o interrogatório dos familiares é útil. Quando pouca ou nenhuma história está disponível para guiar uma investigação dirigida, quase sempre são necessários extensos estudos objetivos para a exclusão de diagnósticos potencialmente graves.

4. **Antecedentes pessoais:**
   a. **Doenças:** Quaisquer doenças, como hipertensão, hepatite, diabetes melito, câncer, cardiopatia, doença pulmonar e doença de tireoide, devem ser levadas em consideração. Se um diagnóstico atual ou anterior não for óbvio, é útil perguntar exatamente como ele foi feito, isto é, que exames foram feitos. A duração da enfermidade, sua gravidade e os tratamentos realizados devem ser incluídos no histórico.
   b. **Internação:** Todas as internações e atendimentos em serviços de emergência (SE) devem ser registrados juntamente aos seus motivos, às intervenções realizadas e à localização do hospital.
   c. **Transfusão sanguínea:** Transfusões com quaisquer derivados de sangue e reações adversas devem ser registradas.
   d. **Cirurgias:** O ano e o tipo de cirurgia devem ser descritos, e todas as complicações devem ser documentadas. O tipo de incisão e os efeitos indesejáveis da anestesia ou da cirurgia devem ser anotados.
5. **Alergias:** Reações a medicamentos devem ser registradas, incluindo a intensidade e a relação tempo-medicação. Um efeito adverso (como náusea) deve ser diferenciado de uma reação alérgica verdadeira.
6. **Medicamentos:** Medicamentos atuais e prévios devem ser listados, com especificação de dose, via, frequência e duração do uso. Prescrições, aquisições sem receita e medicamentos herbais são relevantes. Os pacientes quase sempre esquecem sua lista completa de medicamentos, por isso é importante solicitar que tragam todos os seus medicamentos – prescritos e não prescritos –, o que permite um inventário completo.
7. **História familiar:** Muitas doenças são hereditárias ou predispostas em membros da família. A idade e a saúde dos irmãos, dos pais, dos avós e de outros podem fornecer indícios para o diagnóstico. Por exemplo, um indivíduo com parentes em primeiro grau com doença arterial coronariana estabelecida precocemente possui risco de doença cardiovascular.
8. **História social:** É uma das partes mais importantes da história, pois a situação funcional do paciente no lar, suas circunstâncias sociais e econômicas e suas aspirações muitas vezes determinam a melhor maneira de tratar o problema

clínico. O modo de vida, a situação econômica e a religião podem fornecer pistas importantes em casos de diagnósticos intrincados ou sugerir a aceitabilidade de várias opções diagnósticas ou terapêuticas. Estado civil e hábitos como uso de álcool, tabagismo e drogas ilícitas podem ser relevantes como fatores de risco para doenças.
9. **Revisão de sistemas corporais:** Algumas perguntas sobre os principais sistemas corporais asseguram que problemas não sejam esquecidos. O clínico deve evitar a técnica de perguntas mecânicas rápidas, que desencoraja o paciente a responder com toda a verdade, tendo receio de "chatear o doutor".

EXAME FÍSICO

O exame físico começa com a anamnese, seguida da observação do paciente e passando-se para o diagnóstico diferencial. A execução do exame físico é focalizada nos sistemas sugeridos pelo diagnóstico diferencial, fazendo-se testes ou manobras com o foco em questões específicas; por exemplo, o paciente com icterícia tem ascite? O exame físico que considera os diagnósticos potenciais e os achados físicos esperados (você acha o que está procurando) tem mais utilidade na realização do diagnóstico do que o exame físico sem foco, "da cabeça aos pés".

1. **Aspecto geral:** Muitas informações são coletadas pela observação, notando-se a postura, a aparência, o estado nutricional, o nível de ansiedade (ou talvez indiferença inapropriada), o grau de dor ou de conforto, o estado mental, os padrões de discurso e o uso da linguagem. Isso forma sua impressão sobre quem é o paciente.
2. **Sinais vitais:** Sinais vitais como a temperatura, pressão arterial, frequência cardíaca, frequência respiratória, altura e peso quase sempre são vistos aqui. A pressão arterial algumas vezes pode ser diferente nos dois braços; inicialmente, ela deve ser medida em ambos os braços. No caso de suspeita de hipovolemia, o pulso e a pressão arterial devem ser tomados com o paciente em pé e deitado, para observação de hipotensão postural. É melhor você mesmo examinar os sinais vitais em vez de confiar em dados coletados por auxiliares usando equipamentos automáticos, pois decisões importantes relativas ao paciente frequentemente são tomadas usando-se os sinais vitais como fator determinante.
3. **Exame da cabeça e do pescoço:** Edema de face ou periorbital e respostas pupilares devem ser anotadas. O exame do fundo de olho fornece meios de visualizar efeitos na microvasculatura de doenças como o diabetes, e um edema de papila pode significar aumento de pressão intracraniana. A estimativa da pressão venosa jugular é muito útil na avaliação da volemia. A tireoide deve ser palpada para checar se há bócio e nódulos, e as artérias carótidas devem ser auscultadas para verificar a existência de sopros. Os linfonodos cervicais (comuns) e supraclaviculares (patológicos) devem ser palpados.
4. **Exame das mamas:** Inspeção quanto à simetria e retração da pele ou do mamilo com a paciente com as mãos no quadril (para acentuar os músculos peitorais) e também com os braços levantados. Com a paciente sentada e em posição supina,

as mamas devem ser palpadas sistematicamente para avaliação de massas. O mamilo deve ser avaliado quanto a secreções, e as regiões axilares e supraclaviculares devem ser examinadas quanto a adenopatias.

5. **Exame cardíaco:** O *ictus cordis* deve ser avaliado quanto ao tamanho e à localização, e o coração deve ser auscultado no ápice e na base. Sons cardíacos, sopros e estalidos devem ser caracterizados. Os sopros devem ser classificados conforme intensidade, duração, momento de ocorrência no ciclo cardíaco e mudanças com várias manobras. Os sopros sistólicos são muito comuns e costumam ser fisiológicos; os sopros diastólicos são incomuns e geralmente patológicos.
6. **Exame pulmonar:** Os campos pulmonares devem ser examinados sistemática e completamente. Sibilos, estertores, roncos e sons pulmonares claros devem ser registrados. A percussão dos campos pulmonares pode ser útil na identificação de hipertimpanismo por pneumotórax hipertensivo ou de macicez por pneumonia consolidada ou derrame pleural.
7. **Exame abdominal:** O abdome deve ser inspecionado quanto a cicatrizes, distensão e mudanças de coloração (como o sinal de Grey-Turner, ou seja, de mudança de coloração nas regiões dos flancos, que indica hemorragia intrabdominal ou retroperitoneal). Deve ser feita a ausculta dos ruídos hidroaéreos para identificação de ruído normal *versus* de alta frequência e de ruído hiperativo *versus* hipoativo. O abdome deve ser percutido para verificar, entre outros, os tamanhos do fígado e do baço e a presença de macicez móvel, que indica ascite. A palpação cuidadosa deve começar longe da região de dor, com uma mão sobre a outra para avaliação de massas, sensibilidade e sinais peritoneais. A sensibilidade deve ser registrada em uma escala (p. ex., 1-4, em que 4 é a dor mais forte). A resistência, voluntária ou involuntária, deve ser anotada.
8. **Exame do dorso e da coluna vertebral:** O dorso deve ser avaliado quanto à simetria, à sensibilidade e às massas. As regiões dos flancos são particularmente importantes para avaliação de dor à percussão, que pode indicar doença renal.
9. **Genitália:**
    a. **Feminina:** O exame pélvico deve incluir inspeção da genitália externa e, com espéculo, avaliação da vagina e do colo do útero. Esfregaço e/ou culturas cervicais podem ser obtidos. Um exame bimanual para avaliação de tamanho, forma e consistência do útero e dos anexos é importante.
    b. **Masculina:** É feita inspeção do pênis e dos testículos. Avaliação de massas, de dor e de lesões é importante. É útil a palpação de hérnias na região inguinal, com o paciente tossindo para aumentar a pressão intra-abdominal.
10. **Exame retal:** O toque retal geralmente é feito nos indivíduos com possível doença colorretal ou sangramento gastrintestinal. Massas devem ser avaliadas, e as fezes, testadas para sangue oculto. Em homens, a próstata pode ser avaliada quanto a aumento de volume e a nódulos.
11. **Extremidades:** Um exame relativo a derrames articulares, dor, edema e cianose pode ser útil. O baqueteamento digital pode indicar doenças pulmonares, como câncer ou cardiopatia cianótica crônica.

12. **Exame neurológico:** Pacientes que apresentam queixas relacionadas às funções neurológicas geralmente necessitam de avaliação abrangente, incluindo o exame do estado mental, dos nervos cranianos, da força motora, da sensibilidade e dos reflexos.
13. **Exame da pele:** A pele deve ser cuidadosamente examinada quando houver lesões pigmentadas (melanoma), cianose e erupções, que podem indicar doença sistêmica (eritema malar do lúpus eritematoso sistêmico).

AVALIAÇÃO LABORATORIAL E DE IMAGEM

1. **Laboratório:**
   a. **Hemograma completo** (HC): Para avaliação de anemia e trombocitopenia.
   b. **Bioquímica sérica:** A bioquímica é mais comumente utilizada para avaliar a função renal e hepática.
   c. **Perfil lipídico:** O perfil lipídico é particularmente relevante em doenças cardiovasculares.
   d. **Exame de urina:** O exame de urina é frequentemente referido como "biópsia renal líquida", porque a presença de células, cilindros, proteína e bactérias fornece pistas sobre doenças glomerulares ou tubulares subjacentes.
   e. **Infecção:** Coloração de Gram e cultura de urina, de escarro e de líquido cerebrospinal, assim como hemoculturas, são frequentemente úteis para isolamento da causa da infecção.
2. **Procedimentos de imagem:**
   a. **Radiografia do tórax:** A radiografia do tórax é extremamente útil na avaliação da área e do contorno cardíacos, do aumento de câmaras, da vascularização pulmonar e de infiltrados e da presença de derrame pleural.
   b. **Ultrassonografia:** A ultrassonografia é útil na identificação de interfaces fluido-sólido e na caracterização de massas como císticas, sólidas ou complexas. Ela também é muito útil na avaliação da árvore biliar, do tamanho dos rins e de evidência de obstrução ureteral e pode ser combinada com Doppler para a identificação de trombose venosa profunda. A ultrassonografia não é invasiva e não oferece risco de radiação, mas não pode ser usada para penetração por meio de osso ou ar e é menos precisa em pacientes obesos.

> **DICA CLÍNICA**
> ▶ A ultrassonografia é útil na avaliação da árvore biliar, na pesquisa de obstrução ureteral e na avaliação de estruturas vasculares, mas tem utilidade limitada em pacientes obesos.

   c. **Tomografia computadorizada:** A tomografia computadorizada (TC) é útil em possíveis sangramentos intracranianos, massas abdominais e/ou pélvicas e processos pulmonares e pode ajudar a delinear linfonodos e lesões retroperitoneais. A TC expõe o paciente à radiação e exige que ele seja imobilizado durante o procedimento. Em geral, ela exige a administração de contraste radiográfico, que pode ser nefrotóxico.

d. **Imagem de ressonância magnética:** A ressonância magnética (RM) identifica muito bem os planos de tecidos moles e fornece a melhor imagem do parênquima cerebral. Quando usada com contraste de gadolínio (que não é nefrotóxico), a angiografia por RM (ARM) é útil no delineamento de estruturas vasculares. A RM não usa radiação, mas o poderoso campo magnético proíbe seu uso em pacientes com metais ferromagnéticos no corpo, como no caso de muitas próteses.
e. **Procedimentos cardíacos:**
   i. **Ecocardiografia:** Usa ultrassonografia para delinear tamanho, função, fração de ejeção e presença de disfunção valvular.
   ii. **Angiografia:** Um contraste radiopaco é injetado em vários vasos, e as imagens radiográficas ou fluoroscópicas são usadas para a determinação de oclusão vascular, função cardíaca e integridade valvular.
   iii. **Testes de esforço:** Indivíduos com risco de doença arterial coronariana são monitorados quanto à pressão arterial, ao ritmo cardíaco e à dor torácica por meio de eletrocardiograma (ECG), enquanto se aumenta a demanda de oxigênio sobre o coração por correrem em uma esteira. A imagem do coração por medicina nuclear pode ser acrescentada para aumentar a sensibilidade e a especificidade do teste. Indivíduos que não podem correr na esteira (como aqueles com artrite grave) podem receber medicamentos como adenosina ou dobutamina para "estressar" o coração.

INTERPRETAÇÃO DE RESULTADOS DE EXAMES: USANDO A PROBABILIDADE PRÉ-TESTE E A RAZÃO DE VEROSSIMILHANÇA (LIKELIHOOD RATIO)

Devido ao fato de que os exames não são 100% precisos, ao solicitar um teste, é essencial algum conhecimento de suas características e de como aplicar seus resultados na **situação clínica de um paciente individual.** Vamos usar o exemplo de um paciente com dor torácica. A primeira preocupação diagnóstica da maioria dos pacientes e do médico é a angina do peito, isto é, a dor de isquemia miocárdica causada por insuficiência coronariana. A distinção entre angina do peito e outras causas de dor torácica baseia-se em dois fatores importantes: história clínica do paciente e compreensão, por parte do médico, de como usar o exame objetivo. No diagnóstico de angina do peito, o clínico precisa estabelecer se a dor satisfaz os **três critérios de dor anginosa típica:** (a) localização retroesternal, (b) desencadeada com esforço e (c) aliviada em minutos com repouso ou com uso de nitroglicerina. O clínico considera, então, a idade do paciente e fatores de risco para determinar uma *probabilidade pré-teste* de angina do peito.

Depois da estimativa da probabilidade pré-teste aplicando-se alguma combinação de dados estatísticos e epidemiológicos da doença e da experiência clínica, a decisão seguinte é relativa à necessidade de utilização de um exame objetivo e à forma de fazê-lo caso a decisão seja positiva. **O exame deve ser solicitado somente se o re-**

sultado aumentar ou diminuir suficientemente a probabilidade pós-teste em qualquer direção que afete o processo de tomada de decisão. Por exemplo, uma mulher de 21 anos com dor torácica não exacerbada pelo esforço e não aliviada pelo repouso ou pelo uso de nitroglicerina tem uma probabilidade pré-teste muito baixa de doença arterial coronariana, e qualquer resultado positivo no teste de esforço cardíaco provavelmente será um falso-positivo. Qualquer resultado do exame provavelmente não mudará o seu manejo; assim, o exame não deve ser realizado. Do mesmo modo, um fumante diabético de 69 anos com história recente de angioplastia coronariana – e atualmente com episódios recidivantes de angina típica – tem alta probabilidade pré-teste de que a dor seja resultado de isquemia coronariana. Pode-se argumentar que um teste de esforço cardíaco negativo provavelmente será falso-negativo e que o clínico deve solicitar diretamente uma angiografia coronariana para avaliar uma nova angioplastia. **Os exames diagnósticos, por conseguinte, costumam ser mais úteis em pacientes na faixa média das probabilidades pré-teste e nos quais o exame negativo ou positivo leva o clínico a ultrapassar algum limiar de decisão.**

No caso do diagnóstico de um paciente com doença arterial coronariana (DAC) aterosclerótica, um exame frequentemente usado é o teste da esteira. Os pacientes são monitorados com eletrocardiografia enquanto fazem exercício graduado na esteira. O teste positivo é o desenvolvimento de infradesnivelamento do segmento ST durante o exame; quanto maior o grau de infradesnivelamento do ST, mais útil o exame se torna no aumento da probabilidade pós-teste de DAC. No exemplo ilustrado na Figura I.1, se um paciente tem uma probabilidade pré-teste de DAC de 50%, o apare-

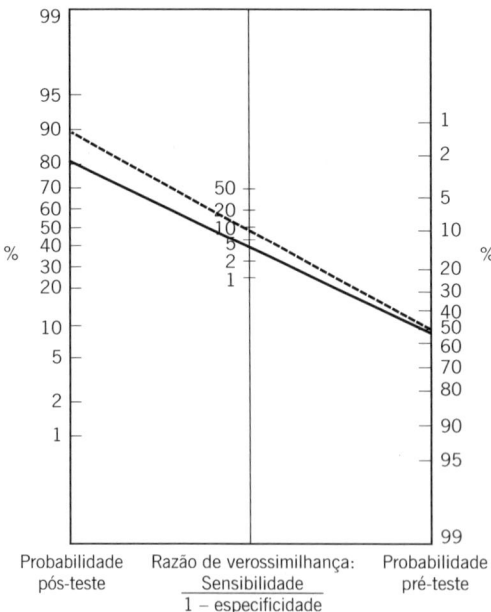

Figura I.1 Nomograma ilustrando a relação entre probabilidade pré-teste, probabilidade pós-teste e razão de verossimilhança. (*Reproduzida com permissão de Braunwald E, Fauci AS, Kasper KL et al. Harrison´s Principles of Internal Medicine, 15th Ed. New York,NY:McGraw-Hill, 2005:10.*)

cimento de infradesnivelamento de 2 mm no segmento ST aumenta a probabilidade pós-teste para 90%.

Conhecendo-se a sensibilidade e a especificidade do exame, pode-se calcular a **razão de verossimilhança** do teste positivo com a fórmula **sensibilidade/(1 – especificidade)**. A probabilidade pós-teste é calculada multiplicando-se a razão de verossimilhança positiva pela probabilidade pré-teste ou fazendo-se um gráfico de probabilidades usando um nomograma (ver Figura I.1).

Assim, conhecer as características do exame que você está usando e saber como aplicá-lo ao paciente em questão é essencial para estabelecer um diagnóstico correto e evitar a armadilha comum de "exame positivo = doença" e "exame negativo = ausência de doença". Dito de outro modo, **os exames não fazem diagnóstico; os médicos o fazem, considerando os resultados quantitativamente no contexto de sua avaliação clínica.**

> ### DICA CLÍNICA
> ▶ Se o resultado do teste é positivo:
> Probabilidade pós-teste = probabilidade pré-teste × razão de verossimilhança
> Razão de verossimilhança = sensibilidade/(1 – especificidade)

2. Abordagem à solução do problema clínico

Em geral, há quatro passos na solução sistemática de problemas clínicos:

1. Estabelecimento do diagnóstico
2. Avaliação da gravidade da doença (estadiamento)
3. Estabelecimento do tratamento com base no estágio da doença
4. Acompanhamento da resposta do paciente ao tratamento

ESTABELECIMENTO DO DIAGNÓSTICO

Há dois modos de se fazer um diagnóstico. Clínicos experientes quase sempre o fazem com rapidez usando um **padrão de reconhecimento**, isto é, as características da doença do paciente combinam-se com um caso que o médico já viu. Se elas não se enquadram prontamente em um padrão conhecido, deve-se seguir vários passos no raciocínio diagnóstico:

1. O primeiro passo é **coletar informações com o foco no diagnóstico diferencial**. O clínico deve, já no contato inicial com o paciente, considerar as possibilidades diagnósticas, que são continuamente refinadas à medida que as informações são obtidas. As respostas às perguntas feitas na anamnese e os achados no exame físico são adaptados aos diagnósticos potenciais considerados, ou seja, segue-se o princípio de achar o que está sendo procurado. Quando se faz um exame

completo, da cabeça aos pés, sem procurar nada em particular, a perda de dados importantes é muito mais provável.
2. O próximo passo é afastar-se de queixas subjetivas e sintomas inespecíficos e focalizar-se em anormalidades objetivas, no esforço de **conceituar o problema objetivo do paciente com a maior especificidade que se possa alcançar**. Por exemplo, um paciente pode ir ao médico queixando-se de edema dos pés, um achado relativamente comum e inespecífico. Os exames laboratoriais podem mostrar que o paciente tem insuficiência renal, uma causa mais específica de inúmeras causas de edema. O exame de urina pode mostrar cilindros hemáticos, indicando glomerulonefrite, a qual é ainda mais específica como causa de insuficiência renal. O problema do paciente, descrito então com grau maior de especificidade, é, portanto, glomerulonefrite. A tarefa do clínico, nesse ponto, é considerar o diagnóstico diferencial de glomerulonefrite em vez do edema dos pés.
3. O último passo é **procurar características discriminatórias** da doença do paciente, ou seja, características da doença que, por sua ausência ou presença, estreitam o diagnóstico diferencial. Isso frequentemente é difícil para os mais jovens, porque exige uma base de conhecimentos bem-desenvolvida sobre as características típicas da doença, de modo que se possa avaliar o peso de várias pistas clínicas presentes. Por exemplo, no diagnóstico de um paciente com febre e tosse produtiva, o achado de infiltrados apicais bilaterais com cavitação no raio X de tórax é altamente discriminatório. Há poucas doenças além da tuberculose que produzem esse padrão radiográfico. Um exemplo preditivo negativo é o de um paciente com faringite exsudativa com rinorreia e tosse. A presença dessas características torna improvável o diagnóstico de infecção estreptocócica como causa da faringite. Uma vez montado o diagnóstico diferencial, o clínico usa a presença de características discriminatórias, o conhecimento dos fatores de risco do paciente e a epidemiologia da doença para decidir qual é o diagnóstico potencial mais provável.

> **DICAS CLÍNICAS**
>
> ▶ Há três passos no raciocínio diagnóstico:
> 1. Coleta de informações com o diagnóstico diferencial em mente
> 2. Identificação de anomalias objetivas com maior especificidade
> 3. Procura por características discriminatórias para estreitar o diagnóstico diferencial

Uma vez identificado o problema mais específico e considerado seu diagnóstico diferencial, calcado nas características discriminatórias que ordenam as possibilidades, o próximo passo é avaliar a necessidade de exames laboratoriais, radiográficos e patológicos para a confirmação do diagnóstico. O raciocínio quantitativo no uso e na interpretação de exames foi discutido na Abordagem ao paciente. Do ponto de vista clínico, o tempo e o esforço gastos no estabelecimento do diagnóstico definitivo a partir de dados objetivos dependem de vários fatores: gravidade potencial do diagnóstico em questão, estado clínico do paciente, risco potencial dos exames complementares e benefícios e danos potenciais do tratamento empírico. Por exemplo, se um jovem é internado com nódulos pulmonares bilaterais aparentes no raio X de tórax, há muitas possibilidades de diagnóstico, incluindo metástases, o que torna necessária a busca agressiva do diagnóstico, talvez incluindo toracotomia com biópsia a céu aberto. No caso dos mesmos achados radiográficos em uma mulher idosa, acamada e com doença de Alzheimer avançada, que não seria uma boa candidata para a quimioterapia, seria melhor deixá-la sossegada sem qualquer exame diagnóstico. Decisões como essa são difíceis e exigem sólida sabedoria médica e conhecimento abrangente do paciente, de seus antecedentes e tendências, o que constitui a arte da medicina.

AVALIAÇÃO DA GRAVIDADE DA DOENÇA

Depois do estabelecimento do diagnóstico, o próximo passo é a definição da gravidade da doença; em outras palavras, é descrever "quanto ruim" é a doença. Em geral, há significância prognóstica e de tratamento com base no estágio. Nas doenças malignas, isso é feito formalmente com estadiamento do câncer. A maioria dos cânceres é classificada de estágio I (localizado) a IV (amplamente metastático). Algumas doenças, como a insuficiência cardíaca congestiva, podem ser designadas como leve, moderada e grave, com base no estado funcional do paciente, isto é, em sua capacidade de exercício até ficar dispneico. Em algumas infecções, como a sífilis, o estadiamento depende da duração e da extensão da infecção e segue a sua história natural (sífilis primária, secundária, período latente e terciária/neurossífilis).

ESTABELECIMENTO DO TRATAMENTO COM BASE NO ESTÁGIO DA DOENÇA

Muitas doenças são estratificadas conforme a gravidade porque o prognóstico e o tratamento quase sempre ocorrem de acordo com a gravidade. Se o prognóstico e o tratamento não forem afetados pelo estágio da doença, não há motivo para classificá-la como leve ou grave. Por exemplo, um homem com doença pulmonar obstrutiva crônica (DPOC) leve pode ser tratado com broncodilatadores por inalação conforme a necessidade e deve ser aconselhado a parar de fumar. No entanto, um indivíduo com DPOC grave pode necessitar de suplementação de oxigênio durante todo o dia, broncodilatadores esquematizados e, possivelmente, tratamento com corticosteroides por via oral.

O tratamento deve ser adaptado à extensão ou **ao estágio da doença**. Na tomada de decisão relativa ao tratamento, também é essencial que o clínico identifique os objetivos terapêuticos. Quando os pacientes procuram atendimento médico, em geral é porque estão incomodados por um sintoma do qual querem se livrar. Quando os médicos instituem o tratamento, quase sempre têm outros objetivos além do alívio dos sintomas, tais como prevenção de complicações a curto e a longo prazos ou diminuição da mortalidade. Por exemplo, pacientes com insuficiência cardíaca congestiva se incomodam com os sintomas de edema e de dispneia. A restrição de sal, os diuréticos de alça e o repouso no leito são eficazes na diminuição desses sintomas. Entretanto, a insuficiência cardíaca congestiva é uma doença progressiva com alta mortalidade, de modo que outros tratamentos, como inibidores da enzima conversora da angiotensina (ECA) e alguns betabloqueadores, também são usados para diminuir a mortalidade. É essencial que o clínico saiba qual é o objetivo terapêutico para que possa monitorar e dirigir o tratamento.

> **DICA CLÍNICA**
>
> ▶ O clínico necessita identificar os objetivos do tratamento: alívio dos sintomas, prevenção de complicações ou diminuição da mortalidade.

ACOMPANHAMENTO DA RESPOSTA DO PACIENTE AO TRATAMENTO

O passo final na abordagem da doença é acompanhar a resposta do paciente ao tratamento. A "medida" da resposta deve ser registrada e monitorada. Algumas respostas são clínicas, como dor abdominal, temperatura e exame pulmonar. O estudante deve procurar sua habilidade na elucidação de dados de modo não tendencioso, porém padronizado. Outras respostas podem ser acompanhadas por exames de imagem, como TC de linfonodo retroperitoneal em paciente recebendo quimioterapia, ou por marcador tumoral, como o nível de antígeno específico prostático (PSA, do inglês *prostate-specific antigen*) em paciente recebendo quimioterapia para câncer prostático. Na sífilis, pode ser o título de reagente plasmático rápido (RPR) para teste de anticorpo treponêmico específico ao longo do tempo. O estudante deve estar preparado para saber o que fazer se o marcador não responder conforme o esperado. O próximo passo é tratar novamente ou repetir o exame das metástases, ou fazer seguimento com outro teste específico?

3. Abordagem pela leitura

A leitura orientada pelo problema clínico é diferente da clássica pesquisa "sistemática" da doença. Os pacientes raramente se apresentam com um diagnóstico claro; assim, o estudante deve tornar-se perito na aplicação das informações do livro didático no contexto clínico. Além disso, retém-se mais informação quando se lê com um objetivo. Em outras palavras, o estudante deve ler com o objetivo de responder a perguntas específicas. Há várias questões fundamentais que facilitam o **pensamento clínico**. São elas:

1. Qual é o diagnóstico mais provável?
2. Qual deve ser o próximo passo?
3. Qual é o mecanismo mais provável desse processo?
4. Quais são os fatores de risco para esta doença?
5. Quais são as complicações associadas com a doença?
6. Qual é o melhor tratamento?
7. Como confirmar o diagnóstico?

> **DICA CLÍNICA**
> ▶ A leitura com objetivo de responder às sete questões clínicas fundamentais melhora a retenção de informações e facilita a aplicação do "conhecimento teórico" ao "conhecimento clínico".

QUAL É O DIAGNÓSTICO MAIS PROVÁVEL?

O método de estabelecimento do diagnóstico foi discutido na parte anterior. Um modo de resolver esse problema é desenvolver abordagens padronizadas aos problemas clínicos mais comuns. É importante compreender as causas mais comuns de vários quadros clínicos, como "as causas mais comuns de pancreatite são cálculos biliares e álcool" (ver as **Dicas Clínicas** no final de cada caso).

O quadro clínico deve conter informações como as exemplificadas a seguir:

Uma mulher grávida, de 28 anos, queixa-se de dor epigástrica intensa que se irradia para o dorso, além de náusea e vômito, com aumento de nível de amilase sérica. Qual é o diagnóstico mais provável?

Sem qualquer outra informação para prosseguir, o estudante nota que essa mulher tem diagnóstico clínico de pancreatite. Com base nas informações de "causas mais comuns", ele faria uma conjetura de que a paciente tem cálculos biliares, porque o fato de ser mulher e estar grávida são fatores de risco. Se, no entanto, a colelitíase é retirada da equação desse quadro, pode-se acrescentar uma frase como:

"A ultrassonografia da vesícula não mostra cálculos".

> **DICAS CLÍNICAS**
> ▶ As duas causas mais comuns de pancreatite são cálculos biliares e abuso no consumo de álcool.

Agora o estudante usaria a frase "pacientes com pancreatite sem cálculos biliares provavelmente abusam de álcool". Além dessas duas causas, há muitas outras etiologias de pancreatite.

QUAL DEVE SER O PRÓXIMO PASSO?

Essa questão é difícil, porque o próximo passo pode ser mais informação diagnóstica ou estadiamento, ou tratamento. Pode ser mais desafiador do que o "diagnóstico mais provável", pois pode haver insuficiência de informações para fazer o diagnóstico, e o passo seguinte será procurar mais informações diagnósticas. Outra possibilidade é que haja informações suficientes para um diagnóstico provável, e a próxima etapa seja estadiar a doença. Finalmente, a ação mais adequada pode ser tratar. Portanto, a partir dos dados clínicos, o raciocínio deve ser feito em relação a que ponto se está para:

Estabelecer um diagnóstico → Estadiar a doença → Tratar com base no estágio → Seguir a resposta

Frequentemente o estudante é ensinado a assimilar e reproduzir as mesmas informações que alguém escreveu sobre uma doença em particular, mas não tem perícia para dar o próximo passo. Essa habilidade é aprendida com excelência à beira do leito, em um ambiente que proporcione o suporte necessário, com liberdade para desenvolver hipóteses e com apoio construtivo. Usando um caso como exemplo, pode-se descrever o processo de pensamento do estudante da seguinte maneira:

1. **Faça o diagnóstico:** "Com base nas informações que tenho, creio que o Sr. Smith tem angina estável *porque*, quando anda três quarteirões, tem dor retroesternal, aliviada em minutos com o repouso e com nitroglicerina sublingual".
2. **Estadie a doença:** "Não creio que a lesão seja grave porque ele não tem dor por mais de cinco minutos, angina em repouso ou insuficiência cardíaca congestiva".
3. **Trate com base no estágio:** "Por conseguinte, meu próximo passo é tratar com ácido acetilsalicílico, betabloqueadores e nitroglicerina sublingual conforme a necessidade e com mudanças no estilo de vida".
4. **Acompanhe a resposta:** "Pretendo acompanhar o tratamento com avaliação da dor (perguntarei sobre o grau de exercício que ele é capaz de fazer sem dor torácica), farei um teste de esforço e o reavaliarei depois do teste".

Em um paciente semelhante, quando o quadro clínico não é claro ou é mais grave, talvez o melhor "próximo passo" seja de natureza diagnóstica, como um teste de esforço com tálio ou mesmo uma angiografia coronariana. O **próximo passo** depende do **estado clínico do paciente** (se instável, é terapêutico), da **gravidade potencial** da doença (o próximo passo pode ser estadiamento) e da **incerteza do diagnóstico** (o próximo passo é diagnóstico).

Geralmente a questão vaga "Qual deve ser o próximo passo?" é a mais difícil, porque a resposta pode ser diagnóstico, estadiamento ou tratamento.

QUAL É O MECANISMO MAIS PROVÁVEL DESSE PROCESSO?

Essa questão vai além do estabelecimento do diagnóstico e também exige que o estudante entenda o mecanismo básico do processo. Por exemplo, um quadro clínico pode descrever "uma mulher de 18 anos com vários meses de epistaxe intensa, menstruação excessiva, petéquias e hemograma normal, exceto por uma contagem de plaquetas de 15.000/mm^3". As hipóteses que o estudante pode considerar para explicar esse caso incluem destruição imunomediada de plaquetas, trombocitopenia induzida por fármacos, supressão da medula óssea e sequestro de plaquetas como resultado de hiperesplenismo.

O estudante é aconselhado a aprender os mecanismos de cada doença e não apenas memorizar uma constelação de sintomas. Em outras palavras, em vez de apenas memorizar o quadro clássico de púrpura trombocitopênica idiopática (PTI) (trombocitopenia isolada sem linfadenopatia e ação de fármacos), o estudante deve compreender que a PTI é um processo autoimune no qual há produção de anticorpos IgG contra as plaquetas. Os complexos plaqueta-anticorpo são então retirados da circulação no baço. Sendo tal processo específico para plaquetas, as outras duas linhagens celulares (eritrócitos e leucócitos) permanecem normais. Como a trombocitopenia é causada por excesso de destruição periférica de plaquetas, a medula óssea mostra aumento de megacariócitos (precursores de plaquetas). Então, o tratamento de PTI inclui corticosteroide via oral para diminuir o processo imune de produção de IgG antiplaqueta e, se ela for refratária, esplenectomia.

QUAIS SÃO OS FATORES DE RISCO PARA ESTA DOENÇA?

A compreensão dos fatores de risco ajuda o médico a estabelecer o diagnóstico e a interpretar os exames. Por exemplo, a análise dos fatores de risco pode auxiliar no tratamento de uma mulher obesa, de 45 anos de idade, com estabelecimento súbito de dispneia e dor pleurítica depois de cirurgia ortopédica para fratura de fêmur. Essa paciente tem vários fatores de risco para trombose venosa profunda e embolia pulmonar. O médico pode solicitar uma angiografia mesmo que o resultado da cintilografia de ventilação/perfusão mostre baixa probabilidade. Assim, o número de fatores de risco ajuda a estabelecer a probabilidade de um processo de doença.

> **DICA CLÍNICA**
> ▶ Quando a probabilidade pré-teste de uma doença é alta com base nos fatores de risco, ainda que o exame inicial seja negativo, pode-se indicar um exame mais definitivo.

QUAIS SÃO AS COMPLICAÇÕES ASSOCIADAS COM A DOENÇA?

O clínico deve conhecer as complicações de uma doença de forma que possa monitorar o paciente. Algumas vezes, o estudante tem que fazer um diagnóstico a partir de dados clínicos e, então, aplicar o seu conhecimento quanto às sequelas do processo patológico. Por exemplo, ele deve saber que hipertensão crônica pode afetar vários órgãos-alvo, como cérebro (encefalopatia ou acidente vascular encefálico [AVE]), olhos (alterações vasculares), rins e coração. O conhecimento das possíveis consequências também ajuda o clínico a estar ciente dos perigos que o paciente corre. O clínico deve estar ciente da necessidade de monitorar o envolvimento de órgãos-alvo e tomar as medidas necessárias se esses órgãos forem acometidos.

QUAL É O MELHOR TRATAMENTO?

Para responder a essa questão, o clínico precisa fazer o diagnóstico correto, avaliar a gravidade da doença e ponderar a situação para realizar a intervenção apropriada. Para o estudante, saber as doses exatas não é tão importante quanto conhecer a melhor medicação, a via de administração, o mecanismo de ação e as possíveis complicações. É importante que ele seja capaz de verbalizar o diagnóstico e as razões para o tratamento. Um erro comum é o estudante "pular para um tratamento", como que por palpite aleatório, e receber apenas uma resposta de "certo ou errado". De fato, o palpite pode estar correto, mas pelo motivo errado; assim como a resposta pode ser muito razoável, com apenas um pequeno erro de raciocínio.

Por exemplo, se a pergunta for "Qual é o melhor tratamento para um homem de 25 anos que se queixa de úlcera peniana indolor?", a maneira incorreta de responder é o estudante falar "azitromicina" sem pensar. Em vez disso, ele deve raciocinar de modo semelhante a este: "A causa mais comum de úlcera infecciosa indolor no pênis é sífilis. Geralmente há adenopatia indolor associada. Portanto, o melhor tratamento para esse homem com provável sífilis é penicilina intramuscular (mas eu gostaria de confirmar o diagnóstico). Sua parceira também necessita de tratamento".

DICA CLÍNICA

▶ O tratamento deve ser lógico e estar de acordo com a gravidade da doença. O tratamento antibiótico deve ser adequado para microrganismos específicos.

COMO CONFIRMAR O DIAGNÓSTICO?

No contexto anterior, o homem com úlcera peniana indolor provavelmente tem sífilis. A confirmação pode ser feita com sorologia (reagente plasmático rápido [RPR] ou pesquisa laboratorial de doenças venéreas [VDRL, do inglês *Veneral Disease Research Laboratory*]); no entanto, há possibilidade significativa de que pacientes com sífilis primária ainda não tenham desenvolvido resposta de anticorpos e tenham sorologia negativa. Assim, a confirmação do diagnóstico é feita com microscopia de campo escuro. O conhecimento da limitação dos testes diagnósticos e das manifestações da doença ajuda nessa área.

RESUMO

1. Não há substituto para história e exame físico cuidadosos.
2. Há quatro passos na abordagem clínica ao paciente: estabelecimento do diagnóstico, avaliação da gravidade, tratamento com base na gravidade e acompanhamento da resposta.
3. A avaliação da probabilidade pré-teste e o conhecimento das características do exame são essenciais para a aplicação dos resultados dos exames à situação clínica.
4. Há sete questões que ajudam a preencher a lacuna entre o livro didático e a prática clínica.

REFERÊNCIAS

Bordages G. Elaborated knowledge: a key to successful diagnostic thinking. *Acad Med.* 1994;69(11):883-885.

Bordages G. Why did I miss the diagnosis? Some cognitive explanations and educational implications. *Acad Med.* 1999;74(10):138-143.

Gross R. *Making medical decisions.* Philadelphia, PA: American College of Physicians; 1999.

Mark DB. Decision-making in clinical medicine. In: Longo D, Fauci AS, Kasper KL, et al., eds. *Harrison's Principles of Internal Medicine.* 18th ed. New York, NY: McGraw-Hill; 2012:16-23.

SEÇÃO II

Casos clínicos

CASO 1

Homem de 56 anos vai ao serviço de emergência queixando-se de desconforto torácico. Descreve-o como sensação de pressão retroesternal intensa que o acordou do sono há cerca de três horas. Anteriormente estava bem, mas tinha história de hipercolesterolemia e de tabagismo de 40 maços-ano. Durante o exame, está desconfortável, com diaforese, frequência cardíaca de 116 batimentos por minuto (bpm), pressão arterial de 166/102 mmHg e frequência respiratória de 22 movimentos respiratórios por minuto (mpm), com saturação de oxigênio de 96% em ar ambiente. A pressão venosa jugular aparentemente é normal. A ausculta do tórax mostra campos pulmonares limpos e ritmo cardíaco regular com galope B_4, sem sopros ou atritos. O raio X de tórax mostra campos pulmonares livres e silhueta cardíaca normal. O eletrocardiograma (ECG) é mostrado a seguir, na Figura 1.1.

▶ Qual é o diagnóstico mais provável?
▶ Qual deve ser o próximo passo?

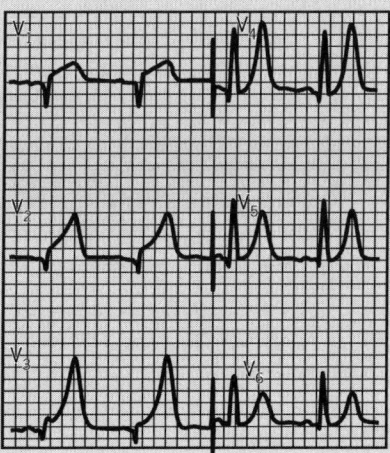

Figura 1.1 Eletrocardiograma. (Reproduzida, com permissão, de Braunwald E, Fauci AS, Kasper DL et al, eds. *Harrison's Principles of Internal Medicine*. 16th ed. New York, NY: McGraw-Hill; 2005:1316.)

RESPOSTAS PARA O CASO 1
Infarto agudo do miocárdio

Resumo: Esse é um homem de 56 anos com fatores de risco para aterosclerose coronariana (tabagismo e hipercolesterolemia) que tem dor torácica típica de isquemia cardíaca, isto é, sensação de pressão retroesternal. O exame cardíaco mostra um galope B_4, que pode ser visto na isquemia miocárdica por causa da relativa falta de complacência do coração isquêmico, bem como em hipertensão, taquicardia e diaforese, que podem representar ativação simpática. A duração da dor e os achados do ECG sugerem infarto agudo do miocárdio (IAM).

- **Diagnóstico mais provável:** IAM com supradesnivelamento de ST.
- **Próximo passo no tratamento:** Administrar ácido acetilsalicílico e um betabloqueador e avaliar se o paciente é candidato à reperfusão rápida do miocárdio, ou seja, tratamento com trombolíticos ou intervenção coronariana percutânea.

ANÁLISE
Objetivos

1. Saber os critérios diagnósticos do IAM.
2. Saber quais pacientes devem receber trombolíticos e quais devem ser submetidos à intervenção coronariana percutânea, tratamentos que podem diminuir a mortalidade.
3. Estar familiarizado com as complicações do IAM e suas opções de tratamento.
4. Compreender a estratificação de risco pós-IAM e as estratégias de prevenção secundária.

Considerações

Os três problemas mais importantes relativos a esse paciente são (1) a **suspeita de IAM**, com base em indícios clínicos e nos achados do ECG, (2) a definição das indicações ou contraindicações a **trombolíticos ou à intervenção coronariana percutânea primária** e (3) **a exclusão de outros diagnósticos** que podem mimetizar o IAM, mas que não se beneficiariam ou poderiam piorar com anticoagulação ou trombólise (p. ex., pericardite aguda e dissecção aórtica).

ABORDAGEM À
Suspeita de infarto agudo do miocárdio

DEFINIÇÕES

SÍNDROME CORONARIANA AGUDA: Espectro da isquemia cardíaca aguda variando de **angina instável** (dor isquêmica em repouso ou embaixo limiar de esforço ou novo início de dor torácica) a **IAM** (morte de tecido cardíaco), geralmente precipitado por formação de trombo em artéria coronária com placa aterosclerótica.

INFARTO AGUDO DO MIOCÁRDIO: Morte de tecido miocárdico devida a fluxo sanguíneo inadequado.

IM SEM SUPRADESNIVELAMENTO DE ST (IMSSST): Infarto do miocárdio sem supradesnivelamento do ST, conforme definição a seguir. Pode ter outras mudanças no ECG, como infradesnivelamento de ST ou inversão de onda T. Os níveis de biomarcadores cardíacos estarão elevados.

ICP: Intervenção coronariana percutânea (angioplastia e/ou colocação de *stent*).

IM COM SUPRADESNIVELAMENTO DE ST (IMCSST): Infarto do miocárdio definido como um IAM com supradesnivelamento de ST > 0,1 mV em duas ou mais derivações contíguas e níveis elevados de biomarcadores cardíacos.

TROMBOLÍTICOS: Fármacos ativadores de plasminogênio tecidual (tPA), estreptoquinase e reteplase (r-PA), que agem induzindo a lise do trombo de fibrina para restaurar a permeabilidade da artéria coronária quando a ICP é contraindicada ou está indisponível.

ABORDAGEM CLÍNICA

Fisiopatologia

As síndromes coronarianas agudas, que existem em um contínuo, variando de **angina instável a IMSSST e IMCSST**, são geralmente causadas por **trombose *in situ*** em uma placa aterosclerótica rompida na artéria coronária. Ocasionalmente, podem ser causadas por oclusão embólica, vasoespasmo coronariano, vasculite, dissecção de raiz da aorta ou de coronária e uso de cocaína (que causa vasoespasmo e trombose). A síndrome clínica resultante é relacionada ao grau de estenose aterosclerótica na artéria e à duração e à extensão da oclusão trombótica súbita da artéria. Se a oclusão for incompleta ou se o trombo sofrer lise espontânea, ocorre angina instável. Se a oclusão for completa e permanecer por mais de 30 minutos, ocorre infarto. Diferentemente disso, o mecanismo da angina estável crônica geralmente é estenose limitante de fluxo causada por placa aterosclerótica que causa isquemia durante o exercício, sem produzir trombose aguda (Quadro 1.1).

CRITÉRIOS DIAGNÓSTICOS DE IAM

História

Dor torácica é a característica principal do infarto agudo do miocárdio, embora não esteja sempre presente em todos os casos. Ela tem as mesmas caraterísticas da angina do peito, ou seja, é descrita como um peso, aperto ou esmagamento e está localizada na região retroesternal ou no epigástrio, algumas vezes com irradiação para o braço, a mandíbula ou o pescoço. **Ao contrário da dor na angina estável, ela persiste por mais de 30 minutos e não cede com o repouso.**

Quadro 1.1 • Manifestações clínicas de doença arterial coronariana		
Arquitetura do vaso	**Fluxo sanguíneo**	**Manifestação clínica**
Placa inicial	Sem obstrução	Assintomática
Estenose crítica (>70%) de artéria coronária	Fluxo limitado durante exercícios	Angina estável
Ruptura de placa instável	Começa a formação do trombo plaquetário e o espasmo limita o fluxo em repouso	Angina instável
Trombo plaquetário instável sobre placa rompida	Oclusão vascular transitória ou incompleta (ocorre lise)	Infarto do miocárdio sem elevação do segmento ST (subendocárdico)
Trombo plaquetário sobre placa rompida	Oclusão vascular completa (sem lise)	Infarto do miocárdio com elevação do segmento ST (transmural)

A dor costuma ser acompanhada de sudorese, náusea, vômito e/ou sensação de morte iminente. Em pacientes com mais de 70 anos ou com diabetes, o IAM pode ser indolor ou ter apenas vago desconforto e pode manifestar-se com início súbito de dispneia, edema pulmonar ou arritmias ventriculares.

Achados físicos

Não há **achados físicos específicos** em paciente com IAM. Muitos estão ansiosos e com diaforese. A ausculta cardíaca pode revelar galope B_4, refletindo falta de complacência miocárdica por causa da isquemia, ou galope B_3, que representa disfunção sistólica grave ou sopro sistólico apical novo de insuficiência mitral causada por disfunção de músculo papilar isquêmico.

Eletrocardiograma

O ECG geralmente é crucial no diagnóstico de infarto agudo do miocárdio e na orientação do tratamento. Há uma série de alterações no ECG que refletem a evolução do infarto (Figura 1.2).

1. A primeira alteração são **ondas T hiperagudas** altas e positivas no território vascular isquêmico.
2. A isso se segue **supradesnivelamento do segmento ST** (padrão de lesão miocárdica).
3. Em horas ou dias, frequentemente aparece **inversão da onda T**.
4. Por fim, ocorre diminuição da amplitude da onda R ou **ondas Q**, o que representa necrose miocárdica significativa e substituição por tecido cicatricial, e isso é o que se procura evitar no tratamento do IAM.

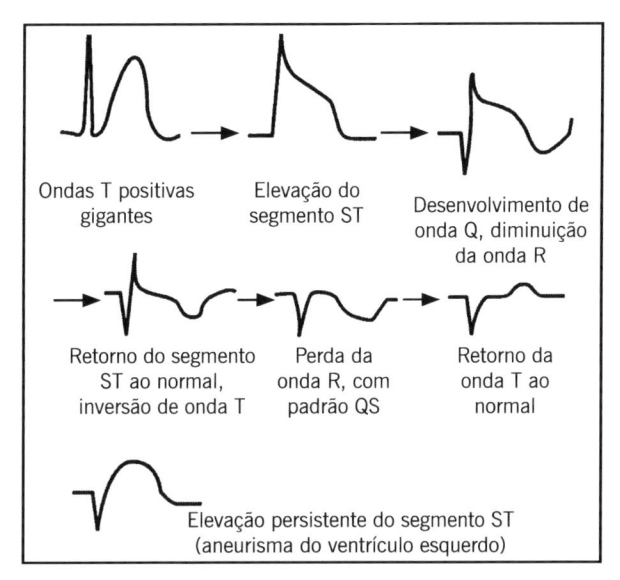

Figura 1.2 Evolução das alterações no ECG ao longo do tempo no IAM: ondas T hiperagudas altas e diminuição da amplitude da onda R, seguidas por supradesnivelamento do segmento ST, inversão de onda T e aparecimento de ondas Q. Supradesnivelamento persistente de ST sugere aneurisma do ventrículo esquerdo. (Reproduzida, com permissão, de Alpert JS. *Cardiology for the Primary Care Physician.* 2nd ed. Current Medicine/Current Science; 1998:219-229, com a gentil permissão de Current Medicine Group LLC.)

Algumas vezes, quando a isquemia é limitada ao **subendocárdio**, ocorre **infradesnivelamento de ST**, em vez de supradesnivelamento. O **supradesnivelamento de ST é típico de isquemia aguda transmural**, isto é, há maior grau de envolvimento miocárdico do que no IAM sem supradesnivelamento de ST.

No ECG, podemos localizar a isquemia em relação a um território vascular irrigado por uma das três principais artérias coronárias. O **IMCSST** é definido como supradesnivelamento de ST maior do que 0,1 mV em duas ou mais derivações contíguas (isto é, no mesmo território vascular) e/ou como novo bloqueio de ramo esquerdo (BRE), o qual obscurece a análise normal do segmento ST. Como regra geral, as derivações **II, III e aVF** correspondem à superfície **inferior** do coração, a qual é suprida pela **artéria coronária direita (ACD)**; as derivações V_2 a V_4 correspondem à superfície **anterior** do coração, a qual é suprida pela **artéria descendente anterior (ADA) esquerda**; e as derivações **I, aVL, V_5 e V_6** correspondem à superfície **lateral**, a qual é suprida pela **artéria circunflexa (ACX) esquerda**.

Biomarcadores cardíacos

Certas proteínas, referidas como biomarcadores cardíacos, são liberadas na circulação pelo músculo cardíaco necrótico depois do IAM. O nível de creatinofosfoquinase

(CPK) aumenta em 4 a 8 horas e volta ao normal em 48 a 72 horas. A CPK é encontrada em músculos esqueléticos e em outros tecidos, mas a isoenzima CPK-MB (fração miocárdica da creatinoquinase) não é encontrada em quantidades significativas fora do músculo cardíaco, de modo que a elevação dessa fração é mais específica para lesão miocárdica. A troponina I (cTnI) e a troponina T (cTnT) cardíacas são mais específicas do músculo cardíaco e são os marcadores preferidos para a lesão cardíaca. O nível dessas proteínas eleva-se em cerca de 3 a 5 horas após o infarto. Os níveis de cTnI podem permanecer elevados por 7 a 10 dias, e os de cTnT permanecem altos por 10 a 14 dias. Eles são indicadores muito sensíveis e bastante específicos de lesão miocárdica e podem elevar-se até mesmo com pequenas áreas de necrose miocárdica. Geralmente duas medidas de níveis normais de troponina com intervalo de 6 a 8 horas excluem infarto agudo do miocárdio.

O diagnóstico de **IAM** é feito pelo achado de **pelo menos duas das seguintes características: dor torácica típica que persiste por mais de 30 minutos, achados típicos no ECG e níveis elevados de biomarcadores cardíacos**. Devido à urgência no início do tratamento, o diagnóstico quase sempre se baseia na história médica e nos achados do ECG, enquanto a determinação dos níveis de biomarcadores cardíacos está pendente. Durante a avaliação inicial, deve-se considerar e excluir outros diagnósticos que normalmente se apresentam com dor torácica, mas pioram com anticoagulação ou com trombólise, em geral, empregadas para tratar IAM. A **dissecção da aorta** costuma apresentar-se com **pulso e pressão arterial desiguais nos braços, novo sopro de insuficiência aórtica** ou **alargamento do mediastino** no raio X de tórax. A pericardite aguda costuma se apresentar com dor torácica e atrito pericárdico, mas os achados no ECG mostram **supradesnivelamento difuso do ST**, em vez de aqueles limitados a um território vascular.

TRATAMENTO

Uma vez diagnosticado o IAM com base na história, no ECG ou nas enzimas cardíacas, vários tratamentos são iniciados. Sendo o processo causado por trombose aguda, são usados agentes antiplaquetários, como **ácido acetilsalicílico**, e anticoagulação com **heparina**. Para limitar o tamanho do infarto, são usados **betabloqueadores** para diminuir a demanda de oxigênio do miocárdio e **nitratos** para aumentar o fluxo sanguíneo coronariano. Todos esses tratamentos parecem reduzir a mortalidade no IAM. Além disso, pode-se administrar morfina para diminuir a dor e a taquicardia consequente, e os pacientes recebem oxigênio suplementar (Figura 1.3).

Como a imediata reperfusão miocárdica reduz a mortalidade em IMCSST, deve-se decidir se o paciente pode receber trombolíticos ou ser submetido à intervenção coronariana percutânea (ICP) primária. Quando prontamente disponibilizada, a ICP primária é a terapia preferida para a maioria dos pacientes por ser mais efetiva do que a fibrinólise ao desobstruir as artérias obstruídas e por estar associada a resultados clínicos mais satisfatórios. **Indivíduos com IAM com supradesnivelamento do ST beneficiam-se com trombolíticos, apresentando menor mortalidade, maior preservação da função miocárdica e menos complicações**; pacientes sem suprades-

```
┌─────────────────────────────────────────────────────┐
│ Avaliação Inicial                                   │
│ • História dirigida e exame físico                  │
│ • Avaliação da perfusão periférica                  │
│ • Supradesnivelamento de ST >1 mm em pelo menos duas derivações │
│   anteriores, inferiores e laterais; infradesnivelamento de ST em derivação │
│   anterior (IAM de parede posterior)                │
│ • Enzimas cardíacas                                 │
└─────────────────────────────────────────────────────┘
```

Sem supradesnivelamento de ST — Negativos para IAM ← → Positivos para IAM → **Tratamento imediato**
- Enzimas negativas
- Tratar como angina instável

Tratamento imediato:
- Acesso IV
- Monitoração cardíaca
- Morfina IV
- Oxigênio com monitoração contínua
- Nitroglicerina sublingual ou em *spray*
- Ácido acetilsalicílico 325 mg mastigável

Considerar tratamento de reperfusão
Trombólise ou angioplastia
Se nenhum for adequado/disponível: estabilizar

Trombólise
- Se não houver contraindicação
- IAM dentro de 2 a 6 horas
- IAM dentro de 12 horas com dor torácica persistente e supradesnivelamento de ST
- Se contraindicada ou se houver choque cardiogênico, considerar angioplastia

Angioplastia
- Laboratório de hemodinâmica imediatamente disponível (<1 hora para reperfusão) e/ou
- Contraindicação ao tratamento trombolítico
- Choque cardiogênico
- Arritmia ventricular refratária
- Grande área de infarto

Falha → **Considerar angioplastia**
Sucesso → **Estabilização inicial** — Avalie e trate complicações do IAM

Tratamento adicional/hipertensão
- Alívio da dor
- Nitroglicerina IV
- Betabloqueadores
- Inibidores da ECA

Hipovolemia
IAM inferior, infarto do ventrículo direito
Administrar volume IV rapidamente usando soro fisiológico

Choque
Ventilação/oxigenação
ACTP primária imediata
Monitoração hemodinâmica
Balão intra-aórtico
Vasopressores: dopamina/dobutamina

Problemas mecânicos
Ruptura/disfunção de músculo papilar
Ruptura da parede livre ventricular
Ruptura de septo ventricular

Arritmia/distúrbios de condução | **Cirurgia emergencial**

Taquicardia supraventricular (TSV)
Cardioversão elétrica, se houver sintomas ou instabilidade hemodinâmica
Fármacos: adenosina, metoprolol, procainamida

Taquicardia/fibrilação ventricular
Desfibrilação imediata
Fármacos: lidocaína, procainamida, amiodarona
Não administrar lidocaína profilática
Manter K^+ > 4 mEq/L e Mg > 2 mEq/L

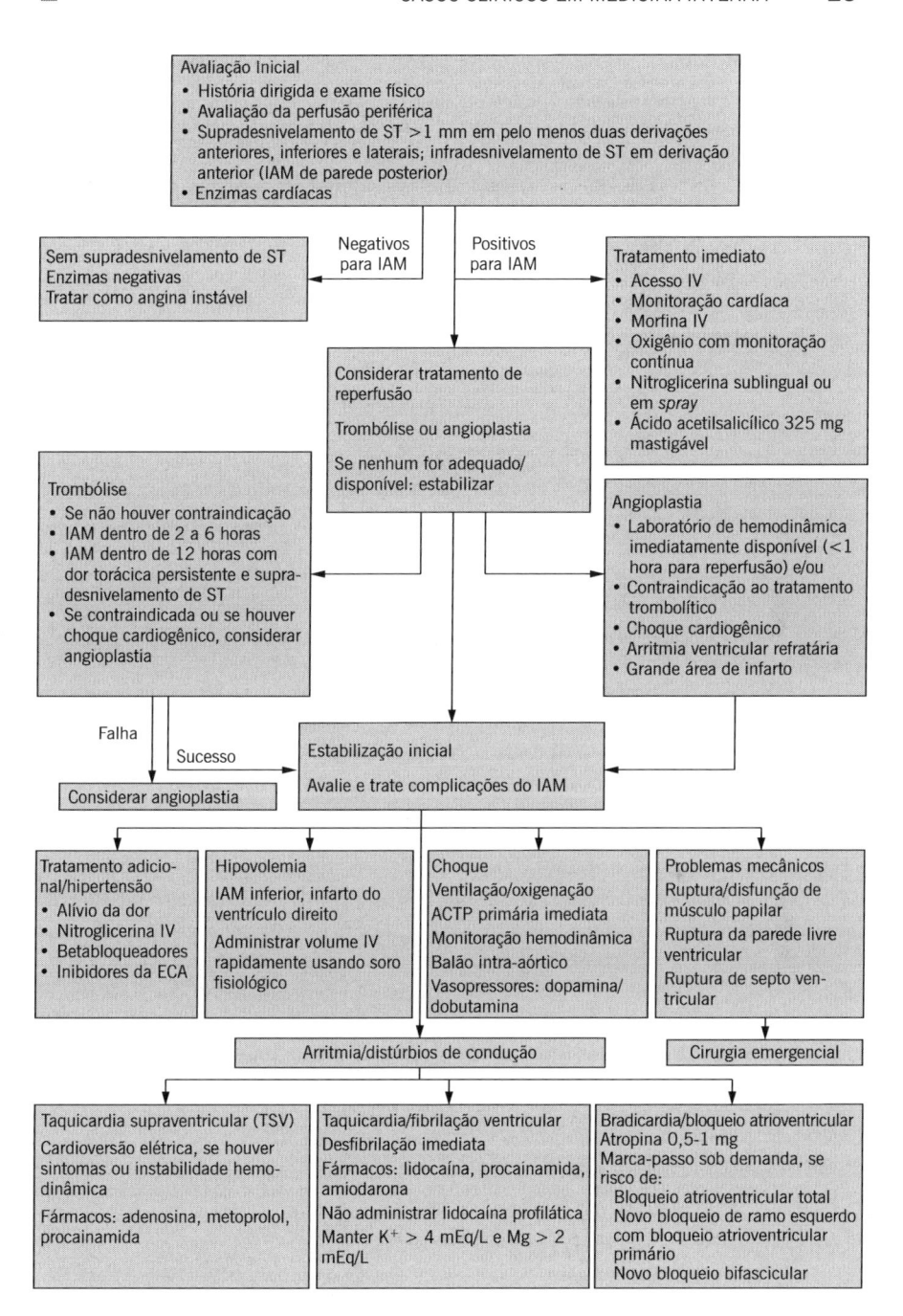

Bradicardia/bloqueio atrioventricular
Atropina 0,5-1 mg
Marca-passo sob demanda, se risco de:
   Bloqueio atrioventricular total
   Novo bloqueio de ramo esquerdo com bloqueio atrioventricular primário
   Novo bloqueio bifascicular

Figura 1.3 Algoritmo sugerido para avaliação e tratamento de dor torácica.

nivelamento do ST não têm o mesmo benefício em relação à mortalidade. O miocárdio pode ser salvo somente antes que seja irreversivelmente lesado e os pacientes têm **benefício máximo** quando o fármaco é administrado precocemente (p. ex., **em 1-3 horas depois do aparecimento da dor torácica**); os benefícios relativos diminuem com o tempo. Pelo fato de poder surgir coagulopatia sistêmica, o **principal risco dos trombolíticos é o sangramento**, que pode potencialmente ser desastroso – por exemplo, com hemorragia intracraniana. O risco de hemorragia é relativamente constante, de modo que começa a superar o benefício em 12 horas, tempo em que a maioria dos infartos é completada, isto é, o miocárdio em risco morre.

O **tratamento trombolítico** é indicado se forem satisfeitos todos os seguintes critérios:

1. A queixa clínica é consistente com dor torácica do tipo isquêmica.
2. Supradesnivelamento de ST > 1 mm em pelo menos duas derivações anatomicamente contíguas.
3. Não há contraindicações ao tratamento trombolítico.
4. O paciente tem menos de 75 anos (há risco maior de hemorragia).

Os pacientes com IMCSST não devem receber trombolíticos se houver uma contraindicação clara, tal como cirurgia de grande porte recente, sangramento interno ativo ou suspeita de dissecção da aorta, hipertensão grave ou história prévia de acidente vascular hemorrágico.

A intervenção coronariana percutânea é eficaz na restauração da perfusão em pacientes com IMCSST agudo e demonstrou, em muitos casos clínicos, fornecer maior chance de sobrevida do que a trombólise, além de menor risco de sangramento grave quando realizada por cirurgiões experientes em centros especializados. **Se pacientes com IMCSST agudo se apresentarem dentro de 2 a 3 horas depois do início dos sintomas e receberem ICP idealmente dentro de 90 minutos, então a ICP será o tratamento de reperfusão recomendado.** A ICP também pode ser usada em pacientes com contraindicação ao tratamento trombolítico ou que estão hipotensos ou com choque cardiogênico, nos quais os trombolíticos não oferecem benefício de sobrevida. A ICP é realizada por cateterismo cardíaco, com uma guia metálica inserida na artéria coronária ocluída. Sobre essa guia há um pequeno balão que é insuflado com o objetivo de abrir o bloqueio e restaurar o fluxo sanguíneo. Algumas vezes são colocados *stents* intraluminais expansíveis, que podem melhorar a patência do vaso. O uso de ICP primária é limitado devido à necessidade de material e de pessoal para sua execução em tempo hábil.

COMPLICAÇÕES DO IAM

A morte por IAM geralmente é causada por arritmias ventriculares ou insuficiência da bomba cardíaca e resultante choque cardiogênico.

As **arritmias ventriculares** que ameaçam a vida, como a **taquicardia ventricular (TV)** e a **fibrilação ventricular (FV)**, são comuns, em especial nas primeiras 24 horas. Historicamente, a maioria das mortes por IAM ocorre na primeira hora e é causada por TV/FV. Nos últimos anos, tais óbitos diminuíram em função de tratamentos mais precoces e mais agressivos da isquemia e das arritmias. Extrassístoles ventriculares (ESVs) são muito comuns, mas geralmente não são tratadas com antiarrítmicos, salvo se forem muito frequentes, contínuas ou causarem comprometimento hemodinâmico. Taquicardia ventricular sustentada (>30 segundos) e fibrilação ventricular ameaçam a vida porque impedem a contração ventricular coordenada e costumam causar falta de pulso e colapso cardiovascular. Elas são tratadas com **cardioversão com corrente elétrica direta (CD) ou desfibrilação** seguida por infusão intravenosa de antiarrítmicos, como **amiodarona**. Deficiências de eletrólitos, como hipocalemia ou hipomagnesemia, que podem potencializar arritmias ventriculares, devem ser corrigidas. Uma arritmia ventricular benigna que geralmente não é tratada com antiarrítmicos é o **ritmo idioventricular acelerado**, um ritmo de escape de complexos alargados entre 60 e 110 batimentos por minuto, que frequentemente acompanha a reperfusão do miocárdio e não causa comprometimento hemodinâmico.

Taquiarritmias supraventriculares ou atriais são menos comuns depois de IAM, mas podem piorar a isquemia e causar extensão do infarto pelo consequente aumento da demanda de oxigênio pelo miocárdio, o que tem relação com a frequência cardíaca. Quando causam instabilidade hemodinâmica, também são tratadas com cardioversão elétrica imediata. Outro distúrbio de ritmo frequente são as bradiarritmias. A **bradicardia sinusal** é observada frequentemente no IAM inferior porque a artéria coronária direita irriga o nó sinusal, mas geralmente não necessita de tratamento, salvo se causar hipotensão. Se a frequência é suficientemente baixa para causar queda no débito cardíaco e na pressão arterial, geralmente se administra **atropina** intravenosa.

As bradiarritmias também podem ser causadas por distúrbios na condução atrioventricular (AV). O **bloqueio AV de primeiro grau** (prolongamento do intervalo P-R) e o **bloqueio AV de segundo grau Mobitz I** (prolongamento gradual do intervalo P-R antes de uma onda P não conduzida) frequentemente são causados por disfunção nodal AV, por exemplo, isquemia nodal causada por IAM inferior. Se os pacientes forem sintomáticos, podem ser tratados com **atropina**.

Os distúrbios de condução AV também podem ser causados por disfunção abaixo do nó AV, dentro do feixe de His, e normalmente produzem alargamento do complexo QRS. Pode-se exemplificar com o **bloqueio AV de segundo grau Mobitz II** (ondas P não conduzidas e não precedidas de alongamento do P-R) e o **bloqueio AV de terceiro grau** (dissociação atrioventricular completa sem condução de onda P). O bloqueio AV de terceiro grau também pode ser causado por disfunção nodal AV. Esses distúrbios são descritos mais detalhadamente no Caso 15. Outros distúrbios de condução causados por envolvimento do feixe de His incluem o **bloqueio de ramo esquerdo (BRE)** ou **bloqueio de ramo direito (BRD) com hemibloqueio anterior esquerdo (HBAE)**. Todos esses distúrbios de condução têm prognóstico pior do que a disfunção nodal AV, porque geralmente são vistos em infarto anterior, no qual uma porção significativa do miocárdio é lesada. Quando ocorrem bradicardias sintomáticas, como o bloqueio AV de terceiro grau, esses distúrbios são melhor manejados com marca-passo externo ou colocação de **marca-passo transvenoso temporário**.

INSUFICIÊNCIA DA BOMBA CARDÍACA E CHOQUE CARDIOGÊNICO

O **choque cardiogênico** no IAM é em geral a forma mais grave de insuficiência ventricular esquerda. A diminuição isquêmica da complacência ventricular diastólica pode levar a congestão pulmonar transitória associada a altas pressões de enchimento nas câmaras esquerdas. Necrose miocárdica extensa e menor contração de músculo cardíaco podem causar insuficiência sistólica e diminuição do débito cardíaco. Pacientes com hipotensão frequentemente são submetidos a cateterismo de artéria pulmonar (Swan-Ganz) para avaliação dos parâmetros hemodinâmicos. O **choque cardiogênico** é diagnosticado quando há **hipotensão** com pressão arterial sistólica < 80 mmHg, **diminuição marcada no índice cardíaco** para < **1,8 L/min/m²** e aumento da **pressão de enchimento do VE** (medida indiretamente com uma pressão capilar pulmonar >18 mmHg). Clinicamente, tais pacientes estão hipotensos, com extremidades frias por causa da vasoconstrição periférica, com edema pulmonar e aumento da pressão venosa jugular, o que reflete altas pressões de enchimento das câmaras esquerda e direita. O tratamento de suporte inclui monitoramento hemodinâmico, ventilação e oxigenação adequadas, além de suporte de pressão arterial com vasopressores como dobutamina e dopamina. Também pode ser necessária assistência mecânica para aumentar a pressão arterial enquanto se produz diminuição na pós-carga por meio de contrapulsação com balão intra-aórtico. O choque cardiogênico também pode necessitar de revascularização urgente com ICP primária ou cirurgia de *bypass* coronariano.

A hipotensão também pode ser vista em pacientes com **infarto de ventrículo direito (VD)**, que é uma complicação de oclusão de artéria coronária direita, e com infarto inferior. Nesse caso, a função VE não é comprometida, mas há diminuição dramática no enchimento do VE devido à insuficiência direita (o coração esquerdo somente pode bombear o que recebe do coração direito). Esses pacientes podem ser clinicamente reconhecidos como hipotensos e com elevação marcante da pressão venosa jugular, mas com campos pulmonares livres e radiograficamente sem edema pulmonar (em contraste com o edema pulmonar visto em pacientes com hipotensão por insuficiência VE) e confirmados por supradesnivelamento de ST no ECG do lado direito. Nesse contexto, a função do VD está diminuída e altamente dependente de pré-carga adequada, de modo que necessita de suporte com **reposição de volume com soro fisiológico** ou com solução coloide. Os diuréticos ou nitratos, que podem diminuir a pré-carga, podem ser desastrosos para esses pacientes, causando hipotensão e colapso cardiovascular. Por esse motivo, seu uso deve ser evitado.

Vários problemas mecânicos podem complicar o IAM, geralmente na primeira semana. O mais comum é a **disfunção do músculo papilar** causada por isquemia ou por infarto do ventrículo esquerdo, que leva à insuficiência mitral, a qual pode ser hemodinamicamente significativa. A disfunção é diferente da **ruptura do músculo papilar**, que produz uma flutuação livre dos folhetos mitrais, além de insuficiência mitral aguda com desenvolvimento de insuficiência cardíaca e choque cardiogênico. O desenvolvimento de insuficiência cardíaca aguda e choque em associação com um novo sopro holossistólico também pode significar **ruptura** de septo ventricular. A ecocardiografia Doppler pode ser usada para fazer a distinção entre essas duas condições. Em ambas, a estabilização do choque cardiogênico é obtida com diminuição da pós-carga com nitroglicerina ou nitroprussiato IV e, às vezes, com contrapulsação com balão intra-aórtico, até que possa ser feito o reparo cirúrgico urgente e definitivo.

A complicação mecânica mais catastrófica é a **ruptura da parede livre do ventrículo esquerdo**. À medida em que o pericárdio é preenchido por sangue, ocorre rápido tamponamento cardíaco com súbita falta de pulso, hipotensão e perda de consciência. Essa complicação quase sempre é fatal.

Entre as complicações tardias que podem ocorrer várias semanas depois do IAM estão o **aneurisma ventricular**, do qual é necessário suspeitar se houver supradesnivelamento persistente do ST semanas depois do evento, assim como a **síndrome de Dressler**, um fenômeno autoimune caracterizado por pericardite, pleurite e febre. A síndrome de Dressler pode regredir e recidivar, sendo tratada com anti-inflamatórios, incluindo anti-inflamatórios não esteroides (AINEs), e, algumas vezes, com prednisona.

ESTRATIFICAÇÃO DE RISCO PÓS-IM

O objetivo desse procedimento é a identificação de pacientes com alto risco de eventos cardíacos subsequentes que poderiam se beneficiar da revascularização. A avaliação inicial envolve exames não invasivos. O **teste de esforço submáximo** geralmente é feito em pacientes estáveis, antes da alta hospitalar, para detectar isquemia residual e ectopia ventricular e fornecer diretrizes para exercícios no período inicial de recuperação. A **avaliação da função sistólica do VE**, geralmente com ecocardiografia, é realizada rotineiramente. Os pacientes com alto risco incluem aqueles com diminuição de função sistólica e grandes áreas de isquemia miocárdica durante o teste de esforço ou angina pós-infarto, além daqueles com ectopia ventricular que poderiam se beneficiar de angiografia coronariana para avaliar a possibilidade de revascularização. A intervenção coronariana percutânea pode ser feita para diminuir os sintomas de angina, e a **cirurgia de *bypass* coronariano** deve ser considerada em pacientes com **estenose aterosclerótica multivascular** e **diminuição da função sistólica**, pois pode reduzir os sintomas e prolongar a sobrevida. Os pacientes pós-**IMCSST** com **disfunção do VE** (FE do VE < 40%) têm **risco aumentado de morte súbita cardíaca por arritmias ventriculares** e podem se beneficiar da implantação de um cardiodesfibrilador implantável (CDI).

PREVENÇÃO SECUNDÁRIA DE DOENÇA CARDÍACA ISQUÊMICA

O tratamento clínico para diminuir fatores de risco modificáveis é fundamental nos cuidados pós-IM. Além do alívio dos sintomas, o principal objetivo do tratamento clínico é evitar eventos cardíacos: IM fatal ou não fatal. Sem dúvida, o **fator de risco mais relevante é o tabagismo**. O abandono do hábito de fumar pode diminuir o risco de eventos cardíacos fatais e não fatais em mais de 50%, isto é, mais do que qualquer outro tratamento clínico ou cirúrgico disponível. Vários outros tratamentos diminuem o risco de eventos cardíacos recorrentes e prolongam a sobrevida em pacientes com doença arterial coronariana: os agentes antiplaquetários, como a **ácido acetilsalicílico** e o **clopidogrel**, diminuem o risco de formação de trombo; os **betabloqueadores** diminuem a demanda de oxigênio do miocárdio e podem ajudar a suprimir arritmias ventriculares. Além disso, agentes que reduzem o colesterol, como as estatinas, diminuem eventos coronarianos e prolongam a sobrevida. Os pacientes com doença arterial coronariana (DAC) estabelecida devem ter nível de lipoproteína de baixa densidade (LDL) < 70 mg/dL. Os **inibidores da enzima conversora da angiotensina (ECA)** estão recomendados para todos os pacientes após IMCSST, mas são mais importantes para pacientes com função sistólica prejudicada (fração de ejeção < 40%), diabetes ou hipertensão.

QUESTÕES DE COMPREENSÃO

1.1 Mulher de 36 anos tem dor torácica intensa, com sensação de queimação, que se irradia para o pescoço, particularmente após as refeições e quando se deita, não sendo desencadeada por esforços. Ela foi internada para observação, tem ECG seriado normal e níveis normais de troponina. Dos passos a seguir, qual é o mais adequado?

   A. Teste de esforço com tálio.
   B. Inibidor de bomba de próton.
   C. Angiografia coronariana.
   D. Um antidepressivo como um inibidor seletivo da recaptação de serotonina.
   E. Encaminhamento a um psiquiatra.

1.2 Homem de 56 anos é internado por dor torácica com duas horas de duração. Sua frequência cardíaca é de 42 bpm, com bradicardia sinusal no ECG e supradesnivelamento de ST nas derivações II, III e aVF. Qual dos seguintes é o diagnóstico mais provável?

   A. Provavelmente ele está em boas condições físicas, com aumento de tônus vagal.
   B. Provavelmente teve um IM de parede inferior.
   C. Provavelmente tem aneurisma de ventrículo esquerdo.
   D. A bradicardia é reflexo de boa fração de ejeção cardíaca.

1.3 Mulher de 59 anos com diabetes teve IM de parede anterior. Cinco dias depois, ela briga com o marido e se queixa de dor torácica. Seu ECG inicial não mostra alterações isquêmicas, mas os níveis séricos de troponina I foram medidos e estão levemente elevados. Dos passos a seguir, qual é o mais indicado?

   A. Usar o tratamento trombolítico.
   B. Tratar com intervenção coronariana percutânea.
   C. Realizar o *bypass* arterial coronariano.

D. Realizar ECGs seriados e coleta de CPK-MB.
E. Preparar os paciente para diálise.

1.4 Fumante de 59 anos queixa-se de dor torácica retroesternal em aperto há 30 minutos. Os paramédicos administraram nitroglicerina sublingual e oxigênio por cânula nasal. Sua pressão arterial é 110/70 mmHg, e a frequência cardíaca é de 90 bpm na chegada ao SE. O ECG é normal. Qual dos seguintes é o passo mais adequado?
A. Ecocardiografia.
B. Teste de esforço com tálio.
C. Ácido acetilsalicílico.
D. Angiografia coronariana.
E. *Bypass* coronariano.

RESPOSTAS

1.1 **B.** É apropriado avaliar a dor torácica para descartar isquemia cardíaca. Uma das causas mais comuns de "dor torácica", particularmente em pacientes jovens, é o refluxo gastresofágico ou espasmo esofágico. Essa paciente tem sintomas clássicos de esofagite de refluxo, e o melhor tratamento é com inibidor de bomba de prótons. Se a dor torácica tiver características de angina do peito (localização retroesternal, precipitada por exercício, aliviada com repouso ou com nitroglicerina), deve ser investigada com teste de esforço ou com angiografia coronariana.

1.2 **B.** A bradicardia sinusal é frequentemente vista em IM da parede inferior porque a artéria coronária direita irriga a parede inferior do ventrículo esquerdo e o nó sinusal. As alterações isquêmicas nas derivações II, III e aVF estão na região das derivações inferiores. Saber quais derivações refletem quais porções do coração permite saber a região do coração que está afetada. Além disso, saber a área do coração que cada artéria coronária perfundiu permite a correlação dos sintomas associados ou da terapia.

1.3 **D.** Os pacientes diabéticos têm isquemia miocárdica ou infarto com sintomas atípicos ou ausentes. É necessária a suspeita clínica e o uso liberal da dosagem de enzimas cardíacas. Os níveis de troponina costumam ficar elevados por 7 a 10 dias e não devem ser usados para diagnosticar novo infarto, especialmente se tendem a baixar. Novos achados no ECG ou marcadores em elevação rápida, como mioglobina sérica ou CPK-MB, podem ser usados nesse contexto.

1.4 **C.** O ácido acetilsalicílico é o primeiro agente a ser usado depois de oxigênio e de nitroglicerina. Ele diminui a mortalidade face a um evento coronariano agudo. No início, o ECG e as enzimas cardíacas podem ser normais no IAM, motivo pelo qual são feitos estudos em série para excluir definitivamente a hipótese de IM. A avaliação clínica para excluir outras causas de dor torácica também deve ser feita. As demais opções de resposta são dirigidas aos exames diagnósticos e podem ser importantes, contudo, a principal prioridade deve ser "salvar o miocárdio".

DICAS CLÍNICAS

▶ As síndromes coronarianas agudas (angina instável ou IAM) ocorrem quando um trombo se forma no local de ruptura de uma placa aterosclerótica, ocluindo agudamente uma artéria coronária.
▶ O infarto agudo do miocárdio é diagnosticado com base na presença de pelos menos dois dos seguintes critérios: sintomas típicos, achados ao ECG e enzimas cardíacas. No início, o ECG e as enzimas podem ser normais, sendo necessários estudos em série.
▶ A reperfusão precoce com trombolíticos ou ICP diminui a mortalidade e preserva a função ventricular em pacientes que têm supradesnivelamento de ST, não têm contraindicações e recebem tratamento nas primeiras 6-12 horas.
▶ O objetivo da prevenção secundária depois do IM é evitar eventos cardíacos recorrentes ou morte. Cessação do tabagismo, ácido acetilsalicílico, clopidogrel, betabloqueadores, inibidores de ECA e estatinas diminuem a taxa de eventos e a mortalidade.
▶ Depois do IM, pode ser feita a ICP para diminuir a isquemia e os sintomas de angina. Cirurgia de *bypass* pode ser indicada a pacientes com estenose multivascular e diminuição da função sistólica para diminuir os sintomas e prolongar a sobrevida.
▶ O ECG pode indicar a localização da isquemia ou do infarto: anterior (derivações V_2 a V_4), lateral (derivações I, aVL, V_5, V_6), inferior (derivações II, III e aVF) e posterior (ondas R nas derivações V_1 e V_2).
▶ O IMCSST é caracterizado pelo desconforto isquêmico acompanhado de supradesnivelamento do segmento ST ao ECG. Na angina instável e no IAMNSST não há supradesnivelamento de ST, porém o IAMNSST é diagnosticado por meio dos biomarcadores cardíacos positivos.

REFERÊNCIAS

Antman EM, Loscalzo, J. ST-segment elevation myocardial infarction. In: Longo DL, Fauci AS, Kasper, DL, et al., eds. *Harrison's Principles of Internal Medicine.* 18th ed. New York, NY: McGraw-Hill; 2012:2021-2035.

Antman EM, Selwyn AP, Loscalzo, J. Ischemic heart disease. In: Longo DL, Fauci AS, Kasper, DL, et al., eds. *Harrison's Principles of Internal Medicine.* 200718th ed. New York, NY: McGraw--Hill; 2012:1998-2015.

Kushner FG, Hand M, Smith SC Jr, et al. 2009 Focused update of the ACC/AHA 2004 guidelines for the management of patients with ST-elevation myocardial infarction. *Circulation.* 2009;120:2271.

Tatum JL, Jesse RL, Kontos MC, et al. Comprehensive strategy for the evaluation and triage of the chest pain patient. *Ann Emerg Med.* 1997;29:116-125.

CASO 2

Homem de 72 anos apresenta-se na clínica com queixa de piora de dispneia aos esforços há várias semanas. Antes, ele era capaz de trabalhar no seu jardim e aparar a grama, mas agora sente falta de ar depois de andar 30 m. Não tem dor torácica quando anda, embora no passado tenha sofrido episódios de pressão retroesternal ao fazer grandes esforços. Em uma ocasião, sentiu a cabeça leve, como se fosse desmaiar, quando subia um lance de escada, mas a sensação passou depois que sentou. Ultimamente, tem apresentado alguma dificuldade para dormir, necessitando se apoiar em dois travesseiros. Às vezes acorda à noite com falta de ar, que regride em minutos ao sentar-se com as pernas para fora da cama. Também notou que seus pés incham, especialmente no final do dia. Ele nega qualquer história médica significativa, não toma medicamentos e tem orgulho de não ter consultado um médico em anos. Não fuma nem bebe.

No momento do exame físico está afebril, com frequência cardíaca de 86 bpm, pressão arterial de 115/92 mmHg e frequência respiratória de 16 mpm. O exame da cabeça e do pescoço mostra mucosas coradas, sem palidez, glândula tireoide normal e veias do pescoço distendidas. Estertores crepitantes inspiratórios são ouvidos ao exame. No exame cardíaco, o ritmo é regular, com B_1 normal, desdobramento da segunda bulha durante a expiração, B_4 no foco mitral, *ictus* sem deslocamento e sopro telessistólico na borda superior direita do esterno que se irradia para as carótidas. O pulso carotídeo tem amplitude diminuída.

▶ Qual é o diagnóstico mais provável?
▶ Como confirmar o diagnóstico?

RESPOSTAS PARA O CASO 2
Insuficiência cardíaca congestiva por estenose aórtica

Resumo: Homem de 72 anos queixa-se de várias semanas de piora de dispneia aos esforços. Já teve pressão torácica semelhante à angina ao realizar grandes esforços e quase-síncope quando subiu um lance de escada e agora tem sintomas de insuficiência cardíaca, como ortopneia e dispneia paroxística noturna. A insuficiência cardíaca também é sugerida pelo exame físico com achados de sobrecarga de volume (edema dos pés, pressão venosa jugular elevada e crepitantes que sugerem edema pulmonar). A causa de sua insuficiência cardíaca pode ser estenose de válvula aórtica, já que apresenta sopro telessistólico que se irradia para as carótidas, desdobramento paradoxal da segunda bulha e diminuição dos pulsos carotídeos.

- **Diagnóstico mais provável:** Insuficiência cardíaca congestiva (ICC), possivelmente como resultado de estenose aórtica.
- **Exame diagnóstico:** Ecocardiografia para avaliar a área da válvula aórtica e a função sistólica do ventrículo esquerdo.

ANÁLISE
Objetivos

1. Conhecer as causas de insuficiência cardíaca crônica (p. ex., isquemia, hipertensão, doença valvular, abuso de álcool, cocaína, tireotoxicose).
2. Diferenciar entre diminuição de função sistólica e disfunção diastólica.
3. Familiarizar-se com o tratamento de insuficiência cardíaca aguda e crônica.
4. Familiarizar-se com a avaliação da estenose aórtica e as indicações para troca de válvula.

Considerações

Esse é um paciente idoso com sintomas e sinais de estenose aórtica. A lesão valvular progrediu para insuficiência cardíaca a partir de angina prévia e sintomas pré-síncope, refletindo a piora da estenose e do prognóstico. O paciente deve ser submetido a uma avaliação urgente da área da válvula aórtica e da situação das coronárias para avaliar a necessidade de troca da válvula.

ABORDAGEM À
Insuficiência cardíaca

DEFINIÇÕES
INSUFICIÊNCIA CARDÍACA AGUDA: Estabelecimento agudo (horas, dias) de sintomas de descompensação cardíaca com edema pulmonar e débito cardíaco reduzido, o qual pode preceder o choque cardiogênico.

INSUFICIÊNCIA CARDÍACA CRÔNICA: Presença crônica (meses, anos) de disfunção cardíaca; os sintomas podem variar de mínimos a intensos.

DISFUNÇÃO DIASTÓLICA: Aumento das pressões de enchimento diastólico causado por diminuição do relaxamento diastólico e diminuição da complacência ventricular. Todavia, a fração de ejeção é preservada (> 40 a 50%).

DISFUNÇÃO SISTÓLICA: Débito cardíaco reduzido causado por diminuição da função sistólica (baixa fração de ejeção [< 40%]).

REMODELAMENTO CARDÍACO: Alterações cardíacas por aumento de sobrecarga (pré-carga e pós-carga), levando à disfunção cardíaca. Algumas medicações podem evitar ou reverter o remodelamento.

ABORDAGEM CLÍNICA

A **insuficiência cardíaca congestiva (ICC)** é uma **síndrome clínica** produzida quando o coração é **incapaz de suprir as necessidades metabólicas mas mantém normais as pressões de enchimento ventricular.** Várias **respostas neuro-humorais** se desenvolvem (incluindo ativação do sistema renina-angiotensina-aldosterona e aumento da atividade simpática) que, inicialmente, podem ser compensatórias, mas que, por fim, causam mais descompensação cardíaca. Os sintomas podem ser resultado de **insuficiência anterógrada** (débito cardíaco reduzido ou disfunção sistólica), incluindo **fadiga, letargia e até hipotensão,** ou de **insuficiência retrógrada** (aumento das pressões de enchimento ou disfunção diastólica), incluindo **dispneia, edema periférico e ascite.** Alguns pacientes têm disfunção diastólica isolada com preservação da fração de ejeção ventricular esquerda (FEVE > 40 a 50%), quase sempre consequência de hipertensão ou envelhecimento. Metade dos pacientes com ICC tem disfunção sistólica (FEVE < 40%) com aumento associado das pressões de enchimento. Alguns pacientes têm insuficiência cardíaca direita isolada (com aumento de pressão venosa jugular, congestão hepática e edema periférico, mas sem edema pulmonar), mas é mais comum haver insuficiência ventricular esquerda (com débito cardíaco reduzido e edema pulmonar), que progride para insuficiência biventricular. **Os achados auscultatórios podem incluir um B$_4$ (galope atrial) ou um B$_3$ (galope ventricular)**, que são sons cardíacos baixos melhor ouvidos com o sino do estetoscópio.

A insuficiência cardíaca é uma **doença crônica e progressiva** que pode ser avaliada conforme a tolerância do paciente aos exercícios, de acordo com a **classificação funcional da New York Heart Association (NYHA)** (Quadro 2.1). Essa classificação funcional tem significado prognóstico. Indivíduos na classe III com baixo consumo

Quadro 2.1 • Classificação funcional da NYHA

Classe I: Sem limitação durante atividade física normal.
Classe II: Leve limitação de atividade física. Fadiga e dispneia com esforço moderado.
Classe III: Grande limitação de atividade física. Até a atividade leve produz sintomas.
Classe IV: Sintomas em repouso. Qualquer atividade causa piora.

de oxigênio durante o exercício possuem taxa de mortalidade anual de 20%; na classe IV, a taxa é de 60% ao ano. Os pacientes com baixa fração de ejeção ventricular (FEV < 20%) também apresentam mortalidade muito elevada. A morte causada por ICC pode ocorrer pelo processo patológico de base, choque cardiogênico ou morte súbita resultante de arritmias ventriculares.

Embora haja muitas causas de insuficiência cardíaca (Quadro 2.2), é essencial a identificação daquelas que são tratáveis ou que podem reverter a doença. Por exemplo, a insuficiência cardíaca relacionada com taquicardia, com consumo de álcool e com miocardite viral pode ser reversível com a remoção do fator causador. Em pacientes com doença arterial coronariana aterosclerótica multivascular e baixa fração de ejeção, a revascularização com *bypass* coronariano por meio de enxerto melhora a função cardíaca e prolonga a sobrevida. Em pacientes com insuficiência cardíaca, a investigação adequada é guiada pela história, mas pode incluir ecocardiografia para avaliação da fração de ejeção e função valvular, teste de esforço ou angiografia coronariana, se indicados e, em alguns casos, biópsia endomiocárdica.

Os três maiores objetivos do tratamento de pacientes com insuficiência cardíaca crônica são o alívio dos sintomas, a prevenção da progressão da doença e a diminuição da mortalidade. Os sintomas de insuficiência cardíaca que podem ser causados por débito cardíaco reduzido e sobrecarga de líquidos geralmente são aliviados com restrição de sódio na dieta e uso de diuréticos de alça. Em virtude do alto índice de mortes causadas por insuficiência cardíaca, são necessárias ações que objetivem deter ou reverter a progressão da doença. As causas reversíveis devem ser exaustivamente investigadas e tratadas. **Tem sido demonstrado que o uso de inibi-**

Quadro 2.2 • Causas selecionadas de insuficiência cardíaca congestiva

Lesão de miocárdio ou outros agentes quimioterápicos
- Adriamicina
- Uso de álcool
- Cocaína
- Miocardiopatia isquêmica (doença arterial coronariana aterosclerótica)
- Febre reumática
- Miocardite viral

Sobrecarga crônica de pressão
- Estenose aórtica
- Hipertensão

Sobrecarga crônica de volume
- Regurgitação mitral

Doenças infiltrativas
- Amiloidose
- Hemocromatose

Taquiarritmias ou bradiarritmias **crônicas**

dores da enzima conversora de angiotensina (ECA) ou de bloqueadores do receptor de angiotensina (BRAs) e de alguns betabloqueadores, como carvedilol (CAR), metoprolol ou bisoprolol, reduz a mortalidade em pacientes com função sistólica diminuída e com sintomas de moderados a graves. Em pacientes que não toleram os inibidores da ECA (ou em pacientes negros, aos quais os inibidores da ECA parecem conferir menos benefícios), tem sido demonstrado que o uso de hidralazina e nitratos diminui a mortalidade. Os antagonistas da aldosterona, como a espironolactona, podem ser adicionados ao tratamento de pacientes com insuficiência cardíaca de classe NYHA III ou IV e sintomas persistentes. Contudo, é preciso monitorar esses indivíduos quanto à hipercalemia. A digoxina pode ser adicionada a esses tratamentos em casos de sintomas persistentes, mas ela não traz benefícios à sobrevida.

Os mecanismos de ação dos vários agentes são os seguintes:

Betabloqueadores: Previnem e melhoram a disfunção miocárdica intrínseca e o remodelamento mediado por via adrenérgica.

Inibidores da ECA: Reduzem a pré-carga e a pós-carga, reduzindo assim a pressão do átrio direito e da artéria pulmonar e a pressão capilar pulmonar, juntamente com a resistência vascular sistêmica, e evitam o remodelamento. **Esses agentes são os fármacos de escolha iniciais no tratamento da ICC, já que o seu uso aumenta a sobrevida.**

Nitratos e nitritos: (não são usados tão comumente) Reduzem a pré-carga e diminuem a congestão pulmonar.

Diuréticos: Usados para diminuir a pré-carga, especialmente em situações de descompensação aguda.

Digoxina: Age para melhorar a contratilidade cardíaca.

Antagonistas de aldosterona: Bloqueiam a ação da aldosterona.

Alguns dispositivos também podem ser úteis para a redução dos sintomas e da mortalidade entre os pacientes com insuficiência cardíaca. Os pacientes com fração de ejeção (FE) deprimida e sintomas avançados, muitas vezes, apresentam QRS ampliado (> 120 ms), indicando uma contração ventricular dissincrônica. A colocação de um marca-passo biventricular, na chamada **terapia de ressincronização cardíaca (TRC)**, com o objetivo de estimular ambos os ventrículos a se contraírem simultaneamente, pode melhorar os sintomas e diminuir a mortalidade. Os pacientes com IC de classe II-III e FE deprimida (< 35%) apresentam alto risco de morte súbita cardíaca decorrente de arritmias ventriculares, deve ser considerada a colocação de um **cardiodesfibrilador implantável (CDI)**.

No caso de pacientes com **insuficiência cardíaca descompensada aguda**, as metas do tratamento inicial consistem na **estabilização das perturbações hemodinâmicas apresentadas pelo paciente** e na **identificação e no tratamento dos fatores reversíveis** que possam ter precipitado a descompensação, como arritmias ou isquemia miocárdica. Com relação à hemodinâmica, quando as pressões de enchimento do VE estão altas, os pacientes frequentemente necessitam de vasodilatadores endovenosos, como infusão de nitroglicerina. Os pacientes com débito cardíaco diminuído podem requerer inotrópicos positivos (p. ex., dobutamina), enquanto aqueles com hipotensão podem necessitar de vasoconstritores (p. ex., dopamina).

Estenose aórtica

No paciente em questão, a história e o exame físico sugerem que a insuficiência cardíaca possa ser resultado de estenose aórtica, a **anormalidade valvular sintomática mais comum em adultos**. A maioria dos casos ocorre em homens. As causas da estenose valvular variam de acordo com a idade: a estenose em pacientes **com menos de 30 anos em geral** é causada por uma **valva bicúspide congênita**. Em pacientes de 30 a 70 anos, a estenose costuma ser causada por estenose congênita ou cardiopatia reumática e, **acima de 70 anos, por calcificação degenerativa**.

Os achados típicos incluem **pressão de pulso diminuída, sopro telessistólico rude** melhor auscultado no segundo espaço intercostal direito, com irradiação para as artérias carótidas, e elevação lenta do pulso carotídeo (*pulsus parvus et tardus*). O ECG geralmente mostra hipertrofia ventricular esquerda. A ecocardiografia Doppler mostra uma válvula espessada e pode definir a gravidade, estadiada pela área da válvula aórtica e pela estimativa do gradiente de pressão transvalvular. À medida que o orifício da válvula se estreita, o gradiente de pressão aumenta na tentativa de manter o débito cardíaco. Na estenose aórtica grave, a área da válvula geralmente é < 1 cm^2 (enquanto a normal é de 3 a 4 cm^2), e o gradiente médio de pressão é > 40 mmHg.

Os sintomas de estenose aórtica são consequência da hipertrofia ventricular esquerda e da diminuição do débito cardíaco causado por estenose valvular, a qual limita o fluxo. Em geral, o primeiro sintoma é a **angina do peito**, isto é, dor retroesternal desencadeada por esforço e aliviada pelo repouso. À medida que a estenose piora, o débito cardíaco diminui, e os pacientes podem ter **episódios de síncope**, que muitas vezes são desencadeados por esforços. Finalmente, por causa do débito cardíaco baixo e das altas pressões de enchimento diastólico, os pacientes apresentam **insuficiência cardíaca** clinicamente aparente, conforme descrição anterior. O prognóstico piora à medida que os sintomas evoluem, com sobrevida média, nos casos de angina, síncope e insuficiência cardíaca, de cinco, três e dois anos, respectivamente.

Pacientes com estenose grave sintomática devem ser considerados para troca de válvula aórtica. O cateterismo pré-operatório é feito rotineiramente para avaliação definitiva da área valvar e do gradiente de pressão, assim como para avaliação das artérias coronárias quanto a estenoses significativas. Em pacientes que não são bons candidatos à troca de válvula, pode-se realizar a dilatação da válvula estenótica mediante valvuloplastia com balão, mas isso proporciona apenas alívio temporário dos sintomas, devido ao alto índice de estenose recorrente. A substituição de uma valva aórtica transcateter percutâneo (SVAT) é uma técnica nova, que foi desenvolvida para os pacientes avaliados como apresentando risco cirúrgico inaceitavelmente alto; as valvas aórticas à base de cateter não foram aprovadas para uso na Europa e nos Estados Unidos.

QUESTÕES DE COMPREENSÃO

2.1 Homem de 55 anos tem ICC moderadamente grave com diminuição de função sistólica. Quais das seguintes medicações têm maior probabilidade de diminuir seu risco de morte?
   A. Inibidores da enzima conversora da angiotensina
   B. Diuréticos de alça
   C. Digoxina
   D. Ácido acetilsalicílico

2.2 Nos Estados Unidos, qual dos seguintes seria o mais provável causador da ICC do paciente descrito na Questão 2.1?
   A. Diabetes
   B. Aterosclerose
   C. Uso de álcool
   D. Cardiopatia reumática

2.3 Homem de 75 anos apresenta dor torácica aos esforços e tem desmaiado ultimamente. Ao exame, percebe-se um sopro sistólico rude. Qual dos seguintes tratamentos é o melhor para a sua condição?
   A. *Bypass* coronariano
   B. Angioplastia
   C. Substituição valvular
   D. Endarterectomia carotídea

2.4 Homem de 55 anos tem insuficiência cardíaca e afirma que se sente confortável em repouso, mas fica dispneico para caminhar até o banheiro. No ecocardiograma nota-se que ele tem uma fração de ejeção de 47%. Qual das seguintes opções descreve melhor a condição do paciente?
   A. Disfunção diastólica
   B. Disfunção sistólica
   C. Miocardiopatia dilatada
   D. Doença pericárdica

RESPOSTAS

2.1 **A.** Os inibidores da enzima conversora da angiotensina e os betabloqueadores diminuem o risco de mortalidade quando usados para tratar ICC com diminuição de função sistólica. Por essa razão, esses agentes são a escolha inicial para tratar a ICC. Eles evitam e podem, em algumas circunstâncias, reverter o remodelamento cardíaco.

2.2 **B.** Nos Estados Unidos, a causa mais comum de ICC associada com diminuição de função sistólica é a miocardiopatia isquêmica por aterosclerose coronariana.

2.3 **C.** Os sintomas de estenose aórtica em geral progridem para angina, síncope e, por fim, insuficiência cardíaca congestiva, a qual tem o pior prognóstico de sobrevida. O sopro sistólico dessa paciente indica estenose aórtica. A avaliação deve incluir ecocardiografia para confirmar o diagnóstico e a posterior substituição da válvula.

2.4 **A.** Quando a fração de ejeção é de mais de 40%, é provável que exista disfunção diastólica com ventrículos rígidos. Os ventrículos espessados e rígidos não aceitam prontamente o fluxo sanguíneo que chega. Esse paciente tem sintomas com mínimos esforços, que são indicativos de uma classe funcional III. A pior classe é o nível IV, manifestada por sintomas em repouso ou com esforços mínimos. Os inibidores da ECA são agentes importantes em pacientes com disfunção diastólica.

DICAS CLÍNICAS

▶ A insuficiência cardíaca congestiva é uma síndrome clínica sempre causada por alguma doença cardíaca subjacente, mais comumente miocardiopatia isquêmica resultante de doença arterial coronariana aterosclerótica ou hipertensão.

▶ A insuficiência cardíaca pode ser causada por diminuição da função sistólica (fração de ejeção < 40%) ou por diminuição da função diastólica (com função sistólica preservada).

▶ A insuficiência cardíaca crônica é uma doença progressiva com alta mortalidade. A classe funcional do paciente, isto é, sua tolerância aos esforços, é o melhor preditor de mortalidade e quase sempre guia o tratamento.

▶ Os objetivos iniciais do tratamento são aliviar os sintomas congestivos, indicando restrição de sal na dieta, uso de diuréticos e vasodilatadores. Os inibidores da ECA, betabloqueadores e antagonistas de aldosterona podem diminuir a mortalidade.

▶ A TRC e a colocação de um CDI podem diminuir os sintomas e melhorar a mortalidade entre os pacientes com insuficiência cardíaca em estágio avançado e FE baixa (< 35%).

▶ A estenose aórtica produz sintomas progressivos, como angina, síncope dos esforços e insuficiência cardíaca, com risco de morte crescente. A troca da válvula deve ser considerada em pacientes com sintomas e estenose aórtica grave (p. ex., com área valvular < 1 cm^2).

REFERÊNCIAS

Carabello, BA. Clinical practice: aortic stenosis. *N Engl J Med*. 2002;346:677-682.

Jessup M, Brozena S. Heart failure. *N Engl J Med*. 2003;348:2007-2018.

Lejemtel TH, Sonnenblick EH, Frishman WH. Diagnosis and management of heart failure. In: Fuster V, Alexander RX, O'Rourke RA, eds. *Hurst's the Heart*. 10th ed. New York, NY: McGraw-Hill; 2001:6.

Mann DL. Heart failure and cor pulmonale. In: Longo DL, Fauci AS, Kasper DL, et al., eds. *Harrison's Principles of Internal Medicine*. 18th ed. New York, NY: McGraw-Hill; 2012:1901-1915.

CASO 3

Mulher de 26 anos, originária da Nigéria, procura a emergência queixando-se de palpitações de início súbito, intensa falta de ar e tosse. Relata que teve vários episódios de palpitação no passado, quase sempre durando um ou dois dias, mas nunca uma dispneia como essa. Ela teve febre reumática aos 14 anos, está grávida de 20 semanas de seu primeiro filho e toma vitaminas pré-natais. Nega uso de quaisquer outros medicamentos, de tabaco, álcool ou drogas ilícitas.

Durante o exame, a frequência cardíaca está entre 110 e 130 bpm. A pressão arterial é de 92/65 mmHg, e a frequência respiratória é de 24 mpm, com saturação de oxigênio de 94% em ar ambiente. Está desconfortável, com a respiração difícil. Ela tosse, produzindo grande quantidade de escarro espumoso com coloração rósea. Tem bochechas coradas, pressão venosa jugular normal e estertores crepitantes nas bases pulmonares. O ritmo cardíaco é irregularmente irregular, com B_1 hiperfonética e sopro diastólico suave no ápice. O *ictus* não está deslocado. O fundo uterino é palpável na altura do umbigo. Não apresenta edema periférico. Uma eletrocardiografia é realizada (Figura 3.1).

▶ Qual é o diagnóstico mais provável?
▶ Qual deve ser o próximo passo?

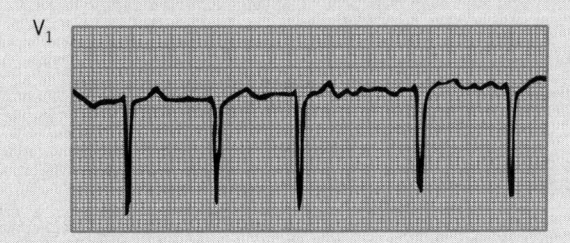

Figura 3.1 ECG. (Reproduzida, com permissão, de Braunwald E, Fauci AS, Kasper DL, et al, eds. *Harrison´s Principles of Internal Medicine*. 16th ed. New York, NY: McGraw-Hill, 2005:1345.)

RESPOSTAS PARA O CASO 3
Fibrilação atrial, estenose mitral

Resumo: Essa mulher de 26 anos, com história de febre reumática na adolescência, está no segundo trimestre de gestação e tem palpitações de início súbito. Tem fibrilação atrial (FA) com resposta ventricular rápida e frêmito diastólico, ambos sugestivos de estenose mitral, que é a causa provável da fibrilação atrial resultante da dilatação do átrio esquerdo. Devido ao aumento do volume sanguíneo próprio da gravidez, à taquicardia e à perda de contração atrial, a fibrilação atrial provocou edema pulmonar.

- **Diagnóstico mais provável:** Fibrilação atrial causada por estenose mitral.
- **Próximo passo:** Controle da frequência cardíaca com betabloqueadores intravenosos.

ANÁLISE

Objetivos

1. Conhecer as possíveis causas de fibrilação atrial.
2. Conhecer o tratamento para fibrilação atrial aguda com alta resposta ventricular.
3. Compreender os motivos para a anticoagulação na fibrilação atrial crônica.
4. Conhecer as lesões cardíacas típicas da cardiopatia reumática e os achados físicos na estenose mitral.
5. Compreender as bases fisiológicas da síndrome de Wolff-Parkinson-White e as considerações especiais nos casos de fibrilação atrial.

ABORDAGEM À
Fibrilação atrial

DEFINIÇÕES

FIBRILAÇÃO ATRIAL: Ritmo cardíaco irregularmente irregular, com geração caótica de impulsos elétricos nos átrios cardíacos.

CARDIOVERSÃO ELÉTRICA COM CORRENTE DIRETA: Conversão do ritmo cardíaco disfuncional para um ritmo normal por meio da aplicação de descarga elétrica direta.

ABORDAGEM CLÍNICA

A fibrilação atrial (FA) é a arritmia mais comum nos pacientes que procuram tratamento e ocorre nas formas aguda, paroxística e crônica. Durante a FA, a despolarização atrial desordenada, quase sempre em frequência acima de 300 a 400 bpm, produz resposta ventricular irregular de acordo com o número de impulsos conduzidos por meio do nó atrioventricular (AV). O eletrocardiograma é caracterizado pela **ausência de ondas P distintas e contração ventricular irregular**. A incidência de FA aumenta com a idade, acometendo de 5 a 10% dos pacientes com mais de 75 anos. Embora muitos pacientes possam manter níveis normais de atividade e permaneçam essencialmente assintomáticos com FA crônica, há várias causas de morbidade relacionadas a essa arritmia: ela pode desencadear ritmo ventricular rápido, que leva à isquemia miocárdica ou à exacerbação de insuficiência cardíaca em pacientes com cardiopatia, e à **formação de trombos** nos átrios não contráteis, podendo levar à embolia sistêmica (a FA é uma causa comum de acidente vascular encefálico [AVE]).

Qualquer evento que cause dilatação atrial ou aumento de tônus simpático pode levar à fibrilação atrial, mas as **duas causas mais comuns** de FA são **hipertensão e aterosclerose coronariana**. As causas comuns de FA estão listadas no Quadro 3.1.

A FA aguda com alta resposta ventricular deve ser tratada rapidamente. Os quatro objetivos principais são (1) estabilização hemodinâmica, (2) controle da frequência, (3) anticoagulação e (4) possível conversão ao ritmo sinusal. Se o paciente estiver **hemodinamicamente instável** (hipotensão, angina de peito, edema pulmonar), indica-se **cardioversão elétrica com corrente direta urgente**. Se o paciente estiver hemodinamicamente estável, o **controle da frequência ventricular** geralmente pode ser obtido com **betabloqueadores intravenosos, bloqueadores dos canais de cálcio ou digoxina**, que diminuem a condução por meio do nó AV. Uma vez controlada a frequência ventricular, pode-se considerar a reversão das causas subjacentes (p. ex., tireotoxicose, uso de estimulantes adrenérgicos, descompensação de insuficiência cardíaca), de modo que os pacientes possam ser submetidos à **cardioversão** para o ritmo sinusal. Isso pode ocorrer espontaneamente ou depois da correção das anormalidades subjacentes, ou pode exigir cardioversão farmacológica ou elétrica. Se a duração da **FA exceder 48 horas, o risco de formação de trombo intra-atrial aumenta**.

O **controle da frequência** (i.e., o uso de agentes para manter uma velocidade de resposta ventricular lenta) isoladamente costuma ser efetivo no tratamento dos sintomas de FA e mostrou-se, no mínimo, tão efetivo quanto o controle de ritmo em termos de resultados a longo prazo.

Se os pacientes apresentarem instabilidade ou sintomas persistentes, todavia, é possível que necessitem de esforços no sentido de eliminar a FA e restaurar o ritmo sinusal. **O método mais efetivo de reverter a FA é a cardioversão elétrica.** Após a cardioversão, o retorno da contração atrial coordenada na presença de trombo atrial pode levar à sua embolização, causando um infarto cerebral ou outro evento isquêmico a distância. Por conseguinte, depois de 24 a 48 horas de FA, os pacientes devem receber varfarina num período de 3 a 4 semanas, antes e depois da cardioversão, para diminuir o risco de fenômenos tromboembólicos. Alternativamente, antes da

Quadro 3.1 • Causas de fibrilação atrial

Cardiopatia estrutural (hipertensão, prolapso da valva mitral)
Cardiopatia isquêmica
Pericardite ou lesão pericárdica (pós-cirúrgica)
Doença pulmonar (especialmente embolia pulmonar)
Hipertireoidismo
Estresse ou tônus simpático aumentado (doença aguda, feocromocitoma)
Consumo de álcool (*holiday heart syndrome*, miocardiopatia alcoólica)
Doença do nó sinusal (síndrome bradi-taqui)

cardioversão, os pacientes de baixo risco podem ser submetidos à ecocardiografia transesofágica para excluir a presença de trombo no apêndice atrial. A anticoagulação após a cardioversão ainda é necessária durante quatro semanas, porque, mesmo que o ritmo volte a ser sinusal, os átrios não contraem normalmente durante algum tempo. Os agentes farmacológicos antiarrítmicos – como a propafenona, o sotalol e a amiodarona – podem ser usados para tentar manter o ritmo sinusal.

Muitos pacientes com fibrilação atrial não podem ser cardiovertidos e não têm a expectativa de se manter em ritmo sinusal. **Dois fatores prognósticos importantes** são a **dilatação do átrio esquerdo** (diâmetro atrial > 4,5 cm é preditor de falha da cardioversão) e a duração da FA. Quanto maior o tempo em que o paciente está em fibrilação, maior a probabilidade de permanecer assim ("fibrilação atrial cria fibrilação atrial"), pois o coração sofre remodelamento elétrico. Em pacientes com FA crônica, os objetivos do tratamento são o controle da frequência, usando fármacos para diminuir a condução AV (p. ex., digital ou betabloqueadores), como descrito anteriormente, e anticoagulação.

Os pacientes com FA crônica que não são anticoagulados têm incidência anual de 1 a 5% de embolia clinicamente evidente (p. ex., AVE). As ferramentas de avaliação de risco – como os escores **CHADS2** (ICC [**C**HD], **H**ipertensão, **I**dade [**A**ge] ≥ 75 anos, **D**iabetes, AVE [**S**troke]) ou uma história de ataque isquêmico transitório – podem ser empregadas para estimar o risco de AVE e a necessidade de anticoagulação. Na FA crônica causada por valvulopatia, como a estenose mitral, o risco anual de AVE é substancialmente mais alto. A FA que se desenvolve em pacientes com menos de 60 anos de idade sem evidências de cardiopatia estrutural, hipertensão ou outros fatores de AVE é denominada **FA isolada**. Nesses casos, **o risco de AVE é bastante pequeno**, portanto, a anticoagulação com varfarina não é utilizada. Em vez disso, pode-se usar ácido acetilsalicílico.

Em pacientes com FA crônica, a anticoagulação diminui em dois terços o risco de AVE. *Novos anticoagulantes orais, como a* dabigatrana e a rivaroxabana, foram desenvolvidos para uso em casos de FA. No entanto, o antagonista de vitamina K oral (varfarina) continua sendo a medicação mais amplamente utilizada para essa finalidade. A varfarina não produz resposta dose-dependente previsível; por conseguinte, o nível de anticoagulação deve ser monitorado com exames laboratoriais periódicos usando a relação normalizada internacional (INR). Se a FA não for causada por valvulopatia, a INR objetivada é de 2 a 3.

A principal complicação do tratamento com varfarina é o sangramento, como consequência de anticoagulação excessiva. O risco de sangramento aumenta à medida que aumenta a INR. Se a INR for muito elevada (p. ex., INR > 6-9) mas não houver sangramento aparente, os valores voltam ao normal em alguns dias após a suspensão do fármaco. Para níveis de INR mais altos (p. ex., > 9), ainda sem sangramento, pode ser administrada vitamina K. Se houver sangramento clinicamente relevante, a toxicidade da varfarina pode ser rapidamente revertida com a administração de vitamina K e plasma fresco congelado para reposição dos fatores de coagulação e do volume intravascular.

CARDIOPATIA REUMÁTICA

No caso apresentado, a causa da fibrilação atrial aparentemente é estenose mitral. Devido à história de febre reumática, ela parece ser resultante de cardiopatia reumática. A **cardiopatia reumática** é uma sequela tardia da febre reumática aguda, que normalmente se torna evidente após muitos anos do ataque original. Espessamento, fibrose e calcificações valvulares levam à estenose valvar. **A valva mitral é a mais frequentemente envolvida**. A válvula aórtica também pode desenvolver estenose, mas geralmente em combinação com a valva mitral. O lado direito do coração raramente é envolvido.

A maioria dos casos de **estenose mitral** em adultos é secundária à **cardiopatia reumática**, em especial nos países em desenvolvimento. A estenose mitral congênita também é observada com frequência. Os sinais físicos de estenose mitral são **hiperfonese de B_1 e estalido de abertura após B_2**. O intervalo B_2-EA (estalido de abertura da valva mitral) estreita-se à medida que aumenta a gravidade da estenose. Há um rolar diastólico suave depois do estalido de abertura audível no foco mitral, mais nítido quando se usa a campânula do estetoscópio no ápice cardíaco. A pressão no átrio esquerdo aumenta por causa da válvula estenótica, levando à dilatação daquele e, por fim, à hipertensão pulmonar. A hipertensão pulmonar pode causar hemoptise e sinais de insuficiência cardíaca direita, como edema periférico. Quando há fibrilação atrial, as altas respostas ventriculares produzem congestão pulmonar em consequência do encurtamento do tempo de enchimento diastólico. O controle da frequência com uso intravenoso de betabloqueadores ou bloqueadores dos canais de cálcio é essencial para aliviar os sintomas pulmonares. Nesse caso, é provável que a estenose mitral torne-se sintomática em consequência da gravidez da paciente, com aumento do volume sanguíneo e débito cardíaco aumentado em até 30 a 50%.

SÍNDROME DE WOLFF-PARKINSON-WHITE

Outra causa de fibrilação é a **síndrome de Wolff-Parkinson-White (WPW)**. Em pacientes com essa síndrome, a fibrilação atrial pode ser fatal. Além do nó AV, o paciente com WPW tem uma **via acessória**, ou seja, um caminho alternativo para a comunicação elétrica entre os átrios e os ventrículos, o que leva à **pré-excitação**, isto é, à despolarização ventricular precoce, que inicia antes da condução normal pelo nó AV. Uma parte da ativação ventricular ocorre por meio da via acessória, e o restante ocorre normalmente, por meio do sistema His-Purkinje. Essa pré-excitação é reconhecida no ECG como **onda delta**, ou como ascensão prematura da onda R, que **alarga o complexo QRS** e **encurta o intervalo PR**, o qual representa o tempo normal de condução do nó AV (Figura 3.2).

Alguns pacientes com anormalidades no ECG por WPW são assintomáticos; outros têm taquiarritmias recorrentes. A maioria das taquicardias é do tipo paroxística supraventricular; um terço dos pacientes tem fibrilação atrial. A fibrilação atrial com condução aos ventrículos por via acessória é um caso especial por dois motivos. Primeiro porque, quando a condução ocorre por via acessória, o **QRS alargado** pode parecer taquicardia ventricular, exceto por apresentar o **intervalo RR irregular próprio da fibrilação atrial**. Segundo porque, em virtude de a condução atrioventricular estar ocorrendo por meio da via acessória, em vez de por meio do nó AV, a frequência ventricular pode ser muito alta, e as medicações que geralmente bloqueiam a condução AV nodal, administradas para controle da frequência, não afetam a via acessória. De fato, os betabloqueadores **e** o **verapamil**, além de outros bloqueadores do nó AV podem, **paradoxalmente, aumentar a frequência ventricular e devem ser evitados em pacientes com WPW que apresentam FA**. Se houver instabilidade hemodinâmica, deve-se realizar **cardioversão elétrica**. Se houver estabilidade hemodinâmica, os fármacos mais adequados para diminuir a condução e converter o ritmo para sinusal são a **procainamida ou a amiodarona**.

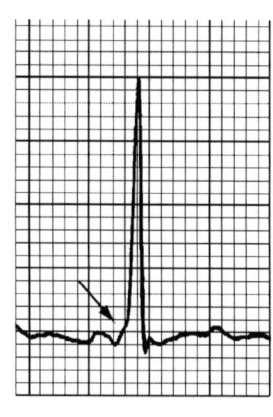

Figura 3.2 ECG mostrando a onda delta da síndrome de Wolff-Parkinson-White. (Reproduzida, com permissão, de Stead LG, Stead SM, Kaufman MS. *First Aid for the Medicine Clerkship*. 2nd ed. New York, NY: McGraw-Hill;2006:44.)

QUESTÕES DE COMPREENSÃO

3.1 Mulher de 28 anos tem cardiopatia reumática, especificamente estenose mitral. Qual dos seguintes sopros é o mais provável?

   A. Rolar diastólico no ápice do coração
   B. Sopro diastólico inicial decrescente na borda esternal superior direita
   C. Sopro holossistólico no ápice
   D. Sopro sistólico tardio na borda esternal superior direita

3.2 Uma mulher de 48 anos tem fibrilação atrial com frequência ventricular de 140 bpm. Está levemente tonta e dispneica, com pressão arterial sistólica de 75/48 mmHg. Dos seguintes passos, qual é o mais adequado?

   A. Digoxina intravenosa
   B. Cardioversão elétrica
   C. Manobras vagais
   D. Diltiazem intravenoso (cardizem®)

3.3 Estudante de medicina do terceiro ano está lendo sobre os perigos da anticoagulação excessiva e o sangramento potencial. Ele revisa os prontuários de vários pacientes com fibrilação atrial que atualmente utilizam a varfarina. Qual dos seguintes pacientes é o melhor candidato para a suspensão da varfarina?

A. Homem de 45 anos com ecocardiografia normal, sem história de cardiopatia ou hipertensão, mas com história familiar de hiperlipidemia
B. Homem de 62 anos com hipertensão crônica leve e dilatação do átrio esquerdo, mas com fração de ejeção normal
C. Mulher de 75 anos com boa saúde, exceto por AVE prévio, tendo recuperado praticamente todas as funções
D. Homem de 52 anos com ortopneia e dispneia paroxística noturna

3.4 Mulher de 59 anos foi tratada com varfarina depois do diagnóstico de fibrilação atrial crônica. Tem INR de 5,8, está assintomática e não tem sinais de sangramento. Qual dos seguintes é o melhor tratamento para essa paciente?
A. Transfusão de eritrócitos
B. Vitamina K
C. Plasma fresco congelado
D. Suspensão da varfarina

3.5 Mulher de 45 anos sente tontura, pressão no peito e fadiga há três horas. Durante o exame, verifica-se que sua pressão arterial (PA) é de 110/70 mmHg, e a frequência cardíaca é de 180 bpm. Ao ECG nota-se que ela tem fibrilação atrial, sendo que um ECG basal prévio mostrou ondas delta. O médico do serviço de emergência aconselha a paciente a respeito da cardioversão, mas a paciente não consente na sua realização. Qual dos tratamentos a seguir é o melhor para a sua condição clínica?
A. Digoxina
B. Inibidor da enzima conversora da angiotensina (ECA)
C. Bloqueador dos canais de cálcio
D. Procainamida

RESPOSTAS

3.1 **A.** O rolar diastólico no ápice cardíaco é o mais provável, pois sugere estenose mitral. O sopro diastólico inicial decrescente é típico de insuficiência aórtica, o holossistólico no ápice é típico de insuficiência mitral, e o sistólico tardio na borda esternal superior é típico de estenose aórtica.

3.2 **B.** Essa mulher tem sintomas significativos e hipotensão causada pela fibrilação atrial e pela alta frequência ventricular; consequentemente, a cardioversão elétrica é o tratamento de escolha.

3.3 **A.** Os fatores clínicos associados ao risco aumentado de AVE embólico incluem insuficiência cardíaca congestiva, hipertensão, idade > 75 anos, diabetes ou AVE prévio. Os fatores ecocardiográficos incluem um átrio esquerdo dilatado ou a presença de um trombo atrial. O homem da resposta A tem "fibrilação atrial isolada" com escores CHADS2 < 2 e baixo risco de AVE – portanto, não se beneficiaria com anticoagulação.

3.4 **D.** A INR objetivada com a varfarina é 2 a 3; assim, 5,8 é muito alta. Todavia, em virtude de a paciente não ter sinais de sangramento e estar assintomática, a suspensão da varfarina até que a INR atinja os valores aceitáveis é indicada (conforme mencionado, se a INR for de 6-9 e não houver sangramento evidente, o Coumadin® deve ser mantido).

3.5 **D.** Essa paciente tem fibrilação atrial, mas com WPW, conforme indicado pela onda delta. Nesse cenário clínico, os agentes normalmente usados para combater a fibrilação atrial e que diminuem a condução pelo nó AV estão contraindicados, já que a condução pela via acessória na verdade poderia ser acelerada. A cardioversão elétrica é uma opção; porém, em uma paciente hemodinamicamente estável, a procainamida pode ser usada, já que ela irá diminuir a propagação elétrica por meio da via acessória. Como essa paciente recusou a cardioversão elétrica, a procainamida é a melhor opção.

DICAS CLÍNICAS

- As causas mais comuns de fibrilação atrial são hipertensão, doença cardíaca aterosclerótica e doença pericárdica ou pulmonar, além do hipertireoidismo.
- A fibrilação atrial aguda é tratada com cardioversão elétrica se o paciente estiver hemodinamicamente instável. Se estiver estável, o tratamento inicial é o controle da frequência ventricular com agentes bloqueadores da condução pelo nó AV, como betabloqueadores, diltiazem ou verapamil.
- Pacientes com fibrilação atrial crônica geralmente necessitam de anticoagulação a longo prazo para evitar AVE embólico. Uma exceção é a "fibrilação atrial isolada" com escore CHADS2 < 2, caso em que o risco de AVE é baixo.
- WPW é uma síndrome de pré-excitação ventricular com onda delta, intervalo P-R curto (< 0,12 segundos) e intervalo QRS alongado (> 0,12 segundos). A WPW está associada a taquicardias paroxísmicas, incluindo a FA. A fibrilação atrial na síndrome de WPW é tratada com cardioversão elétrica ou procainamida. Os agentes que bloqueiam o nó AV podem, paradoxalmente, aumentar a frequência ventricular.
- Os achados auscultatórios na estenose mitral incluem um B_1 hiperfonética e um estalido de abertura (EA) subsequente ao som do segundo som cardíaco (B_2). O intervalo B_2-EA varia inversamente ao grau de gravidade da estenose.

REFERÊNCIAS

Feldman T. Rheumatic mitral stenosis. On the rise again. *Postgrad Med.* 1993;93:93-104.

Marchlinski F. The tachyarrhythmias. In: Longo DL, Fauci AS, Kasper DL et al, eds. *Harrison's Principles of Internal Medicine.* 18th ed. New York, NY: McGraw-Hill; 2012:1878-1900.

O'Gara P, Loscalzo P. Valvular heart disease. In: Longo DL, Fauci AS, Kasper DL et al, eds. *Harrison's Principles of Internal Medicine.* 18th ed. New York, NY: McGraw-Hill; 2012:1929-1950.

Snow V, Weiss KB, LeFevre M, et al. Management of newly detected atrial fibrillation: a clinical practice guideline from the American Academy of Family Physicians and the American College of Physicians. *Ann Intern Med.* 2003;139:1009-1017.

Van Gelder IC, Hagens VE, Bosker, HA, et al. A comparison of rate control and rhythm control in patients with recurrent persistent atrial fibrillation. *N Engl J Med.* 2002;347:1834-1840.

CASO 4

Executivo de 37 anos volta à clínica para acompanhamento de dor recorrente na região superior do abdome. Apresentou-se há três semanas queixando-se de aumento na frequência e na intensidade da dor epigástrica, com sensação de queimação, a qual vem sentindo ocasionalmente há mais de dois anos. Agora sofre com a dor de 3 a 4 vezes por semana, em geral quando está com o estômago vazio, e é frequentemente acordado por ela à noite. A dor quase sempre é aliviada em minutos com ingestão de alimentos ou com antiácidos, mas volta em 2 ou 3 horas. Ele admite que as tensões no trabalho aumentaram recentemente e que, por causa de longos períodos de trabalho, está ingerindo mais cafeína e se alimentando mais de *fast foods*. Sua história médica e a revisão dos sistemas não têm nada digno de nota, salvo os antiácidos. Seu exame físico é normal, incluindo o guáiaco nas fezes, que foi negativo para sangue oculto. Você aconselhou mudança na dieta e prescreveu um inibidor de bomba de prótons. Os sintomas regrediram completamente com as mudanças na dieta e o uso diário da medicação. Os exames laboratoriais feitos na primeira consulta não mostraram anemia, mas o teste de anticorpos contra *Helicobacter pylori* foi positivo.

▶ Qual é o diagnóstico?
▶ Qual deve ser o próximo passo?

RESPOSTAS PARA O CASO 4
Úlcera péptica

Resumo: Homem de 37 anos queixando-se de dor crônica e recorrente na região superior do abdome, com características sugestivas de úlcera duodenal: a dor é em queimação, ocorre quando o estômago está vazio, aliviando em minutos com alimentos ou antiácidos. Ele não tem evidências de sangramento gastrintestinal ou anemia. Além disso, não toma anti-inflamatórios não esteroides, que poderiam causar úlcera, mas tem evidências sorológicas de infecção por *H. pylori*.

- **Diagnóstico mais provável:** Úlcera péptica (UP).
- **Próximo passo:** Tratamento antibiótico triplo da infecção por *H. pylori e supressão de acidez.*

ANÁLISE
Objetivos

1. Saber identificar as causas comuns de dor abdominal com base nos dados da história.
2. Reconhecer as características clínicas de úlcera duodenal e de úlcera gástrica, bem como os fatores que aumentam a preocupação com câncer gástrico.
3. Compreender o papel da infecção por *Helicobacter pylori* e o uso de AINE na etiologia da UP.
4. Compreender o uso e a interpretação dos exames para *H. pylori*.

Considerações

Nesse paciente, os sintomas sugerem úlcera duodenal. Ele não tem "sintomas de alarme", como perda de peso, sangramento e anemia, e sua juventude e cronicidade dos sintomas tornam tumor maligno de estômago uma causa improvável de seus sintomas. O *H. pylori* está comumente associado à UP e precisa ser erradicado para promoção da cura da úlcera e prevenção de recidivas. Os sintomas desse paciente também podem representar uma dispepsia não ulcerosa.

ABORDAGEM À
Úlcera péptica

DEFINIÇÕES
DISPEPSIA: Dor ou desconforto na parte superior do abdome (principalmente na linha média ou em torno dela), que pode ser associado à plenitude, saciedade precoce, distensão abdominal e náusea. A dispepsia pode ser intermitente ou contínua e pode ou não estar relacionada com as refeições.

DISPEPSIA FUNCIONAL (NÃO ULCEROSA): Os sintomas descritos persistem por pelo menos 12 semanas, mas sem evidências de úlcera na endoscopia.

HELICOBACTER PYLORI: Bacilo microaerófilo gram-negativo que reside na camada mucosa gástrica e causa infecção gástrica persistente e inflamação crônica. Produz uma urease que quebra a ureia, aumentando o pH local e permitindo sua sobrevivência no meio ácido. O *H. pylori* está associado a 50 a 60% das úlceras gástricas e a 70 a 90% das úlceras duodenais.

ÚLCERA PÉPTICA (UP): Presença de ulceração mucosa gástrica ou duodenal demonstrada por endoscopia ou por exame das vias digestivas altas com bário.

ABORDAGEM CLÍNICA

Dor no abdome superior é uma das queixas mais comuns no primeiro atendimento. Muitos pacientes têm doenças funcionais benignas (isto é, sem patologia específica identificável após os exames diagnósticos), mas outros têm doenças potencialmente mais graves, como UP ou câncer gástrico. Os dados da história, o conhecimento da epidemiologia das doenças e algumas avaliações laboratoriais simples podem ajudar a identificar as causas de dor benignas e as mais graves. No entanto, frequentemente é necessária a endoscopia para confirmar o diagnóstico.

A **dispepsia** refere-se à dor ou ao desconforto na região superior do abdome, que pode ser causada por UP, mas que também pode ser produzida por várias outras doenças gastrintestinais. O **refluxo gastresofágico** normalmente produz pirose ou dor em queimação epigástrica ou retroesternal, geralmente depois das refeições, que piora ao reclinar-se. Na **cólica biliar** causada por cálculos normalmente a dor é aguda e localizada no quadrante superior direito ou no epigástrio. Ela normalmente é precipitada pelas refeições, em especial pela ingestão de alimentos gordurosos, dura de 30 a 60 minutos, com resolução espontânea, e é mais comum em mulheres. A **síndrome do intestino irritável** é um diagnóstico de exclusão, mas sugerido por sintomas crônicos de dismotilidade (distensão, cólicas), quase sempre aliviados após a evacuação, por vezes, alternando constipação e diarreia, sem perda de peso ou sangramento GI. Se essas causas forem excluídas pela história e por outros exames, ainda assim é difícil distinguir clinicamente os pacientes com UP daqueles sem úlcera, com a chamada *dispepsia não ulcerosa*.

Os sintomas clássicos das **úlceras duodenais** são causados pela presença de acidez sem alimento ou outros tampões. Os sintomas normalmente são produzidos depois que o estômago se esvazia, mas ainda persiste a produção de ácido estimulada pelo alimento, o que ocorre por 2 a 5 horas depois das refeições. Eles também podem acordar o paciente à noite, quando o ritmo circadiano aumenta a produção de ácido. A dor, em geral, é aliviada em minutos pela neutralização do ácido por alimentos ou antiácidos (p. ex., carbonato de cálcio, hidróxido de alumínio-magnésio). As **úlceras gástricas**, ao contrário, são mais variáveis na apresentação. O alimento, na verdade, pode piorar os sintomas em pacientes com úlcera gástrica, ou a dor pode não ser aliviada por antiácidos. De fato, muitos pacientes com úlceras gástricas podem não ter sintomas. De 5 a 10% das úlceras gástricas são malignas e, por esse motivo, devem ser investigadas por endoscopia e biópsia para excluir a hipótese de malignidade. Os **cânceres gástricos** podem apresentar-se com sintomas de dor acompanhados de disfagia se forem localizados na região da cárdia; de vômitos persistentes, se bloquearem o canal pilórico, ou de saciedade precoce pelos seus efeitos de massa ou de infiltração da parede estomacal.

Em virtude de as chances de câncer gástrico aumentarem com a idade, pacientes com **mais de 45 anos** que apresentam **dispepsia de instalação recente** geralmente devem ser submetidos à endoscopia. Tal exame deve também ser realizado em pacientes com **sintomas de alarme** (p. ex., perda de peso, vômitos recorrentes, disfagia, evidência de sangramento GI ou anemia ferropriva). Por fim, a endoscopia deve ser recomendada para pacientes cujos sintomas **não responderam** ao tratamento empírico. Nesse procedimento, além de visualizar a úlcera, pode-se fazer biópsia, para excluir a possibilidade de malignidade, e obter amostras para teste de urease ou exame microscópico para comprovar a vigência da infecção por *H. pylori*.

Em **pacientes mais jovens sem sintomas de alarme**, uma boa alternativa é fazer um *teste* **não invasivo** *para detectar* H. pylori, *como a sorologia, o teste respiratório de ureia ou o teste do antígeno de* H. pylori *fecal*. Os dois testes mais comumente usados são o **teste respiratório de ureia**, que fornece evidência de infecção ativa, e os testes **de anticorpos contra *H. pylori***, que fornecem evidência de infecção prévia, mas permanecem positivos durante toda a vida, mesmo depois de tratamento bem-sucedido. Como a infecção crônica por *H. pylori* é encontrada na maioria das úlceras duodenais e gástricas, o tratamento-padrão consiste na realização de exames para detectar a infecção, que, se presente, é tratada com esquema de antibióticos combinados durante 14 dias e supressão de acidez com inibidor de bomba de próton ou bloqueador H_2. Vários regimes são usados, como omeprazol e claritromicina, acrescidos de metronidazol ou amoxicilina. Um composto de bismuto, como o subssalicilato de bismuto, também é frequentemente incluído. Para melhorar a adesão do paciente, alguns regimes *anti-H. pylori* são disponibilizados em formulações prontas.

Além da associação com a UP, o *H. pylori* está associado ao desenvolvimento de carcinoma gástrico e de linfoma do tecido linfoide associado à mucosa gástrica (MALT, do inglês *mucosa associated lymphoid tissue*). Não se sabe se o tratamento da infecção por *H. pylori* diminui ou elimina os sintomas dispépticos na ausência de úlceras (dispepsia não ulcerosa). Do mesmo modo, não está claro se o tratamento de pacientes assintomáticos *H. pylori-positivos* é benéfico. Em pacientes *H. pylori-positivos* com dispepsia, o tratamento antibiótico pode ser considerado, mas recomenda-se consulta de acompanhamento em 4 a 8 semanas. Se os sintomas persistirem ou piorarem, indica-se prontamente a endoscopia digestiva alta.

Além do *H. pylori*, outra causa comum de úlceras duodenais e gástricas é o uso de **anti-inflamatórios não esteroides (AINEs)**. Eles promovem formação de úlcera pela inibição da síntese de prostaglandinas gastroduodenais, resultando na diminuição da secreção de muco e bicarbonato e na redução do fluxo sanguíneo mucoso. Em outras palavras, diminuem as defesas locais contra lesão por ácido. O risco de formação de úlcera pelos AINEs é dose-dependente, podendo ocorrer dias depois do início do tratamento. Se ocorrer ulceração, o AINE deve ser suspenso, se possível, e deve ser iniciado tratamento de supressão ácida com um inibidor da bomba de prótons.

Uma causa rara de úlcera é a **síndrome de Zollinger-Ellison (SZE)**, doença na qual um tumor produtor de gastrina (geralmente pancreático) causa hipersecreção ácida, ulceração péptica e muitas vezes diarreia. Deve-se suspeitar dessa doença se os pacientes tiverem úlceras refratárias à terapia médica-padrão, úlceras em locais inusitados (além do bulbo duodenal) ou úlceras sem história de uso de AINE nem infecção por *H. pylori*. Cerca de 25% dos gastrinomas ocorrem em pacientes com síndrome da neoplasia endócrina múltipla I (NEM I), que é um distúrbio genético autossômico dominante caracterizado pelo desenvolvimento de neoplasias da paratireoide, do pâncreas e da hipófise. Para diagnosticar a SZE, o primeiro passo é medir os níveis de gastrina de jejum, que podem estar marcantemente elevados (> 1.000 pg/mL), e então tentar localizar o tumor com estudo de imagem.

A **hemorragia** é a complicação grave mais comum da UP e pode apresentar-se por meio de hematêmese ou melena. Junto à hemorragia, algumas vezes pode ocorrer **perfuração livre** para a cavidade abdominal, com dor súbita e desenvolvimento de peritonite. Se a perfuração for adjacente ao pâncreas, pode induzir pancreatite. Alguns pacientes com úlceras crônicas desenvolvem, com o passar do tempo, obstrução da via de saída gástrica, com vômito persistente e perda de peso, mas sem distensão abdominal. Os casos de perfuração e obstrução constituem indicações cirúrgicas.

QUESTÕES DE COMPREENSÃO

4.1 Mulher de 42 anos, sadia, mas com sobrepeso, apresenta dor súbita em cólica no quadrante abdominal superior direito 45 minutos depois de ingerir uma refeição composta de galinha frita. A dor está associada a náuseas e vômitos, e qualquer tentativa de alimentação desde então causou piora da dor. A causa mais provável é:
   A. Úlcera gástrica
   B. Colelitíase
   C. Úlcera duodenal
   D. Hepatite aguda

4.2 Qual das seguintes afirmações é a mais verdadeira em relação à infecção por *H. pylori*:
   A. É mais comum em países desenvolvidos do que em países em desenvolvimento.
   B. Está associada ao desenvolvimento de câncer de colo.
   C. Acredita-se que seja a causa da dispepsia não ulcerosa.
   D. Acredita-se que a infecção seja sexualmente transmissível.
   E. Acredita-se que seja uma causa comum de úlceras gástricas e duodenais.

4.3 Homem de 45 anos foi levado à emergência depois de vomitar sangue vermelho-vivo. Ele tem pressão arterial de 88/46 mmHg e frequência cardíaca de 120 bpm. Dos passos seguintes, qual seria o mais adequado?

A. Ressuscitação com fluidos intravenosos e preparo para transfusão
B. Administração de inibidor da bomba de prótons
C. Teste de guáiaco nas fezes
D. Tratamento para *H. pylori*

4.4 Qual dos seguintes pacientes deve ser prontamente encaminhado para endoscopia?

A. Um homem de 65 anos com dor epigástrica recente e perda de peso
B. Um indivíduo de 32 anos cujos sintomas não são aliviados com ranitidina
C. Um indivíduo de 29 anos *H. pylori-positivo* com sintomas dispépticos
D. Uma mulher de 49 anos com dor no quadrante superior direito intermitente após as refeições

RESPOSTAS

4.1 **B.** Dor aguda no quadrante abdominal superior direito depois da ingestão de refeição gordurosa associada à náusea e vômitos é mais sugestiva de cólica biliar, resultante de cálculos biliares. A dor de úlcera duodenal geralmente diminui com alimentos, e a dor da úlcera gástrica geralmente não tem estabelecimento agudo e grave. A hepatite aguda mais provavelmente produz dor leve e sensibilidade local.

4.2 **E.** Embora o *H. pylori* esteja claramente ligado a úlceras gástricas e duodenais e, provavelmente, a carcinomas gástricos e linfomas, não está claro se é mais comum em pacientes com dispepsia não ulcerosa ou se o tratamento nesses pacientes reduz os sintomas. É mais comum em países subdesenvolvidos ou em desenvolvimento.

4.3 **A.** Esse paciente está hemodinamicamente instável, com hipotensão e taquicardia consequentes da grande perda de sangue. A ressuscitação volêmica com solução cristaloide ou coloide, seguida por transfusão de sangue, se necessária, é o passo inicial para evitar choque irreversível e morte. Mais tarde, após a estabilização, a supressão de ácido e o tratamento de *H. pylori* podem ser úteis para cicatrizar a úlcera, se estiver presente.

4.4 **A.** O paciente A tem sintomas de alerta vermelho: tem mais de 45 anos e sintomas recentes. O paciente B tem menor probabilidade de doença maligna, mas pode beneficiar-se com a endoscopia a fim de certificar-se de um resultado normal. O paciente C, todavia, pode responder bem primeiramente à estratégia de tratamento empírico para *H. pylori*. Alguns estudos indicam que essa abordagem pode ser economicamente vantajosa. Esse paciente pode ser encaminhado para um exame endoscópico se não melhorar com o tratamento.

DICAS CLÍNICAS

▶ As causas mais comuns de úlceras gástricas e duodenais são infecção por *H. pylori* e uso de AINE.
▶ O *H. pylori* está associado a úlceras gástricas e duodenais, gastrite crônica ativa, adenocarcinoma gástrico e linfoma MALT (tecido linfoide associado à mucosa).
▶ O tratamento de UP necessita de supressão ácida com um bloqueador H_2 ou com inibidor da bomba de prótons para cura da úlcera, assim como tratamento antibiótico para *H. pylori*, se presente, para evitar recidiva.
▶ Pacientes com dispepsia e sintomas de alerta vermelho (dispepsia de início recente depois dos 45 anos, perda de peso, disfagia, evidência de sangramento ou anemia) devem ser encaminhados para exame endoscópico imediatamente.
▶ Outros pacientes (com dispepsia e sem sintomas de alerta vermelho) podem ser, primeiramente, testados e tratados para *H. pylori*. Os testes de anticorpos evidenciam o contato prévio com a infecção, mas permanecem positivos durante toda a vida, mesmo depois do tratamento bem-sucedido. Já o teste respiratório de ureia evidencia infecção atual.
▶ Esquemas comuns de tratamento para a infecção por *H. pylori* incluem um ciclo de 14 dias de um inibidor da bomba de prótons em altas doses aliado a um antibiótico (que pode ser a claritromicina, amoxicilina, metronidazol ou tetraciclina) com um composto de bismuto.

REFERÊNCIAS

Bytzer P, Talley NJ. Dyspepsia. *Ann Intern Med.* 2001;134:815.

Del Valle J. Peptic ulcer disease and related disorders. In: Longo DL, Fauci AS, Kasper DL, et al, eds. *Harrison's Principles of Internal Medicine.* 18th ed. New York, NY: McGraw-Hill; 2012:2438-2460.

Suerbaum S, Michetti P. Medical progress: *Helicobacter pylori* infection. *N Engl J Med.* 2002;347:1175-1186.

CASO 5

Uma mulher branca de 65 anos é levada à emergência por sua família em razão de crescente confusão e letargia durante a última semana. Ela tem diagnóstico recente de carcinoma de pequenas células do pulmão em estágio limitado, porém ainda não iniciou o tratamento. Não estava febril, não teve outras doenças recentemente e não usa qualquer medicação. Sua pressão arterial é de 136/82 mmHg, sua frequência cardíaca é de 84 bpm, a frequência respiratória é de 14 mpm, não apresenta esforço respiratório e está sem febre. Durante o exame, a mulher aparenta estar senil, é difícil de ser acordada e reage somente a estímulos dolorosos. Ela é capaz de movimentar as extremidades sem déficit motor aparente, e seus reflexos profundos são diminuídos simetricamente. O restante do exame físico é normal, com pressão venosa jugular normal e sem edema de extremidades. Você pede alguns exames laboratoriais, e o nível de sódio sérico é 108 mEq/L, o de potássio é 3,8 mEq/L, o de bicarbonato, 24 mEq/L, o de ureia é 10,7 mg/dL, e o de creatinina é 0,5 mg/dL. A osmolalidade sérica é de 220 mOsm/kg, e a osmolalidade urinária é de 400 mOsm/kg. A TC de crânio não mostra massas ou hidrocefalia.

▶ Qual é o diagnóstico mais provável?
▶ Qual deve ser próximo passo?
▶ Quais são as complicações associadas com a doença?

RESPOSTAS PARA O CASO 5

Hiponatremia, síndrome da secreção inapropriada de hormônio antidiurético

Resumo: Mulher branca de 65 anos com carcinoma pulmonar de pequenas células tem confusão e letargia crescentes na última semana. Está afebril, normotensa e não tem edema ou distensão venosa jugular. Está letárgica, mas é capaz de mover as extremidades sem déficit motor aparente, e seus reflexos profundos estão simetricamente diminuídos. Seu nível sérico de sódio é de 108 mEq/L, o de potássio é 3,8 mEq/L, o de bicarbonato, 24 mEq/L, a ureia é 10,7 mg/dL, o nível de creatinina é 0,5 mg/dL e a osmolalidade sérica é de 220 mOsm/kg, com osmolalidade urinária de 400 mOsm/kg. A TC de crânio não mostra massas ou hidrocefalia.

- **Diagnóstico mais provável:** Coma/letargia secundária à hiponatremia grave, provavelmente causada por síndrome paraneoplásica de secreção inapropriada de hormônio antidiurético (SIADH).
- **Próximo passo no tratamento:** Tratar a hiponatremia com solução salina hipertônica.
- **Complicações mais graves desse tratamento:** Desmielinização cerebral osmótica, também chamada de mielinólise pontina central.

ANÁLISE

Objetivos

1. Conhecer as causas de hiponatremia.
2. Compreender o uso dos exames laboratoriais no diagnóstico de hiponatremia.
3. Saber como tratar a hiponatremia e conhecer algumas das complicações potenciais do tratamento.

Considerações

Essa mulher idosa com carcinoma pulmonar de pequenas células apresenta estupor e hiponatremia hipotônica. Parece euvolêmica porque não tem indícios sugestivos de sobrecarga de volume (distensão venosa jugular e edema) nem de depleção do mesmo. Não apresenta déficit neurológico focal ou massas cerebrais que sugiram metástases. A causa mais provável da alteração do estado mental é a hiponatremia. A paciente não usa medicamentos; nesse caso, com hiponatremia hipotônica em estado euvolêmico e urina inapropriadamente concentrada, a etiologia mais provável é secreção inapropriada de hormônio antidiurético causada pelo câncer de pulmão. O tratamento é guiado pela gravidade da hiponatremia e pelos sintomas. Estando essa paciente torporosa, e seu nível de sódio muito baixo, é necessária solução salina hipertônica para correção parcial suficientemente rápida. Esse tratamento não é benigno e necessita de monitoramento na UTI. O alvo não é a correção do nível de sódio até o normal (135 mmol/L), mas até um nível de segurança, como 120 a 125 mEq/L.

ABORDAGEM À
Hiponatremia

DEFINIÇÕES

HORMÔNIO ANTIDIURÉTICO (ADH): Também chamado de arginina-vasopressina (AVP), o ADH é sintetizado na neuro-hipófise, tendo a função de controlar a excreção de água livre e assim, indiretamente, controlar a concentração de sódio e a tonicidade sérica.

OSMOLALIDADE: É a concentração de partículas osmoticamente ativas, que interagem com a água de um compartimento; a variação normal é de 280 a 300 mOsm/kg.

SÍNDROME DA SECREÇÃO INAPROPRIADA DE HORMÔNIO ANTIDIURÉTICO (SIADH): Elevação não fisiológica de níveis de ADH em consequência de produção ectópica, como no caso de um tumor maligno ou em função de estímulo de produção pituitária excessiva por várias doenças pulmonares ou do sistema nervoso central (SNC).

ABORDAGEM CLÍNICA

A **hiponatremia** é caracterizada por níveis de sódio sérico abaixo de 135 mEq/L, sendo, sem dúvidas, **a causa mais comum de distúrbio hidreletrolítico em pacientes hospitalizados**. Os pacientes quase sempre permanecem assintomáticos até que o sódio sérico esteja por volta de 120 mEq/L, especialmente se a doença desenvolver-se lentamente. As manifestações clínicas estão relacionadas à movimentação osmótica de água, que leva a edema cerebral, por isso os sintomas são principalmente neurológicos. Os sintomas iniciais incluem cefaleia, náusea e vômitos, enquanto os sintomas tardios incluem letargia, confusão, convulsões ou coma.

As concentrações de sódio sérico são importantes porque quase sempre refletem a tonicidade e o efeito do fluido extracelular nas células (como as cerebrais), causando edema (hipotonicidade) ou desidratação (hipertonicidade). Para fins dessa discussão, usa-se a osmolalidade sérica como indicador válido de tonicidade, o que quase sempre é verdadeiro, de modo que serão empregados os termos de forma intercambiável. A hiponatremia hipotônica *sempre* ocorre devido a ganho de água, isto é, em função da restrição ou da diminuição da excreção de água livre. Considerando-se que a capacidade de o rim normal excretar água livre é de cerca de 18 a 20 L/d, torna-se muito difícil superá-la apenas com a ingestão abundante de água, como na polidipsia psicogênica. Portanto, quando há hiponatremia, em geral o rim está retendo água livre patologicamente, como no caso de SIADH, ou fisiologicamente, na tentativa de efetivamente manter o volume circulante quando o paciente está com significativa depleção de volume. Também pode ocorrer hiponatremia quando há perda de sódio, por exemplo em consequência do uso de diuréticos ou por deficiência de aldosterona, mas nesses casos há ganho secundário de água livre.

Para determinar a causa de hiponatremia, o médico precisa **avaliar clinicamente a volemia** do paciente, pela história e pelo exame físico. A Figura 5.1 fornece um algoritmo útil para a avaliação de pacientes com hiponatremia.

Uma história de vômito, diarreia e outras perdas, como sudorese profusa, sugere **hipovolemia**, assim como achatamento das veias do pescoço, mucosa oral seca e diminuição do débito urinário. Em casos de hipovolemia significativa, há aumento fisiológico do ADH na tentativa de reter água livre para manter o volume circulante, mesmo às expensas de hipotonicidade. Nesses casos, o ADH em excesso não é "inapropriado" como na SIADH, mas extremamente apropriado. Nesse ponto, pode-se **verificar os níveis de sódio urinário**. Na hipovolemia, os rins devem estar retendo sódio avidamente, de modo que o nível dessa substância na urina deve ser < 20 mEq/L. Se o paciente estiver hipovolêmico, ainda que o nível de sódio urinário seja > 20 mEq/L, os rins não têm capacidade de reter sódio normalmente. Nesse caso, a função renal está prejudicada pelo uso de diuréticos ou pela falta de estímulo hormonal necessário, como na insuficiência suprarrenal, ou há problema renal primário, como no caso de lesão tubular causada por necrose tubular aguda. Quando os pacientes estão **hipovolêmicos**, o tratamento da hiponatremia exige **correção da volemia, geralmente realizada com administração de solução salina isotônica (0,9%), isto é, soro fisiológico**.

Em geral, a **hipervolemia** é aparente, pois apresenta edema ou aumento de pressão venosa jugular e comumente resulta de **insuficiência cardíaca congestiva, cirrose hepática ou síndrome nefrótica**. Nessas condições edematosas, com frequência há excesso de sódio e de água totais, ainda que os barorreceptores arteriais percebam hipoperfusão ou diminuição do volume intravascular, levando ao aumento de nível de ADH e à retenção de água livre pelos rins. A insuficiência renal por si só pode também levar à hiponatremia hipotônica devido à incapacidade de excretar urina diluída. Em qualquer desses casos, o tratamento inicial habitual da hiponatremia é administrar diuréticos pra diminuir o excesso de sódio e água.

Assim, a hiponatremia hipovolêmica ou hipervolêmica costuma ser clinicamente aparente e não apresenta dificuldade de diagnóstico. A **hiponatremia euvolêmica**, no entanto, normalmente é um problema porque não é tão facilmente diagnosticada. Uma vez feito o diagnóstico de hiponatremia euvolêmica, o passo seguinte é medir a osmolalidade urinária. Isso é necessário para verificar se os rins realmente são capazes de excretar água livre normalmente (a osmolalidade da urina deve ser de diluição máxima, < 100 mOsm/kg) ou se a excreção de água livre está diminuída (urina sem concentração máxima, > 150-200 mOsm/kg). Se a urina tiver diluição máxima, a eliminação de água livre está normal, mas a capacidade de excreção foi ultrapassada, como na polidipsia central. É mais comum a excreção de água livre estar diminuída e a urina não estar com diluição máxima como deveria ser. Dois diagnósticos importantes devem ser considerados nesse ponto da avaliação: **hipotireoidismo e insuficiência suprarrenal. O hormônio tireoidiano e o cortisol são permissivos para excreção de água livre, de modo que sua deficiência causa retenção de água**. A deficiência de cortisol na insuficiência suprarrenal secundária pode mimetizar SIADH. Em contraste, pacientes com insuficiência suprarrenal primária (doença de Addison) também têm falta de aldosterona, com diminuição da

CASOS CLÍNICOS EM MEDICINA INTERNA **61**

Avaliação da volemia

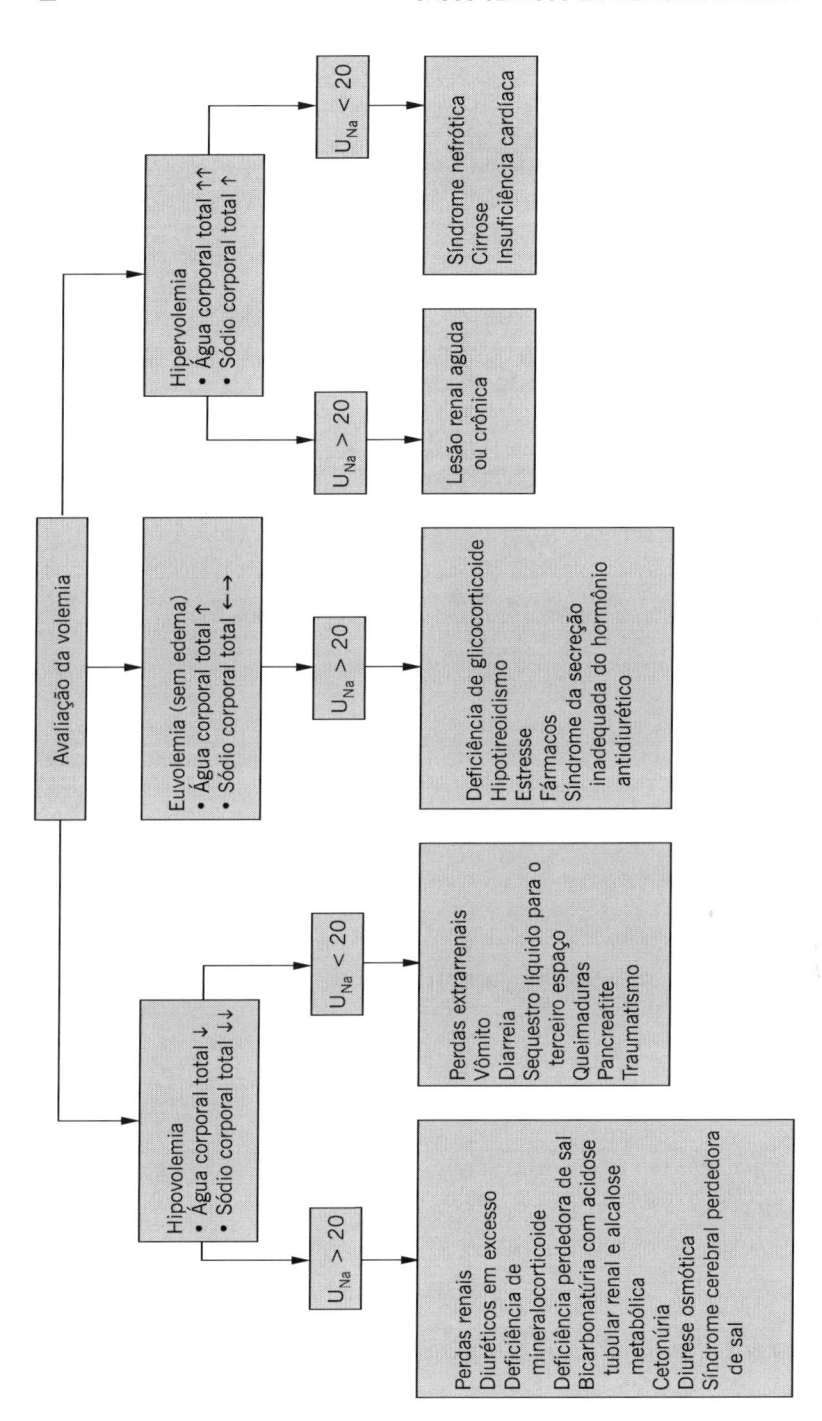

- **Hipovolemia**
  - Água corporal total ↓
  - Sódio corporal total ↓↓

  - $U_{Na} > 20$
    - Perdas renais
    - Diuréticos em excesso
    - Deficiência de mineralocorticoide
    - Deficiência perdedora de sal
    - Bicarbonatúria com acidose tubular renal e alcalose metabólica
    - Cetonúria
    - Diurese osmótica
    - Síndrome cerebral perdedora de sal

  - $U_{Na} < 20$
    - Perdas extrarrenais
    - Vômito
    - Diarreia
    - Sequestro líquido para o terceiro espaço
    - Queimaduras
    - Pancreatite
    - Traumatismo

- **Euvolemia (sem edema)**
  - Água corporal total ↑
  - Sódio corporal total ←→

  - $U_{Na} > 20$
    - Deficiência de glicocorticoide
    - Hipotireoidismo
    - Estresse
    - Fármacos
    - Síndrome da secreção inadequada do hormônio antidiurético

- **Hipervolemia**
  - Água corporal total ↑↑
  - Sódio corporal total ↑

  - $U_{Na} > 20$
    - Lesão renal aguda ou crônica

  - $U_{Na} < 20$
    - Síndrome nefrótica
    - Cirrose
    - Insuficiência cardíaca

Figura 5.1 Avaliação da hiponatremia. (Reproduzida, com permissão, de Longo DL, Fauci AS, Kasper DL. *Harrison's Principles of Internal Medicine*. 18th ed: www.accessmedicine.com. Copyright The McGraw-Hill Companies Inc. All rights reserved.)

capacidade de reter sódio suprarrenal e frequentemente hipovolêmicos, podendo até apresentar choque.

A **hiponatremia euvolêmica** é causada mais comumente por **SIADH**. A secreção não fisiológica e não mediada osmoticamente (portanto inapropriada) pode ocorrer por doença pulmonar, doença do sistema nervoso central, dor, no período pós-operatório, ou como parte de síndrome paraneoplásica. Em virtude da retenção de água livre, os pacientes, na realidade, têm expansão leve de volume (embora clinicamente isso não seja aparente). Além disso, se tiverem ingestão de sódio normal, os rins não retêm sódio avidamente. Portanto, há natriurese modesta, de modo que o sódio urinário está ≥ 20 mmol/L. **A SIADH é um diagnóstico de exclusão:** o paciente deve estar hiposmolar, mas euvolêmico, com urina sem diluição máxima (osmolalidade > 150-200 mOsm/L), sódio urinário > 20 mEq/L e função suprarrenal e tireoidiana normal. Alguns indícios laboratoriais de SIADH são níveis baixos de ureia e ácido úrico. Salvo se o paciente tiver sintomas neurológicos graves, o **tratamento inicial da SIADH normalmente é restrição de água livre**. Os pacientes com **sintomas neurológicos graves**, como convulsões ou coma, necessitam de correção parcial do nível de sódio **rapidamente**. O tratamento mais adequado é com solução salina hipertônica (p. ex., 3%). Quando há preocupação de que a infusão de salina possa causar sobrecarga de volume, pode-se administrá-la com um diurético de alça, como furosemida. O diurético causará excreção de urina hipotônica, que possui metade da osmolaridade normal do cloreto de sódio a 0,9%, de modo que quantidades de sódio maiores do que de água serão retidas, ajudando a corrigir o nível de sódio sérico.

Quando ocorre hiponatremia por qualquer motivo, especialmente de modo lento, o cérebro se adapta para evitar edema cerebral. Os solutos deixam o compartimento intracelular ao longo de horas ou dias e, assim, os pacientes podem ter poucos sintomas neurológicos apesar do nível de sódio sérico muito baixo. Se o sódio sérico for corrigido rapidamente, o cérebro não tem tempo de se reajustar e pode perder volume também rapidamente à medida que perde fluido para o espaço extracelular. Acredita-se que essa perda de volume rápida pode desencadear desmielinização dos neurônios pontinos e cerebelares. Essa **desmielinização cerebral osmótica**, ou **mielinólise pontina central**, pode causar **quadriplegia, paralisia pseudobulbar, síndrome *locked-in*,[*] coma e morte**. A desmielinização pode ocorrer mesmo quando a restrição de fluidos é o tratamento usado para correção do sódio sérico. Para qualquer paciente com hiponatremia, a regra geral é corrigir lentamente a hiponatremia crônica, enquanto a hiponatremia de desenvolvimento agudo pode ser corrigida de forma mais rápida. Na hiponatremia crônica, a concentração de sódio sérico deve ser corrigida a uma velocidade não maior do que > 0,5 a 1 mEq/h.

Para os pacientes com hiponatremia hipervolêmica crônica, como na insuficiência cardíaca ou na cirrose, os antagonistas de vasopressina (vaptans) atualmente estão disponíveis e bastante efetivos para aumentar a excreção de água e elevar as concentrações séricas de sódio. A terapia com vaptans normalmente é iniciada no hospital, sob monitoramento intensivo da concentração de sódio.

---

[*] N. do R.T. Também conhecida como síndrome do encarceramento.

QUESTÕES DE COMPREENSÃO

5.1 Homem de 24 anos tem convulsões depois de esplenectomia de urgência após acidente de carro. Seu nível de sódio sérico inicialmente é 116 mEq/L, corrigido para 120 mEq/L nas três horas seguintes com salina hipertônica. Qual dos seguintes fatores provavelmente levou à hiponatremia?

   A. Elevação de vasopressina sérica
   B. Administração de soluções hipertônicas
   C. Depleção de volume
   D. Hiponatremia induzida por convulsões

5.2 Homem de 56 anos vai ao médico pela primeira vez queixando-se de fadiga e perda de peso. Nunca teve problemas de saúde, mas fumou um maço de cigarros por dia durante cerca de 35 anos. É diarista e atualmente sem teto, vivendo em um abrigo. Seu exame mostra pressão arterial normal-baixa, hiperpigmentação de pele e baqueteamento digital. Parece euvolêmico. Você diz a ele que ainda não tem certeza do problema, mas vai fazer alguns exames de sangue e marcar retorno em uma semana. O laboratório lhe chama nessa noite dizendo que o nível de sódio é 126 mEq/L, o de potássio está em 6,7 mEq/L, enquanto os níveis de creatinina estão normais e os níveis de bicarbonato e cloreto estão baixos. Qual é a causa provável da hiponatremia com esse quadro clínico?

   A. SIADH
   B. Hipotireoidismo
   C. Perdas gastrintestinais
   D. Insuficiência suprarrenal
   E. Insuficiência renal

5.3 Mulher de 83 anos vai à clínica queixando-se de cefaleia e leve confusão mental. Sua única história médica é hipertensão, bem controlada com hidroclorotiazida. O exame físico e os exames laboratoriais não mostram sinais de infecção, mas o nível de sódio sérico é de 119 mEq/L, e a osmolalidade plasmática, 245 mOsm/kg. Parece estar clinicamente hipovolêmica. Qual é o melhor tratamento inicial?

   A. Restrição de líquidos
   B. Infusão de solução salina a 0,9%
   C. Infusão de solução salina a 3%
   D. Infusão de solução salina a 3% com furosemida

5.4 Homem de 58 anos é submetido a uma longa cirurgia para câncer de colo. No primeiro dia de pós-operatório, nota-se que ele tem hiponatremia significativa, com um nível de sódio de 128 mEq/L. Você suspeita que a hiponatremia se deve à infusão intravenosa de solução hipotônica. Qual dos seguintes resultados laboratoriais sustenta seu diagnóstico?

   A. Sódio urinário > 20 mmol/L
   B. Osmolalidade urinária > 200 mOsm/L
   C. Osmolaridade sérica < 280 mOsm/Kg
   D. Potássio sérico > 5 mEq/L

RESPOSTAS

5.1 **A.** No pós-operatório ou em situações nas quais o paciente tem dor, a vasopressina sérica pode aumentar, levando à retenção inapropriada de água livre, que pode levar à diluição do soro. A administração concomitante de fluidos hipotônicos pode exacerbar essa situação.

5.2 **D.** A hiponatremia no contexto de hipercalemia e acidose (níveis baixos de bicarbonato) é suspeita de insuficiência suprarrenal. O exame desse paciente também sugere esse diagnóstico, dada sua queixa de fadiga, perda de peso, pressão arterial baixa e hiperpigmentação. O diagnóstico é feito por teste de cortisol em urina de 24 horas ou por medida da resposta a estímulo com hormônio adrenocorticotrófico (ACTH), mostrando níveis baixos de cortisol. A provável causa subjacente da destruição da glândula suprarrenal nesse paciente é tuberculose ou tumor maligno.

5.3 **B.** A paciente está hipovolêmica provavelmente em virtude do uso de diuréticos, e a reposição de volume com salina isotônica é o melhor tratamento inicial. A hiponatremia causada por diuréticos tiazídicos pode ocorrer por vários mecanismos, incluindo a depleção de volume. É mais comum em mulheres idosas.

5.4 **C.** Em um paciente com hiponatremia por infusão excessiva de solução hipotônica, a osmolalidade sérica deve estar baixa. Os rins respondem normalmente tentando reter sódio e excretar água; portanto, a concentração urinária de sódio deve ser baixa, assim como a osmolalidade urinária. Isso difere da deficiência de mineralocorticoide, na qual o nível de sódio está diminuído e o nível de potássio pode estar elevado. Da mesma forma, o hiperaldosteronismo pode causar hipertensão e hipocalemia (síndrome de Conn).

DICAS CLÍNICAS

▶ A hiponatremia quase sempre ocorre por diminuição da excreção de água livre.
▶ A SIADH é diagnóstico de exclusão. Os critérios incluem paciente euvolêmico, urina sem diluição máxima (osmolalidade > 150-200 mmol/L), nível de sódio urinário ≥ 20 mEq/L e funções suprarrenal e tireóidea normais.
▶ Os pacientes hipovolêmicos com hiponatremia devem ser tratados com reposição de volume, normalmente com solução salina isotônica (0,9%).
▶ Os pacientes euvolêmicos com hiponatremia assintomática podem ser tratados com restrição de líquidos. Aqueles com sintomas graves, como coma ou convulsões, podem ser tratados com solução salina hipertônica (3%).
▶ A velocidade da correção de sódio geralmente não deve exceder 0,5-1 mEq/h, caso contrário pode ocorrer mielinólise pontina central (desmielinização osmótica).

REFERÊNCIAS

Androgue H, Madias N. Hyponatremia. N *Engl J Med*. 2000;342:1581-1589.

Lin M, Liu SJ, Lim IT. Disorders of water imbalance. *Emerg Med Clin North Am*. 2005;23:749-770.

Mount DB. Fluid and electrolyte disturbances. In: Longo DL, Fauci AS, Kasper DL et al, eds. *Harrison's Principles of Internal Medicine*. 18th ed. New York, NY: McGraw-Hill; 2012:341-359.

CASO 6

Homem de 42 anos é levado ao serviço de emergência em uma ambulância após dor retroesternal intensa e súbita, que começou há 1 hora, quando estava em casa aparando a grama. Ele descreve a dor como penetrante, constante e sem relação com o movimento. Ela não aliviou com três doses de nitroglicerina sublingual administrada pelos paramédicos no caminho para o hospital. Nunca teve sintomas como esse antes. Sua única história médica é hipertensão, para a qual toma enalapril. Não há cardiopatia na família. Não fuma, não bebe nem usa drogas ilícitas. É treinador de basquetebol no colégio local e, em geral, é muito ativo fisicamente.

No exame físico, nota-se que é um homem alto com braços e pernas longas, que está desconfortável e com diaforese; está deitado na maca com os olhos fechados. Além disso, está afebril, com frequência cardíaca de 118 bpm, pressão arterial de 156/64 mmHg no braço direito e de 188/74 mmHg no braço esquerdo. O exame da cabeça e do pescoço é normal. A ausculta do tórax é normal e nota-se *pectus excavatum*. Encontra-se taquicárdico, com ritmo regular, e apresenta sopro diastólico precoce suave na borda esternal direita. A pulsação está saltada. Os exames abdominais e neurológicos são normais. O raio X de tórax mostra alargamento de mediastino.

▶ Qual é o diagnóstico mais provável?
▶ Qual deve ser o próximo passo?

RESPOSTAS PARA O CASO 6
Dissecção aórtica, síndrome de Marfan

Resumo: Homem de 42 anos é trazido ao SE com dor torácica intensa que não aliviou com nitroglicerina. Sua pressão arterial está elevada, mas assimétrica nos braços, e ele tem sopro de insuficiência aórtica. O raio X de tórax mostra alargamento de mediastino. Todas essas características sugerem fortemente dissecção aórtica como causa da dor. Ele é alto, com *pectus excavatum* e outras características sugestivos da síndrome de Marfan, que pode ser a causa subjacente da dissecção.

- **Diagnóstico mais provável:** Dissecção aórtica.
- **Próximo passo:** Administrar betabloqueador por via intravenosa para diminuir a pressão arterial e o estresse de cisalhamento arterial. Em seguida, realizar um procedimento não invasivo de imagem, como ecocardiografia transesofágica (ETE), angiografia por tomografia computadorizada (TC) ou ressonância magnética (RM).

ANÁLISE
Objetivos

1. Conhecer as características clínicas e radiográficas da dissecção aórtica, assim como as complicações da dissecção.
2. Conhecer os fatores de risco da dissecção aórtica.
3. Compreender o tratamento da dissecção e as indicações para tratamento cirúrgico *versus* clínico.
4. Aprender sobre as outras doenças aórticas, como aneurisma de aorta abdominal (AAA), o papel do acompanhamento e as indicações para reparo cirúrgico.

Considerações

A maioria dos pacientes com dor torácica procura atendimento médico porque está preocupada com infarto agudo do miocárdio (IAM). É importante diferenciar outras causas de dor torácica, porque algumas doenças subjacentes, como dissecção aórtica, podem piorar com o tratamento de IAM, por exemplo, com anticoagulação com heparina ou com uso de trombolíticos. Em pacientes hipertensos com dissecção, está indicada a redução urgente da pressão arterial para limitar a propagação da dissecção.

ABORDAGEM A
Aneurisma aórtico e dissecção

DEFINIÇÕES

ANEURISMA DE AORTA ABDOMINAL (AAA): Definido como dilatação patológica maior que 1,5 vezes o diâmetro normal da aorta. Os aneurismas podem ocorrer em qualquer lugar da aorta torácica ou abdominal, mas a grande maioria ocorre no abdome, abaixo das artérias renais.

DISSECÇÃO DE AORTA: Laceração ou ulceração da íntima da aorta que permite que o fluxo aórtico pulsátil disseque longitudinalmente ao longo dos planos elásticos da camada média, criando um falso lúmen, ou canal, para o fluxo de sangue. Algumas vezes é chamada de "aneurisma dissecante", embora o termo esteja mal-empregado, pois, segundo a história natural da doença, é a dissecção que normalmente produz a dilatação aneurismática.

ABORDAGEM CLÍNICA

A aorta é o maior vaso do organismo. Recebe a maioria das forças de cisalhamento geradas pelo coração em cada batimento durante toda a vida de um indivíduo. A parede da aorta é composta de três camadas: íntima, média e adventícia. Essas camadas especializadas permitem que a parede da aorta se distenda sob a grande pressão criada em cada batimento cardíaco. Parte dessa energia cinética é armazenada como energia potencial, permitindo a manutenção do fluxo anterógrado durante o ciclo cardíaco. Deve-se considerar a grande tensão que as paredes desse vaso enfrentam na análise dos processos patológicos que o acometem.

A **degeneração cística** da camada média elástica predispõe os pacientes à dissecção aórtica. Isso ocorre em várias doenças do tecido conectivo que causam degeneração cística da média, como as síndromes de Marfan e de Ehlers-Danlos. Outros fatores predisponentes à dissecção aórtica incluem hipertensão, anormalidades na válvula aórtica, como estenose aórtica e válvula aórtica bicúspide congênita, coarctação da aorta, gravidez e doença aterosclerótica. Também pode ocorrer iatrogenicamente após cirurgia ou cateterismo cardíaco.

A dissecção de aorta acontece quando há laceração súbita da íntima ou ruptura seguida de formação de hematoma dissecante dentro da média, separando a íntima da adventícia e propagando-se distalmente. A presença de hipertensão e de forças de cisalhamento associadas são os fatores que mais contribuem para a propagação da dissecção. A dissecção aórtica pode produzir várias complicações devastadoras ou fatais: pode produzir um retalho intraluminal da íntima, que pode ocluir ramificações arteriais e causar isquemia ou infarto; o hematoma pode romper-se para dentro do saco pericárdico, causando tamponamento cardíaco, ou do espaço pleural, causando hemorragia; ou pode produzir regurgitação aórtica aguda grave, levando à insuficiência cardíaca fulminante.

As características clínicas da dissecção aórtica normalmente incluem **surgimento agudo de dor em rasgamento ou dilacerante no tórax, quase sempre irradiada para o dorso**, podendo espalhar-se para o pescoço e para as extremidades à medida que a dissecção se estende (Quadro 6.1). É essencial a diferenciação entre a dor da dissecção e a dor da isquemia ou do IAM, **porque o uso de anticoagulante ou de trombolíticos em paciente com dissecção pode ser devastador**. Em contraste à dor anginosa, que quase sempre se instala em minutos, a dor da dissecção **geralmente é máxima no surgimento**. Além disso, a dor da isquemia miocárdica geralmente é aliviada com nitratos, o que não acontece com a dor da dissecção. Uma vez que a maioria das dissecções começa muito próxima da válvula aórtica, elas podem produzir **sopro inicial diastólico de insuficiência aórtica** e, se ocluírem ramos arteriais, podem produzir pulsos e pressões arteriais acentuadamente diferentes nas extremidades. A maioria dos pacientes com dissecção é de hipertensos; se houver hipotensão, deve-se suspeitar de ruptura de aorta, tamponamento cardíaco ou dissecção da artéria subclávia que irriga o braço em que a pressão arterial está sendo medida. Geralmente se nota alargamento de mediastino na radiografia simples por causa da dissecção da aorta ascendente.

Quando há suspeita de dissecção aórtica, é essencial a confirmação do diagnóstico com estudo de imagem. A arteriografia convencional foi o padrão-ouro dos diagnósticos tradicionais, mas nos últimos anos os estudos mais sensíveis e não invasivos, como a ecocardiografia transesofágica (ETE), a TC dinâmica e a RM ganharam

Quadro 6.1 • Manifestações clínicas de dissecção aórtica	
Síndrome de Horner	Compressão do gânglio cervical superior
Infarto do miocárdio	Obstrução do óstio da artéria coronária
Hemopericárdio, tamponamento do pericárdico	Dissecção torácica com fluxo retrógrado para o pericárdio
Insuficiência aórtica	Dissecção torácica envolvendo a raiz aórtica
Isquemia intestinal, hematúria	Dissecção envolvendo artérias mesentéricas ou artérias renais
Hipertensão, pressões diferentes nos braços	Dissecção torácica envolvendo a artéria braquiocefálica
Hemiplegia	Envolvimento de artéria carótida

espaço. Devido à natureza emergencial da doença, o melhor estudo inicial é aquele que pode ser obtido e interpretado rapidamente no hospital em questão.

Há vários esquemas de classificação para descrever os diferentes tipos de dissecção aórtica. A Figura 6.1 descreve a classificação de Stanford. A dissecção tipo A sempre envolve a aorta ascendente e pode também envolver qualquer outra parte. A dissecção tipo B não envolve a aorta ascendente e pode também envolver qualquer outra parte.

Dois terços das dissecções aórticas originam-se na aorta ascendente alguns centímetros acima da válvula aórtica. O sistema de classificação é importante porque direciona o tratamento. Em tese, todas as **dissecções tipo A (proximal ou ascendente) exigem tratamento cirúrgico urgente** com substituição da aorta envolvida e algumas vezes da válvula aórtica. Sem cirurgia, a taxa de mortalidade das dissecções tipo A é de 90%. As dissecções tipo B não envolvem a aorta ascendente e quase sempre se originam no arco aórtico distalmente à artéria subclávia esquerda. As dissecções tipo B em geral são tratadas clinicamente em um primeiro momento, e a cirurgia em geral é feita somente quando há complicações, como ruptura ou isquemia de um ramo da aorta.

O objetivo do tratamento clínico é evitar propagação da dissecção pela diminuição da pressão arterial média e a escalada do índice de aumento (dP/dT) da pressão arterial, que se correlacionam com as forças de cisalhamento arteriais. Os

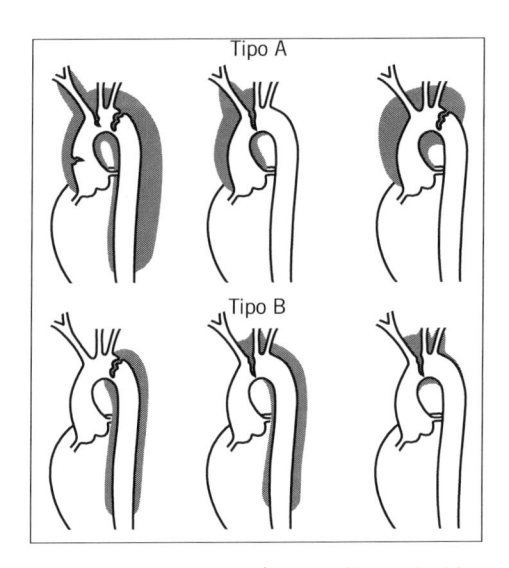

Figura 6.1 Classificação de aneurismas aórticos. (Reproduzida, com permissão, de Doroghazi RM, Slater EE. Aortic dissection. In: Braunwald E, Fauci AS, Kasper DL, et al, eds. *Harrison´s Principles of Internal Medicine*. 17th ed. New York, NY: McGraw-Hill, 2008:1566.)

vasodilatadores intravenosos, como o **nitroprussiato de sódio**, para reduzir a pressão arterial até atingir uma meta de pressão sistólica < 120 mmHg, podem ser administrados juntamente com **betabloqueadores intravenosos**, como o metoprolol, para diminuir as forças de cisalhamento e tentar alcançar uma meta de frequência cardíaca de 60 bpm. Alternativamente, pode-se administrar labetalol intravenoso, que cumpre ambas as tarefas.

Em marcante contraste com o quadro dramático da dissecção da aorta torácica, os pacientes com **aneurisma da aorta abdominal (AAA) são normalmente assintomáticos**. Com frequência, o **AAA** é detectado pelo exame físico, com observação da massa pulsátil na linha média, ou percebido incidentalmente em ultrassonografia ou em outros exames de imagem. O AAA geralmente é definido como dilatação da aorta com diâmetro > 3 cm e é encontrado em 1,5 a 3% dos adultos mais velhos, mas em 5 a 10% dos pacientes com risco maior, como aqueles com doença aterosclerótica conhecida. Assim, é uma lesão degenerativa normalmente encontrada em homens mais velhos (idade > 50 anos), especialmente em fumantes, que quase sempre têm doença aterosclerótica em outro local, como doença arterial coronariana ou doença arterial periférica. **Recomenda-se que os homens na faixa etária de 65 a 75 anos e com história de tabagismo sejam submetidos a um rastreamento com ultrassonografia para AAA.**

A complicação temida do AAA é a ruptura espontânea. Se o AAA romper anteriormente na cavidade abdominal, geralmente há hemorragia e morte em minutos. Se a ruptura for posterior e o sangramento estiver confinado no retroperitônio, o peritônio pode fazer tamponamento local, o que produz dor intensa na região dorsal inferior ou na região média do abdome. Em geral, a taxa de mortalidade da ruptura de AAA é de 80%, sendo que 50% dos pacientes morrem antes de chegar ao hospital.

O **risco de ruptura é relacionado ao tamanho do aneurisma:** a taxa anual de ruptura é baixa nos casos de aneurismas < 5 cm, mas é de pelo menos de 10 a 20% nos casos de aneurismas de 6 cm. O risco de ruptura deve ser contrabalançado com o risco cirúrgico de reparo eletivo, que tradicionalmente exige excisão da aorta doente e substituição com enxerto de Dacron, embora o tratamento endovascular com implantação de um enxerto de *stent* aórtico atualmente seja realizado com frequência. **O reparo cirúrgico de AAAs é indicado para aneurismas com 5,5 cm ou mais** de diâmetro e aqueles que se expandem mais de 0,5 cm por ano, ou ainda para os casos de aneurisma sintomático. Quanto ao acompanhamento do AAA, as recomendações atuais são que os pacientes realizem algum tipo de imagem do aneurisma (RM, TC ou ultrassonografia) a intervalos de 3 a 12 meses, dependendo do risco de ruptura.

QUESTÕES DE COMPREENSÃO

6.1 Homem de 59 anos queixa-se de dor torácica intensa que se irradia para as costas. Seus pulsos radiais são desiguais. Está hemodinamicamente estável. Na radiografia do tórax, vê-se alargamento de mediastino. Dos seguintes passos, qual é o mais adequado?

A. Iniciar tratamento trombolítico.
B. TC do tórax com contraste intravenoso.
C. Iniciar ácido acetilsalicílico e heparina.
D. Enzimas cardíacas seriadas.

6.2 Mulher de 45 anos com insuficiência aórtica de início recente apresenta dissecção da aorta ascendente e do arco aórtico na ecocardiografia. Está relativamente assintomática. Qual dos seguintes é o melhor tratamento?

A. Tratamento com atenolol oral e monitoramento da dissecção.
B. Angioplastia.
C. Correção cirúrgica.
D. Tratamento com varfarina oral.

6.3 Homem sadio de 75 anos ao realizar ultrassonografia por suspeita de doença da vesícula biliar, apresentou como achado incidental um aneurisma da aorta abdominal com 4,5 cm. Qual dos seguintes é o melhor tratamento?

A. Reparo cirúrgico do aneurisma
B. Ultrassonografia seriada a cada seis meses
C. RM urgente
D. Tratamento com beta-agonista

6.4 Homem de 45 anos está preocupado porque seu pai morreu por ruptura de aneurisma de aorta abdominal. No exame, encontra-se uma válvula aórtica bicúspide. Qual das afirmações a seguir é a mais acurada em relação a sua condição clínica?

A. Ele tem risco de aneurisma aórtico da aorta ascendente.
B. Ele tem risco de aneurisma da aorta abdominal.
C. Ele não tem risco aumentado de aneurismas aórticos.
D. Ele deve ser submetido à correção cirúrgica da válvula aórtica.

RESPOSTAS

6.1 **B.** A TC do tórax é um exame de imagem rápido ideal para confirmar a dissecção aórtica. O tratamento trombolítico ou a anticoagulação podem piorar o processo.

6.2 **C.** A cirurgia é urgentemente necessária no caso de dissecção de raiz da aorta ou de outra dissecção próxima (tipo A). A dissecção aórtica não reconhecida e, assim, não tratada, pode rapidamente causar hemorragia e morte.

6.3 **B.** Quando o AAA atinge 5,5 cm ou mais, geralmente há indicação cirúrgica devido ao aumento do risco de ruptura. Para aneurismas assintomáticos menores do que 5 cm, o risco de ruptura em cinco anos é de menos de 1 a 2%, de modo que o monitoramento seriado não invasivo é uma estratégia alternativa.

6.4 **C.** Os fatores de risco para AAA incluem tabagismo, hipertensão e doença vascular periférica. Uma válvula aórtica bicúspide geralmente é assintomática e não aumenta o risco de aneurismas aórticos abdominais, embora constitua um fator de risco de desenvolvimento de dissecção ou estenose aórtica.

DICAS CLÍNICAS

▶ A hipertensão é o fator subjacente que predispõe à dissecção aórtica na maioria dos casos. Outros pacientes com risco são aqueles com síndrome de Marfan, pacientes com anormalidades aórticas congênitas e mulheres sadias no terceiro trimestre de gravidez.
▶ O reparo cirúrgico urgente é indicado para dissecções aórticas tipo A (ascendente). As dissecções aórticas tipo B (transversais ou descendentes) sem complicações e estáveis podem ser clinicamente tratadas.
▶ O tratamento clínico da dissecção aórtica inclui betabloqueadores intravenosos, como metoprolol ou labetalol, para diminuir a contratilidade cardíaca, a pressão arterial e as forças de cisalhamento e, assim, limitar a propagação da dissecção.
▶ A dissecção aórtica pode ser complicada por ruptura, oclusão de ramos arteriais da aorta e dissecção retrógrada com hemopericárdio e tamponamento cardíaco.
▶ Homens na faixa etária de 65 a 75 anos e com história de tabagismo devem ser submetidos a um rastreamento com ultrassonografia para AAA.
▶ O risco de ruptura de aneurisma de aorta abdominal aumenta conforme o tamanho. Os maiores do que 5,5 cm devem ser submetidos a reparo cirúrgico eletivo; os menores do que 5 cm podem ser monitorados com ultrassonografia seriada ou com outro procedimento de imagem.
▶ Dor torácica em presença de alargamento de mediastino no raio X de tórax deve sugerir dissecção aórtica.

REFERÊNCIAS

Brewster DC, Cronenwett JL, Hallett JW Jr, et al. Guidelines for the treatment of abdominal aortic aneurysm. J *Vasc Surg.* 2003;37:1106-1117.

Creager MA, Loscalzo J. Diseases of the aorta. In: Longo DL, Fauci AS, Kasper DL, et al., eds. *Harrison's Principles of Internal Medicine.* 18th ed. New York, NY: McGraw-Hill; 2012:2060-2066.

Erbel R, Alfonso F, Boileau C, et al. Diagnosis and management of aortic dissection. *Eur Heart J.* 2001;22:1642-1681.

Powell JT, Greenhalgh RM. Clinical practice: small abdominal aortic aneurysms. *N Engl J Med.* 2003;348:1895-1901.

CASO 7

Homem de 32 anos HIV-positivo, cuja última contagem de CD4 é desconhecida, vai ao SE com febre de 39°C. Ele teve diagnóstico de infecção por HIV há cerca de três anos, quando foi ao médico com candidíase oral. Recebeu terapia antirretroviral altamente ativa (HAART, do inglês *highly active antiretroviral therapy*) e ficou nesse regime de tratamento até cerca de 10 meses atrás, quando perdeu o emprego e o plano de saúde e não pôde mais pagar o tratamento, suspendendo-o. Ele tem estado mais abatido recentemente. Nas últimas 2 a 3 semanas, tem tido febre, tosse não produtiva e falta de ar ao fazer pequenos esforços, como limpar a casa. Durante o exame, a pressão arterial é 134/82 mmHg, o pulso está em 110 bpm e a frequência respiratória é de 28 mpm. A saturação de oxigênio em ar ambiente é de 89% e cai para 80% quando ele anda 30 m, com a respiração levemente dificultada. Os pulmões estão livres e há placas brancas sobre a mucosa oral que não se descolam. O restante do exame é normal. Os exames laboratoriais mostram leucocitose de 2.800 células/mm^3 e LDH (desidrogenase láctica [ácida]) de 540 U/L (normal = 140-280 U/L). A radiografia do tórax é mostrada na Figura 7.1.

▶ Qual é o diagnóstico mais provável?
▶ Qual deve ser o próximo passo?
▶ Quais diagnósticos devem ser considerados?

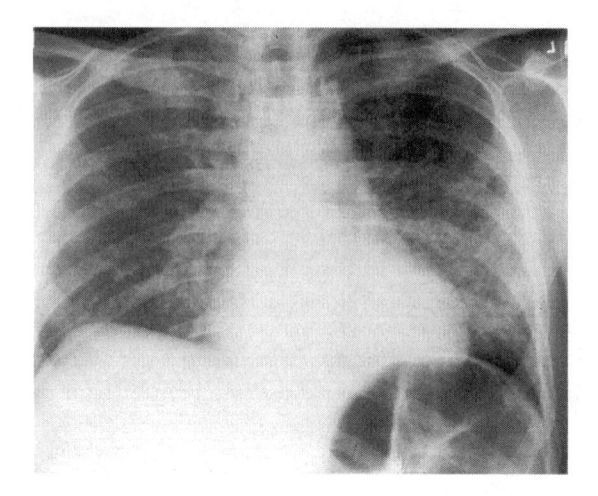

Figura 7.1 Raio X de tórax. (Reproduzida, com permissão, de Walzer P. Pneumocystis carinii infection. In: Braunwald E, Fauci AS, Kasper KL, et al, eds. Harrison´s Principles of Internal Medicine. 15th ed. New York, NY: McGraw-Hill, 2001:1183.)

RESPOSTAS PARA O CASO 7
HIV e pneumonia por *Pneumocystis*

Resumo: Homem de 32 anos HIV-positivo e contagem de CD4 desconhecida apresenta estabelecimento subagudo de febre, tosse seca e piora progressiva da dispneia. Não está fazendo terapia antirretroviral nem tomando medicações profiláticas. No raio X de tórax observa-se infiltrado pulmonar difuso bilateral, e ele está taquipneico e hipoxêmico. A presença de candidíase oral sugere que está imunodeprimido. A contagem de leucócitos está diminuída (< 3.500 células/mm^3), e o nível de LDH está elevado.

- **Diagnóstico mais provável:** síndrome da imunodeficiência adquirida (Aids) e provável pneumonia por *Pneumocystis* (PCP).[a]
- **Próximo passo:** O próximo passo é estabilizar o paciente, que está taquipneico e hipoxêmico, mas somente com leve desconforto e hemodinamicamente estável. Portanto, há tempo para melhor avaliação. Podem ser feitas gasometrias arteriais para quantificar o grau de hipoxemia, o que tem importância no tratamento.
- **Quais diagnósticos devem ser considerados:** Em pacientes com Aids, devem ser consideradas infecções oportunistas. Outras infecções respiratórias, como tubercu-

---

[a] A partir de 2002, o organismo foi renomeado e passou a se chamar *Pneumocystis jirovecii*. A abreviação PCP continua referindo-se à pneumonia causada por *Pneumocystis carinii*.

lose (TB), infecções por micobactérias atípicas, criptococose e histoplasmose disseminada, devem ser consideradas. Além disso, os pacientes soropositivos também são suscetíveis às causas habituais de pneumonias adquiridas pela comunidade em geral: *Streptococcus pneumoniae*, *micoplasma* e vírus, como influenza.

ANÁLISE

Objetivos

1. Conhecer a história natural da infecção por HIV.
2. Saber os tipos de infecções oportunistas que normalmente acometem pacientes HIV-positivos em vários níveis de imunocomprometimento.
3. Familiarizar-se com as infecções respiratórias em pacientes com Aids.
4. Familiarizar-se com as indicações de tratamento antirretroviral e com os medicamentos profiláticos contra infecções oportunistas.

Considerações

Esse paciente com HIV, atualmente sem medicação antirretroviral e sem profilaxia antibiótica, tem dispneia aguda e tosse. A discreta produção de escarro e **LDH alta** são sugestivas de PCP. A presença de candidíase oral sugere contagem de CD4 abaixo de 250. Se a contagem for menor que 200 células/mm^3, a PCP é a explicação mais provável de seus sintomas e dos achados no raio X. A obtenção de gasometria arterial irá fornecer mais informações sobre o prognóstico e ajudará a direcionar o tratamento. Uma concentração de oxigênio arterial < 70 mmHg ou gradiente alvéolo-arterial (A-a) > 35 mmHg sugerem prognóstico pior, sendo úteis os esteroides, seguidos por tratamento com sulfametoxazol-trimetoprim (SMX-TMP).

ABORDAGEM ÀS Infecções pelo HIV

DEFINIÇÕES

PNEUMOCYSTIS JIROVECII **(Previamente chamado de *Pneumocystis carinii*):** é um fungo unicelular que causa pneumonia em pacientes imunocomprometidos, especialmente naqueles com HIV e contagem de CD4 menor do que 200 células/mm^3.

Aids: contagem de CD4 de menos de 200 células/mm^3 ou diagnóstico de uma doença definidora de Aids em paciente HIV-positivo.

ABORDAGEM CLÍNICA

Na avaliação de paciente com HIV e suspeita de infecção oportunista, é essencial saber ou estimar o nível de imunodeficiência. Isso é refletido pela contagem de células

CD4. Os níveis normais de CD4 em adultos variam de 600 a 1.500 células/mm^3. À medida que caem para menos de 500/mm^3, a função imune é comprometida, e os pacientes ficam progressivamente mais suscetíveis a infecções e doenças malignas incomuns.

Aproximadamente 30% dos pacientes com primeira infecção por HIV desenvolvem **síndrome de infecção por HIV aguda**, caracterizada por estabelecimento súbito de doença semelhante à mononucleose, com febre, cefaleia, linfadenopatia, faringite e algumas vezes exantema macular. O restante fica assintomático e tem um **período de latência** de 8 a 10 anos, em média, antes que apareçam as manifestações clínicas de imunodeficiência. À medida que diminuem os níveis de CD4, várias infecções oportunistas aparecem. Em níveis abaixo de **500**, os pacientes são suscetíveis a pneumonias recorrentes, TB, candidíase vaginal e herpes-zóster. Em níveis abaixo de **200**, os pacientes estão significativamente imunodeprimidos e têm infecções por microrganismos que raramente causam doença significativa em indivíduos imunocompetentes, como infecção por *Pneumocystis jirovecii* (antigo *Pneumocystis carinii*), toxoplasmose, criptococose, histoplasmose ou criptosporidiose. Em níveis abaixo de **50**, os pacientes estão gravemente imunodeficientes e são suscetíveis a infecções disseminadas, como histoplasmose, infecção pelo complexo *Mycobacterium avium--intracellulare* (MAC), bem como desenvolvimento de retinite, colite e esofagite por citomegalovírus (CMV), ou linfoma primário do sistema nervoso central (SNC). Os Centers for Disease Control and Prevention (CDC) publicaram uma lista de condições clínicas que definem a progressão para Aids em pacientes HIV-positivos, as chamadas condições definidoras de Aids (ver Quadro 7.1).

A **PCP** permanece sendo a **infecção oportunista mais comum em pacientes com Aids**, mas frequentemente é de diagnóstico muito difícil. O quadro clínico varia de febre sem sintomas respiratórios, **tosse seca** leve e persistente até hipoxemia significativa e comprometimento respiratório. Além disso, o quadro radiográfico pode ser muito variável, de radiografia quase normal, infiltrado difuso bilateral até grandes cistos ou bolhas (mas quase nunca derrame pleural). As bolhas podem romper-se causando pneumotórax espontâneo. A PCP quase sempre é diagnosticada presumivelmente quando os pacientes apresentam estabelecimento subagudo de febre e sintomas respiratórios, mas o diagnóstico deve geralmente ser confirmado. O **diagnóstico definitivo pode ser estabelecido por coloração por Giemsa ou prata** para visualizar o organismo, mas normalmente necessita de indução de escarro, usando salina hipertônica em aerossol para induzir tosse ou lavado broncoalveolar para obter amostra para diagnóstico. Também pode ser realizada uma análise de reação em cadeia da polimerase (PCR) para detectar sequências do DNA de *Pneumocystis jirovecii*. Uma **LDH alta** frequentemente é usada como marcador indireto de PCP, embora seja inespecífica e também possa estar alta em histoplasmose disseminada e linfoma. É útil como preditor negativo porque **pacientes com LDH < 220 UI/L muito provavelmente não têm PCP**. Além disso, se o paciente tiver contagem de CD4 > 250/mm^3 ou se estiver fazendo profilaxia de PCP com sulfametoxazol-trimetoprim, o diagnóstico de PCP deve ser considerado altamente improvável.

> **Quadro 7.1** • Doenças definidoras de Aids
>
> Câncer cervical invasivo
> Candidíase de brônquios, traqueia ou pulmões
> Candidíase esofágica
> Coccidiodomicose disseminada ou extrapulmonar
> Complexo *Mycobacterium avium* ou *Mycobacterium kansasii* disseminado ou extrapulmonar
> Criptococose extrapulmonar
> Criptosporidiose intestinal crônica (duração > 1 mês)
> Doença por citomegalovírus (exceto fígado, baço ou linfonodos) com início em idade > 1 mês
> Encefalopatia relacionada ao HIV
> Herpes simples: úlceras crônicas (> 1 mês de duração) ou bronquite, pneumonite ou esofagite (início em idade > 1 mês)
> Histoplasmose disseminada ou extrapulmonar
> Infecções bacterianas múltiplas ou recorrentes
> Isosporíase intestinal crônica (duração > 1 mês)
> Leucoencefalopatia multifocal progressiva
> Linfoma cerebral primário
> Linfoma de Burkitt (ou termo equivalente)
> Linfoma imunoblástico (ou termo equivalente)
> *Mycobacterium tuberculosis* em qualquer localização, pulmonar, disseminada ou extrapulmonar
> *Mycobacterium*, outras espécies ou espécies não identificadas, disseminado ou extrapulmonar
> Pneumonia intersticial linfoide ou complexo de hiperplasia linfoide pulmonar
> Pneumonia por *Pneumocystis jirovecii*
> Pneumonia recorrente
> Retinite por citomegalovírus (com ou sem perda visual)
> Sarcoma de Kaposi
> Septicemia recorrente por *Salmonella*
> Toxoplasmose cerebral (início em idade > 1 mês)
> Síndrome consuntiva (*wasting*) atribuída ao HIV

O nível de oxigenação dos pacientes com PCP medido por gasometria arterial é útil porque pode afetar o prognóstico e o tratamento. Pacientes com **P_{O_2} arterial < 70 mmHg ou gradiente alvéolo-arterial menos de 35 mmHg** têm doença significativa e **prognóstico melhor se for administrada prednisona durante o tratamento antimicrobiano**. Depois da administração de prednisona em pacientes com hipoxia, o tratamento habitual de PCP é sulfametoxazol-trimetoprim (SMX-TMP). Pacientes alérgicos à sulfa podem ser tratados com esquemas alternativos, incluindo pentamidina ou clindamicina com primaquina.

Muitas outras infecções respiratórias são possíveis e devem ser consideradas em pacientes com Aids. O diagnóstico pode ser sugerido por raio X de tórax. Infiltrados intersticiais difusos são vistos em PCP, histoplasmose disseminada, *M. tuberculosis* e *M. kansasii*. Infiltrados esparsos e em regiões próximos à pleura podem ser vistos na TB e na criptococose pulmonar. Lesões cavitárias podem ser vistas em TB, PCP e coccidiodomicose. A história clínica também deve ser considerada. Como as **causas mais comuns de pneumonia bacteriana com Aids são os mesmos microrganismos** que causam pneumonia em hospedeiros imunocompetentes, o surgimento agudo de febre e de tosse produtiva com infiltrado pulmonar é mais comum na **pneumonia adquirida na comunidade**. Uma história mais indolente ou crônica de tosse e perda de peso, especialmente em pacientes em situação de alto risco (prisão, sem-teto, migrante), deve levantar a hipótese de **TB**. Em pacientes com CD4 > 200 células/mm^3, o aspecto radiográfico de TB provavelmente é semelhante ao de outros hospedeiros, por exemplo, infiltrado apical bilateral com cavitação. Naqueles com CD4 < 200 células/mm^3, o aspecto radiográfico é extremamente variável. Em virtude de a TB envolver os alvéolos e a circulação pulmonar, é raro que pacientes infectados estejam hipóxicos com infiltrado mínimo no raio X de tórax (embora isso seja relativamente comum na PCP). Pacientes com suspeita de TB devem ser colocados em isolamento até que haja certeza de que não estejam disseminando a infecção pelas vias aéreas. Um resultado negativo no teste de derivado proteico purificado (PPD) (teste cutâneo da tuberculina) não descarta a hipótese de TB em paciente imunocomprometido. O diagnóstico e o tratamento da TB são discutidos no Caso 31, porém é preciso notar que, na infecção pelo HIV, a TB tende mais a se disseminar por via hematógena e produzir manifestações extrapulmonares. Em pacientes com HIV, *M. kansasii* pode causar doença pulmonar e achados radiográficos idênticos aos do *M. tuberculosis*.

Várias outras infecções oportunistas em pacientes com Aids também merecem menção. **A toxoplasmose cerebral produz as lesões de massa mais comuns no SNC de pacientes com HIV**. Em geral, apresenta-se com cefaleia, convulsões e déficits neurológicos focais, sendo observada na TC ou na RM geralmente como lesões múltiplas realçadas por contraste, frequentemente localizadas nos gânglios da base. O diagnóstico presuntivo quase sempre tem base no aspecto radiográfico, apoiado por evidência sorológica de infecção. A principal alternativa diagnóstica de lesões de massa no SNC é **linfoma do SNC**. Esse diagnóstico é considerado se houver uma única lesão de massa ou se as lesões não regredirem após duas semanas de tratamento empírico para toxoplasmose com sulfadiazina e pirimetamina. Se esse fosse o caso, historicamente, o próximo passo diagnóstico seria a biópsia cerebral estereotática. No entanto, evidências recentes indicam que o exame do líquido cerebrospinal (LCS) para **DNA de vírus Epstein-Barr** é uma estratégia útil porque ele está presente em > 90% dos pacientes com **linfoma de SNC**.

Outra possível complicação do SNC que exige muita atenção é a **meningite criptocócica**, uma infecção crônica indolente que quase sempre se apresenta com sintomas vagos de alterações no humor e na personalidade, cefaleia e distúrbios visuais. Se o diagnóstico for considerado, pode-se rastrear evidências de infecção criptocócica por antígeno criptocócico sérico ou fazer punção lombar. O LCS frequentemente mostra falta de resposta inflamatória (leucocitose normal), mas o paciente quase sempre apresenta pressão intracraniana elevada. O diagnóstico pode ser confirmado pela visualização do fungo com coloração por tinta da Índia, por cultura de fungo ou pela medida do nível de antígeno criptocócico no LCS. O tratamento de meningite criptocócica exige indução com anfotericina B intravenosa mais flucitosina, e então supressão crônica com fluconazol oral. Às vezes, punções lombares frequentes com remoção de grandes volumes de LCS são necessárias para tratar a hipertensão intracraniana, e podem ser necessárias derivações de LCS.

Em contagens muito baixas de CD4 (< 50 células/mm^3), os pacientes com Aids também são suscetíveis a infecções por **CMV**. Elas podem manifestar-se como viremia com febre persistente e sintomas constitucionais, retinite (que pode levar à cegueira), esofagite (que pode causar odinofagia intensa), colite e adrenalite necrosante, que ocasionalmente destroem o tecido suprarrenal de forma a produzir insuficiência suprarrenal clinicamente aparente. O tratamento de infecção grave por CMV inclui ganciclovir, foscarnet e cidofovir por via intravenosa.

O complexo *Mycobacterium avium-intracellulare* (MAC) é uma das infecções oportunistas mais frequentes em pacientes com contagens muito baixas de CD4. O quadro clínico mais comum é infecção disseminada com febre persistente, perda de peso e sintomas constitucionais, assim como sintomas gastrintestinais (GI), como dor abdominal e diarreia aquosa crônica. A infecção geralmente é diagnosticada pelo achado de micobactéria na hemocultura. O tratamento com claritromicina, etambutol e rifabutina é necessário por semanas para tentar erradicar a bacteremia.

Por causa da frequência e da gravidade de infecções oportunistas comuns, é feita **profilaxia antibiótica** rotineiramente, à medida que declina o estado imune do paciente. Com contagens de CD4 menores de 200 células/mm^3, a profilaxia de PCP deve ser feita com comprimido de dose dobrada de SMX-TMP diariamente. Quando a contagem cai para menos de 100 células/mm^3 e o paciente tem sorologia positiva para *Toxoplasma*, a toxoplasmose pode ser evitada com uma dose diária de SMX-TMP. Se os níveis de CD4 estiverem abaixo de 50 células/mm^3, a profilaxia de MAC consiste em 500 mg de claritromicina duas vezes ao dia, ou 1.200 mg de azitromicina por semana. A profilaxia pode ser suspensa se for iniciado tratamento antirretroviral altamente ativo (HAART) e os níveis de CD4 melhorarem.

O tratamento **HAART** inclui a combinação de pelos menos três fármacos, que frequentemente consistem em dois nucleosídeos inibidores de transcriptase reversa nucleosídeos com um inibidor de transcriptase reversa não nucleosídeo ou com um inibidor de protease. A HAART é muito potente e revolucionou o tratamento de pacientes com HIV, produzindo supressão de replicação viral e permitindo que a contagem de CD4 seja recuperada. A iniciação da terapia antirretroviral normalmente é indicada em qualquer uma das seguintes circunstâncias: (1) infecção por HIV aguda; (2) infecção assintomática com CD4 < 500; (3) gravidez ou (4) paciente sintomático, seja qual for a contagem de CD4.

No entanto, o tratamento com HAART geralmente não é aconselhável a pacientes muito doentes, porque a medicação não é de fácil ingestão e com frequência causa efeitos colaterais que podem ser confundidos com processo de doença subjacente. Além disso, em uma ou duas semanas depois do início do tratamento com HAART, a melhora do sistema imune pode causar piora dos sintomas como resultado da resposta do hospedeiro, o que se chama de **"síndrome inflamatória de reconstituição imune" (SIRI)**. Assim, pode ser melhor esperar até que a doença aguda regrida para iniciar o tratamento antirretroviral. Além disso, é importante realizar uma consulta a um especialista em doenças infecciosas para assegurar um acompanhamento confiável.

QUESTÕES DE COMPREENSÃO

7.1 Mulher de 32 anos com história de cinco anos de infecção por HIV tem contagem de CD4 de 100 células/mm^3. Ela é internada por estar há duas semanas com febre, falta de ar e tosse seca. Qual dos seguintes exames diagnósticos provavelmente confirmaria o diagnóstico de PCP?
   A. Coloração do escarro pela prata.
   B. Coloração de Gram no escarro mostrando diplococos gram-positivos.
   C. Pesquisa de BAAR no escarro.
   D. Antígeno criptocócico sérico.

7.2 Qual dos seguintes é o microrganismo mais provável como causa de uma pneumonia lobar em paciente com Aids?
   A. *Pneumocystis jirovecii.*
   B. *Mycobacterium tuberculosis.*
   C. *Histoplasmosis capsulatum.*
   D. *Streptococcus pneumoniae.*

7.3 Mulher HIV-positiva de 44 anos tem contagem de CD4 de 180 células/mm^3. Qual dos seguintes medicamentos é recomendado como agente profilático útil nesse caso?
   A. Fluconazol.
   B. Azitromicina.
   C. Sulfametoxazol-Trimetoprim.
   D. Ganciclovir.

7.4 Mulher de 36 anos com HIV é internada com convulsões de início recente. Uma TC do crânio mostra lesões múltiplas no cérebro realçadas por contraste. Qual dos seguintes é o melhor tratamento para a provável doença?
   A. Rifampicina, isoniazida, etambutol.
   B. Ganciclovir.
   C. Penicilina.
   D. Sulfadiazina com pirimetamina.

RESPOSTAS

7.1 **A.** A febre, a tosse seca e a dispneia são consistentes com PCP, a qual é diagnosticada com coloração do escarro pela prata, o que costuma exigir lavado broncoalveolar.

7.2 **D.** Os mesmos microrganismos que causam pneumonia em indivíduos imunocompetentes são os principais causadores nos pacientes com HIV. Além disso, os pacientes com HIV podem ser mais suscetíveis a infecções por organismos encapsulados, como por *S. pneumoniae* e *H. influenzae*.

7.3 **C.** Quando a contagem de CD4 é menor de 200 células/mm^3, frequentemente é iniciada a profilaxia com sulfametoxazol-trimetoprim (Bactrim®) para evitar PCP. A profilaxia do complexo *Mycobacterium avium-intracellulare* em geral é iniciada quando a contagem de CD4 é < 50 células/mm^3, e a profilaxia de toxoplasmose, normalmente, é iniciada quando a contagem de CD4 é < 100 células/mm^3.

7.4 **D.** A causa mais comum de lesão de massa no cérebro em paciente com HIV é a toxoplasmose, tratada com sulfadiazina e pirimetamina.

DICAS CLÍNICAS

▶ A pneumonia por *Pneumocystis* normalmente tem apresentação subaguda com febre e tosse seca, quase sempre em paciente com contagem de CD4 menor do que 200 células/mm^3. O raio X de tórax pode ser normal ou mostrar um infiltrado bilateral discreto, sendo que os pacientes apresentam níveis séricos de desidrogenase láctica elevados característicos.

▶ A TB pulmonar deve sempre ser considerada nos pacientes com Aids que apresentam sintomas respiratórios e história sugestiva; o quadro radiográfico pode ser atípico.

▶ As causas mais comuns de pneumonia bacteriana em pacientes com Aids são as mesmas dos pacientes imunocompetentes, isto é, microrganismos adquiridos na comunidade, como *Streptococcus pneumoniae*.

▶ Em pacientes com contagem de CD4 menor do que 200 células/mm^3, a profilaxia com SMX-TMP (Bactrim®) é eficaz na prevenção de PCP, bem como na prevenção de toxoplasmose quando a contagem de CD4 é menor do que 100 células/mm^3. Com contagem de CD4 menor do que 50 células/mm^3, claritromicina ou azitromicina podem evitar a infecção por MAC.

▶ A HAART é eficaz na diminuição da replicação viral, no aumento de contagem de CD4 e na restauração do sistema imune, mas geralmente não deve ser utilizado na doença aguda devido à chance aumentada de SIRI.

REFERÊNCIAS

Fauci AS, Lane HC. HIV disease: Aids and related disorders. In: Longo DL, Fauci AS, Kasper DL, et al., eds. *Harrison's Principles of Internal Medicine*. 18th ed. New York, NY: McGraw-Hill; 2012:1506-1587.

Gray F, Chretien F, Vallat-Decouvelaere AV, et al. The changing pattern of HIV neuropathology in the HAART era. *J Neuropathol Exp Neural*. 2003;62:429-440.

Smulian AG, Walzer PD. Pneumocystis infection. In: Longo DL, Fauci AS, Kasper DL, et al., eds. *Harrison's Principles of Internal Medicine*. 18th ed. New York, NY: McGraw-Hill; 2012:1671-1674.

Thomas CF, Limper AH. Pneumocystis pneumonia. *N Engl J Med*. 2004;350:2487-2498.

Wolff AJ, O'Donnell AE. Pulmonary manifestations of HIV infection in the era of highly active antiretroviral therapy. *Chest*. 2001;120:1888-1893.

CASO 8

Um homem de 58 anos vai ao serviço de emergência queixando-se de dor intensa na panturrilha e no pé esquerdo que o acordou do sono. Ele tem história de angina crônica estável, hipercolesterolemia e hipertensão, tomando ácido acetilsalicílico, atenolol e sinvastatina. Há vários anos, tem dor em ambas as panturrilhas e nos pés quando anda, o que gradativamente progrediu de modo que agora quando anda apenas 30 m tem de parar por causa da dor. Ocasionalmente tem dor leve no pé esquerdo à noite, mas em geral fica melhor quando senta com os pés pendentes ao lado da cama. Dessa vez, a dor foi mais intensa, não melhorou, e agora o pé está dormente, e ele não pode movimentar os artelhos. Durante exame físico está afebril, com frequência cardíaca de 72 bpm e pressão arterial de 125/74 mmHg. No exame da cabeça e do pescoço, verifica-se sopro carotídeo direito. Os pulmões estão limpos; o coração tem ritmo regular, sem deslocamento de *ictus*, com galope B_4 e sem sopros. O exame do abdome é normal, sem dor ou massas. Tem sopro femoral bilateral e pulsos femoral e poplíteo palpáveis bilateralmente. Os pulsos pediosos estão diminuídos à direita e ausentes à esquerda, e a região distal da perna esquerda e o pé esquerdo estão pálidos e frios, com enchimento capilar muito lento.

▶ Qual é o diagnóstico mais provável?
▶ Qual deve ser o próximo passo?

RESPOSTAS PARA O CASO 8
Isquemia de membro (doença vascular periférica)

Resumo: Homem de 58 anos vai ao serviço de emergência com dor intensa e adormecimento do pé esquerdo. Ele tem angina e um sopro carotídeo que sugerem doença aterosclerótica sistêmica. Teve sintomas anteriores de claudicação bilateral nas panturrilhas, mas agora tem dor súbita, palidez e ausência de pulso à esquerda.

- **Diagnóstico mais provável:** Isquemia aguda de membro causada por oclusão arterial trombótica ou embolia de uma fonte mais proximal.
- **Próximo passo:** Angiografia da extremidade inferior.

ANÁLISE
Objetivos

1. Compreender o quadro clínico de um paciente com doença vascular periférica aterosclerótica, incluindo isquemia aguda de membro.
2. Aprender a avaliação e o tratamento clínico de doença vascular periférica.
3. Conhecer as indicações para revascularização de extremidade.

Considerações

Esse paciente tem doença vascular aterosclerótica difusa, incluindo doença arterial coronariana (DAC), doença carotídea e doença vascular periférica. Sua **história de dor na panturrilha quando anda e que melhora com o repouso é clássica de claudicação**. Recentemente, a perfusão da perna esquerda provavelmente piorou, fazendo-o acordar e deixar a perna pendente para permitir que o fluxo sanguíneo melhore a dor. **Dor em repouso é sinal de possível insuficiência vascular crítica de membro**. O paciente queixa-se de **dor súbita, palidez e falta de pulso**, indicativos de oclusão arterial aguda. Sua isquemia de membro pode resultar de oclusão arterial aguda causada por êmbolo, geralmente originado em trombo deslocado do coração, da aorta ou ainda de uma artéria proximal de grande calibre, como a artéria ilíaca. Dependendo do nível da oclusão, o paciente pode necessitar de tromboembolectomia urgente. Uma RM ou angiografia por TC, ou possivelmente um arteriograma convencional, seriam necessários para primeiro determinar a anatomia da artéria e definir a melhor maneira de revascularização.

ABORDAGEM À
Doença vascular periférica

DEFINIÇÕES

ÍNDICE TORNOZELO-BRAQUIAL (ITB): Relação entre a pressão sistólica do tornozelo e a do braço usando fluxo Doppler na ultrassonografia.

CLAUDICAÇÃO: Dor, sofrimento ou cãibra nos músculos que aumentam ao andar ou com esforço da perna de um modo previsível e alivia com o repouso.

ABORDAGEM CLÍNICA

Embora a aterosclerose seja uma doença sistêmica, os clínicos quase sempre se concentram na circulação coronariana e são menos atentos às extremidades. Estima-se que a doença arterial periférica (DAP) aterosclerótica acometa até 16% dos americanos (a partir dos 55 anos) e possa existir sem doença vascular coronariana e cerebrovascular clinicamente reconhecíveis. Além disso, a DAP é equivalente ao infarto agudo do miocárdio (IAM) ou ao acidente vascular encefálico (AVE) anteriores quanto ao risco de morte cardiovascular. **Os fatores de risco mais importantes** para doença arterial periférica são **tabagismo e diabetes melito**. Hipertensão, dislipidemia e níveis elevados de homocisteína também são importantes fatores de risco.

Diagnóstico

O sintoma mais comum associado à insuficiência arterial crônica causada por DAP é a **claudicação intermitente**, caracterizada por dor, sensação de fadiga, ou outro desconforto, que ocorre em uma ou ambas as pernas durante realização de exercício, como caminhar, e alivia com o repouso. É uma dor isquêmica e ocorre distalmente ao local da estenose arterial, mais comumente nas panturrilhas. Os sintomas geralmente são progressivos e podem limitar muito a atividade do paciente, diminuindo seu estado funcional. Um paciente com estenose proximal, como aortoilíaca, pode queixar-se de dor nas nádegas e nas coxas ao fazer esforços. Uma oclusão grave pode produzir **dor em repouso**, que geralmente ocorre à noite e pode ser aliviada ao sentar-se e deixar as pernas pendentes, com auxílio da gravidade para dirigir o fluxo aos pés.

No exame físico, os **pulsos periféricos podem estar diminuídos** ou ausentes, abaixo do nível da oclusão. Além disso, a existência de **sopros** pode indicar aceleração de fluxo sanguíneo e turbulência nos locais de estenose. Os sopros podem ser ouvidos no abdome, com estenose aortoilíaca, e na virilha, com estenose da artéria femoral. A **elevação dos pés** acima do nível do coração com o paciente em posição supina quase sempre causa **palidez das plantas dos pés**. Se as pernas então forem colocadas na posição pendente, frequentemente apresentam rubor resultante da hiperemia reativa. A insuficiência arterial crônica pode causar **perda de pelos nas pernas e nos pés**, espessamento e friabilidade nas unhas dos artelhos e pele atrófica brilhante. A isquemia grave pode produzir úlceras ou gangrena.

Quando se suspeita de DAP, o exame mais usado para avaliar a insuficiência arterial é o **índice tornozelo-braquial (ITB)**. As pressões arteriais sistólicas são medidas por ultrassonografia Doppler em cada braço, no dorso dos pés e nas artérias tibiais posteriores em cada tornozelo. Normalmente, as pressões nas grandes artérias das pernas e dos braços são semelhantes. De fato, as pressões arteriais nas pernas geralmente são mais altas do que nos braços por causa de um artefato de medida, de modo que a relação normal entre as pressões do tornozelo e dos braços é >1.

Pacientes com claudicação intermitente em geral têm valores de ITB entre de 0,41 e 0,90, e aqueles com isquemia crítica do membro inferior, valores de 0,40 ou menos. A avaliação posterior com teste de esforço pode esclarecer o diagnóstico quando os sintomas são duvidosos, analisar limitações funcionais (p. ex., distância máxima do caminhar) e avaliar a presença de DAC concomitante.

Tratamento

Os objetivos do tratamento incluem diminuição da morbidade e da mortalidade, melhora da qualidade de vida pela diminuição dos sintomas da claudicação intermitente, eliminação da dor em repouso e preservação da viabilidade do membro.

O primeiro passo no tratamento de pacientes com DAP é a modificação de fatores de risco. Devido à probabilidade de doença vascular aterosclerótica coexistente, como a DAC, os pacientes com **sintomas de DAP** têm taxa estimada de **mortalidade de 50% em 10 anos**, mais frequentemente como consequência de eventos cardiovasculares. O **tabagismo** é definitivamente o **fator de risco isolado mais importante**, causando impacto nos sintomas da claudicação intermitente e na mortalidade por complicações cardiovasculares gerais. Além de retardar a progressão para isquemia crítica de membro, a **suspensão do tabagismo reduz o risco de IAM fatal e não fatal em até 50%**, mais do que qualquer outro tratamento clínico ou cirúrgico. Além disso, o tratamento de hipercolesterolemia, o controle da hipertensão e do diabetes e o uso de agentes antiplaquetários, como ácido acetilsalicílico e clopidogrel, melhoram a saúde cardiovascular e podem ter efeito na circulação arterial periférica. Programas de exercícios cuidadosamente controlados podem melhorar a força muscular e prolongar a distância de caminhada por meio da promoção de circulação colateral.

Medicações específicas para melhorar os sintomas da claudicação intermitente têm sido usadas com algum benefício. Foi relatado que a pentoxifilina, um derivado de xantina que aumenta a elasticidade dos eritrócitos, diminui a viscosidade do sangue e melhora o fluxo na microcirculação. Os resultados de testes clínicos, no entanto, são conflitantes, e seu benefício, se presente, aparentemente é pequeno. Um agente novo, o cilostazol, um inibidor da fosfodiesterase com propriedades vasodilatadora e antiplaquetária, foi aprovado pela Food and Drug Administration (FDA) para tratamento da claudicação intermitente. Em ensaios randomizados e controlados, observou-se que ele melhora a capacidade de caminhar. A Figura 8.1 é um algoritmo do tratamento para DAP.

Pacientes com **isquemia crítica de membro**, que apresenta **ITB < 0,40, claudicação intensa ou incapacitante, dor em repouso e úlceras que não cicatrizam devem ser avaliados quanto a procedimentos de revascularização**. Isso pode ser feito por angioplastia percutânea, com ou sem colocação de *stents* arteriais, ou por *bypass* com enxerto. A angiografia (convencional ou com ressonância magnética) deve ser feita para definir as lesões limitantes de fluxo antes de qualquer procedimento vascular. Candidatos ideais para revascularização arterial são aqueles com estenose de-

```
┌─────────────────────────────────────────────┐
│ Suspeita de DAP: Claudicação ou ITB < 0,90 │
└─────────────────────────────────────────────┘
```

Avaliar a gravidade da claudicação:
- Teste de esforço
- Distância máxima alcançada ao caminhar

Isquemia crítica do membro
Úlceras que não curam
Dor em repouso

Tratar fatores de risco cardiovascular:
- Deixar de fumar
- Colesterol LDL < 100 mg/dL
- PA < 130/85 mmHg
- Inibidor da ECA
- Ácido acetilsalicílico

Exercício supervisionado
Pentoxifilina ou cilostazol

Sintomas melhoram → (tratar fatores de risco)
Sintomas não melhoram →

Avaliar quanto à revascularização:
- Ultrassonografia Doppler
- RM
- Angiografia convencional

Angioplastia ou *bypass* com enxerto

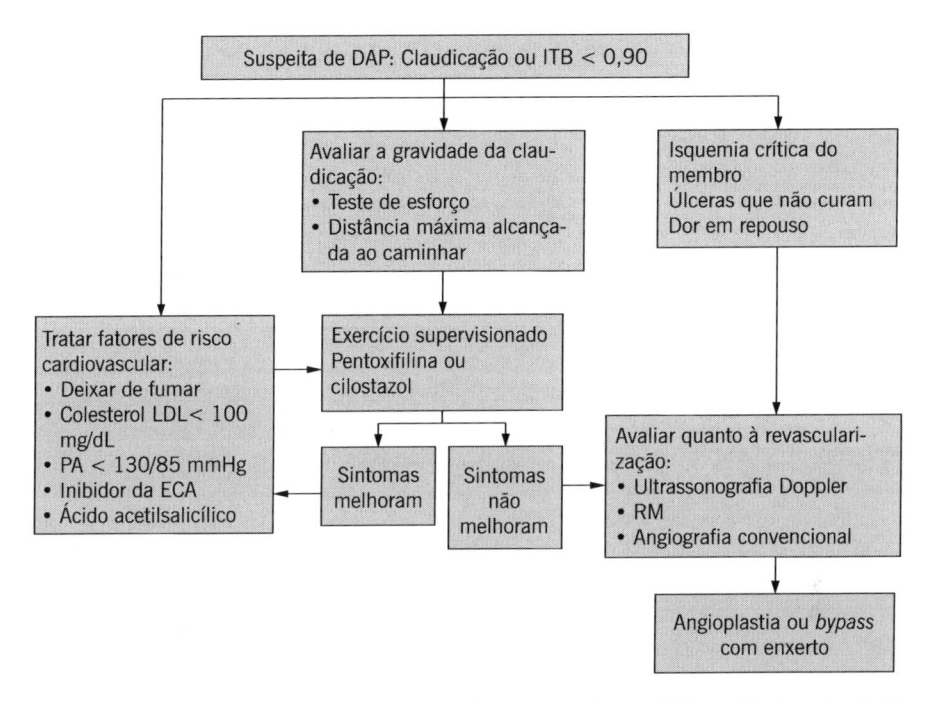

Figura 8.1 Algoritmo para tratamento de doença arterial periférica. (Dados de Hiatt W. Medical treatment of peripheral arterial disease and claudication. *N Engl J Med.* 2001;344: 1608-1621.)

limitada de grandes vasos, já pessoas com aterosclerose difusa e doença de pequenos vasos respondem mal ao procedimento.

Causas menos comuns de insuficiência arterial periférica crônica incluem tromboangeíte obliterante, ou *doença de Buerger*, uma doença inflamatória de artérias de médio e pequeno calibre que pode acometer as extremidades superiores e inferiores, encontrada quase exclusivamente em fumantes, especialmente em homens com menos de 40 anos. Também entre as causas incomuns de insuficiência arterial periférica está a **displasia fibromuscular**, uma doença hiperplásica que **acomete as artérias de médio e pequeno calibre, geralmente em mulheres**. Além disso, costuma haver envolvimento de artérias renais e carótidas, mas quando as artérias dos membros são envolvidas, os sintomas são idênticos aos da DAP. A **arterite de Takayasu**, uma doença inflamatória observada especialmente em mulheres jovens, com frequência acomete os ramos da aorta, em geral as artérias subclávias, e causa **claudicação intermitente do braço e fenômeno de Raynaud**, além de sintomas gerais como **febre e perda de peso**.

Os pacientes com insuficiência arterial periférica crônica que apresentam dor súbita sem remissão podem ter **oclusão arterial aguda**, mais comumente como resultado de **embolia** ou de **trombose *in situ*. O coração é a fonte mais comum do êmbolos.** As condições que podem causar êmbolos cardiogênicos incluem fibrilação atrial, miocardiopatia dilatada e endocardite. A embolia artério-arterial de debris ateroscleróticos da aorta ou de grandes vasos pode ocorrer espontaneamente ou, com mais frequência, depois de procedimento intravascular, como cateterismo arterial. Os êmbolos tendem a alojar-se na bifurcação de vasos, normalmente nas artérias femorais, ilíacas, poplíteas e tibioperoneais. Pode ocorrer trombose arterial em vasos ateroscleróticos em região de estenose ou de dilatação aneurismática, o que também pode complicar a doença arterial aterosclerótica.

Pacientes com oclusão arterial aguda podem apresentar vários sinais, que podem ser lembrados usando o mnemônico em inglês dos **"seis Ps"**: *pain* **(dor)**, *pallor* **(palidez)**, *pulselessness* **(ausência de pulso)**, *paresthesias* **(parestesia)**, *poikilotermia* **(redução da temperatura)** e *paralysis* **(paralisia)**. Os primeiros cinco sinais ocorrem rapidamente na isquemia aguda, já a paralisia se desenvolve se a oclusão arterial for grave e persistente.

A restauração rápida da irrigação arterial é obrigatória em pacientes com **oclusão arterial aguda que ameaça a viabilidade do membro**. O tratamento inicial inclui a anticoagulação com heparina para evitar a propagação do trombo. O membro acometido deve ser colocado abaixo do plano horizontal sem aplicação de qualquer pressão. A arteriografia convencional geralmente está indicada para localizar a oclusão e avaliar os métodos potenciais de revascularização. Podem ser feitas a remoção cirúrgica de êmbolo ou o *bypass* arterial, particularmente se a oclusão ocorrer em artéria proximal de grande calibre. Um cateter com balão também pode ser usado para tentar remover o trombo. Alternativamente, um cateter pode ser usado para administração de trombolítico intra-arterial, diretamente no trombo. Em comparação com o tratamento o fibrinolítico sistêmico, a infusão localizada está associada com menos complicações hemorrágicas.

QUESTÕES DE COMPREENSÃO

8.1 Fumante de 48 anos com hipertensão, diabetes e hipercolesterolemia vai à clínica queixando-se de dor nas panturrilhas quando anda de 2 a 3 quarteirões. Que tratamento poderia ser mais benéfico para a redução dos sintomas e do risco de morte?

A. Ácido acetilsalicílico.
B. Procedimento de revascularização do membro.
C. Cilostazol.
D. Parar de fumar.
E. Pravastatina.

8.2 Homem fumante de 31 anos com dor nas pernas em repouso e úlcera que não cicatriza no pé. Qual das seguintes é a causa mais provável de insuficiência arterial nesse paciente?

A. Embolia de colesterol.
B. Displasia fibromuscular.

C. Tromboangeíte obliterante (doença de Buerger).
D. Arterite de Takayasu.
E. Dor psicogênica.

8.3 Mulher de 21 anos apresenta-se com febre, fadiga e pulsos e pressões arteriais desiguais nos braços. Qual das seguintes é a causa mais provável de insuficiência arterial nessa paciente?
  A. Embolia de colesterol.
  B. Displasia fibromuscular.
  C. Tromboangeíte obliterante (doença de Buerger).
  D. Arterite de Takayasu.
  E. Dor psicogênica.

8.4 Homem de 62 anos apresenta *livedo reticularis*, três artelhos cianóticos, incluindo um com gangrena, após cateterismo cardíaco. Qual das seguintes é a causa mais provável dos achados nesse paciente?
  A. Embolia de colesterol.
  B. Displasia fibromuscular.
  C. Tromboangeíte obliterante (doença de Buerger).
  D. Arterite de Takayasu.
  E. Dor psicogênica.

8.5 Mulher de 67 anos tem doença arterial periférica significativa. Ela é avaliada pelo cirurgião cardiovascular, mas ele não a considera uma candidata à cirurgia. Qual das seguintes condições clínicas é provável de estar presente nessa paciente?
  A. Doença aterosclerótica difusa
  B. Dor na perna em repouso
  C. Sintomas que não melhoram com tratamento farmacológico
  D. Úlceras no tornozelo que não cicatrizam

RESPOSTAS

8.1 **D.** Deixar de fumar é a intervenção mais importante para evitar a morbidade e diminuir o risco de morte por complicações cardiovasculares em pacientes de alto risco, como aqueles com DAP. Tal atitude também ajuda a melhorar os sintomas de claudicação intermitente. O cilostazol pode diminuir os sintomas da claudicação intermitente, mas não altera o risco de morte por doença cardiovascular. O uso de ácido acetilsalicílico, de inibidores da enzima conversora de angiotensina (ECA) e de inibidores da beta-hidroxi-beta-metilglutaril coenzima A (HMG CoA) redutase é importante para a modificação do fator de risco e para o alívio dos sintomas, mas seus benefícios são pequenos em comparação com a suspensão do tabagismo.

8.2 **C.** A tromboangeíte obliterante, ou doença de Buerger, é uma doença de homens fumantes jovens e pode causar sintomas de insuficiência arterial crônica nas pernas e nos braços.

8.3 **D.** A arterite de Takayasu está associada a sintomas de inflamação como febre e acomete com maior frequência as artérias subclávias, produzindo lesões estenóticas que podem causar pressões arteriais desiguais, diminuição de pulso e dor isquêmica nos membros acometidos.

8.4 **A.** A embolia de colesterol e de outros debris ateroscleróticos da aorta ou de outros grandes vasos para pequenos vasos da pele ou dos dedos pode complicar qualquer procedimento intra-arterial.

8.5 **A.** O tratamento cirúrgico é reservado para pacientes com sintomas graves que se manifestam após exercícios e uso de agentes farmacológicos, com prejuízo da qualidade de vida. Outras indicações são dor em repouso, falta de resposta ao tratamento clínico, úlceras que não cicatrizam e gangrena. A ultrassonografia com Doppler pode ajudar a diferenciar pacientes que são candidatos potenciais à cirurgia. A arteriografia também pode ser realizada para esse fim. A doença aterosclerótica difusa é uma contraindicação para a cirurgia, já que o *bypass* não ajudaria em caso de doença significativa e disseminada.

DICAS CLÍNICAS

▶ A suspensão do tabagismo é a intervenção mais importante no caso de doença arterial periférica aterosclerótica. Outros tratamentos incluem pentoxifilina ou cilostazol, exercício regular e modificação de fatores de risco cardiovascular.
▶ Revascularização por angioplastia ou *bypass* com enxerto pode ser indicada para pacientes com claudicação intermitente debilitante, dor isquêmica em repouso ou necrose tecidual.
▶ Oclusão arterial aguda que ameaça a viabilidade do membro é emergência médica e exige anticoagulação imediata, além de investigação com arteriografia convencional.
▶ Dor isquêmica aguda de extremidade causa os "seis Ps": *pain* (dor), *pallor* (palidez), *pulselessness* (ausência de pulso), *paresthesias* (parestesia), *poikilotermia* (redução da temperatura) e *paralysis* (paralisia). A oclusão arterial crônica incompleta pode resultar somente em dor ou fadiga aos esforços e em palidez à elevação da extremidade, com rubor quando essa é abaixada.

REFERÊNCIAS

Creager M, Loscalzo J. Vascular disease of the extremities. In: Longo DL, Fauci AS, Kasper DL, et al., eds. *Harrison's Principles of Internal Medicine*. 18th ed. New York, NY: McGraw-Hill; 2012:2066-2076.

Hankey GJ, Normal PE, Eikelboom JW, et al. Medical treatment of peripheral arterial disease. JAMA. 2006; 295:547.

Hirsch AT, Haskal ZJ, Hertzer NR, et al. ACC/AHA 2005 practice guidelines for the management of patients with peripheral arterial disease. *Circulation*. 2006;113:e463.

Katzen BT. Clinical diagnosis and prognosis of acute limb ischemia. *Rev Cardiovasc Med*. 2002;3(Suppl 2):S2-S6.

CASO 9

Homem de 56 anos vai a sua clínica pela primeira vez. Há sete anos, no exame de saúde no trabalho, teve diagnóstico de hipertensão e de hipercolesterolemia. Na ocasião, consultou um médico que prescreveu um diurético e o aconselhou a perder algum peso com dieta e exercícios. Desde aquela época, o paciente não procurou atendimento médico. Durante os últimos dois meses, tem cefaleia ocasional, que atribui à tensão no trabalho. Nega dor torácica, falta de ar, dispneia de esforço e dispneia paroxística noturna. Fuma um maço de cigarros por dia desde os 15 anos de idade. Normalmente, bebe dois copos de vinho no jantar. O paciente é obeso, você calcula seu índice de massa corporal (IMC) em 30 kg/m^2. A pressão arterial no braço direito é de 168/98 mmHg e de 170/94 mmHg no braço esquerdo. A pressão arterial não se altera com mudanças de posição. A frequência cardíaca é de 84 bpm. Não tem aumento de tireoide ou linfadenopatia. O exame do fundo de olho mostra estreitamento de artérias, cruzamento arteriovenoso patológico e hemorragias em chama de vela com exsudatos algodonosos. O exame cardíaco mostra que o *ictus* está desviado 2 cm para a esquerda da linha hemiclavicular. Há galope B$_4$, e não são auscultados sopros. O exame dos pulmões e do abdome é normal.

▶ Quais devem ser os próximos passos?

RESPOSTAS PARA O CASO 9
Hipertensão, paciente ambulatorial

Resumo: Homem hipertenso de 56 anos está sendo avaliado como paciente novo. Sua pressão arterial está na faixa de 170/95 mmHg. O exame de fundo de olho mostra retinopatia hipertensiva. O *ictus* está desviado lateralmente, sugerindo cardiomegalia, e há quarta bulha cardíaca, isto é, com ventrículo espessado não complacente. Além disso, tem múltiplos fatores de risco cardiovascular, incluindo idade, obesidade e tabagismo.

- Próximos passos:
    1. Avaliação laboratorial para medida da função renal, incluindo análise de eletrólitos, creatinina e exame de urina; avaliação de outros fatores de risco cardiovascular, como glicemia e perfil lipídico e realização de um ECG basal para avaliação de dano em órgão-alvo.
    2. Iniciar esquema de dois fármacos anti-hipertensivos que inclua um diurético tiazídico.
    3. Recomendar mudança no estilo de vida, sendo a mais importante o abandono do tabagismo.

ANÁLISE

Objetivos

1. Conhecer a avaliação inicial de um paciente hipertenso.
2. Familiarizar-se com as medicações anti-hipertensivas mais comuns e as indicações e cuidados com o seu uso.
3. Familiarizar-se com as várias causas de hipertensão secundária e saber quando procurar esses diagnósticos.

Considerações

Esse é um homem de 56 anos com hipertensão grave e evidências de lesão hipertensiva de órgãos-alvo, isto é, retinopatia hipertensiva e hipertrofia ventricular esquerda. Além disso, tem múltiplos fatores de risco para doença aterosclerótica. O diagnóstico mais provável é hipertensão essencial, mas causas secundárias ainda devem ser consideradas. Embora você tenha medido sua pressão arterial apenas na clínica, ele disse que era hipertenso e parece já ter dano em órgãos-alvo por esse motivo. Sua pressão arterial está acima de 160/100 mmHg, o que o coloca no **estágio II de hipertensão, com indicação de tratamento com duas medicações de imediato.**

ABORDAGEM À
Hipertensão

DEFINIÇÕES

HIPERTENSÃO ESSENCIAL: Também conhecida como hipertensão idiopática ou primária. Não tem causa conhecida, embora represente aproximadamente de 80 a 95% de todos os casos de hipertensão.

MODIFICAÇÃO NO ESTILO DE VIDA: É a pedra angular no tratamento da hipertensão, consistindo em atividade aeróbica regular, perda de peso, diminuição da ingesta de sal e aumento da ingesta de frutas e vegetais. Além disso, deve-se diminuir a quantidade de gordura total, especialmente de gordura saturada, na dieta. O consumo de álcool também deve ser moderado, não mais do que dois copos de vinho por dia para homens e um copo por dia para mulheres.

PRÉ-HIPERTENSÃO: Pressão arterial de 120-139/80-89 mmHg.

HIPERTENSÃO ESTÁGIO I: Pressão arterial de 140-159/90-99 mmHg.

HIPERTENSÃO ESTÁGIO II: Pressão arterial de mais de 160/100 mmHg.

HIPERTENSÃO SECUNDÁRIA: Aumento de pressão arterial com causa subjacente conhecida, como estenose de artéria renal ou hiperaldosteronismo primário. A prevalência é de aproximadamente de 5 a 20% de todos os casos de hipertensão.

ABORDAGEM CLÍNICA

Avaliação inicial e tratamento

A hipertensão pode ser inicialmente estagiada para guiar a intensidade da intervenção clínica, por meio da medida da pressão arterial em duas ou mais ocasiões. Causas subjacentes de hipertensão devem ser consideradas. A hipertensão essencial ou idiopática é a forma mais comum, compreendendo de 80 a 95% dos casos; aproximadamente de 5 a 20% dos casos de hipertensão têm origem em causas secundárias (Quadro 9.1).

Para identificar causas secundárias (e potencialmente reversíveis) de hipertensão, o clínico deve estar ciente das manifestações clínicas e laboratoriais dessas doenças. Deve-se considerar causa secundária de hipertensão e fazer exames mais minuciosos quando os pacientes tiverem qualquer uma das seguintes características clínicas: primeiros sintomas com menos de 25 anos ou acima de 55 anos, hipertensão maligna, hipertensão refratária com necessidade de três ou mais medicamentos anti-hipertensivos, hipertensão que subitamente se torna incontrolável, aumento do nível de creatinina com uso de inibidores da ECA e outros sinais clínicos de causa secundária.

Quadro 9.1 • Causas secundárias de hipertensão

Doenças renais
- Parenquimatosas (glomerulonefrite, doença do rim policístico, tumores renais)
- Renovascular (aterosclerose ou displasia fibromuscular)

Doenças endócrinas
- Aldosteronismo primário
- Síndrome de Cushing
- Feocromocitoma
- Hipertireoidismo
- Excesso de hormônio de crescimento (acromegalia)

Outras doenças
- Apneia do sono obstrutiva
- Coarctação da aorta
- Aumento de volume intravascular (pós-transfusão)
- Hipercalcemia
- Medicações (simpatomiméticos, glicocorticoides, doses altas de estrogênio, AINEs)

OUTROS FATORES DE RISCO PARA DOENÇAS CARDÍACAS E AVALIAÇÃO DE LESÃO DE ÓRGÃO-ALVO

Os fatores de risco para doenças cardiovasculares e as lesões de órgão-alvo devem ser identificados. Os principais fatores de risco para doença cardiovascular são idade, tabagismo, dislipidemia, diabetes melito, obesidade, nefropatia e história familiar de doença cardiovascular prematura. As lesões de órgão-alvo causadas pela hipertensão incluem cardiopatia, nefropatia, retinopatia e doença cerebrovascular. História e exame físico completos, incluindo exame de fundo de olho, ausculta das principais artérias quanto a sopros, palpação do abdome quanto a massas, aumento dos rins ou da aorta abdominal, avaliação dos membros inferiores quanto a edema e perfusão e exame neurológico devem compor o exame-padrão. Alguns exames laboratoriais iniciais também estão indicados (Quadro 9.2). O aconselhamento dos pacientes quanto à mudança no estilo de vida é importante em qualquer nível de pressão arterial e inclui perda de peso, limitação da ingesta de álcool, aumento de atividade física aeróbica, diminuição da ingesta de sódio, cessação do tabagismo e diminuição da ingestão de gordura saturada e colesterol.

Tratamento

O tratamento inicial deve basear-se no estágio ou no grau da hipertensão. Para todos os pacientes com hipertensão devem ser instituídas mudanças no estilo de vida. Para aqueles com **pré-hipertensão** (pressão arterial de 120-139/80-89 mmHg), as mudanças no estilo de vida são as únicas intervenções indicadas, a menos que tenham alguma comorbidade, como insuficiência cardíaca ou diabetes, as quais exigem uso de anti-hipertensivos. Em pacientes com **hipertensão em estágio I** (pressão arterial

Quadro 9.2 • Exames básicos para a avaliação inicial da hipertensão

Exame de urina, creatinina sérica ou nitrogênio no sangue
Hemoglobina ou hematócrito
Sódio e potássio séricos
Cálcio
Glicemia de jejum; colesterol total, LDL, HDL e triglicerídeos
Eletrocardiograma
Considerar TSH

de 140-159/90-99 mmHg), deve-se iniciar com um único agente anti-hipertensivo, enquanto nos pacientes com **hipertensão em estágio II** (pressão arterial > 160/100 mmHg), geralmente serão necessárias duas medicações combinadas.

Para a maioria dos pacientes com hipertensão, **o grau de redução da pressão arterial** é o principal determinante da redução de risco cardiovascular, em vez da classe de agente anti-hipertensivo utilizada. Cada uma das principais classes de anti-hipertensivos (tiazídicos, betabloqueadores, antagonistas de cálcio, inibidores de ECA ou BRA e alfabloqueadores) parece ser igualmente eficaz quando usada como monoterapia. Em geral, os pacientes mais jovens podem ser mais responsivos aos betabloqueadores e inibidores da ECA, enquanto os pacientes com idade mais avançada podem ser mais responsivos aos antagonistas de cálcio e tiazídicos. Entre os afro-americanos, os tiazídicos podem ser mais eficazes do que os betabloqueadores, enquanto os inibidores da ECA e BRAs podem ser menos eficientes do que nos pacientes brancos. **A pressão arterial normalmente almejada é de 135/85 mmHg, salvo se o paciente tiver diabetes ou nefropatia, casos em que deve permanecer < de 130/80 mmHg.** O Seventh Report of the Joint National Committee on Prevention, Detection, Evaluation, and Treatment of High Blood Pressure (JNC 7), publicado em 2003, recomendou que doses baixas de tiazídicos sejam utilizadas como tratamento farmacológico inicial para a maioria dos pacientes com hipertensão sem complicação, a menos que haja indicação específica para uso de um fármaco de outra classe. Seja qual for o fármaco usado, uma formulação de ação prolongada, com eficácia durante 24 horas, é preferível em relação a agentes de ação curta, para melhor adesão e controle mais consistente da pressão arterial. Existe uma lista extensa de medicações anti-hipertensivas orais (Quadro 9.3). No momento em que este livro foi escrito, previa-se que o JNC8 seria divulgado ainda na forma de projeto para receber comentários públicos, como uma atualização do JNC7, durante o ano de 2012.

Para alguns pacientes, há indicações específicas para o uso de classes de fármacos específicas. **Os inibidores da ECA são os agentes de escolha para pacientes hipertensos com diabetes ou insuficiência cardíaca.** Os betabloqueadores seriam os agentes de primeira linha para os pacientes com hipertensão e doença arterial coronariana (DAC). Os alfabloqueadores podem ser considerados para os homens com hipertensão e hipertrofia prostática benigna. A maioria dos pacientes acaba necessitando de mais de uma medicação para controlar a pressão arterial. São fundamentais

Quadro 9.3 • Lista parcial de agentes anti-hipertensivos

Categoria	Agentes	Mecanismo de ação	Efeitos adversos	Contraindicações/cuidados
Diuréticos	Diuréticos tiazídicos: **hidroclorotiazida, clortalidona**	Diurese de sódio, depleção de volume, possível redução da resistência vascular periférica	Hipocalemia, hiponatremia, intolerância a carboidratos, hiperuricemia, hiperlipidemia	Diabetes melito, gota, hipocalemia
	Poupadores de potássio: **espironolactona, eplerenona**	Inibição competitiva da aldosterona, que causa perda renal de sódio	**Hipercalemia**, ginecomastia	Lesão renal, hipercalemia
Antiadrenérgicos	Clonidina	Estimulação do centro vasomotor alfa-2 no cérebro	Hipotensão postural, sedação, boca seca, **hipertensão rebote** com retirada abrupta	História de má adesão ao tratamento
	Betabloqueadores: **metoprolol, atenolol**	Bloqueio dos efeitos simpáticos no coração e nos rins (renina)	**Broncoespasmo**, hiperlipidemia, depressão, disfunção erétil	Asma, bloqueio cardíaco de segundo ou terceiro grau, doença do nó sunusal
	Alfabetabloqueador: **carvedilol**	Mesmo dos betabloqueadores e também vasodilatação direta	Semelhante aos betabloqueadores	Semelhante aos betabloqueadores
Vasodilatadores	Hidralazina	Vasodilatação arterial, produz taquicardia reflexa	Cefaleia, taquicardia, angina, síndrome semelhante ao lúpus	Doença arterial coronariana grave
Inibidores da ECA	Lisinopril, captopril, enalapril, etc.	Inibição da conversão de angiotensina I em angiotensina II (poderoso vasoconstritor)	Hipotensão, **tosse**, angioedema, **hipercalemia**, lesão renal aguda	Lesão renal, estenose de artéria renal bilateral, gestação
Antagonistas do receptor de angiotensina	**Losartana, valsartana, candesartana**	Inibição competitiva do receptor de angiotensina II	Semelhante aos inibidores da ECA, mas sem tosse ou angioedema	Gestação, estenose de artéria renal bilateral
Antagonistas dos canais de cálcio	Di-hidropiridinas: **anlodipina, nifedipina**	Bloqueio dos canais L, reduzindo o cálcio intracelular e causando vasodilatação	Taquicardia, rubor, efeitos colaterais gastrintestinais, hipercalemia, **edema**	
	Não di-hidropiridinas: **diltiazem, verapamil**	Semelhante às di-hidropiridinas	**Bloqueio cardíaco**, constipação	Insuficiência cardíaca, bloqueio cardíaco de segundo ou terceiro grau

(Dados de Fauci AS, Braunwald E, Kasper DL. Harrison's Principles of Internal Medicine. 17th ed. New York, NY: McGraw-Hill; 2008:1560.)

a adequação do tratamento à pessoa, à situação financeira, ao estilo de vida e aos fatores médicos, e a revisão periódica da adesão e de efeitos adversos.

CAUSAS SELECIONADAS DE HIPERTENSÃO SECUNDÁRIA

A causa mais comum de hipertensão secundária é a doença renal (do parênquima ou renovascular). A estenose da artéria renal é causada por doença aterosclerótica com bloqueio hemodinâmico significativo da artéria renal em pacientes mais velhos (acima de 40 anos) ou por displasia fibromuscular em adultos jovens. O clínico deve ter alto índice de suspeição e indicar novos exames, por exemplo, em indivíduo com doença aterosclerótica difusa. O nível de potássio pode ser baixo ou limítrofe em pacientes com estenose de artéria renal causada por hiperaldosteronismo secundário. A cintilografia renal com teste do captopril frequentemente é útil no estabelecimento do diagnóstico; outras ferramentas diagnósticas incluem angiografia com RM e tomografia computadorizada espiral. Correção cirúrgica ou por angioplastia da oclusão vascular pode ser considerada.

A **doença policística dos rins** é herdada como um traço autossômico dominante. Os achados clínicos clássicos são história familiar positiva de rins policísticos, massas bilaterais e dor nos flancos, aumento de pressão arterial e hematúria. Outras causas de doença renal crônica comumente levam à hipertensão.

A hipertensão secundária também pode ser causada por **hiperaldosteronismo primário**, que normalmente leva à hipertensão e hipocalemia. Esteroides anabolizantes, medicações simpatomiméticas, antidepressivos tricíclicos, anticoncepcionais orais, anti-inflamatórios não esteroides e drogas ilícitas, como cocaína, assim como lícitas, como cafeína e álcool, também são incluídas nas possíveis causas secundárias de hipertensão.

Apneia obstrutiva do sono é outra causa comum de hipertensão. A causa definitiva na apneia obstrutiva do sono é o estreitamento crítico das vias aéreas superiores, que ocorre quando a resistência da musculatura cai por causa da pressão negativa gerada pela inspiração. Na maioria dos pacientes, isso é resultado de diminuição congênita do tamanho das vias aéreas, e pode ser complicada pela obesidade. Esses pacientes muitas vezes ficam com hipoxia e hipercapnia durante o sono, o que, entre outras coisas, pode eventualmente levar à vasoconstrição sistêmica, hipertensão sistólica e hipertensão pulmonar.

O **hipertireoidismo** pode causar hipertensão. O paciente terá uma pressão de pulso ampla, com aumento da pressão sistólica e diminuição da pressão diastólica, bem como precórdio hiperdinâmico; pode ter pele quente, tremor e aumento da glândula tireoide ou nódulo palpável. Um nível sérico baixo de hormônio tireoestimulante (TSH) e níveis elevados de hormônio tireóideos (como o T_4 livre) são diagnósticos.

Casos de glicocorticoides em excesso, incluindo a **síndrome de Cushing** e estados iatrogênicos (por tratamento com glicocorticoides), geralmente se manifestam com afinamento das extremidades, com obesidade central, face em lua cheia, coxim gorduroso supraclavicular, estrias violáceas, acne e possíveis sintomas psiquiátricos. O excesso de glicocorticoide pode causar hipertensão secundária porque os hormônios glicocorticoides têm atividade mineralocorticoide. O teste de supressão do nível de cortisol sérico com dexametasona ajuda no diagnóstico da síndrome de Cushing.

A **coarctação da aorta** é um estreitamento congênito do lúmen aórtico, mais comum em pacientes mais jovens com achado de hipertensão juntamente com discordância de pressão arterial entre as extremidades superiores e inferiores. A coarctação da aorta pode causar claudicação dos membros inferiores, extremidades frias e diminuição ou ausência de pulsos femorais como resultado de diminuição da pressão arterial nas extremidades inferiores.

A **síndrome carcinoide** é causada por superprodução de serotonina. Os tumores carcinoides originam-se nas células enterocromafins localizadas no trato gastrintestinal e nos pulmões. As manifestações clínicas incluem rubor, cefaleia, diarreia e constrição brônquica com sibilos e, muitas vezes, hipertensão.

O **feocromocitoma** é um tumor produtor de catecolaminas que normalmente causa hipertensão. As manifestações clínicas incluem cefaleia, palpitações, diaforese e dor torácica. Outros sintomas incluem ansiedade, nervosismo, tremor, palidez, mal-estar e, ocasionalmente, náusea e/ou vômito. Os sintomas normalmente são paroxísticos e associados com hipertensão.

QUESTÕES DE COMPREENSÃO

9.1 Mulher de 30 anos tem pressões arteriais na faixa de 160/100 mmHg. Também é obesa, especialmente no abdome, com estrias. Tem equimoses com muita facilidade e hirsutismo. Qual dos seguintes é o diagnóstico mais provável?

  A. Hipertireoidismo.
  B. Coarctação da aorta.
  C. Síndrome de Cushing.
  D. Feocromocitoma.

9.2 Homem de 45 anos é diagnosticado com hipertensão idiopática com base em duas medidas de pressão arterial, uma de 150/100 mmHg e outra de 156/102 mmHg. Qual das opções a seguir traria informações prognósticas sobre esse paciente?

  A. Biópsia vascular.
  B. Efeitos da hipertensão em órgãos-alvo, tais como hipertrofia ventricular esquerda.
  C. Inclusão do paciente em um ensaio clínico.
  D. Medidas dos níveis séricos de homocisteína.

9.3 Mulher de 34 anos é diagnosticada com hipertensão em estágio I e, após uma avaliação, não é notada nenhuma complicação. De acordo com o JNC7, qual dos seguintes agentes anti-hipertensivos é considerado agente de primeira linha para essa paciente?

A. Diuréticos tiazídicos.
B. Bloqueadores do receptor de angiotensina.
C. Agentes alfabloqueadores.
D. Nitratos.
E. Vasodilatadores como a hidralazina.

9.4 Homem de 45 anos com diabetes tipo 2 tem pressão arterial de 145/90 mmHg e 150/96 mmHg em duas ocasiões. Qual das seguintes é a melhor terapia inicial para esse paciente?
A. Hidroclorotiazida.
B Inibidor da ECA.
C. Betabloqueador.
D. Betabloqueador e hidroclorotiazida.

RESPOSTAS

9.1 **C.** Obesidade central, estrias abdominais, hirsutismo e equimoses com facilidade são características da síndrome de Cushing, uma doença de superprodução suprarrenal de esteroide.

9.2 **B.** O prognóstico da hipertensão depende de outros riscos cardiovasculares do paciente e dos efeitos da hipertensão observados nos órgãos-alvo.

9.3 **A.** Os diuréticos tiazídicos, como a hidroclorotiazida ou a clortalidona, geralmente são considerados agentes de primeira linha no combate à hipertensão não complicada por causa de seus efeitos na diminuição do risco de morte por complicação cardiovascular e da sua relação custo-benefício.

9.4 **B.** Para diabéticos, em geral, o agente anti-hipertensivo mais adequado é o inibidor da ECA. Se a pressão arterial não for controlada, então um diurético tiazídico pode ser acrescentado. O paciente terá maior sobrevida com o inibidor da ECA.

DICAS CLÍNICAS

▶ Em geral, o diagnóstico de hipertensão exige duas ou mais medidas de pressão arterial em pelo menos duas consultas.
▶ A avaliação do risco cardiovascular consiste na identificação de disfunção em órgão-alvo e de fatores de risco cardiovascular, como diabetes e hiperlipidemia.
▶ A maioria dos pacientes hipertensos tem hipertensão essencial, mas causas secundárias de hipertensão devem ser avaliadas quando houver indicação clínica.
▶ As doenças renais, incluindo a hipertensão renovascular, são as causas mais comuns de hipertensão secundária.
▶ Modificações no estilo de vida com mudanças na dieta, exercício e moderação no consumo de álcool são indicadas para tratar o controle da hipertensão e a diminuição do risco cardiovascular geral.
▶ Para a maioria dos pacientes, o grau de redução da pressão arterial é o principal determinante da redução de risco cardiovascular, em vez da classe de agente anti-hipertensivo utilizada.

REFERÊNCIAS

Chobanian AV, Aram GL, Bakris GL, Black HR. The seventh report of the Joint National Committee on Prevention, Detection, Evaluation, and Treatment of High Blood Pressure. The JNC 7 report. JAMA. 2003;289:2560-2572.

Kotchen TA. Hypertensive vascular disease. In: Longo DL, Fauci AS, Kasper DL, et al., eds. *Harrison's Principles of Internal Medicine*. 18th ed. New York, NY: McGraw-Hill; 2012: 2042-2059.

CASO 10

Um homem de 39 anos é levado à emergência por uma ambulância depois de ter sido encontrado vagando na rua em estado desorientado. Está confuso e agitado, e a história é obtida de sua mulher. Ela relata que durante os últimos meses ele se queixa de cefaleia intermitente, palpitações e sensação de cabeça leve e rubor quando joga basquete. Há três semanas, teve diagnóstico de hipertensão, iniciando o uso de clonidina duas vezes por dia. Tomou-a durante duas semanas, mas, por causa de sedação, foi instruído pelo seu médico há cinco dias para suspendê-la e iniciar tratamento com metoprolol duas vezes por dia. Ao ser examinado, está afebril, com frequência cardíaca de 110 bpm, frequência respiratória de 26 mpm, saturação de oxigênio de 98% e pressão arterial de 215/132 mmHg, igual em ambos os braços. Está agitado, com diaforese e olhando em torno da sala; parece não reconhecer sua esposa. As pupilas estão dilatadas e reativas, e ele tem papiledema e hemorragias retinianas difusas. Não tem aumento de tireoide. Os exames do coração, dos pulmões e do abdome são normais. Os pulsos são amplos e iguais nos braços e nas pernas. Move todos os membros, os reflexos são rápidos e simétricos e está ligeiramente trêmulo. Uma TC sem contraste do crânio é negativa quanto à hemorragia. Os exames laboratoriais incluem contagem normal de leucócitos e nível de hemoglobina de 16,5 g/dL. O nível de sódio sérico é de 139 mEq/L, o de potássio é de 4,7 mEq/L, o de cloreto é de 105 mEq/L, o de bicarbonato é de 29 mEq/L, o de ureia é de 68,5 mg/dL e o de creatinina é de 1,3 mg/dL. O exame de urina é normal, e a pesquisa de drogas na urina é negativa. É feita punção lombar, e o líquido cerebrospinal (LCS) não tem hemácias nem leucócitos, não apresenta xantocromia, e os valores de proteína e glicose estão normais.

▶ Qual é o diagnóstico mais provável?
▶ Qual é a etiologia subjacente?
▶ Qual deve ser o próximo passo?

RESPOSTAS PARA O CASO 10
Encefalopatia hipertensiva/feocromocitoma

Resumo: Homem de 39 anos com diagnóstico recente de hipertensão está agora no SE com estado confusional sério e pressão arterial criticamente elevada. Vem tendo episódios de palpitações, cefaleia e sensação de cabeça leve. Sua medicação recentemente foi mudada de clonidina para metoprolol. O exame físico é significativo, com pupilas dilatadas, edema de papila e pulsos periféricos amplos. A pesquisa de drogas na urina é negativa. A TC de crânio e os exames de LCS não mostram hemorragia intracraniana ou infecção.

- **Diagnóstico mais provável:** Encefalopatia hipertensiva.
- **Etiologia possível:** Feocromocitoma, considere a hipótese de hipertensão de rebote por clonidina.
- **Próximo passo:** Internar na unidade de terapia intensiva (UTI) e reduzir imediatamente a pressão arterial com agente parenteral e realizar monitoração cuidadosa da pressão arterial.

ANÁLISE
Objetivos

1. Aprender a definição e o tratamento de emergências e urgências hipertensivas.
2. Compreender a relação entre pressão arterial sistêmica e fluxo sanguíneo cerebral.
3. Saber como diagnosticar e tratar clinicamente o paciente com feocromocitoma.

Considerações

Trata-se de um homem relativamente jovem com pressão arterial muito elevada que apresenta **estado mental alterado**. O uso de drogas ilícitas, como cocaína e anfetaminas, deve ser considerado, mas a pesquisa de drogas foi negativa. A **encefalopatia hipertensiva**, que apresenta sintomas como **pressão arterial muito elevada, confusão, aumento de pressão intracraniana e/ou convulsões**, é um diagnóstico de exclusão, ou seja, devem ser eliminadas outras causas de declínio mental agudo, tais como acidente vascular, hemorragia subaracnóidea, meningite e lesões de massa. Não é necessário saber a etiologia específica da hipertensão para tratar a encefalopatia; a redução urgente da pressão arterial está indicada. No entanto, não é necessário, e **pode ser danoso, normalizar a pressão arterial muito rapidamente**, porque isso pode causar hipoperfusão cerebral. **Devem ser usadas medicações parenterais para reduzir a pressão arterial para a faixa de 160/100-110 mmHg.** O paciente tem taquicardia, hipertensão, diaforese, pupilas dilatadas e leve tremor, sinais de estado hiperadrenérgico. O feocromocitoma deve ser considerado como possível etiologia subjacente da hipertensão. A mudança da medicação anti-hipertensiva também pode ter contribuído, talvez com rebote pelo cessamento do uso da clonidina.

ABORDAGEM ÀS
Emergências hipertensivas

DEFINIÇÕES

NEM IIA: Síndromes de neoplasia endócrina múltipla que podem ocorrer em famílias. O tipo IIA inclui feocromocitoma, câncer medular de tireoide e hiperparatireoidismo.

NEM IIB: Feocromocitoma, câncer medular de tireoide e neuromas mucosos.

ABORDAGEM CLÍNICA

As crises hipertensivas são elevações críticas da pressão arterial, geralmente classificadas como emergências ou urgências hipertensivas. A presença de lesão **aguda em órgão-alvo** constitui **emergência hipertensiva**, e a ausência de tais complicações é tida como **urgência hipertensiva**. Exemplos de lesão aguda de órgão-alvo incluem encefalopatia hipertensiva, isquemia ou infarto agudo do miocárdio associados à elevação extrema da pressão arterial, dissecção da aorta, acidente vascular encefálico (AVE), declínio da função renal com proteinúria e edema pulmonar secundário, ou até insuficiência ventricular esquerda aguda.

As emergências hipertensivas exigem diminuição imediata da pressão arterial em questão de alguns minutos a horas, geralmente com medicação intravenosa e monitoração cuidadosa na unidade de terapia intensiva. As urgências hipertensivas também exigem atenção médica imediata, mas a pressão arterial pode ser reduzida em 1 a 2 dias e monitorada no ambulatório em pacientes com acompanhamento confiável.

As crises hipertensivas são incomuns, mas ocorrem com mais frequência em pacientes com história estabelecida de hipertensão essencial, isto é, hipertensão sem causa aparente. A crise pode ser precipitada pelo uso de agentes simpatomiméticos, como cocaína, e por condições que produzem excesso de descarga simpática, como suspensão de clonidina. As crises hipertensivas também podem ser causadas por doenças subjacentes, como doença renovascular (p. ex., estenose de artéria renal), doença do parênquima renal (p. ex., glomerulonefrite) e feocromocitoma.

Embora a fisiopatologia não seja completamente compreendida, aumentos súbitos na resistência vascular provocam compensação endotelial com liberação de moléculas vasodilatadoras, como o óxido nítrico. Se o aumento da pressão arterial persistir, a resposta do endotélio é sobrepujada e descompensa, levando a mais aumento da pressão e a dano e disfunção endoteliais.

O fluxo sanguíneo cerebral é um bom exemplo de compensação vascular por vasodilatação ou por vasoconstrição em resposta a mudanças na pressão arterial (Figura 10.1). Em adultos normotensos, o fluxo sanguíneo cerebral permanece relativamente constante ao longo de uma pressão arterial média entre 60 e 120 mmHg, porque a vasoconstrição cerebral limita a perfusão cerebral excessiva. Quando a

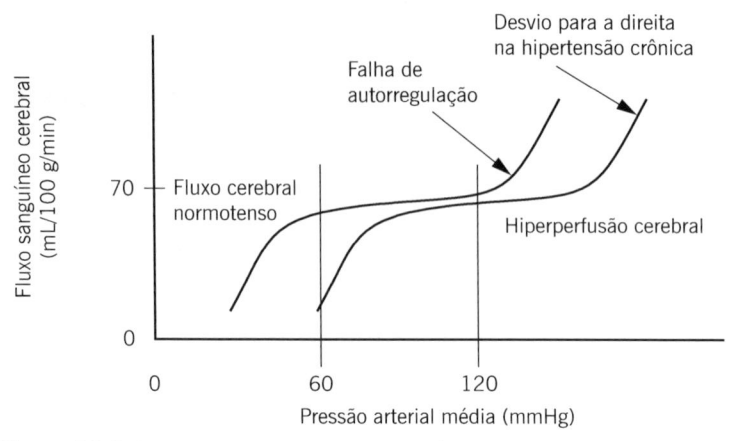

Figura 10.1 Autorregulação do fluxo sanguíneo cerebral. O fluxo sanguíneo cerebral é praticamente constante ao longo de uma faixa da pressão arterial. Os pacientes hipertensos crônicos têm mecanismo adaptativo que desvia a curva para a direita.

pressão arterial média ultrapassa o limite de autorregulação cerebral, há disfunção endotelial cerebrovascular e aumento de permeabilidade da barreira hematoencefálica, que causam edema vasogênico e micro-hemorragias. Os pacientes, então, apresentam sintomas de encefalopatia hipertensiva, como letargia, confusão, cefaleia e alterações visuais. Os achados típicos na RM incluem leucoencefalopatia posterior, geralmente nas regiões parieto-occipitais, que pode ou não ser vista na TC. Sem tratamento, ela pode causar convulsões, coma e morte.

A **definição de emergência hipertensiva não exige limiares numéricos** de pressão arterial: **ela é realizada com base nos efeitos em órgãos-alvo**. A falta de autorregulação pode ocorrer em indivíduos previamente normotensos com pressões arteriais de 160/100 mmHg; no entanto, indivíduos com hipertensão de longo prazo frequentemente desenvolvem mecanismos adaptativos (p. ex., autorregulação arterial cerebral) e podem não apresentar manifestações clínicas até que a pressão arterial suba para mais de 220/110 mmHg. Assim, o **tratamento de emergência de encefalopatia hipertensiva** (e, de fato, de todas as emergências hipertensivas) deve ser **focalizado nos sintomas,** em vez de nos números.

Pode ser perigoso "normalizar" a pressão arterial de pacientes com hipertensão crônica. Como consequência de mudança para a direita na curva de autorregulação, a rápida diminuição dessas pressões arteriais "normais" pode diminuir a perfusão cerebral, causando infarto ou isquemia cerebral, ou ainda hipoperfusão coronariana ou renal similar. Em geral, um objetivo racional é a diminuição da pressão arterial média em não mais do que 25% ou até uma pressão arterial diastólica de 100/110 mmHg ao longo de minutos ou horas.

O tratamento de **emergências hipertensivas geralmente necessita de medicação parenteral imediata**; a monitoração direta da pressão arterial com cateter intra-arterial costuma ser necessária. Uma das medicações mais usadas para tratar emergências hipertensivas é o **nitroprussiato de sódio**. Ele tem a vantagem de ação quase instantânea, e a dose pode ser facilmente controlada para redução suave da pressão arterial. No entanto, pode haver acúmulo do seu metabólito, o que resulta em toxicidade por tiocianato ou cianeto quando é administrado por mais de 2 ou 3 dias. Certas situações clínicas podem favorecer o uso de outras medicações. Diuréticos de alça intravenosos e vasodilatadores, como a nitroglicerina, diminuem a pré-carga (pressão venosa central) no edema agudo de pulmão. Isquemia ou infarto agudo do miocárdio são tratados com nitroglicerina por via intravenosa para melhorar a perfusão coronariana, e com betabloqueadores para diminuir a pressão arterial, a frequência cardíaca e a demanda de oxigênio pelo miocárdio. Os pacientes com dissecção da aorta beneficiam-se com medicações que diminuem as forças de cisalhamento sobre a aorta e, assim limitando a propagação da dissecção. Uma técnica útil no tratamento desses indivíduos é o uso de nitroprussiato por via intravenosa para reduzir a pressão arterial, além de um betabloqueador para evitar a taquicardia reflexa. Alternativamente, o labetalol por via intravenosa, um alfa-betabloqueador combinado, pode ser usado isoladamente. Os pacientes com infarto cerebral agudo geralmente não devem ter a pressão arterial drasticamente reduzida por causa da possibilidade de piora da isquemia cerebral.

A vasta maioria dos casos de hipertensão, os quais não possuem causa discernível, chama-se **hipertensão essencial**. Alguns pacientes têm causas secundárias, como estenose de artéria renal, hiperaldosteronismo ou feocromocitoma. A história de hipertensão paroxística com cefaleia, palpitações e estado hiperadrenérgico (rubor, dilatação de pupilas, diaforese) sugerem diagnóstico de *feocromocitoma*. Os feocromocitomas são tumores produtores de catecolaminas que surgem a partir das células cromafins da medula da suprarrenal. Outros sintomas possíveis são ansiedade episódica, tremor e hipotensão ortostática causada por contração de volume por natriurese induzida pela pressão. Embora seja incomum, acometendo somente 0,01 a 0,1% dos indivíduos hipertensos, esses tumores têm considerações terapêuticas importantes.

O diagnóstico é feito por meio da constatação do aumento da concentração de catecolaminas ou de seus metabólitos na urina e no plasma. Geralmente, são pesquisados **metanefrinas, ácido vanilmandélico (VMA) e catecolaminas na urina de 24 horas**. A medida única da concentração plasmática de metanefrinas é útil e bastante sensível como teste de rastreamento. Depois de os exames bioquímicos documentarem excesso de catecolaminas, o próximo passo é localizar o tumor para a remoção cirúrgica. Aproximadamente 90% dos feocromocitomas estão situados na glândula suprarrenal, geralmente identificados por tomografia computadorizada ou por ressonância magnética. Se a imagem inicial for negativa, pode-se indicar cintilografia com ^{123}I-metaiodobenzilguanidina (^{123}I-MIBG) ou com octreotide (análogo da somatostatina) para a localização do tumor, porque estes isótopos são captados preferencialmente por tumores produtores de catecolamina.

O tratamento de escolha desses tumores é cirúrgico, mas é fundamental a reversão dos efeitos agudos e crônicos do excesso de catecolaminas antes da excisão.

O uso de agentes bloqueadores alfadrenérgicos, como a fenoxibenzamina, um agente de ação longa e irreversível, iniciado uma semana antes da cirurgia, ajuda a evitar exacerbações hipertensivas, que são especialmente preocupantes durante a cirurgia. Para expandir a volemia diminuída, o que comumente é observado, inicia-se uma dieta com liberação de sal. **Algumas vezes inicia-se o uso de um agente betabloqueador, mas somente depois do estabelecimento do bloqueio alfa.** Os produtos dos feocromocitomas estimulam os receptores alfa e beta; assim, o uso de betabloqueador isoladamente pode piorar a hipertensão por causa do estímulo alfadrenérgico sem oposição. Também o bloqueio beta pode resultar em edema agudo de pulmão, especialmente se houver miocardiopatia secundária à exposição crônica às catecolaminas.

Menos que 10% dos feocromocitomas são familiares e tendem a ser bilaterais. Deve-se considerar o rastreamento quanto à presença de proto-oncogene *RET*, observado em neoplasia endócrina múltipla tipo II (NEM II), e de gene *VHL*, da síndrome de von Hippel-Lindau, ou o rastreamento de membros da família em relação a essas doenças, bem como em relação à feocromocitoma e à neurofibromatose.

QUESTÕES DE COMPREENSÃO

10.1 Homem de 50 anos com hipertensão crônica apresenta pressão arterial de 200/104 mmHg. Ele está assintomático e suspendeu suas medicações (lisinopril e anlodipina) há mais de um mês. Qual das seguintes é a melhor ação?

A. Internar e iniciar nitroprussiato por via intravenosa.
B. Prescrever clonidina (0,1 mg; 3 vezes/dia) e verificar a pressão arterial em 24 a 48 horas.
C. Reiniciar o inibidor da ECA e o bloqueador de canal de cálcio.
D. Encaminhar à assistente social e não prescrever agente anti-hipertensivo.

10.2 Mulher de 80 anos sem história de hipertensão é submetida à cirurgia para tratamento de fratura no quadril. Sua pressão arterial no primeiro dia do pós--operatório é de 178/110 mmHg. Está assintomática, exceto por dor no quadril. Qual é o próximo passo mais adequado?

A. Transferir a paciente para a unidade de tratamento intensivo, obter enzimas cardíacas e reduzir a pressão arterial para a faixa de 140/90 mmHg.
B. Controlar a dor e monitorar a pressão arterial.
C. Iniciar uso de betabloqueador e monitorar a pressão arterial.
D. Restringir visitas e desligar a televisão, os alarmes e outros ruídos.

10.3 Homem de 61 anos com doença arterial coronariana queixa-se de ortopneia progressiva e de edema nos membros inferiores. Está internado com pressão arterial de 190/105 mmHg. As enzimas cardíacas e o ECG são normais. Foi administrada furosemida intravenosa. Qual é o próximo passo?

A. Prescrever betabloqueador para diminuir a demanda de oxigênio do miocárdico.
B. Iniciar dopamina por via intravenosa.
C. Observar.
D. Iniciar o uso de um inibidor de ECA.

10.4 Mulher de 58 anos está na emergência com afasia e fraqueza no braço direito há oito horas. A varredura de TC mostrou ausência de hemorragia intracraniana. A pressão arterial é de 162/98 mmHg. Dos passos seguintes, qual é o mais adequado?

A. Normalizar a pressão arterial com betabloqueador.
B. Internar na UTI com uso de nitroprussiato de sódio.
C. Normalizar a pressão arterial com inibidor de ECA.
D. Observar a pressão arterial.

RESPOSTAS

10.1 **B.** Esse homem tem uma urgência hipertensiva – aumento de pressão arterial sem sintomas relativos a órgão-alvo. O tratamento apropriado é o reinício das medicações para pressão arterial e a reavaliação em 24 a 48 horas. A clonidina não seria uma terapia de manutenção satisfatória, devido aos aspectos relativos à complacência com o tratamento e ao risco de hipertensão de rebote.

10.2 **B.** Pressões elevadas sem sintomas podem ocorrer após cirurgia, particularmente como consequência de dor pós-operatória. As medicações para pressão arterial normalmente não são indicadas e, em vez disso, o controle da dor constitui o tratamento primário. Diminuir a pressão arterial pode levar à hipotensão ortostática quando o paciente sai da cama.

10.3 **D.** A hipertensão arterial pode exacerbar a insuficiência cardíaca congestiva e necessita de tratamento. Geralmente são evitados os betabloqueadores quando os pacientes têm sobrecarga de volume, porque eles diminuem a contratilidade miocárdica. Os inibidores da ECA reduzem a pós-carga, enquanto os nitratos orais e a nitroglicerina IV diminuem a pré-carga, e são usados para tratar a insuficiência cardíaca aguda.

10.4 **D.** Em geral, a pressão arterial não deve ser abruptamente corrigida em paciente com suspeita de acidente vascular encefálico por causa de hipoperfusão cerebral e piora da isquemia cerebral. Se a terapia trombolítica for considerada, a pressão arterial deve ser controlada para < 185/100 mmHg, contudo, a duração do sintoma desse paciente impede tal consideração.

> ### DICAS CLÍNICAS
>
> ▶ Emergência hipertensiva é definida como episódio de elevação de pressão arterial acompanhada de disfunção aguda de órgão-alvo e exige redução imediata da pressão arterial.
> ▶ Pacientes assintomáticos com pressão arterial alta geralmente podem iniciar um tratamento por via oral e devem ser reavaliados no ambulatório em 24 a 48 horas.
> ▶ A curva de autorregulação cerebral em indivíduos com hipertensão crônica desvia-se para a direita. No entanto, elevações intensas na pressão arterial média podem exceder a capacidade da constrição dos vasos cerebrais, causando hiperperfusão, edema cerebral e encefalopatia hipertensiva.
> ▶ Os feocromocitomas podem causar elevações paroxísticas da pressão arterial acompanhadas de cefaleias episódicas, palpitações e diaforese.
> ▶ O controle pré-operatório da pressão arterial em casos de feocromocitoma pode ser feito com o uso de alfabloqueadores, como a fenoxibenzamina. Os betabloqueadores usados isoladamente podem, paradoxalmente, aumentar a pressão arterial por causa de efeitos alfadrenérgicos sem oposição.

REFERÊNCIAS

Dluhy RG, Lawrence JE, Williams GH. Endocrine hypertension. In: Larsen PR, Kronenberg HM, Melmed S, Polonsky KS, eds. *Williams' Textbook of Endocrinology*. 10th ed. Philadelphia, PA: WB Saunders; 2003:555-562.

Kotchen TA. Hypertensive vascular disease. In: Fauci AS, Braunwald E, Kasper DL, eds. *Harrison's Principles of Internal Medicine*. 17th ed. New York, NY: McGraw-Hill; 2008:1549-1562.

Neumann HP. Pheochromocytoma. In: Longo DL, Fauci AS, Kasper DL, et al., eds. *Harrison's Principles of Internal Medicine*. 18th ed. New York, NY: McGraw-Hill; 2012:2962-2967.

Pacak K, Linehan WM, Eisenhofer G, et al. Recent advances in the diagnosis, localization, and treatment of pheochromocytoma. *Ann Intern Med*. 2001;134:315-329.

Vaughan CJ, Delanty N. Hypertensive emergencies. *Lancet*. 2000;356:411-417.

CASO 11

Homem de 28 anos vai à sua clínica porque está há cinco dias com náusea, vômito, dor abdominal difusa, febre de 38,3°C e dores musculares. Perdeu o apetite, mas tolera líquidos e não tem diarreia. Não tem história médica ou familiar significativas e não viajou para fora dos EUA. Admite ter tido 12 parceiras sexuais durante a vida, nega uso de drogas ilícitas e bebe álcool ocasionalmente, mas não depois que a doença começou. Não toma medicação rotineiramente, mas vem tomando aproximadamente 30 comprimidos de paracetamol por dia há dois dias por causa de febre e das dores no corpo desde que a doença começou. Durante o exame, sua temperatura é de 38°C, a frequência cardíaca é de 98 bpm e a pressão arterial é de 120/74 mmHg. O paciente está ictérico, mas o tórax está limpo à ausculta, e o ritmo cardíaco é regular, sem sopros. O fígado é percutível por 12 cm, liso e levemente doloroso à palpação. Não há distensão abdominal ou edema periférico. Os exames laboratoriais mostram hemograma normal, com níveis de creatinina de 1,1 mg/dL, alanina aminotransferase (ALT) de 3.440 UI/L, aspartato aminotransferase (AST) de 2.705 UI/L, bilirrubina total de 24,5 mg/dL, bilirrubina direta de 18,2 mg/dL, fosfatase alcalina de 349 UI/L, albumina sérica de 3 g/dL e tempo de protrombina de 14 segundos.

▶ Qual é o diagnóstico mais provável?
▶ Qual é o exame diagnóstico imediato mais importante?

RESPOSTAS PARA O CASO 11
Hepatite viral, possível hepatotoxicidade por paracetamol

Resumo: Um homem de 28 anos queixa-se de náusea, vômito, dor abdominal difusa, febre e mialgia. Teve 12 parceiras sexuais durante a vida e atualmente está tomando paracetamol. Tem icterícia, febre baixa e hepatomegalia dolorosa. Os exames laboratoriais indicam lesão hepatocelular grave e alguma diminuição de função hepática.

- **Diagnóstico mais provável:** Hepatite aguda, infecção viral ou lesão tóxica, possivelmente exacerbada por uso de paracetamol.
- **Exame diagnóstico imediato mais importante:** Nível de paracetamol, porque a toxicidade por paracetamol pode exacerbar muito a lesão hepática, mas é tratável.

ANÁLISE

Objetivos

1. Compreender o uso de estudos de sorologia viral para diagnosticar hepatites A, B e C.
2. Saber o prognóstico de hepatite aguda viral e reconhecer insuficiência hepática fulminante.
3. Saber as medidas para prevenir as hepatites A e B.
4. Compreender o uso do nomograma para toxicidade do paracetamol e o tratamento da hepatotoxicidade por paracetamol.

Considerações

Esse paciente tem lesão hepática aguda e sintomas sistêmicos que antecedem o uso de paracetamol. O grande aumento dos níveis de transaminases hepáticas e bilirrubinas indica hepatite viral ou possivelmente lesão tóxica. Esse paciente nega uso de drogas intravenosas, que seriam fator de risco para as hepatites B e C. Sua história sexual é uma possível indicação. O grau e o padrão da elevação das transaminases alanina aminotransferase (ALT) e aspartato aminotransferase (AST) podem fornecer alguns indícios para ajudar a diferenciar possíveis etiologias. Níveis de transaminases acima de 1.000 UI/L são vistos em doenças que causam necrose hepática extensa, como lesão tóxica, hepatite viral e isquemia. A hepatite alcoólica quase sempre tem níveis abaixo de 500 UI/L e frequentemente possui relação AST:ALT de 2:1. Nesse caso, é importante considerar a possibilidade de toxicidade por paracetamol, porque ela pode produzir insuficiência hepática fatal e porque há um antídoto eficaz disponível. Obtendo o nível sérico de paracetamol e sabendo o tempo de sua última ingestão, os dados podem ser colocados em um nomograma (Figura 11.1) para auxiliar na estimativa prognóstica da lesão hepática relacionada com paracetamol e na avaliação da necessidade de administração de *N*-acetilcisteína, que é o antídoto.

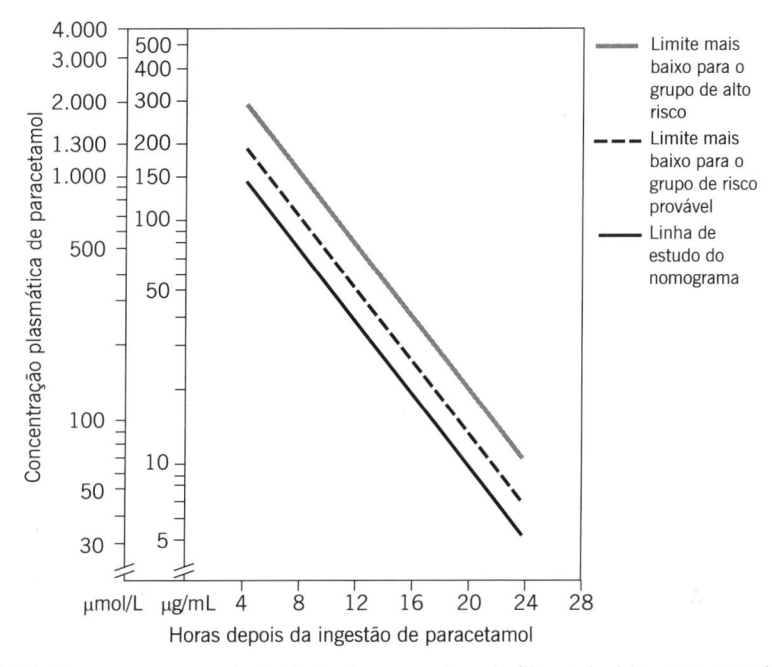

Figura 11.1 Nomograma para toxicidade do paracetamol. (Reproduzida, com permissão, de Dienstag JL, Isselbacher KJ. Poisoning and drug overdose. In: Braunwald E, Fauci AS, Kasper DL, et al. eds. *Harrison´s Principles of Internal Medicine.* 15th ed. New York, NY: McGraw-Hill, 2001:2602.)

ABORDAGEM À
Suspeita de hepatite

DEFINIÇÕES

HEPATITE: Inflamação do fígado. Pelo menos seis vírus causadores de hepatite foram identificados, sendo denominados vírus da hepatite A, B, C, D, E e G.

HEPATITE CRÔNICA: Síndrome clinicamente definida pela evidência de doença hepática com inflamação e necrose por pelo menos seis meses consecutivos, mais comumente nas hepatites B, C e D.

ABORDAGEM CLÍNICA

Hepatite viral

A maioria dos casos de hepatite aguda é causada por infecção por um dos seguintes cinco vírus: A, B, C, D ou E. Eles podem produzir síndromes clínicas praticamente indistinguíveis, embora não seja comum a observação de hepatite C aguda. Os indivíduos acometidos quase sempre se queixam de pródromos de sintomas gerais inespecíficos, incluindo febre, náusea, fadiga, artralgia, mialgia, cefaleia e, algumas vezes, faringite e coriza. A isso segue-se o aparecimento de icterícia resultante da hiperbilirrubinemia, com dor e aumento do fígado, além de urina escura causada por bilirrubinúria. A evolução clínica e o prognóstico variam conforme o tipo de vírus que causa a hepatite.

As **hepatites A e E** são muito contagiosas e transmissíveis por via oral e por meio das fezes, geralmente por alimento ou água contaminados, onde o saneamento é pobre, e por crianças em creches. A **hepatite A** é encontrada em todo o mundo, sendo **a causa mais comum de hepatite viral nos Estados Unidos**. A **hepatite E** é muito menos comum, sendo encontrada na Ásia, na África, na América Central e no Caribe. As hepatites A e E geralmente são doenças autolimitadas e costumam melhorar em semanas. Quase todos os pacientes com hepatite A recuperam-se completamente e não têm complicações a longo prazo. Alguns podem ter doença fulminante que resulta em insuficiência hepática. A maioria dos pacientes com hepatite E também tem evolução sem complicações, mas é possível que alguns, particularmente mulheres grávidas, desenvolvam necrose hepática grave e insuficiência hepática fatal.

A **hepatite B** é o segundo tipo mais comum de hepatite viral nos Estados Unidos, sendo, em geral, **transmitida sexualmente**. Também pode ser adquirida por via parenteral, pelo compartilhamento de materiais durante o uso de droga intravenosa, e durante o nascimento no caso de mães com infecção crônica. A evolução depende da idade na qual a infecção foi adquirida. Até 90% dos recém-nascidos infectados desenvolvem hepatite B crônica, o que coloca a criança acometida em risco significativo de desenvolver carcinoma hepatocelular mais tarde, na idade adulta. Nos indivíduos infectados mais tarde, aproximadamente 95% se recuperam completamente, sem sequelas. A hepatite crônica desenvolve-se em 5 a 10% dos pacientes, podendo progredir para cirrose. O estado de portador crônico também pode ser observado: o vírus continua a se replicar, mas não causa lesão hepática irreversível no hospedeiro.

A **hepatite C** é transmitida **por via parenteral por transfusão de sangue ou compartilhamento de materiais durante o uso de drogas intravenosas** e raramente por contato sexual. O modo de transmissão é desconhecido em cerca de 40% dos casos. Raramente é diagnosticada como hepatite aguda, em geral produzindo infecção subclínica, mas com frequência é diagnosticada mais tarde como causa de hepatite crônica.

A **hepatite D** é causada por um vírus RNA incompleto que exige a presença do vírus da hepatite B para se replicar. Ele pode ser adquirido como coinfecção simultaneamente com a hepatite B aguda, ou mais tarde como superinfecção em pessoa com hepatite B crônica. Os pacientes com hepatite B crônica que posteriormente se infectam com vírus da hepatite D podem ter deterioração clínica; em 10 a 20% desses casos, ocorre insuficiência hepática grave fatal.

Felizmente, na maioria dos casos de hepatite aguda viral, os pacientes se recuperam completamente, de modo que o tratamento em geral é de suporte. No entanto, a **insuficiência hepática fulminante** resultante de necrose hepática maciça pode progredir em poucas semanas. Geralmente, é causada por infecção pelos vírus de hepatite B e D ou pode ser induzida por fármacos. **A lesão hepática induzida por toxina ou fármaco é a causa da maioria dos casos de insuficiência hepática aguda.** A lesão hepática induzida por fármaco ou toxina pode ser resultado direto de efeitos tóxicos (paracetamol, *Amanita phalloides*) ou de reações idiossincráticas (halotano, isoniazida, fenitoína). Os efeitos tóxicos diretos são previsíveis e dependentes de dose, ao contrário das reações idiossincráticas.

A insuficiência hepática aguda é caracterizada por rápida progressão de encefalopatia, de confusão ou sonolência, até o coma. Os pacientes também têm piora da coagulopatia, que é medida pelo aumento do tempo de protrombina, aumento dos níveis de bilirrubina, ascite, edema periférico, hipoglicemia, hiperamonemia e acidose láctica. A hepatite fulminante tem prognóstico ruim (a mortalidade em pacientes comatosos é de 80%) e quase sempre é fatal se não houver imediato transplante de fígado.

Diagnóstico

O quadro clínico não distingue com certeza uma etiologia viral específica, de modo que são usados estudos sorológicos para estabelecer o diagnóstico. A imunoglobulina M (IgM) anti-hepatite A estabelece diagnóstico de hepatite A aguda. O anticorpo contra o vírus da hepatite C está presente na hepatite C aguda, mas pode ser negativo durante várias semanas. O teste para RNA da hepatite C, que fica positivo no início da evolução da doença, geralmente ajuda no diagnóstico. A hepatite B aguda é diagnosticada pela presença de antígeno de superfície da hepatite B (HBsAg) no contexto clínico de aumento de níveis séricos de transaminases e icterícia, mais tarde, quando é produzido o anticorpo anti-HBs (Figura 11.2). Costuma haver um intervalo de

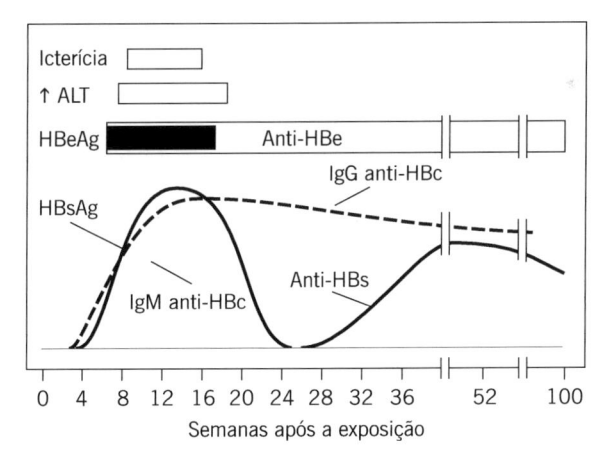

Figura 11.2 Marcadores sorológicos na hepatite B aguda. (Reproduzida, com permissão, de Deinstag, JL, Isselbacher KJ. Acute viral hepatitis. In: Braunwald E, Fauci AS, Kasper DL, et al. eds. *Harrison´s Principles of Internal Medicine*. 16th ed. New York, NY: McGraw-Hill, 2005:1825.)

poucas semanas entre o desaparecimento do HBsAg e o aparecimento do anticorpo anti-HBs, o que é referido como "período de janela". Durante esse intervalo, a presença de IgM antinúcleo de hepatite B (IgM anti-HBc) é indicativa de infecção aguda por vírus B. O antígeno pré-núcleo de hepatite B (HBeAg) representa alto nível de replicação viral e uma alta infectividade. Ele quase sempre está presente durante a infecção aguda, mas sua persistência depois de seis semanas de doença é sinal de infecção crônica e de alta infectividade. A persistência de HBsAg ou de HBeAg é marcador de hepatite crônica ou de portador crônico; níveis altos *versus* normais de transaminases séricas fazem a distinção entre essas duas entidades, respectivamente. Os pacientes vacinados contra a hepatite B apresentarão positividade para anticorpo anti-HBs, mas serão negativos para outras sorologias.

Prevenção

A eficácia da vacina contra a hepatite A (disponível em duas doses administradas com intervalo de seis meses) é de mais de 90%. É indicada a indivíduos que planejam viagem para regiões endêmicas. Profilaxia com imunoglobulina após a exposição à hepatite A juntamente com a primeira dose da vacina deve ser feita nos familiares e nos contatos íntimos dentro de duas semanas após a exposição. A vacina para hepatite B (administrada em três doses ao longo de seis meses) fornece imunidade eficaz em mais de 90% dos pacientes. É recomendada para trabalhadores da área de saúde e para todas as crianças nos Estados Unidos. A imunoglobulina contra o vírus de hepatite B (IgHB) é administrada após exposição ao vírus, tal como picada acidental com agulha usada em paciente infectado, e em recém-nascidos de mães infectadas. A primeira inoculação da vacina geralmente é feita ao mesmo tempo. Não há imunização ou profilaxia comprovada após a exposição à hepatite C. O **interferon** e a lamivudina são usados para tratar pacientes com hepatite B crônica. Os pacientes com hepatite C crônica podem ser tratados com interferon peguilado ou ribavirina, sendo adicionado um inibidor de protease para pacientes com genótipo de tipo I.

Hepatite causada por paracetamol

A lesão hepatocelular induzida por paracetamol pode aparecer depois de dose única de grandes quantidades, como em tentativa de suicídio, e após o uso contínuo de preparos que contêm paracetamol, que são vendidos sem receita para tratamento de dor ou de febre. A **toxicidade hepática** ocorre com maior frequência depois de ingestão de **10 g ou mais**, mas doses mais baixas podem causar lesão em pacientes com hepatopatia preexistente, particularmente naqueles que abusam de álcool. O paracetamol é metabolizado no fígado pelo sistema de enzimas citocromo P450, que produz um metabólito tóxico, o qual é ligado à glutationa. A lesão hepática é maior quando a atividade do P450 é aumentada por drogas, como etanol ou fenobarbital, ou quando há menor disponibilidade de glutationa, como ocorre em casos de alcoolismo, desnutrição e síndrome da imunodeficiência adquirida (Aids). Os níveis de paracetamol são medidos entre 4 e 24 horas depois da ingestão e colocados em um **nomograma** para previsão de possível hepatotoxicidade e para determinação do tratamento, se necessário (Figura 11.1). Algumas vezes, o tratamento empírico é iniciado antes do recebimento dos resultados do laboratório.

Se os níveis de paracetamol estiverem acima do nível que predispõe à lesão hepática, o tratamento é iniciado com descontaminação gástrica com carvão vegetal e administração de **N-acetilcisteína**, que fornece cisteína para refazer o estoque de glutationa. A *N*-acetilcisteína deve ser iniciada nas primeiras 10 horas para evitar lesão hepática e ser mantida por 72 horas. Enquanto isso, o paciente não deve receber qualquer medicação que seja sabidamente hepatotóxica.

QUESTÕES DE COMPREENSÃO

11.1 Estudante de medicina de 25 anos é picado com uma agulha com lúmen durante um procedimento em um paciente sabidamente com infecção por vírus das hepatites B e C, mas que é HIV-negativo. Os exames laboratoriais básicos realizados no estudante incluem a seguinte sorologia: HBsAg negativo, anticorpo anti-HBs positivo e IgG anti-HBc negativo. Qual das seguintes assertivas é verdadeira em relação à situação de hepatite do estudante de medicina?

A. Vacinação prévia para hepatite B.
B. Infecção aguda com o vírus da hepatite B.
C. Infecção prévia com o vírus da hepatite B.
D. O estudante foi vacinado contra hepatite B, mas não está imunizado.

11.2 Qual profilaxia após a exposição deve receber o estudante descrito na Questão 11.1?

A. Imunoglobulina contra vírus de hepatite B (IgHB).
B. Lamivudina oral.
C. Imunoglobulina intravenosa (IgIV).
D. Tranquilização.

11.3 Em uma tentativa de suicídio, uma mulher de 18 anos tomou 4 g de paracetamol há aproximadamente oito horas. Seu nível de paracetamol é 30 μg/mL. O que deve ser feito?

A. Administração imediata de *N*-acetilcisteína.
B. Observação.
C. Alcalinização da urina.
D. Administração intravenosa de carvão ativado.

RESPOSTAS

11.1 **A.** A sorologia do estudante indica vacinação e não infecção prévia. Em virtude de trabalhar na área da saúde, ele deve ter sido vacinado contra o vírus da hepatite B, que induz anticorpo IgG anti-HBs, considerado protetor. Nem todas as pessoas que recebem a vacina desenvolvem títulos adequados de anticorpos; se nenhum for detectado, há indicação de revacinação. Os pacientes com hepatite B prévia também têm, provavelmente, anticorpos anti-HBs, mas, igualmente, têm IgG anti-HBc. A infecção aguda seria indicada pela presença de HBsAg ou de IgM anti-HBc.

11.2 **D.** Definitivamente nenhuma profilaxia após a exposição está indicada. O estudante tem níveis detectáveis de anticorpos contra vírus de hepatite B e, se os níveis são considerados adequados, o estudante está protegido contra a infecção. A lamivudina oral é o tratamento para hepatite B crônica e é parte da profilaxia antirretroviral se o paciente for HIV-positivo. Não há profilaxia eficaz para exposição à hepatite C.

11.3 **B.** O nível sérico de paracetamol de 30 μg/mL ingerido oito horas antes é colocado no nomograma e fica abaixo da "zona de perigo" de possível lesão hepática. A paciente deve ser observada. Algumas vezes, os pacientes tomam mais do que uma medicação, por isso a pesquisa de drogas no soro e/ou na urina pode ser útil. O carvão ativado gastrintestinal, e não intravenoso, é usado para outras intoxicações.

DICAS CLÍNICAS

▶ A causa mais comum de insuficiência hepática aguda é a lesão produzida por toxina ou fármaco, que pode ocorrer devido a efeitos tóxicos diretos ou reação idiossincrática.
▶ A maioria dos adultos com hepatite B aguda recupera-se completamente, mas de 5 a 10% desenvolvem hepatite crônica.
▶ A vacinação contra a hepatite B deve produzir níveis mensuráveis de anticorpo anti-HBs. A presença de IgG anti-HBc evidencia uma infecção prévia. Pode haver positividade para IgM anti-HBc durante o "período de janela" de infecção aguda.
▶ A prevenção de hepatite B baseia-se em imunidade a longo prazo, com vacina recombinante altamente eficaz, ou na profilaxia, logo depois da exposição, com imunoglobulina contra vírus de hepatite B (IgHB). Não há profilaxia pós-exposição ou vacinação contra a hepatite C.
▶ A probabilidade de lesão tóxica por paracetamol e a necessidade de tratamento podem ser previstas com um nomograma do nível sérico relacionado ao tempo desde a última ingestão.

REFERÊNCIAS

Bass NM. Toxic and drug-induced liver disease. In: Cecil RL, Bennett JC, Goldman L, eds. *Cecil's Textbook of Medicine.* 21st ed. Philadelphia, PA: WB Saunders; 2000: 781-782.

Deinstag JL. Acute viral hepatitis. In: Longo DL, Kasper DL, Fauci AS, Kasper DL, et al., eds. *Harrison's Principles of Internal Medicine.* 18th ed. New York, NY: McGraw-Hill; 2012:2558-2566.

Dienstag JL. Toxic and drug-induced hepatitis. In: Kasper DL, Braunwald E, Fauci AS, et al. eds. *Harrison's Principles of Internal Medicine.* 17th ed. New York, NY: McGraw-Hill; 2008:1949-1955.

Luis S, Marsano MD. Hepatitis. *Prim Care Clin Office Pract.* 2003;30:81-107.

CASO 12

Mulher de 38 anos vai à sua clínica para avaliação de irregularidade menstrual. Afirma que começou a menstruar aos 12 anos, com ciclos regulares desde então, a cada 28 a 30 dias. Ela teve três gestações e partos sem complicações. Há cerca de nove meses o ciclo pareceu prolongar-se e, nos últimos três meses, ela não tem mais menstruação. Deixou de amamentar há três anos, mas nos últimos três meses notou que poderia obter uma pequena quantidade de líquido leitoso à expressão mamária. Fez ligadura tubária após a última gravidez e não tem outra história médica ou cirúrgica. Não usa qualquer medicação, exceto polivitamínicos. Ao longo do último ano, ela acha que engordou cerca de 5 kg e sente-se como se não tivesse energia, apesar de dormir bem. Notou leve afilamento do cabelo e textura de pele levemente áspera. Nega cefaleia e alterações visuais. O exame físico, incluindo exame ginecológico e exame das mamas, é normal. Não é obesa nem hirsuta. Uma discreta secreção mamilar esbranquiçada é notada em suas mamas. O teste de gravidez é negativo.

▶ Qual é o diagnóstico mais provável?
▶ Qual é a etiologia mais provável?

RESPOSTAS PARA O CASO 12

Oligomenorreia causada por hipotireoidismo e hiperprolactinemia

Resumo: Mulher de 38 anos queixa-se de oligomenorreia e amenorreia secundária, juntamente com galactorreia. Ela costumava ter ciclos regulares e teve três gestações e partos sem complicações. Foi submetida à ligadura tubária bilateral após a última gestação, não tem outra história de doença clínica ou cirúrgica e não usa medicações que possam causar galactorreia. Tem apresentado ganho de peso, fadiga, leve afilamento dos cabelos e pele um pouco mais áspera. Nega cefaleia ou alterações visuais, que poderiam sugerir um adenoma de hipófise. O exame físico, incluindo exame ginecológico e de mamas, é normal. Ela não é obesa nem hirsuta. Você nota pequena secreção esbranquiçada nos mamilos.

- **Diagnóstico mais provável:** Oligomenorreia e galactorreia por hipotireoidismo.
- **Etiologia mais provável:** Nessa paciente, que antes menstruava normalmente, com sintomas de ganho de peso, fadiga, afilamento do cabelo e galactorreia, o hipotireoidismo é o diagnóstico mais provável.

ANÁLISE

Objetivos

1. Compreender o diagnóstico diferencial de amenorreia secundária e a pesquisa de possíveis causas hormonais.
2. Compreender as interações dos hormônios envolvidos no eixo hipotálamo-hipófise-gonadal.
3. Reconhecer as características clínicas e fazer a avaliação diagnóstica do hipotireoidismo.
4. Familiarizar-se com o tratamento do hipotireoidismo.

Considerações

Essa mulher de 38 anos tem amenorreia secundária, ganho de peso, fadiga e galactorreia, apesar de já ter tido menstruação normal e ter suspendido o aleitamento há três anos. Sua história de fadiga, ganho de peso e perda de cabelo sugere uma causa sistêmica para os sintomas, possivelmente hipotireoidismo. No entanto, o exame físico normal, com ausência de mixedema e bradicardia, os reflexos normais, a cognição normal e a falta de deslocamento do *ictus* sugerem hipotireoidismo leve. A ausência de virilização e de obesidade não exclui a síndrome de ovários policísticos, mas torna esse diagnóstico menos provável. O hipotireoidismo por si só pode causar galactorreia porque pode associar-se com hiperprolactinemia. Os prolactinomas também podem causar galactorreia e amenorreia secundária, todavia, devem ser excluídos.

ABORDAGEM À
Oligomenorreia

DEFINIÇÕES

AMENORREIA: *Primária* – ausência de menarca até a idade de 16 anos, independentemente da presença ou da ausência de características sexuais secundárias. *Secundária* – ausência de menstruação por três meses ou mais em mulheres com menstruação previamente normal.

GALACTORREIA: Qualquer secreção de líquido leitoso que saia da mama, seja uni ou bilateral, e que possa ter aspecto límpido, leitoso ou hemorrágico.

OLIGOMENORREIA: Menstruação que ocorre a intervalos infrequentes de mais de 40 dias ou menos do que nove períodos menstruais por ano.

SÍNDROME DE OVÁRIOS POLICÍSTICOS: Síndrome caracterizada por infertilidade, hirsutismo, obesidade e amenorreia ou oligomenorreia e, com frequência, uma resistência clinicamente significativa à insulina.

ABORDAGEM CLÍNICA

A avaliação de oligomenorreia é semelhante à de amenorreia secundária, sabendo-se que esta está presente quando a mulher que menstruava normalmente deixa de ter ciclos menstruais por três meses consecutivos ou mais. **A causa mais comum de ambos os sintomas e a de exclusão mais fácil na clínica é a gravidez.** O teste de gravidez negativo na clínica deve ser confirmado com β-hCG (fração beta da gonadotrofina coriônica humana) no soro. A amenorreia primária está presente quando não há menarca até os 16 anos e, em geral, é causada por vários defeitos genéticos ou congênitos, sendo comumente acompanhada de doenças da puberdade. Tendo-se em conta a idade e a história dessa paciente, a amenorreia primária não é considerada, devendo-se, assim, tomar o caminho do diagnóstico de amenorreia/oligomenorreia secundária.

PROBLEMAS DO EIXO HIPOTALÂMICO-HIPOFISÁRIO-OVARIANO

Excluindo gravidez e problemas no fluxo de saída do trato genital, as doenças do eixo hipotalâmico-hipofisário-ovariano são responsáveis pelo maior número de casos de oligomenorreia e amenorreia. As doenças do hipotálamo são responsáveis pela maior parte das anormalidades (> 45%); elas incluem problemas de nutrição (perda de peso rápida/anorexia), excesso de exercícios, estresse e doenças infiltrativas (p. ex., craniofaringioma, sarcoidose, histiocitose). A maior causa isolada de oligomenorreia é a síndrome de ovários policísticos (SOP), responsável por 30% de todos os casos. A SOP já foi considerada doença originária do ovário, no entanto, sabe-se hoje que **é uma doença neuroendócrina muito mais complicada**, com evidência de **estroge-**

nização e **resistência à insulina**. Outras causas importantes de amenorreia incluem doenças da hipófise, especificamente neoplasias (p. ex., prolactinoma, adenomas funcionantes ou não), que são responsáveis por 18% dos casos. A síndrome da sela vazia, causada por herniação do líquido cerebrospinal (LCS) na fossa pituitária e a síndrome de Sheehan, causada por hemorragia obstétrica grave e/ou por hipotensão materna pós-parto, são causas importantes de atrofia e de isquemia da hipófise, que devem ser investigadas com RM caso haja suspeita. Finalmente, doenças como insuficiência ovariana prematura (perda de folículos ovarianos funcionais antes dos 40 anos), doenças da tireoide e hiperplasia suprarrenal de início no adulto devem ser consideradas e investigadas, se sustentadas pela história e pelo exame físico, com os exames laboratoriais apropriados (Quadro 12.1).

A história e o exame físico estreitam a faixa de causas possíveis. Nessa paciente, a história de fadiga, ganho de peso e galactorreia, juntamente com menstruação anterior e exame físico normais, coloca o **hipotireoidismo** no topo da lista dos possíveis diagnósticos. No hipotireoidismo primário, o hipotálamo aumenta a liberação de hormônio liberador de tireotrofina (TRH), que também estimula a secreção de prolactina. A mensuração dos níveis de hormônio da tireoide e de prolactina seria recomendável neste caso. Os **prolactinomas** são os tumores hipofisários funcionais mais comuns em homens e mulheres e devem ser suspeitados diante de níveis de prolactina acentuadamente elevados (> 200 µg/L). Se os níveis de prolactina estiverem notavelmente elevados, indica-se a realização de exames de imagem por RM da hipófise. A hiperprolactinemia, seja qual for a causa, inibe a secreção hipotalâmica de GNrH, causando amenorreia nas mulheres e infertilidade e diminuição da libido nos homens. Na pesquisa de amenorreia secundária, essas duas possibilidades são as mais fáceis de averiguar porque os exames não são invasivos e são relativamente baratos.

Quadro 12.1 • Diagnóstico diferencial de oligomenorreia[a]

	História	Laboratório	Tratamento
Síndrome dos ovários policísticos	Menstruação irregular desde a menarca, obesidade, hirsutismo	Testosterona levemente elevada, elevação de LH/FSH	Anticoncepcional oral
Hipotireoidismo	Fadiga, intolerância ao frio	TSH elevado	Reposição de tiroxina
Hiperprolactinemia	Cefaleia, hemianopsia bitemporal, galactorreia, medicações, hipotireoidismo	Aumento do nível de prolactina	Depende da etiologia
Insuficiência ovariana	Fogachos, hipoestrogenemia	Aumento de FSH e LH	Reposição hormonal
Síndrome de Sheehan	Hemorragia pós-parto, incapacidade de amamentar	Hormônios hipofisários diminuídos (FSH, TSH, ACTH)	Reposição de hormônios pituitários

ACTH, hormônio adrenocorticotrófico; FSH, hormônio folículo-estimulante; LH, hormônio luteinizante; TSH, hormônio tireoestimulante.
[a] Sempre deve-se suspeitar de gravidez em casos de oligomenorreia e amenorreia.

HIPOTIREOIDISMO

O hipotireoidismo é definido como a produção insuficiente de hormônio da tireoide. O hipotireoidismo secundário resultante de disfunção hipotalâmica e de secreção de hormônio hipofisário é menos comum, mas deve ser suspeitado em paciente com história sugestiva de síndrome de Sheehan ou com sintomas e sinais de tumor na região da sela. **Noventa e cinco por cento dos casos de hipotireoidismo** são causados por **insuficiência da glândula tireoide**, que resulta em produção insuficiente de hormônio tireoidiano. Nos Estados Unidos, **a causa mais comum de hipotireoidismo é a tireoidite linfocítica (de Hashimoto)**, em função da qual são produzidos anticorpos citotóxicos que levam à atrofia e à fibrose da tireoide. A segunda causa mais comum é tratamento cirúrgico ou com iodo radioativo para hipertireoidismo, ou doença de Graves. **Em todo o mundo, a deficiência de iodo é a causa mais comum de hipotireoidismo com bócio (aumento da tireoide)**, mas nos Estados Unidos isso é raro.

A maioria dos pacientes com hipotireoidismo tem sintomas vagos e inespecíficos. Em indivíduos **idosos**, pode haver **demência ou depressão** quando a causa realmente é o hipotireoidismo. Em geral, sintomas de fadiga, ganho de peso, cãibras musculares, intolerância ao frio, afilamento dos cabelos, alterações menstruais ou síndrome do túnel do carpo são comuns e devem motivar investigação imediata da função da tireoide. Em hipotireoidismo grave prolongado, uma síndrome chamada **mixedema** pode desenvolver-se. Esses pacientes têm face embotada, olhos inchados e extremidades infiltradas pelo acúmulo de polissacarídeos hidrofílicos no subcutâneo, além de cabelo ralo e espessamento da língua. Pode haver aumento do coração, obstrução intestinal não mecânica (íleo) e fase de relaxamento retardada nos reflexos tendinosos profundos. Sem tratamento, eles podem ficar torporosos e hipotérmicos, especialmente se houver outras doenças concomitantes. Isso é uma emergência que ameaça a vida, com alta mortalidade, mesmo quando tratada agressivamente com levotiroxina intravenosa.

Dos exames para hipotireoidismo em pacientes de ambulatório, a medida do **hormônio tireoestimulante (TSH) no soro** é o mais sensível e útil. Sendo quase todos os casos de hipotireoidismo causados por insuficiência da glândula tireoide, a resposta hipofisária é aumentar muito os níveis de TSH na tentativa de estimular a glândula insuficiente. A queda dos níveis de hormônio tireoidiano produz aumento logarítmico da concentração de TSH. **A medida apenas do TSH seria insuficiente em casos com suspeita de doença hipofisária**, por isso, a determinação do nível de hormônio tireoidiano também pode ser feita. Deve-se lembrar que quase toda tiroxina (T_4) circula ligada à proteína, e somente sua fração livre ou não ligada é capaz de difundir-se nas células e tornar-se ativa. A maioria dos laboratórios hoje pode medir T_4 **livre** diretamente ou **fazer sua estimativa usando** o **índice de tiroxina livre (ITL)**. O ITL é calculado a partir das medidas de T_4 total e do teste de captação em resina de T_3. Quando há **excesso** de globulina ligante de tireoide (TBG, do inglês *thyroid-binding globulin*), como na gravidez ou devido ao uso de anticoncepcionais orais, os níveis de T_4 são altos (como consequência da grande quantidade de proteína transportadora), mas a captação de T_3 é baixa (o valor varia inversamente à quantidade de TBG presente). Ao contrário, quando há baixo nível de TBG, como no paciente hipoproteinêmico com síndrome nefrótica, o nível de T_4 necessariamente também é baixo (não há muita proteína transportadora), mas a captação de T_3 é alta. Se tanto a captação de T_4 como de T_3 estiver baixa, o ITL será baixo e o paciente terá hipotireoidismo.

Em casos leves, ou **hipotireoidismo subclínico**, o TSH é levemente elevado (4-10 mU/L), mas o T_4 livre ou o ITL estão nos limites normais. Os pacientes podem estar assintomáticos ou relatar sintomas vagos e sutis de hipotireoidismo, como fadiga. Cerca da metade de tais pacientes progride para hipotireoidismo franco em cinco anos. Frequentemente eles têm algum **desarranjo no metabolismo de colesterol, como aumento de colesterol total e de lipoproteínas de baixa densidade (LDL)**. A reposição do hormônio da tireoide pode ser prescrita na tentativa de aliviar os sintomas ou de possivelmente diminuir o risco cardiovascular, ou ainda diante da positividade para anticorpos antitireoide.

No hipotireoidismo clínico, o TSH é muito alto e o T_4 livre ou o ITL estão muito baixos. A maioria dos pacientes com hipotireoidismo pode ser tratada com levotiroxina uma vez por dia, a qual é bioquimicamente idêntica ao hormônio natural. **A levotiroxina é relativamente barata, tem meia-vida longa (6 a 7 dias), permitindo o uso uma vez por dia**, e gera uma resposta previsível. Preparações mais antigas de hormônio de tireoide, como extrato de tireoide, também estão disponíveis, mas atualmente não são utilizados porque têm alto conteúdo de T_3, o qual é rapidamente absorvido e pode produzir taquiarritmias, e porque o conteúdo de T_4 é menos previsível.

Na ausência de função tireoidiana residual, a dose de reposição diária de levotiroxina é 1,6 μg/kg ou, em geral, de 100 a 150 μg. Em **pacientes idosos e naqueles com doença cardiovascular conhecida, a administração deve ser iniciada em níveis mais baixos,** como de 25 a 50 μg/dia, e aumentada em frações semelhantes 1 vez a cada 4 a 6 semanas, até o paciente atingir um estado eutireóideo. A reposição rápida com aumento súbito da taxa metabólica pode superar a reserva cardíaca ou coronariana. A meta do tratamento é o TSH normalizado, idealmente na metade inferior da faixa de referência. **O nível de TSH leva de 6 a 8 semanas para ajustar-se à nova dose**, de modo que o acompanhamento com exames laboratoriais deve ser esquematizado de acordo. É possível que os pacientes obtenham alívio total dos sintomas somente após 3 a 6 meses da normalização dos níveis de TSH.

QUESTÕES DE COMPREENSÃO

12.1 Mulher de 42 anos vai à sua clínica para exame físico anual. Durante o exame físico anual dessa paciente, você nota aumento do volume do pescoço e, quando palpa a glândula tireoide, ela está aumentada, lisa, elástica e indolor. A paciente está assintomática. Você pede exames de função tireoidiana: T_4, T_4 livre e T_3 são normais, mas o TSH está levemente aumentado. Qual é o diagnóstico mais provável?

A. Deficiência de iodo.
B. Câncer de tireoide.
C. Tireoidite de Hashimoto.
D. Doença de Graves.
E. Bócio multinodular.

12.2 Qual dos exames laboratoriais a seguir deveria ser feito para confirmar o diagnóstico do paciente no Caso 12.1?
   A. Repetição dos testes de função tireoidiana.
   B. Ultrassonografia da tireoide.
   C. Cintilografia da tireoide.
   D. Testes de anticorpos antitireoide.
   E. Hemograma completo com contagem diferencial.

12.3 Ginasta de 19 anos, ativa em competição nacional, é levada à sua clínica pela mãe porque suas menstruações cessaram nos últimos três meses. Até então, ela era sempre regular. Nega dieta excessiva, embora treine com sua equipe três horas por dia. O exame físico é normal, e seu índice de massa corporal (IMC) é de 20 kg/m². Qual dos exames laboratoriais deve ser solicitado primeiro?
   A. Testes de função de tireoide.
   B. Hemograma completo.
   C. LH/FSH.
   D. Prolactina.
   E. Beta-hCG.

12.4 Mulher de 35 anos com diagnóstico de hipotireoidismo há quatro semanas vai à sua clínica queixando-se de sensação persistente de fadiga e de moleza. Depois de confirmar o diagnóstico com medida de TSH, você iniciou tratamento com 50 µg de levotiroxina por dia. Ela leu sobre seu diagnóstico na Internet e quer tomar extrato dessecado de tireoide em vez do medicamento que você prescreveu. O peso da paciente é de 87,5 kg, a frequência cardíaca é de 64 bpm em repouso, e a pressão arterial é normal. Qual é o próximo passo mais adequado?
   A. Dizer que esse atraso na resolução dos sintomas é normal e solicitar retorno para acompanhamento em dois meses.
   B. Mudar a medicação, conforme o pedido, para extrato de tireoide e ajustar a dose.
   C. Aumentar a dose de levotiroxina e pedir para voltar em quatro semanas.
   D. Dizer para tomar polivitamínicos com ferro junto com a levotiroxina.

RESPOSTAS

12.1 **C.** A tireoidite de Hashimoto é a causa mais comum de hipotireoidismo com bócio nos Estados Unidos. Ela é encontrada com maior frequência em mulheres de meia-idade, embora possa ser vista em todas as faixas etárias. Os pacientes podem ter bócio de consistência elástica, indolor, com bordas "em escalope". A deficiência de iodo é muito incomum nos Estados Unidos por causa do sal iodado. A doença de Graves é uma doença com hipertireoidismo. Os pacientes com bócio multinodular geralmente são eutireóideos. Os pacientes com câncer de tireoide geralmente são eutireóideos e têm história de irradiação de cabeça e pescoço.

12.2 **D.** A tireoidite de Hashimoto é uma doença autoimune. Vários autoanticorpos dirigidos contra componentes da glândula tireoide aparecem no soro do paciente; todavia, desses, o anticorpo antitireoperoxidase é quase sempre detectável (também chamado anticorpo antimicrossomal). Esses anticorpos são marcadores, e não a causa, da destruição da glândula. Na biópsia da tireoide, a infiltração linfocítica e a fibrose da glândula são patognomônicas. A presença desses autoanticorpos prediz insuficiência progressiva da glândula e necessidade de reposição hormonal. Nenhum dos outros exames é útil.

12.3 **E.** Em mulher jovem com oligomenorreia, a gravidez deve sempre ser o primeiro diagnóstico considerado. Os testes de gravidez na urina são facilmente feitos na clínica e são altamente sensíveis. O teste β-hCG sérico também pode ser feito para confirmar um teste urinário negativo. Nessa paciente, o segundo diagnóstico mais provável é hipogonadismo hipotalâmico, resultante do intenso esquema de exercícios. Essa jovem tem risco de osteoporose e deve ser orientada para nutrição adequada, bem como tratada com anticoncepcionais orais se a amenorreia persistir.

12.4 **C.** A levotiroxina é o hormônio de reposição preferível em caso de hipotireoidismo. A quantidade de hormônio administrada e a resposta do paciente são mais previsíveis do que com outras formas de reposição hormonal, como o extrato de tireoide, que é feito com glândulas dessecadas de vaca e de porco. Não há evidência de que a reposição com hormônios naturais seja melhor do que a reposição com hormônios sintéticos. A dose de levotiroxina deve ser ajustada para alívio dos sintomas e para normalização do TSH. Outros medicamentos, especialmente preparados contendo ferro, devem ser tomados em horários diferentes do horário da levotiroxina porque podem interferir na sua absorção.

DICAS CLÍNICAS

▶ As causas mais comuns de oligomenorreia são distúrbios do eixo hipotalâmico-hipofisário-gonadal, síndrome de ovários policísticos e hipotireoidismo.
▶ O hipotireoidismo pode causar hiperprolactinemia. A hiperprolactinemia de causas diversas induz disfunção hipotalâmica, levando a irregularidades menstruais nas mulheres, bem como diminuição da libido e infertilidade nos homens.
▶ A causa mais comum de hipotireoidismo é insuficiência primária da tireoide causada por tireoidite de Hashimoto.
▶ T_4 livre ou ITL baixo e TSH alto caracterizam o hipotireoidismo primário.
▶ Reposição com levotiroxina (T_4) sintética é o tratamento mais adequado para hipotireoidismo; em pacientes idosos, é preciso começar com pequenas doses e aumentá-las gradativamente.
▶ Os objetivos do tratamento do hipotireoidismo primário são normalização do TSH e alívio dos sintomas.

REFERÊNCIAS

Cooper DS. Subclinical hypothyroidism. N *Engl J Med*. 2001;345:260-265. Jameson JL, Weetman AP. Disorders of the thyroid gland. In: Longo DL, Fauci AS, Kasper DL,, et al., eds. *Harrison's Principles of Internal Medicine*. 18th ed. New York, NY: McGraw-Hill; 2012:2911-2939.

Melmed S, Jameson JL. Disorders of the anterior pituitary In: Longo DL, Fauci AS, Kasper DL, et al., eds. *Harrison's Principles of Internal Medicine*. 18th ed. New York, NY: McGraw-Hill; 2012:2876-2902.

CASO 13

Uma mulher de 49 anos vai ao serviço de emergência queixando-se de inchaço e desconforto progressivos no abdome há quatro semanas. Não tem outros sintomas gastrintestinais, o apetite e o hábito intestinal são normais. Sua história médica é significativa somente por três gestações, uma das quais complicada por perda excessiva de sangue, necessitando de transfusão. Está casada e é monogâmica há 20 anos, faz exercícios, não fuma e bebe ocasionalmente. Na entrevista, no entanto, admite que durante a juventude cheirou cocaína uma ou duas vezes em festas há muitos anos. Atualmente não usa drogas. Era HIV-negativa na ocasião do nascimento de seu último filho.

Sua temperatura é de 37,9°C, a frequência cardíaca é de 88 bpm, e a pressão arterial é de 94/60 mmHg. Ela é magra, de compleição pequena, as escleras estão ictéricas, o tórax está limpo, e o ritmo cardíaco é regular, sem sopros. O abdome está distendido, com dor difusa à palpação, ruídos hidroaéreos hipoativos, macicez móvel à percussão e onda de fluido. Não tem edema. Os exames laboratoriais são normais, exceto por níveis de Na de 129 mEq/L (normal 135-145), de albumina de 2,8 g/dL (normal 3,5-5 g/dL), bilirrubina total de 4 mg/dL, tempo de protrombina de 15 segundos (normal 11-13,5 s), hemoglobina de 12 g/dL, com volume corpuscular médio (VCM), de 102 fL (normal 78-95 fL), e contagem de plaquetas 78.000/mm^3 (normal 150.000-500.000/mm^3).

▶ Qual é o diagnóstico mais provável?
▶ Qual deve ser o próximo passo?

RESPOSTAS PARA O CASO 13
Cirrose, provavelmente relacionada com hepatite C

Resumo: Uma mulher de 49 anos apresenta inchaço abdominal recente. Sua história pregressa revela uma transfusão de sangue e uso remoto de droga. Sua temperatura é de 37°C, a frequência cardíaca é de 88 bpm, e a pressão arterial é de 94/60 mmHg. As escleras estão ictéricas. O abdome está distendido, com dor leve e difusa, macicez móvel à percussão e onda de fluido, o que indica ascite. Não tem edema. Os exames laboratoriais mostram os seguintes níveis: Na, 129 mmol/L, albumina, 2,8 g/dL, tempo de protrombina, 15 segundos, hemoglobina, 12 g/dL, VCM de 102 fL e contagem de plaquetas de 78.000/mm^3.

- **Diagnóstico mais provável:** Ascite causada por hipertensão porta como complicação de cirrose hepática.
- **Próximo passo:** Realizar paracentese para analisar o líquido ascítico na tentativa de determinar a etiologia provável e para avaliar a possibilidade de complicação por peritonite bacteriana espontânea (PBE).

ANÁLISE
Objetivos

1. Saber as causas de hepatite crônica, especialmente por vírus de hepatite C.
2. Aprender as complicações da hepatite crônica, como cirrose e hipertensão porta.
3. Compreender a utilidade do gradiente de albumina soro-ascite (GASA) para diferenciar causas de ascite.
4. Saber como diagnosticar a PBE.

Considerações

Essa mulher de 49 anos tinha boa saúde até recentemente, quando notou aumento de volume do abdome e desconforto, indicativos de ascite. No exame físico é constatada ascite com onda de fluido e macicez móvel. A icterícia sugere o fígado como etiologia da ascite. Os exames laboratoriais são significativos para hipoalbuminemia e coagulopatia (prolongamento do tempo de protrombina), indicando provável diminuição de síntese hepática e doença hepática avançada. Ela tem exposições prévias, a mais notável é uma transfusão de sangue, que a coloca em risco para hepatite viral, especialmente hepatite C. Atualmente, ela tem febre baixa e leve dor abdominal, ambos sinais de infecção. A infecção bacteriana do líquido ascítico necessita ser considerada porque casos não tratados têm alta mortalidade.

Embora a maioria dos pacientes com ascite e icterícia tenha cirrose, outras etiologias de ascite devem ser consideradas, incluindo doença maligna. A paracentese diagnóstica pode ser usada para avaliar infecção e para identificar a etiologia da ascite.

ABORDAGEM À
Hepatite crônica

DEFINIÇÕES

ASCITE: Acúmulo anormal (> 25 mL) de líquido na cavidade peritoneal.

HEPATITE CRÔNICA: Evidência de inflamação e necrose hepática por pelo menos seis meses.

CIRROSE: Diagnóstico histológico que reflete lesão hepática crônica irreversível, a qual inclui fibrose extensa e formação de nódulos de regeneração.

HIPERTENSÃO PORTA: Aumento do gradiente de pressão (> 10 mmHg) na veia porta, em geral resultante de resistência ao fluxo portal e mais comumente causado por cirrose.

PERITONITE BACTERIANA ESPONTÂNEA: Infecção bacteriana do líquido ascítico sem fonte intra-abdominal de infecção. Ocorre em 10 a 20% dos pacientes cirróticos com ascite.

ABORDAGEM CLÍNICA

A hepatite crônica é diagnosticada quando os pacientes têm evidência de inflamação e de necrose hepática (geralmente encontrada por transaminases elevadas) durante pelo menos seis meses. **As causas mais comuns de hepatite crônica são infecções virais, como hepatite B e C, uso de álcool, exposição crônica a outras drogas ou toxinas e hepatite autoimune.** Causas menos comuns são doenças metabólicas congênitas, como hemocromatose, doença de Wilson e deficiência de α_1-antitripsina. O Quadro 13.1 relaciona os marcadores diagnósticos dessas doenças.

Quadro 13.1 • Causas de hepatite crônica

Causa	Exame
Hepatite C	Anti-HCV, presença de HCV RNA
Hepatite B	HBsAg persistente, presença de HBeAg
Autoimune	FAN, anti-KLM (microssomal hepático e renal)
Hemocromatose	Alta saturação de transferrina (> 50%), ferritina alta
Doença de Wilson	Ceruloplasmina sérica baixa
Deficiência de α_1-antitripsina	Baixa atividade da enzima α_1-antitripsina

FAN, fator antinuclear; HBeAg, antígeno e da hepatite B; HBsAg, antígeno de superfície da hepatite B; HCV, vírus da hepatite C.

A infecção por vírus da hepatite C é adquirida mais comumente por meio de exposição percutânea ao sangue. Os fatores de risco para infecção por hepatite C incluem compartilhamento de materiais durante o uso de drogas intravenosas, compartilhamento de canudinhos para aspirar cocaína, hemodiálise, transfusão de sangue, tatuagem e *piercing*. Ao contrário do que acontece com a hepatite B, **a transmissão sexual é rara**. Também a transmissão vertical, da mãe para a criança, é incomum, mas ocorre com mais frequência quando a mãe tem títulos virais altos ou é HIV-positiva.

A maioria dos pacientes com hepatite C é assintomática. Por isso o clínico deve suspeitar da infecção e fazer exames de rastreamento nos indivíduos com fatores de risco. Até hoje, os melhores métodos para detecção da infecção são o teste Elisa (do inglês, *enzyme-linked immunosorbent assay*), que detecta anticorpo anti-HCV, e a reação em cadeia da polimerase (PCR), para vírus de hepatite C. **Aproximadamente de 70 a 80% de todos os pacientes infectados com vírus de hepatite C desenvolvem hepatite crônica nos 10 anos seguintes à infecção.** Em 20 anos, 20% deles desenvolverão cirrose. Entre aqueles com cirrose, de 1 a 4% ao ano podem desenvolver carcinoma hepatocelular. O tratamento objetiva a redução da carga viral para evitar as sequelas da cirrose em fase final, a insuficiência hepática e o carcinoma hepatocelular. Atualmente, **o tratamento de escolha para hepatite C crônica é o tratamento combinado com interferon alfa peguilado e ribavirina**. Os ensaios clínicos mostram resposta sustentada (níveis virais indetectáveis) em até 75 a 80% daqueles com genótipo de HCV favorável (tipos 2 e 3). O tratamento, porém, tem muitos efeitos colaterais, como sintomas semelhantes aos da gripe e da depressão, por causa do interferon, e aos da hemólise por causa da ribavirina. O objetivo do tratamento com interferon na hepatite C é evitar as complicações da hepatite crônica.

A **cirrose** é o resultado final da lesão hepatocelular crônica que leva à **fibrose e à regeneração nodular**. Com a destruição contínua dos hepatócitos e a deposição de colágeno, o fígado encolhe e torna-se nodular e duro. A cirrose alcoólica é uma das formas mais comuns da doença nos Estados Unidos. Ela é relacionada com uso de álcool, mas parece depender de alguma predisposição hereditária ao desenvolvimento de fibrose. Além disso, o processo é acelerado por infecção concomitante com o vírus de hepatite C. Os sintomas são produzidos pela disfunção hepática, assim como por hipertensão porta (Quadro 13.2).

A redução da massa funcional hepática leva à icterícia e à diminuição da síntese de albumina (causando edema) e ao comprometimento dos fatores de coagulação (promovendo a coagulopatia). A diminuição da produção hepática de hormônio esteroide ligado a globulinas (SHBG) causa aumento da fração livre dos estrogênios, o que se manifesta por angiomas aracniformes, eritema palmar e, nos homens, atrofia testicular e ginecomastia.

A fibrose e a resistência sinusoidal aumentada levam ao desenvolvimento de hipertensão porta e suas complicações. As **varizes esofágicas e gástricas** tendem ao sangramento, o que pode resultar em hemorragia maciça, ou a um sangramento mais leve, o que pode deflagrar um ataque de encefalopatia. O tratamento pode incluir a infusão de octreotide para produzir vasoconstrição esplâncnica e diminuir a pressão portal. As varizes esofágicas também podem ser tratadas por endoscopia, com ligação ou enfaixamento para tratar ou prevenir sangramento, ou escleroterapia para sangramento ativo. Também é possível colocar desvios (*shunts*) portossistêmicos transjugulares (DPSTs) para descomprimir a pressão porta e diminuir o risco de sangramento, mas esse procedimento está associado ao risco de produção de encefalopatia hepática. A **encefalopatia hepática** caracteriza-se por alterações do estado mental, *asterixis* e níveis elevados de amônia. Trata-se de uma condição que pode ser precipitada por diversos fatores, tais como o desequilíbrio eletrolítico, aumento da carga proteica da dieta (incluindo a digestão de sangue) ou infecção. O tratamento é voltado para a correção das causas subjacentes e para a administração de lactulose – um dissacarídeo não absorvível que causa acidificação colônica e eliminação de resíduos nitrogenados. Os **antibióticos** precariamente absorvidos, como a neomicina, também podem ser administrados por via oral, como tratamento auxiliar.

A causa mais comum de ascite é a hipertensão porta como consequência de cirrose. A ascite pode ser resultado de causas exsudativas, como infecção (p. ex., peritonite tuberculosa) ou doença maligna.

É importante tentar determinar a causa da ascite para procurar causas reversíveis e causas graves, como doença maligna, e para planejar o tratamento. O líquido ascítico é obtido por paracentese e examinado quanto à proteína, albumina, conta-

Quadro 13.2 • Complicações da cirrose

Doença	Diagnóstico	Quadro clínico	Tratamento
Hipertensão porta	Desenvolvimento de características, visualização de varizes e esplenomegalia nos exames de imagem e avaliação do fluxo sanguíneo porta com ultrassonografia Doppler	Ascite, esplenomegalia, hiperesplenismo, encefalopatia e sangramento de varizes	Betabloqueadores não seletivos, como o propranolol, reduzem a pressão porta; para hemorragia aguda de varizes, o octreotide IV causa vasoconstrição esplâncnica
Ascite	Achado de líquido peritoneal livre no exame físico ou por estudo de imagem	Distensão abdominal, algumas vezes com edema periférico	Restrição de sódio, espironolactona; diurético de alça; paracentese de grande volume
Peritonite bacteriana espontânea	O líquido ascítico contém > 250 neutrófilos/mm^3 e é confirmado com cultura positiva; os microrganismos mais comuns são *Escherichia coli*, *Klebsiella* e outros microrganismos da flora intestinal, ou enterococos	Dor abdominal, distensão, febre, diminuição dos ruídos hidroaéreos e, algumas vezes, poucos sintomas abdominais, mas piora da encefalopatia	Antibióticos IV, como cefotaxima ou ampicilina/sulbactam

gem diferencial de células e cultura. O primeiro passo na tentativa de determinar o motivo da ascite (Quadro 13.3) é verificar se ela é causada por hipertensão porta ou por processo exsudativo, o que é identificado pelo gradiente de albumina soro-ascite (GASA):

Gradiente de albumina soro-ascite = albumina no soro − albumina no líquido da ascite.

O tratamento da ascite normalmente consiste na restrição de sódio na dieta combinada com uso de diuréticos. Os diuréticos de alça em geral são combinados com espironolactona para promoção de diurese eficaz e manutenção dos níveis normais de potássio. **A PBE** é uma complicação relativamente comum da ascite, supostamente causada por translocação da flora intestinal para o líquido peritoneal. Os sintomas incluem febre e dor abdominal, mas frequentemente há pobreza de sinais e de sintomas. O diagnóstico é estabelecido por paracentese e pelo achado de > 250 neutrófilos/mm^3 ou por cultura positiva. A cultura do líquido ascítico em geral não revela qual é o microrganismo, mas quando é positiva normalmente mostra um único, com frequência proveniente da flora gram-negativa intestinal, ou, às vezes, enterococos ou pneumococos. Isso contrasta com a peritonite secundária, por exemplo, como consequência de perfuração intestinal, que em geral é polimicrobiana. O tratamento empírico inclui cobertura para cocos gram-positivos e bacilos gram-negativos, além do uso intravenoso de ampicilina e gentamicina, ou de cefalosporina de terceira geração ou, ainda, de uma quinolona.

Outras complicações da cirrose em estágio avançado incluem a **síndrome hepatorrenal**, que normalmente se manifesta como declínio progressivo da função renal em pacientes com ascite significativa. A patogênese é pouco conhecida, mas parece envolver uma vasoconstrição renal multifatorial. O tratamento é difícil, e o prognóstico, por vezes, é ruim, a menos que o paciente seja submetido ao transplante hepático.

Quadro 13.3 • Diagnóstico diferencial de ascite baseado no GASA*

Gradiente alto (>1,1 g/dL) = Hipertensão porta
- Cirrose
- Trombose da veia porta
- Síndrome de Budd-Chiari
- Insuficiência cardíaca congestiva
- Pericardite constritiva

Gradiente baixo (< 1,1 g/dL) = Hipertensão não porta
- Carcinomatose peritoneal
- Peritonite tuberculosa
- Ascite pancreática
- Obstrução ou infarto intestinal
- Serosite, p. ex., no lúpus
- Síndrome nefrótica

*GASA: gradiente de albumina soro-ascite = albumina no soro − albumina no líquido de ascite.

Os pacientes considerados para **transplante** são estratificados com base em sistemas de escores para estimativa da gravidade da doença e da sobrevida. O sistema de escores Model for End-Stage Liver Disease (**MELD**) emprega os valores laboratoriais de bilirrubina sérica, creatinina sérica e relação normalizada internacional (INR) para tempo de protrombina do paciente na previsão da sobrevida. Um sistema de escores mais antigo, o **sistema de Child-Pugh**, também classifica a gravidade da doença, com a classe A associada ao melhor prognóstico e a classe C, ao pior.

QUESTÕES DE COMPREENSÃO

13.1 Moça de 15 anos com enzimas hepáticas elevadas e FAN (fator antinuclear) positivo. Escolha a provável causa (A-G) do quadro clínico da paciente:
  A. Doença de Wilson
  B. Hemocromatose
  C. Cirrose biliar primária
  D. Colangite esclerosante
  E. Hepatite autoimune
  F. Hepatite causada por álcool
  G. Hepatite viral

13.2 Homem de 56 anos tem diabetes instável (difícil de controlar, com glicemia amplamente flutuante), hiperpigmentação da pele e história familiar de cirrose. Escolha a provável causa (A-G) do quadro clínico do paciente:
  A. Doença de Wilson
  B. Hemocromatose
  C. Cirrose biliar primária
  D. Colangite esclerosante
  E. Hepatite autoimune
  F. Hepatite causada por álcool
  G. Hepatite viral

13.3 Um homem de 35 anos chega em sua clínica com colite ulcerativa. Escolha a provável causa (A-G) do quadro clínico do paciente:
  A. Doença de Wilson
  B. Hemocromatose
  C. Cirrose biliar primária
  D. Colangite esclerosante
  E. Hepatite autoimune
  F. Hepatite causada por álcool
  G. Hepatite viral

13.4 Mulher de 56 anos que se queixa de prurido e fadiga apresenta níveis altos de fosfatase alcalina. Escolha a causa que provavelmente é responsável pelo quadro clínico da paciente:

A. Doença de Wilson
B. Hemocromatose
C. Cirrose biliar primária
D. Colangite esclerosante
E. Hepatite autoimune
F. Hepatite causada por álcool
G. Hepatite viral

13.5 Um homem de 32 anos vai até a sua clínica com anel de Kayser-Fleischer, disartria e espasticidade. Entre as alternativas a seguir, escolha aquela que provavelmente é responsável pelo quadro clínico do paciente:

A. Doença de Wilson
B. Hemocromatose
C. Cirrose biliar primária
D. Colangite esclerosante
E. Hepatite autoimune
F. Hepatite causada por álcool
G. Hepatite viral

RESPOSTAS

13.1 **E.** A hepatite idiopática, ou autoimune, é uma causa ainda pouco compreendida de hepatite. Ela parece ser causada por lesão autoimune dos hepatócitos mediada pela imunidade celular. Um subgrupo desses pacientes inclui mulheres jovens com FAN positivo e hipergamaglobulinemia, que podem ter outros sintomas e sinais de lúpus eritematoso sistêmico.

13.2 **B.** A hemocromatose é uma doença genética do metabolismo do ferro. A sobrecarga progressiva de ferro leva à destruição de órgãos. Diabetes melito, cirrose hepática, hipogonadismo hipogonadotrófico, artropatia e miocardiopatia estão entre as características mais comuns da fase final da doença. O depósito de ferro na pele causa "bronzeamento", que pode ser tomado erroneamente como bronzeado por exposição ao sol. O diagnóstico é feito no início da evolução da doença com demonstração de aumento dos depósitos de ferro, mas pode ser feito por biópsia hepática com coloração para ferro. O teste genético também está disponível. O tratamento envolve flebotomia para corrigir o excesso de ferro.

13.3 **D.** A colangite esclerosante é a destruição autoimune dos ductos biliares intra e extra-hepáticos, geralmente acompanhada de doença inflamatória intestinal, mais comumente colite ulcerativa. Os pacientes apresentam icterícia ou sintomas de obstrução biliar; a colangiografia mostra o característico aspecto de rosário dos ductos biliares.

13.4 **C.** Supõe-se que a cirrose biliar primária seja uma doença autoimune que causa destruição dos ductos biliares de pequeno e médio calibre. A maioria dos pacientes são mulheres entre 35 e 60 anos com sintomas de prurido e de fadiga. O aumento da fosfatase alcalina equivalente a 2 a 5 vezes o nível basal deve levantar suspeita da doença. O diagnóstico é confirmado pela detecção de anticorpos antimitocôndria.

13.5 **A.** A doença de Wilson, que é hereditária, é a incapacidade de excretar o excesso de cobre, o qual acaba depositado no fígado, no cérebro e em outros órgãos. Os pacientes podem apresentar hepatite fulminante, hepatite aguda não fulminante ou cirrose, ou ainda alterações do comportamento resultantes de lesão neurológica. Os anéis de Kayser-Fleischer aparecem quando o cobre é liberado do fígado e se deposita na membrana de Descemet da córnea.

> ### DICAS CLÍNICAS
>
> ▶ As causas mais comuns de cirrose são uso de álcool, hepatites B e C e doenças autoimunes.
> ▶ A hepatite C é contraída mais comumente por meio de exposição a sangue, raramente por meio de contato sexual, e a maioria dos pacientes é assintomática até desenvolver complicações de hepatopatia crônica.
> ▶ Gradiente de albumina soro-ascite (GASA) >1,1 g/dL sugere que a ascite seja causada por hipertensão porta, como ocorre na cirrose.
> ▶ O tratamento da ascite cirrótica exige restrição de sódio e, geralmente, administração de diuréticos, como espironolactona e furosemida.
> ▶ A PBE é a infecção do líquido ascítico caracterizada pela concentração de mais de 250 neutrófilos/mm^3, algumas vezes com cultura positiva para um germe isolado.

REFERÊNCIAS

Bacon BR. Cirrhosis and its complications. In: Longo DL, Fauci AS, Kasper DL, et al., eds. *Harrison's Principles of Internal Medicine*. 18th ed. New York, NY: McGraw-Hill; 2012:2592-2602.

Dienstag JL. Chronic hepatitis. In: Longo DL, Fauci AS, Kasper DL, et al., eds. *Harrison's Principles of Internal Medicine*. 18th ed. New York, NY: McGraw-Hill; 2012:2567-2588.

Liang TJ. Shortened therapy for hepatitis C virus genotype 2 or 3—is less more? N *Engl J Med*. 2007;357:176-178.

Strader DB, Wright T, Thomas DL, et al. AASLD guideline: diagnosis, management, and treatment of hepatitis C. *Hepatology*. 2004;39:1147-1171.

CASO 14

Mulher hispânica de 42 anos vai à emergência porque há 24 horas sente dor abdominal epigástrica intensa e contínua que se irradia para o dorso. A paciente sentiu náusea e vomitou várias vezes. Ela teve episódios de dor semelhantes no passado, geralmente à tarde, após refeições pesadas, porém com melhora espontânea em uma ou duas horas. Desta vez, a dor não aliviou, e ela procurou atendimento médico. Não possui história médica e não toma medicamentos. É casada, tem três filhos, não consome álcool nem tabaco.

Durante o exame, está afebril, taquicárdica, com frequência cardíaca de 104 bpm, pressão arterial de 115/74 mmHg e respiração superficial, com frequência de 22 mpm. Movimenta-se desconfortavelmente na maca, tem a pele quente, está diaforética e apresenta escleras ictéricas. O abdome está flácido, levemente distendido, com dor importante à palpação no quadrante superior e no epigástrio. Há ruídos hidroaéreos hipoativos, sem massas ou organomegalias. O exame de fezes é negativo para sangue oculto. Os exames laboratoriais são significativos para o nível de bilirrubina total (9,2 g/dL), com fração direta de 4,8 g/dL, o de fosfatase alcalina de 285 UI/L, além de AST de 78 UI/L, ALT de 92 UI/L e do nível alto de amilase de 1.249 UI/L. A contagem de leucócitos é 16.500/mm^3, com 82% de neutrófilos e 16% de linfócitos. A radiografia simples do abdome mostra padrão de gás inespecífico, sem pneumoperitônio.

▶ Qual é o diagnóstico mais provável?
▶ Qual é a etiologia subjacente mais provável?
▶ Qual deve ser o próximo passo?

RESPOSTAS PARA O CASO 14
Pancreatite, cálculos biliares

Resumo: Uma mulher de meia-idade com história que indica colelitíase sintomática agora tem dor epigástrica e náusea há 24 horas, período mais longo do que seria esperado no caso de uma cólica biliar não complicada. Seus sintomas sugerem pancreatite aguda. Também tem hiperbilirrubinemia e fosfatase alcalina elevada, sugerindo obstrução de ducto biliar, comumente provocada por cálculo, que é a causa provável da pancreatite.

- **Diagnóstico mais provável:** Pancreatite aguda
- **Etiologia mais provável:** Coledocolitíase (cálculo no ducto biliar comum)
- **Próximo passo para o diagnóstico:** Ultrassonografia do quadrante superior direito do abdome

ANÁLISE
Objetivos

1. Conhecer as causas, o quadro clínico e os fatores prognósticos da pancreatite aguda.
2. Aprender os princípios do tratamento e as complicações da pancreatite aguda.
3. Conhecer as complicações dos cálculos biliares.
4. Compreender o tratamento clínico de um paciente com sepse biliar e as indicações para colangiopancreatografia retrógrada endoscópica (CPRE) ou para intervenção cirúrgica.

Considerações

Essa mulher de 42 anos queixou-se de ter tido no passado episódios de dor no quadrante superior direito do abdome depois de refeições pesadas. Esses episódios anteriores foram de curta duração, o que é muito comum na cólica biliar. No entanto, este episódio é muito diferente na intensidade e na localização da dor (que agora irradia-se para o dorso e é acompanhada de náusea e vômito). O nível alto de amilase confirma a impressão clínica de pancreatite aguda, provavelmente causada por cálculo no ducto biliar comum. A obstrução biliar é sugerida pelo aumento do nível de bilirrubina. Ela está moderadamente debilitada, hemodinamicamente estável e tem somente uma característica prognóstica para predição de mortalidade – o aumento da contagem de leucócitos (Quadro 14.1). Ela provavelmente pode ser tratada na enfermaria, sem necessidade de terapia intensiva.

ABORDAGEM À
Pancreatite aguda

DEFINIÇÕES

PANCREATITE AGUDA: Processo inflamatório no qual as enzimas pancreáticas são ativadas e causam autodigestão da glândula.

PSEUDOCISTO PANCREÁTICO: Espaço cístico dentro do pâncreas não recoberto por células epiteliais, geralmente associado com pancreatite crônica.

ABORDAGEM CLÍNICA

A **pancreatite aguda** pode ser causada por muitas condições, mas, na maioria das séries, os **cálculos biliares** são a causa mais comum (30-60% dos casos), geralmente em consequência da passagem de um cálculo pelo ducto biliar comum. O **uso de álcool** constitui a segunda causa mais comum (15-30% dos casos nos EUA), com os episódios frequentemente precipitados por bebedeiras. A **hipertrigliceridemia** também é uma causa comum (1-4% dos casos) e ocorre quando os níveis séricos de triglicerídeos são > 1.000 mg/dL, como se observa em pacientes com dislipidemia familiar ou diabetes (ver Quadro 14.2 para etiologias). A pancreatite aguda pode ser induzida por colangiopancreatografia retrógrada endoscópica (**CPRE**) e ocorre após 5 a 10% dos procedimentos. Quando os pacientes parecem ter pancreatite "idiopática", isto é, não são observados cálculos na ultrassonografia e nenhum outro fator predisponente é encontrado, a doença do trato biliar ainda é a causa mais provável – barro biliar (microlitíase) ou disfunção do esfíncter de Oddi.

Quadro 14.1 • Critérios de Ranson para gravidade de pancreatite

Iniciais
• Idade > 55 anos
• Leucócitos > 16.000/mm^3
• Glicemia > 200
• Desidrogenase láctica sérica (LDH) > 350 UI/L
• AST > 250 UI/L

Após 48 horas de admissão
• Queda de hematócrito > 10 pontos percentuais
• Aumento do nível de ureia > 10 mg/dL após hidratação intravenosa
• Po$_2$ arterial < 60 mmHg
• Cálcio sérico < 8 mg/dL
• Deficiência de base > 4 mEq/L
• Sequestro estimado de fluidos > 6 L

(Fonte: Ranson JH. Etiological and prognostic factors in human acute pancreatitis: a review. Am J Gastroenterol. *1982; 77:633.*)

A **dor intensa no abdome superior com irradiação para o dorso é o sintoma cardinal da pancreatite**. A dor quase sempre é aliviada ao sentar-se e curvar-se para frente e exacerbada com a ingestão de alimentos. É comum os pacientes terem também **náusea e vômitos** precipitados por ingestão de alimentos.

Também **podem ter febre baixa** (se for > 38,3°C, deve-se suspeitar de infecção) e frequentemente estão depletados de volume por causa do vômito e da incapacidade de tolerar ingestão de líquidos e também porque o processo inflamatório cria um terceiro espaço, com sequestro de grandes volumes de líquido, na cavidade peritoneal. A suspeita de pancreatite hemorrágica com rastros de sangue ao longo dos planos fasciais deve ser considerada se houver equimose periumbilical (**sinal de Cullen**) ou equimose no flanco (**sinal de Grey Turner**).

O dado mais comum usado para diagnosticar pancreatite **é o aumento do nível da amilase sérica**. Ela é liberada do pâncreas inflamado horas após o início do processo e permanece elevada por 3 a 4 dias. A amilase sofre depuração renal e, depois que os níveis séricos diminuem, ela permanece em alta porcentagem na urina. **A amilase não é específica do pâncreas**, por isso também pode ser consequência de outros problemas abdominais, como a **isquemia gastrintestinal com infarto ou perfuração, ou até mesmo o vômito**, que, associado à pancreatite, pode aumentar o nível de **amilase de origem salivar**. O aumento do nível de **lipase sérica**, também observado na pancreatite aguda, **é mais específico do que o de amilase em relação à origem pancreática e permanece elevado durante mais tempo do que o nível desta**. Quando o diagnóstico é incerto ou quando há suspeita de complicações de pancreatite, **a tomografia computadorizada (TC) do abdome é altamente sensível** para mostrar alterações inflamatórias em pacientes com pancreatite moderada a grave.

O tratamento da pancreatite é principalmente de suporte e inclui "repouso pancreático", isto é, **suspensão de alimentos sólidos e líquidos até que os sintomas regridam, e analgesia narcótica adequada, em geral com meperidina**. São necessários **fluidos intravenosos** para manutenção e reposição de quaisquer déficits. Em pacientes com pancreatite grave, que sequestram grandes volumes de fluido no abdome, como no caso de ascite pancreática, algumas vezes são necessárias grandes quantidades de líquidos parenterais de reposição para manter o volume intravascular. A CPRE com papilotomia para remoção de cálculos presentes no ducto colédoco

---

Quadro 14.2 • Causas de pancreatite aguda

Doença do trato biliar (p. ex., cálculos biliares)
Uso de álcool
Medicamentos (p. ex., o antirretroviral didanosina [DDI], a pentamidina, os tiazídicos, a furosemida, as sulfonamidas, a azatioprina, a L-asparaginase)
Manipulação cirúrgica da glândula ou CPRE
Hipertrigliceridemia/hipercalcemia
Infecções, como caxumba, ou por citomegalovírus
Traumatismos, como trauma abdominal fechado

pode minimizar a gravidade da pancreatite por cálculos biliares. Esse procedimento geralmente é realizado dentro de 72 horas. Quando a dor tiver cedido bastante e o paciente tiver ruídos hidroaéreos, pode-se iniciar líquidos claros e avançar a dieta conforme a tolerância.

A grande maioria dos pacientes com pancreatite aguda melhora espontaneamente e tem evolução relativamente sem complicações. Vários sistemas de escores foram estabelecidos para tentar identificar os 15 a 25% de pacientes que têm evolução mais complicada. Quando três ou mais dos critérios de Ranson estão presentes (Quadro 14.1), pode-se prever evolução grave, complicada por necrose pancreática. **A causa mais comum de morte precoce em pacientes com pancreatite é o choque hipovolêmico**, que é multifatorial: formação de terceiro espaço e sequestro de grandes volumes de líquidos no abdome, assim como aumento da permeabilidade capilar. Outros desenvolvem edema pulmonar, que pode ser não cardiogênico, como consequência da síndrome do desconforto respiratório agudo (SDRA), ou cardiogênico, como consequência de disfunção miocárdica.

As complicações pancreáticas incluem **flegmão**, uma massa sólida de pâncreas inflamado, quase sempre com áreas necrosadas. Algumas vezes, grandes áreas de **necrose pancreática** se desenvolvem dentro de um flegmão. A necrose ou o flegmão podem infectar-se secundariamente, resultando em **abscesso pancreático**. Os abscessos aparecem normalmente de 2 a 3 semanas depois do estabelecimento da doença e devem ser suspeitados se houver febre ou leucocitose. Se o abscesso pancreático não for drenado, o risco de morte aproxima-se de 100%. A necrose e o abscesso pancreático são as principais causas de morte em pacientes depois da primeira semana de doença. O **pseudocisto pancreático** é uma coleção de fluido inflamatório e de secreções pancreáticas com alto conteúdo de enzimas. A maioria melhora espontaneamente em seis semanas, especialmente se for < 6 cm, mas se causar dor, for grande ou expansivo ou infectar-se, geralmente exige drenagem. Deve-se suspeitar de qualquer uma dessas complicações locais de pancreatite se ocorrer persistência da dor e/ou da febre ou massa abdominal da hiperamilasemia.

Cálculos biliares

Os cálculos biliares geralmente são formados como consequência de precipitação de microcristais de colesterol na bile e são muito comuns, ocorrendo em 10 a 20% dos pacientes com mais de 65 anos. Em geral são assintomáticos e, quando descobertos acidentalmente, podem ser acompanhados sem intervenção, pois somente 10% dos pacientes desenvolvem sintomas relativos aos cálculos em 10 anos. Quando os pacientes apresentam sintomas por causa de cálculo no ducto cístico ou na bolsa de Hartmann, o ataque típico de **cólica biliar** geralmente tem instalação súbita, quase sempre precipitado por refeições grandes ou gordurosas, com dor intensa e contínua no quadrante superior direito ou no epigástrio, com duração de 1 a 4 horas. Pode haver leve elevação de fosfatase alcalina e leve hiperbilirrubinemia, mas elevações de bilirrubina acima de 3 g/dL sugerem cálculo no ducto comum. O primeiro exame diagnóstico em paciente com suspeita de cálculos geralmente é a **ultrassonografia**. Ela não é invasiva e é muito eficiente para detecção de cálculos na vesícula biliar, assim como de dilatação de ductos biliares intra e extra-hepáticos.

Uma das complicações mais comuns dos cálculos é a **colecistite aguda**, que ocorre quando um cálculo fica preso no ducto cístico, formando-se edema e inflamação acima da obstrução. Isso aparece na ultrassonografia, que mostra espessamento da parede da vesícula e fluido pericolecístico, e caracteriza-se clinicamente por dor persistente no quadrante superior direito do abdome, febre e leucocitose. As culturas da bile na vesícula quase sempre mostram flora intestinal, como *Escherichia coli* e *Klebsiella*. Se o diagnóstico estiver em questão, pode ser feita cintilografia com **ácido hepatoiminodiacético (HIDA)**. O exame positivo mostra visualização do fígado pelo isótopo, mas a não visualização da vesícula pode indicar obstrução de ducto cístico. O tratamento de colecistite aguda geralmente envolve NPO (nada por via oral), fluidos e antibióticos intravenosos, além de colecistectomia imediata em 48 a 72 horas.

Outra complicação dos cálculos é a colangite, que ocorre quando há obstrução intermitente do ducto biliar comum, provocando refluxo de bactérias na árvore biliar e consequente desenvolvimento de infecção purulenta acima da obstrução. Se o paciente tiver septicemia, é necessária descompressão urgente da árvore biliar por meio de cirurgia ou de CPRE para retirar cálculos endoscopicamente depois de fazer papilotomia, que permite a passagem de outros cálculos.

QUESTÕES DE COMPREENSÃO

14.1 Homem alcoolista de 43 anos é internado com pancreatite aguda. Ele é submetido à hidratação intravenosa e colocado em NPO. Qual dos seguintes achados é sinal de mau prognóstico?

   A. Sua idade.
   B. Glicemia inicial de 60 mg/dL.
   C. Aumento de ureia em 14 mg/dL ao longo de 48 horas
   D. Queda de 3% no hematócrito.
   E. Nível de amilase de 1.000 UI/L.

14.2 Mulher de 37 anos tem cálculos vistos na ultrassonografia. Ela é submetida à dieta pobre em gorduras. Depois de três meses, tem dor intensa no quadrante superior direito, febre de 38,8°C e náusea. Qual dos seguintes é o diagnóstico mais provável?

   A. Colangite aguda.
   B. Colecistite aguda.
   C. Pancreatite aguda.
   D. Perfuração aguda da vesícula biliar.

14.3 Homem de 45 anos foi internado com pancreatite aguda supostamente resultante de contusão abdominal. Depois de três meses, persiste a dor epigástrica, mas ele é capaz de ingerir alimentos sólidos. O nível de amilase é de 260 UI/L. Qual dos seguintes é o diagnóstico mais provável?

A. Pancreatite recorrente.
B. Diverticulite.
C. Úlcera péptica.
D. Pseudocisto pancreático.

RESPOSTAS

14.1 **C.** O aumento da ureia de 10 mg/dL depois de 48 horas apesar da hidratação é um sinal de mau prognóstico. O nível de amilase não se relaciona com a gravidade da doença. Um nível elevado de glicose seria um sinal de mau prognóstico. Uma queda de pelo menos 10% no hematócrito é um critério significativo de mau prognóstico.

14.2 **B.** A colecistite aguda é uma das complicações mais comuns de cálculos biliares. Essa paciente com febre, dor no quadrante superior direito e história de cálculos provavelmente tem colecistite aguda.

14.3 **D.** O pseudocisto pancreático tem quadro clínico de dor, massa abdominal e hiperamilasemia persistente em paciente com pancreatite prévia.

DICAS CLÍNICAS

▶ As três causas mais comuns de pancreatite aguda nos Estados Unidos são cálculos biliares, consumo de álcool e hipertrigliceridemia.
▶ A pancreatite aguda geralmente é tratada com "repouso pancreático", hidratação intravenosa e analgesia, frequentemente com narcóticos.
▶ Pacientes com pancreatite e com zero a dois critérios de Ranson geralmente têm evolução benigna; aqueles com três ou mais podem ter índice de mortalidade significativo.
▶ Deve-se suspeitar de complicações pancreáticas (flegmão, necrose, abscesso, pseudocisto) se ocorrer persistência da dor e/ou da hiperamilasemia, febre e massa abdominal.
▶ Pacientes com cálculos biliares, porém assintomáticos, não necessitam de tratamento; podem ser observados e tratados se aparecerem sintomas. A colecistectomia é feita em pacientes com sintomas de cólica biliar ou com complicações.
▶ O melhor tratamento de colecistite aguda é administrar antibióticos e fazer colecistectomia, geralmente após 48 a 72 horas.

REFERÊNCIAS

Ahmed A, Cheung RC, Keefe EB. Management of gallstones and their complications. *Am Fam Physician.* 2000;61:1673-1680.

Greenberger NJ, Conwell DL. Acute and chronic pancreatitis. In: Longo DL, Fauci AS, Kasper DL, et al., eds. *Harrison's Principles of Internal Medicine.* 18th ed. New York, NY: McGraw-Hill; 2012:2634-2648.

Greenberger NJ, Paumgartner G.. Diseases of the gallbladder and bile ducts. In: Longo DL, Fauci AS, Kasper DL, et al., eds. *Harrison's Principles of Internal Medicine.* 18th ed. New York, NY: McGraw-Hill; 2012:2615-2628.

Tenner S. Initial management of acute pancreatitis: critical issues during the first 72 hours. *Am J Gastroenterol.* 2004;99:2489-2494.

CASO 15

Homem de 72 anos é levado ao SE depois de desmaiar quando estava na igreja. Ele estava de pé cantando um hino e caiu no chão. Sua esposa, que testemunhou o episódio, relata que ele ficou inconsciente durante aproximadamente 2 ou 3 minutos. Quando acordou, ficou tonto por um ou dois minutos e depois se recuperou. Não foram notados movimentos anormais. Isso nunca aconteceu antes, mas ele relata que nos últimos meses tem que suspender atividades como aparar a grama porque sente fraqueza e tontura. Sua única história médica é osteoartrite dos joelhos, para a qual toma paracetamol.

Durante o exame, está alerta, falante e sorridente. Está afebril; a frequência cardíaca é de 35 bpm, regular, e a pressão arterial é de 118/72 mmHg, que não se altera quando o paciente fica em pé. Ele tem contusões na face, no braço esquerdo e na parede torácica, sem lacerações. A ausculta pulmonar é normal, o ritmo cardíaco é regular e bradicárdico, sem deslocamento do *ictus*. O paciente não tem déficits focais. Os exames laboratoriais mostram hemograma, função renal, eletrólitos séricos e enzimas cardíacas normais. O ECG está na Figura 15.1.

▶ Qual é o diagnóstico mais provável?
▶ Qual deve ser o próximo passo?

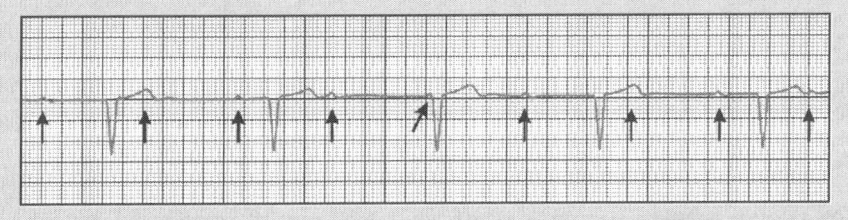

Figura 15.1 ECG. (Reproduzida, com permissão, de Stead LG, Stead SM, Kaufman MS. *First Aid for the Medicine Clerckship*. 2nd ed. New York, NY: McGraw-Hill; 2006:46.)

RESPOSTAS PARA O CASO 15
Síncope – bloqueio cardíaco

Resumo: Um homem de 72 anos tem episódio de síncope rápida e não acompanhada de convulsões. Nos últimos tempos tem intolerância crescente aos esforços por causa de fraqueza e sintomas pré-sincopais. Está bradicárdico, com bloqueio atrioventricular de terceiro grau no ECG. As setas na Figura 15.1 apontam ondas P.

- **Diagnóstico mais provável:** Síncope consequente de bloqueio atrioventricular (AV) de terceiro grau.
- **Próximo passo:** Colocação de marca-passo temporário transcutâneo ou transvenoso e avaliação para colocação de marca-passo definitivo.

ANÁLISE

Objetivos

1. Conhecer as principais causas de síncope e os dados de história importantes para o diagnóstico.
2. Compreender a avaliação básica de síncope com base na história.
3. Reconhecer síncope vasovagal e hipersensibilidade do seio carotídeo.
4. Ser capaz de diagnosticar e tratar bloqueio AV de primeiro, segundo e terceiro graus.

Considerações

Há duas considerações importantes em relação a esse paciente: a causa e o tratamento do bloqueio AV. Ele deve ser avaliado quanto a infarto agudo do miocárdio e a anormalidades cardíacas estruturais. Se a avaliação for negativa, ele simplesmente pode ter lesão no sistema de condução como consequência do envelhecimento. Em relação ao tratamento temporário, atropina e isoproterenol podem ser usados quando o bloqueio de condução é no nível do nó AV, mas, nesse caso, a frequência cardíaca é menor do que 40 bpm e o QRS está alargado, sugerindo que o defeito está abaixo do nó AV, no feixe de His. Provavelmente há necessidade de marca-passo.

ABORDAGEM À
Síncope

DEFINIÇÕES

SÍNCOPE: É a perda transitória de consciência e do tônus postural com recuperação espontânea subsequente.

SÍNCOPE VASOVAGAL: Desmaio decorrente de tônus vagal excessivo causando respostas autonômicas inadequadas como hipotensão sem elevação apropriada na frequência cardíaca ou no tônus vasomotor.

ABORDAGEM CLÍNICA

A síncope é um fenômeno muito comum, resultando em 5 a 10% dos atendimentos e subsequentes internações no centro de emergências. As causas são variadas, mas todas resultam em diminuição transitória da perfusão cerebral, levando à perda de consciência. O prognóstico varia muito, desde episódio benigno em pessoa jovem e sadia, com evento precipitante evidente, como estresse emocional, até ocorrência mais grave em indivíduo mais velho, com cardiopatia. Por esse motivo, pacientes com risco mais alto rotineiramente são internados e, algumas vezes, submetidos à avaliação extensiva para determinação da causa.

Tradicionalmente, a etiologia da síncope é dividida em neurológica e cardíaca. No entanto, essa classificação provavelmente não é útil, porque doenças neurológicas são causas incomuns de episódios sincopais. A síncope quase nunca é resultado de ataque isquêmico transitório (AIT) porque reflete hipoperfusão cerebral global, e o AIT é resultado de isquemia regional. Insuficiência vertebrobasilar com resultante perda de consciência é discutida com frequência, embora raramente seja vista na prática clínica. Convulsões são causa comum de perda transitória de consciência e, em geral, é difícil a distinção entre convulsões e síncope com base na história. A perda da consciência associada à convulsão normalmente dura mais de cinco minutos e está associada a um período pós-ictal prolongado, enquanto os pacientes com síncope, em geral, recuperam a orientação rapidamente. Além disso, a mesma falta de fluxo sanguíneo cerebral que produz a perda de consciência pode levar a convulsões pós--sincopais. As convulsões são discutidas em outra parte deste livro; nossa discussão aqui restringe-se à síncope. **As únicas doenças neurológicas que comumente causam síncope são distúrbios na função autonômica, que levam à hipotensão ortostática, como ocorre no diabetes, no parkinsonismo e na disautonomia idiopática.** Nos pacientes nos quais pode ser feito o diagnóstico definitivo de síncope, as causas geralmente são excesso de atividade vagal, hipotensão ortostática ou cardiopatia – arritmias ou obstrução de fluxo. O Quadro 15.1 relaciona as causas mais comuns de síncope. A avaliação mais útil para diagnosticar a causa da síncope é a história do paciente. Por definição, o paciente estava inconsciente e somente é capaz de relatar sintomas anteriores e posteriores, de modo que o relato de uma pessoa que testemunhou o episódio é extremamente útil.

A **síncope vasovagal** refere-se ao excesso de tônus vagal, que causa diminuição das respostas autonômicas, isto é, queda da pressão arterial sem aumento adequado da frequência cardíaca e do tônus vasomotor. Ela é **a causa mais comum de síncope** e de desmaio em pessoas jovens e sadias. Os episódios quase sempre são precipitados por tensão física ou emocional ou por dor. Geralmente há fator precipitante evidente na história e, com frequência, há sintomas prodrômicos como náusea, bocejo e diaforese.

Quadro 15.1 • Causas de síncope

CARDIOGÊNICAS
Arritmias cardíacas
- Bradiarritmias
- Bradicardia sinusal, bloqueio sinoatrial, parada sinusal, doença do nó sinusal
- Bloqueio atrioventricular
- Taquiarritmias
- Taquicardia supraventricular com doença cardíaca estrutural
- Fibrilação atrial associada à síndrome de Wolff-Parkinson-White
- *Flutter* atrial com condução atrioventricular 1:1
- Taquicardia ventricular

Outras etiologias cardiopulmonares
- Embolia pulmonar
- Hipertensão pulmonar
- Mixoma atrial
- Doença miocárdica (infarto extenso do miocárdio)
- Restrição ou constrição ventricular esquerda
- Constrição ou tamponamento pericárdico
- Obstrução do fluxo aórtico (estenose de válvula aórtica, miocardiopatia obstrutiva hipertrófica)

NÃO CARDIOGÊNICAS
Vasovagal (vasodepressora, neurocardiogênica)
Hipotensão postural (ortostática)
- Induzida por fármacos (especialmente medicações hipotensoras ou vasodilatadoras)
- Neuropatia periférica (diabética, alcoólica, nutricional, amiloide)
- Hipotensão postural idiopática
- Doença neurológica (síndrome de Shy-Drager)
- Falta de condicionamento físico
- Simpatectomia
- Disautonomia aguda (variante da síndrome de Guillain-Barré)
- Diminuição do volume sanguíneo (insuficiência suprarrenal, perda aguda de sangue, etc.)
- Hipersensibilidade do seio carotídeo

Situacional
- Tosse, Valsalva
- Micção, defecação
- Hipoglicemia
- Ansiedade generalizada, distúrbio do pânico, somatização

Os episódios são curtos, durando de segundos a minutos, com recuperação rápida. Os episódios sincopais também podem ser desencadeados por atividades fisiológicas que aumentam o tônus vagal, como **micção**, defecação e tosse em indivíduo sadio. A síncope vasovagal precisa ser diferenciada da hipotensão ortostática.

A **hipersensibilidade do seio carotídeo** também é **mediada pelo vago**. Geralmente ocorre em homens mais velhos, e os episódios podem ser desencadeados ao girar a cabeça para os lados, por colarinho apertado e até por barbear o pescoço na região do seio carotídeo. A pressão sobre um ou ambos os seios carotídeos causa excesso de atividade vagal, com resultante diminuição da frequência cardíaca, e pode produzir bradicardia, parada sinusal ou até mesmo bloqueio atrioventricular. Com menor frequência, a compressão do seio carotídeo pode causar queda da pressão arterial sem bradicardia. Na síncope recorrente resultante de bradicardia, geralmente há necessidade de marca-passo.

Os pacientes com **hipotensão ortostática** normalmente têm sintomas ao mudar de posição, como levantar quando está sentado ou reclinado, e **queda postural na pressão arterial sistólica de mais de 20 mmHg**, que pode ser demonstrada no exame. Isso pode ocorrer por hipovolemia (hemorragia, anemia, diarreia, vômito, doença de Addison) ou com volume circulatório adequado, mas com diminuição das respostas autonômicas. Provavelmente a razão mais comum para essa diminuição autonômica seja iatrogênica, resultante de uso de anti-hipertensivos e de outros medicamentos, especialmente em idosos. Também pode ser causada por insuficiência autonômica presente em neuropatia diabética ou em síndrome de hipotensão ortostática crônica em homens idosos ou no caso de doenças neurológicas primárias já mencionadas. Múltiplos eventos não testemunhados (sem corroboração) ou que ocorrem somente em situações de tensão emocional podem ser sintomas **factícios**.

Etiologias de **síncope cardiogênica** incluem arritmias e anormalidades cardíacas estruturais. Certas anormalidades cardíacas estruturais causam obstrução do fluxo sanguíneo para o cérebro, resultando em síncope. Entre elas estão a estenose aórtica e a miocardiopatia obstrutiva hipertrófica (MOH). A síncope por obstrução do fluxo cardíaco também pode ocorrer na embolia pulmonar maciça e na hipertensão pulmonar grave. A síncope causada por obstrução do fluxo cardíaco normalmente se apresenta durante ou imediatamente após esforço. Geralmente é realizada ecocardiografia para elucidar essas anormalidades.

Arritmias, em geral bradiarritmias, são a causa mais comum de síncope cardíaca. A bradicardia sinusal, normalmente por disfunção degenerativa do nó sinoatrial, o bloqueio de nó AV (ver *Bloqueio cardíaco* adiante) e a doença do nó sinusal são causas bradiarrítmicas de síncope. A doença do nó sinusal (DNS) em idosos é um dos motivos mais comuns para colocação de marca-passo. Os pacientes com DNS podem ter bradicardia ou parada sinusal alternando com uma taquicardia supraventricular (síndrome bradi-taqui). As taquiarritmias, como fibrilação ou *flutter* atrial, taquicardia supraventricular (TSV), taquicardia ventricular (TV) ou fibrilação ventricular (FV), têm mais chances de produzir palpitações do que síncope. Frequentemente a arritmia é aparente no ECG de rotina ou, se ocorrer paroxisticamente, pode ser registrada com monitor Holter durante 24 horas ou com monitor de evento. Algumas vezes, a avaliação exige estudos eletrofisiológicos invasivos para avaliação do nó sinusal e da função nodal atrioventricular ou para induzir arritmias supraventriculares ou ventriculares.

Bloqueio cardíaco

Há três tipos de bloqueio AV, todos perceptíveis ao ECG. O **bloqueio AV de primeiro grau** é o prolongamento do intervalo PR > 200 ms (> 1 quadrado grande). Essa alteração é causada por um retardo de condução no nodo AV. O prognóstico é bom e geralmente não há necessidade de marca-passo. Há dois tipos de **bloqueio AV de segundo grau**. O Mobitz tipo I (Wenckebach) é o **prolongamento progressivo do intervalo PR** até que haja falha de um batimento. A onda P do batimento que falhou não é seguida por um complexo QRS. Esse fenômeno é causado por condução anormal no nó AV e pode ser resultado de infarto do miocárdio inferior. O prognóstico é bom e geralmente não há necessidade de marca-passo, salvo se for sintomático (isto é, houver bradicardia, síncope, insuficiência cardíaca, assistolia > 3 segundos). Por outro lado, o **Mobitz tipo II produz falhas de batimento sem prolongamento do intervalo PR**. Geralmente é causado por bloqueio dentro do feixe de His. Com frequência há indicação de marca-passo definitivo nesses pacientes porque o bloqueio AV Mobitz tipo II pode mais tarde progredir para bloqueio cardíaco completo. O **bloqueio AV de terceiro grau** é o bloqueio cardíaco completo, no qual o nó sinoatrial e o nó AV disparam em ritmos independentes. O ritmo atrial é mais rápido do que o ritmo de escape ventricular. Nesses pacientes, há indicação de marca-passo definitivo, especialmente quando há sintomas como intolerância aos esforços e síncope.

QUESTÕES DE COMPREENSÃO

15.1 Uma mulher de 18 anos é levada à emergência porque desmaiou em um *show de rock*. Demonstra ter recuperado a consciência espontaneamente, não teve convulsões e não tem história médica. Tem frequência cardíaca de 90 bpm e pressão arterial de 110/70 mmHg. O exame neurológico é normal. O teste de gravidez é negativo, e o ECG mostra um ritmo sinusal normal. Qual dos seguintes é o manejo mais adequado?

A. Internar para avaliação cardíaca.
B. Fazer ecocardiografia no ambulatório.
C. Usar monitor Holter por 24 horas.
D. Tranquilizar e dar alta.

15.2 Mulher de 67 anos tem diabetes e hipertensão leve. Ela tem retinopatia diabética e diz que não sente as pernas, além de sofrer com episódios recorrentes de tonturas quando levanta de manhã. Foi à consulta porque desmaiou nesta manhã. Qual das seguintes é a causa mais provável da síncope?

A. Hipersensibilidade de seio carotídeo.
B. Embolia pulmonar.
C. Neuropatia autonômica.
D. Estenose aórtica crítica.

15.3 Homem de 74 anos sem problemas médicos anteriores desmaia quando está fazendo a barba. Recupera-se rapidamente e não tem déficits neurológicos. A glicemia é normal, e o ECG mostra ritmo sinusal. Qual dos seguintes é o teste diagnóstico mais útil para sua provável doença?

    A. Massagem carotídea.
    B. Ecocardiografia.
    C. TC de crânio.
    D. Dosagem seriada de enzimas cardíacas.
15.4 Homem de 49 anos é internado na UTI com diagnóstico de IAM inferior. A frequência cardíaca é de 35 bpm e a pressão arterial é de 90/50 mmHg. O ECG mostra bloqueio cardíaco Mobitz tipo I. Qual dos seguintes é o melhor próximo passo?
    A. Administração de atropina.
    B. Colocação de marca-passo transvenoso.
    C. Administração de lidocaína.
    D. Observação.

RESPOSTAS

15.1 **D.** Paciente jovem sem história médica e sem convulsões, apresentando uma história sugestiva de síncope vasovagal emocionalmente mediada, tem um prognóstico excelente.
15.2 **C.** Essa paciente diabética tem evidência de doença microvascular, incluindo neuropatia periférica, e possivelmente tem disfunção autonômica.
15.3 **A.** Possivelmente tem hipersensibilidade carotídea; assim, massagem carotídea cuidadosa (depois da ausculta para assegurar que não há sopros) pode ser realizada para reproduzir os sintomas.
15.4 **A.** A bradicardia desse paciente é grave, possivelmente resultante do IAM inferior. A atropina é o agente ideal nessa situação. O bloqueio Mobitz tipo I tem bom prognóstico (*versus* bloqueio cardíaco completo), de modo que a colocação de marca-passo transvenoso em geral não é necessária.

DICAS CLÍNICAS

▶ A síncope vasovagal é a causa mais comum de síncope em adultos jovens. Geralmente tem evento precipitante, sintomas prodrômicos e excelente prognóstico.
▶ A hipersensibilidade do seio carotídeo causa bradiarritmias em pacientes mais velhos com pressão sobre o bulbo carotídeo e algumas vezes torna necessário o uso de marca-passo.
▶ A síncope causada por obstrução de fluxo de saída cardíaco, como estenose aórtica, ocorre durante ou após o esforço.
▶ A síncope é um problema muito comum, acometendo quase um terço da população adulta em alguma ocasião, mas a causa específica é identificada em menos da metade dos casos.
▶ Marca-passo definitivo geralmente é indicado em bradiarritmias sintomáticas (p. ex., doença do nó sinusal), bloqueio atrioventricular Mobitz tipo II e bloqueio cardíaco de terceiro grau.

REFERÊNCIAS

Freeman R, Carlson MD. Syncope. In: Longo DL, Fauci AS, Kasper DL, et al., eds. *Harrison's Principles of Internal Medicine.* 18th ed. New York, NY: McGraw-Hill; 2012:171-177.

Kapoor WN. Syncope. *N Engl J Med.* 2000;343:1856-1862.

Spragg DD, Tomaselli GF. The bradyarrhythmias. In: Longo DL, Fauci AS, Kasper DL, et al., eds. *Harrison's Principles of Internal Medicine.* 18th ed. New York, NY: McGraw-Hill; 2012:1867-1877.

CASO 16

Homem de 28 anos vai à emergência queixando-se de estar há dois dias com dor abdominal e diarreia. Descreve as evacuações como frequentes, 10 a 12 vezes por dia, em pequenos volumes, algumas vezes com sangue e muco visíveis, e precedidas de urgência súbita para evacuar. A cólica é difusa, de intensidade moderada e não alivia com a defecação. Nos últimos 6 a 8 meses, o paciente teve episódios semelhantes de dor abdominal e fezes líquidas e mucoides com um pouco de sangramento, porém mais leves e resolvidos em 24 a 48 horas. Não tem outra história médica e não toma medicamentos. Além disso, não viajou para fora dos EUA nem teve contato com pessoas com sintomas semelhantes. Trabalha como contador, não fuma e não bebe álcool. Não há ninguém na família com problemas gastrintestinais (GI).

Sua temperatura é de 37,2°C, a frequência cardíaca é de 98 bpm e a pressão arterial é de 118/74 mmHg. Está desconfortável e deitado quieto na maca. As escleras são claras, e a mucosa oral é rósea e límpida, sem ulcerações. O exame dos pulmões é normal, o ritmo do coração é regular e não há sopros. O abdome está flácido e levemente distendido e apresenta ruídos hidroaéreos hipoativos. A dor é difusa moderada, sem defesa ou dor à descompressão brusca.

Os exames laboratoriais apresentam resultados significativos: leucocitose de 15.800/mm^3, com 82% de neutrófilos; nível de hemoglobina de 10,3 g/dL e contagem de plaquetas de 754.000/mm^3. O teste para infecção pelo vírus da imunodeficiência humana (HIV) é negativo. As provas de função renal e hepática são normais. A radiografia simples do abdome mostra colo levemente dilatado, cheio de gás, com diâmetro de 4,5 cm, sem pneumoperitônio ou níveis hidroaéreos.

▶ Qual é o diagnóstico mais provável?
▶ Qual deve ser o próximo passo?

RESPOSTAS PARA O CASO 16
Colite ulcerativa

Resumo: Jovem com quadro clínico de colite moderada à intensa, manifestada com cólica abdominal com tenesmo, pequenos volumes de fezes com sangue e muco, além de dilatação do colo, identificável no raio X. O paciente não tem história de viagem e de exposição que sugira infecção. Relata história prévia de episódios semelhantes, indicando processo inflamatório crônico, em vez de processo infeccioso agudo.

- **Qual é o diagnóstico mais provável?** Colite, provavelmente colite ulcerativa.
- **Qual é seu próximo passo?** Internar, obter amostras de fezes para excluir infecção e iniciar o tratamento com corticosteroides.

ANÁLISE
Objetivos

1. Reconhecer o quadro clínico típico de doença inflamatória intestinal (DII).
2. Saber a diferença entre doença de Crohn e colite ulcerativa.
3. Conhecer o tratamento da EI.

Considerações

Embora seja baixa, a probabilidade de infecção precisa ser excluída, sendo necessário verificar infecções por *Entamoeba histolytica*, *Salmonella*, *Shigella*, *E. coli*, *Campylobacter* e *Clostridium difficile*, que podem ocorrer na ausência de exposição prévia a antibióticos. A dúvida nesse caso seria entre o diagnóstico de EI e de colite infecciosa. A ausência de história de viagem e de membros da família doentes, além da cronicidade da doença, afastam a probabilidade de infecção.

No momento, o paciente não parece ter complicação da colite que ameace a vida, como perfuração ou megacolo tóxico, mas precisa ser cuidadosamente monitorado, e uma consulta com um cirurgião pode ser útil. A dor abdominal, a diarreia e o raio X abdominal localizando a doença no colo apontam para colite.

ABORDAGEM À
Colite

DEFINIÇÕES
COLITE: Inflamação do colo, que pode ocorrer devido a causas infecciosas, autoimunes, isquêmicas ou idiopáticas.

DOENÇA INFLAMATÓRIA INTESTINAL: Inflamação intestinal autoimune primariamente devido à doença de Crohn ou à colite ulcerativa.

ABORDAGEM CLÍNICA

O diagnóstico diferencial de colite inclui colite isquêmica, colite infecciosa (*C. difficile, E. coli, Salmonella, Shigella, Campylobacter*), colite por irradiação e DII (doença de Crohn ou colite ulcerativa). A isquemia mesentérica geralmente é encontrada em pessoas com mais de 50 anos com sabida doença vascular aterosclerótica ou com outra causa de hipoperfusão. A dor geralmente é aguda após as refeições ("angina intestinal") e não é acompanhada de febre. A colite infecciosa, em geral, caracteriza-se pelo aparecimento agudo dos sintomas, muitas vezes em pacientes com história recente de viagem ao exterior ou de uso de antibióticos.

A **doença inflamatória intestinal (DII)** é mais comumente diagnosticada em pacientes jovens com idade entre 15 e 25 anos. Há um segundo pico de incidência de DII (em geral doença de Crohn) entre as idades de 60 e 70 anos. A DII pode apresentar-se com febre baixa. A natureza crônica da doença desse paciente (vários meses) é típica de DII. Pode haver anemia por deficiência de ferro, em função de perda gastrintestinal crônica ou por doença crônica. Os pacientes com DII também relatam fadiga e perda de peso.

Na colite ulcerativa, geralmente há fezes com bastante sangue, enquanto na doença de Crohn, os sintomas são mais variáveis, principalmente dor abdominal crônica, diarreia e perda de peso. A colite ulcerativa envolve somente o intestino grosso, e a doença de Crohn pode acometer qualquer porção do trato gastrintestinal, envolvendo normalmente o colo e o íleo terminal. A **colite ulcerativa** sempre começa no reto e progride proximalmente em padrão **contínuo**, sendo **limitada ao colo**. A doença de Crohn envolve o íleo terminal em especial, mas pode ocorrer em qualquer região do trato gastrintestinal, desde a boca até o ânus. Fissuras anais e úlceras que não cicatrizam costumam ser vistas em pacientes acometidos pela doença de Crohn. Além disso, o padrão da **doença de Crohn não é de um comprometimento inflamatório de regiões ou estruturas contíguas** no trato gastrintestinal; classicamente, tem distribuição em placas, quase sempre referidas como "lesões salteadas". Estenoses causadas por fibrose resultante de inflamações repetidas podem levar à obstrução intestinal e causar cólica abdominal com náusea/vômito na doença de Crohn. A **colite ulcerativa** é caracterizada por diarreia e por causar obstrução intestinal. O diagnóstico geralmente é confirmado por colonoscopia com biópsia dos segmentos acometidos do intestino, além de exame histológico. Na colite ulcerativa, a inflamação é limitada à **mucosa e à submucosa**, e na **doença de Crohn**, a inflamação é **transmural** (ao longo de todas as camadas do intestino). Ver os Quadros 16.1 e 16.2 para mais características clínicas. A cirurgia está indicada para complicações da doença de Crohn, como obstrução, fístulas ou perfuração. A recorrência da doença é comum.

Doença de Crohn versus *colite ulcerativa*

O tratamento da colite ulcerativa pode ser complexo porque a fisiopatologia da doença não é completamente compreendida. O tratamento objetiva a redução da inflamação. Em geral, são usados a **sulfassalazina** e outros compostos do ácido

Quadro 16.1 • Comparação entre doença de Crohn e colite ulcerativa

	Doença de Crohn	Colite ulcerativa
Local de origem	Íleo terminal	Reto
Padrão de progressão	Lesões "salteadas"/irregulares	Contígua proximalmente
Espessura da inflamação	Transmural	Submucosa ou mucosa
Sintomas	Dor abdominal em cólica	Diarreia sanguinolenta
Complicações	Fístulas, abscessos, obstrução	Hemorragia, megacolo tóxico
Achados radiográficos	Sinal da corda no raio X com bário	Colo em cano de chumbo no raio X com bário
Risco de câncer de colo	Levemente aumentado	Bastante aumentado
Cirurgia	Em complicações como estenose	Curativa

5-aminossalicílico (ASA), como a **mesalamina**, disponíveis em preparações orais e retais. São usados em casos de doença ativa leve a moderada, bem como na manutenção, para diminuir a frequência de reativações. Os **corticosteroides, como a prednisona,** podem ser usados (VO, VR ou IV) para tratar pacientes com doença moderada a grave. Uma vez obtida a remissão, os esteroides devem ter a dose gradualmente diminuída ao longo de 6 a 8 semanas e ser suspensos. Imunomoduladores são usados

Quadro 16.2 • Manifestações extraintestinais da doença inflamatória intestinal

	Doença de Crohn	Colite ulcerativa
Manifestações cutâneas	Eritema nodoso: 15%; Pioderma gangrenoso: raro	Eritema nodoso: 10%; Pioderma gangrenoso: 1-12%
Reumatológicas	Artrite (poliarticular, assimétrica): comum; Espondilite anquilosante: 10%	Artrite: menos comum; Espondilite anquilosante: menos comum
Oculares	Uveíte: comum (fotofobia, visão borrada, cefaleia)	Uveíte: comum (fotofobia, visão borrada, cefaleia)
Hepatobiliares	Colelitíase, esteatose hepática: comuns; Colangite esclerosante primária: rara	**Esteatose: comum Colangite esclerosante primária: incomum, mas mais comum do que na doença de Crohn**
Urológicas	Nefrolitíase (10 a 20%) depois de ressecção de intestino delgado ou de ileostomia	

em doenças mais graves e refratárias. Esses medicamentos incluem 6-mercaptopurina, azatioprina, metotrexato e o anticorpo infliximabe contra fator de necrose tumoral (TNF). A terapia anti-TNF, como o **infliximabe**, é importante para a doença de Crohn refratária a esteroides e, mais recentemente, tem mostrado sua eficácia em casos de colite ulcerativa. Os pacientes que recebem o potente imunomodulador **infliximabe** têm risco aumentado de infecções, incluindo a reativação de tuberculose latente.

A cirurgia é indicada na hipótese de complicações da colite ulcerativa. A **colectomia total** é feita em pacientes com **carcinoma, perfuração, megacolo tóxico e sangramento incontrolável**. A cirurgia é curativa na colite ulcerativa, se os sintomas persistirem apesar do tratamento clínico. Há duas complicações muito importantes que ameaçam a vida do paciente com colite ulcerativa: megacolo tóxico e câncer de colo. O **megacolo tóxico** ocorre quando o colo se dilata até um diâmetro > 6 cm. Geralmente, é acompanhado de **febre, leucocitose, taquicardia e evidência de toxicidade grave, como hipotensão ou alteração do estado mental**. O tratamento visa à diminuição da chance de perfuração e inclui fluidos IV, sonda nasogástrica para sucção e colocação do paciente em NPO (nada por via oral). Adicionalmente, são administrados antibióticos IV, por precaução a possível perfuração, e esteroides IV, para diminuir a inflamação. A consequência mais grave do megacolo tóxico é a perfuração do colo complicada com peritonite ou com hemorragia.

Os pacientes com **colite ulcerativa têm chances aumentadas de incidência de câncer de colo** em comparação com a população em geral. O risco de câncer de colo aumenta ao longo do tempo, sendo relacionado com a duração e a extensão da doença. É visto em pacientes com doença ativa e em pacientes cuja doença está em remissão. A colonoscopia a cada 1 ou 2 anos é aconselhável em pacientes com colite ulcerativa, começando oito anos depois do diagnóstico de pancolite, e biópsias aleatórias devem ser enviadas para avaliação. Se for encontrado câncer ou displasia, deve-se fazer colectomia.

QUESTÕES DE COMPREENSÃO

16.1 Mulher de 32 anos com história de diarreia crônica e de cálculos biliares agora tem fístula retovaginal. Qual dos seguintes é o diagnóstico mais provável?

A. Doença de Crohn.
B. Colite ulcerativa.
C. Lúpus eritematoso sistêmico.
D. Abuso de laxantes.

16.2 Homem de 45 anos com história de colite ulcerativa é internado por estar há 2 ou 3 semanas com dor abdominal no quadrante superior direito, icterícia e prurido. Ele não tem febre e tem leucograma normal. A colangiopancreatografia retrógrada endoscópica (CPRE) mostra estenoses multifocais nos ductos biliares intra e extra-hepáticos, intercalando áreas de ductos normais com ductos dilatados. Qual dos seguintes diagnósticos é o mais provável?

A. Colangite supurativa aguda.
B. Colangiocarcinoma.
C. Colangite esclerosante primária (CEP).
D. Coledocolitíase com resultantes estenoses biliares.

16.3 Homem de 25 anos é internado por colite ulcerativa. Agora tem distensão abdominal, febre e dilatação do colo transverso de 7 cm no raio X. Qual dos seguintes é o melhor próximo passo?

A. 5-ASA.
B. Esteroides.
C. Antibióticos e consulta cirúrgica imediata.
D. Infliximabe.

16.4 Mulher de 35 anos tem cólica abdominal crônica e diarreia e constipação intermitentes, sem perda de peso e sem sangramento gastrintestinal. A dor geralmente melhora com a evacuação. A colonoscopia e a endoscopia superior com biópsia são normais, e as culturas de fezes para infecções são negativas. Qual é o diagnóstico mais provável?

A. Colite infecciosa.
B. Síndrome do intestino irritável.
C. Doença de Crohn.
D. Colite ulcerativa.

RESPOSTAS

16.1 **A.** As fístulas são comuns na doença de Crohn em virtude de sua natureza transmural, mas incomuns na colite ulcerativa. Cálculos biliares são comuns em pacientes com doença de Crohn por causa da má-absorção e da depleção de sais biliares, o que resulta na formação de mais bile litogênica, rica em colesterol.

16.2 **C.** A CPRE mostra o aspecto típico da colangite esclerosante primária (CEP), que está associada com EI em 75% dos casos. Estenoses induzidas por cálculos devem ser extra-hepáticas e unifocais. Colangiocarcinoma é menos comum, mas pode se desenvolver em 10% dos pacientes com CEP.

16.3 **C.** No megacolo tóxico, os antibióticos e a intervenção cirúrgica frequentemente são necessários e salvam a vida do paciente. O tratamento clínico costuma ser ineficiente.

16.4 **B.** A síndrome do intestino irritável é caracterizada por diarreia intermitente e cólica abdominal aliviada pela evacuação, sem perda de peso e sem eliminação de sangue com as fezes. É um diagnóstico de exclusão quando outras doenças, como DII e a infecção por parasitas (p. ex., giardíase), já foram excluídas.

DICAS CLÍNICAS

▶ A colite ulcerativa sempre envolve o reto e pode estender-se proximalmente em uma distribuição contínua.
▶ A doença de Crohn é mais comum no íleo distal, mas pode envolver qualquer porção do trato gastrintestinal e tem "lesões salteadas".
▶ Por causa da inflamação transmural, a doença de Crohn geralmente é complicada por formação de fístulas.
▶ O megacolo tóxico é caracterizado por dilatação do colo com toxicidade sistêmica; a falha do tratamento clínico pode exigir intervenção cirúrgica.
▶ A colite ulcerativa está associada ao risco aumentado de câncer de colo, sendo que esse risco aumenta com a duração e a extensão da doença.
▶ A colite ulcerativa e a doença de Crohn podem ser acompanhadas de manifestações extraintestinais, como uveíte, eritema nodoso, pioderma gangrenoso, artrite e colangite esclerosante primária.

REFERÊNCIAS

Banerjee S, Peppercorn MA. Inflammatory bowel disease. Medical therapy of specific clinical presentations. *Gastroenterol Clin North Am.* 2002;341:147-166.

Friedman S, Blumber RS. Inflammatory bowel disease. In: Longo DL, Fauci AS, Kasper DL, et al., eds. *Harrison's Principles of Internal Medicine.* 18th ed. New York, NY: McGraw-Hill; 2012:2477-2501.

Kornbluth A, Sachar DB. Ulcerative colitis practice guidelines in adults (update). *Am J Gastroenterol.* 2004;99:1371-1385.

Podolsky DK. Medical progress: inflammatory bowel disease. *N Engl J Med.* 2002;342:7.

CASO 17

Homem de 54 anos com história de diabetes tipo 2 e doença arterial coronariana é internado na Unidade de Tratamento Intensivo coronariano com piora da angina e hipertensão. A dor é controlada com nitroglicerina intravenosa, e ele é tratado com ácido acetilsalicílico, betabloqueadores para diminuir a frequência cardíaca e inibidores da enzima conversora da angiotensina (ECA) para reduzir a pressão arterial. As enzimas cardíacas estão normais. O paciente é submetido à angiografia coronariana, que não revela estenose significativa. No dia seguinte, o débito urinário diminui para 200 mL em 24 horas. Nessa ocasião, o exame mostra que está afebril, com frequência cardíaca regular de 56 bpm e pressão arterial de 109/65 mmHg. O fundo de olho mostra pontos de hemorragia e exsudatos duros. As veias do pescoço estão achatadas, os pulmões limpos, o ritmo cardíaco é normal, com galope B_4, sem sopros ou atrito. O abdome está flácido, sem massas ou ruídos. Não tem edema periférico nem exantema, e os pulsos são normais nas extremidades. Os exames de laboratório incluem Na (140 mEq/L), K (5,3 mEq/L), Cl (104 mEq/L), CO_2 (19 mEq/L) e ureia (148 mg/dL). Na admissão, a creatinina era de 1,6 mg/dL, aumentando então para 2,9 mg/dL.

▸ Qual é o problema clínico do paciente?
▸ Qual deve ser o próximo passo?

RESPOSTAS PARA O CASO 17
Lesão renal aguda

Resumo: Homem de 54 anos, diabético, é submetido a tratamento clínico de angina e hipertensão, consistindo em ácido acetilsalicílico oral, betabloqueadores, inibidor da ECA e nitroglicerina intravenosa. É submetido à angiografia coronariana, que não mostra estenose significativa. Ele está normotenso. O fundo de olho mostra pontos de hemorragia e exsudatos duros, evidências de retinopatia diabética. Nessa situação, o nível basal elevado de creatinina na admissão provavelmente representa nefropatia diabética concomitante. Na admissão, a creatinina era de 1,6 mg/dL, aumentando então para 2,9 mg/dL. No dia seguinte, ele fica oligúrico.

- **Novo problema clínico:** Lesão renal aguda (LRA).
- **Próximo passo:** Exame de urina e bioquímica da urina para determinar se o processo é pré-renal ou renal, ou ainda, menos provavelmente, pós-renal.

ANÁLISE
Objetivos

1. Familiarizar-se com as causas comuns, a avaliação e a prevenção da LRA em pacientes hospitalizados.
2. Saber como usar o exame de urina e os valores bioquímicos séricos na abordagem diagnóstica da LRA, de modo a ser capaz de classificar a etiologia como pré-renal, renal ou pós-renal.
3. Familiarizar-se com o tratamento da hipercalemia e com as indicações de diálise aguda.

Considerações

Um homem de 54 anos, diabético, com retinopatia e algum grau de nefropatia crônica (creatinina na admissão 1,6 mg/dL), desenvolve LRA no hospital, indicada pelo aumento de creatinina sérica para 2,9 mg/dL e por ureia de 148 mg/dL. É submetido a vários tratamentos clínicos e procedimentos, como redução aguda da pressão arterial, inibidor da ECA, contraste radiográfico e cateterismo arterial com possível ateroembolia. O índice de mortalidade em pacientes criticamente enfermos que desenvolvem LRA é alto; assim, é essencial identificar e tratar a etiologia subjacente nos casos de lesão renal e tomar medidas para proteger os rins de novas lesões.

ABORDAGEM À
Lesão renal aguda

DEFINIÇÕES

LESÃO RENAL AGUDA (LRA): Diminuição abrupta da função renal, medida como taxa de filtração glomerular (TFG). A medida da verdadeira TFG é difícil, de modo que se tem por base os níveis de creatinina sérica para indicar queda na TFG. Sendo a creatinina filtrada e secretada pelos rins, as alterações nas concentrações séricas sempre são atrasadas e subestimam a diminuição da TFG. Em outras palavras, **na ocasião em que a creatinina sérica sobe, já houve queda significativa da TFG.**

ANÚRIA: Débito urinário < 50 mL em 24 horas. Obstrução aguda, necrose cortical e catástrofes vasculares, como dissecção aórtica, devem ser consideradas no diagnóstico diferencial.

OLIGÚRIA: Débito urinário < 400 mL em 24 horas. Fisiologicamente, é a menor quantidade de urina que uma pessoa em condições normais com dieta normal pode produzir se estiver intensamente desidratada e não retiver produtos urêmicos de excreção. A **oligúria é um sinal de mau prognóstico na lesão renal aguda. Os pacientes com lesão renal oligúrica têm taxas de mortalidade mais altas** e menor recuperação renal do que os pacientes sem oligúria.

UREMIA: Sintomas inespecíficos de fadiga, fraqueza e náusea, vômitos pela manhã, prurido, confusão, pericardite e coma atribuídos à retenção de resíduos na lesão renal e que nem sempre se relacionam com o nível de ureia. Um paciente muito desnutrido com lesão renal pode ter pequeno aumento de ureia e estar urêmico. Outro paciente pode ter ureia muito alta e estar assintomático. O aumento de ureia sem sintomas é chamado **azotemia**.

ABORDAGEM CLÍNICA

O diagnóstico diferencial de LRA consiste na consideração de três mecanismos fisiopatológicos básicos: **lesão pré-renal, lesão pós-renal e lesão renal intrínseca**. Os indivíduos com **lesão pré-renal** têm diminuição da TFG como resultado de intensa **diminuição da perfusão renal**, de modo que se forma menos filtrado glomerular. Algumas vezes, o quadro clínico é direto, como depleção de volume por perda de líquidos gastrintestinais ou por hemorragia, e outras vezes o quadro clínico de pacientes com insuficiência pré-renal pode ser mais confuso. Por exemplo, um paciente com síndrome nefrótica grave pode ter sobrecarga de volume por edema periférico intenso, sendo que o volume eficaz de sangue arterial pode ser muito baixo como consequência de hipoalbuminemia intensa. Mesmo assim, o mecanismo da LRA desse indivíduo é pré-renal. Do mesmo modo, um paciente com insuficiência cardíaca congestiva grave pode ter insuficiência pré-renal por causa da baixa fração de ejeção cardíaca, mesmo com sobrecarga hídrica (edema periférico e pulmonar). **O segredo** está em avaliar "o que os rins encontram" em contraposição ao restante do corpo. Em geral, a razão ureia:creatinina é maior do que 20 na insuficiência pré-renal. Medicamentos como ácido acetilsalicílico, anti-inflamatórios não esteroides (AINEs) e inibidores da ECA podem alterar o fluxo sanguíneo renal e causar lesão pré-renal. O Quadro 17.1 apresenta uma relação abreviada de etiologias de lesão pré-renal.

A **lesão pós-renal**, também chamada de nefropatia obstrutiva, implica **bloqueio do fluxo urinário**. A obstrução pode ser em qualquer lugar ao longo do sistema urinário, incluindo a região intratubular (cristais), os ureteres (cálculos, compressão extrínseca por tumor), a bexiga e a uretra. De longe, as causas mais comuns de nefropatia obstrutiva são obstrução ureteral por doença maligna ou obstrução prostática por hipertrofia benigna ou maligna. Os sintomas dependem do envolvimento ou não de ambos os rins, do grau de obstrução e do tempo do bloqueio. Geralmente, nota-se **hidronefrose na ultrassonografia**.

A **lesão renal intrínseca** é causada por doenças que agridem diretamente os glomérulos e os túbulos renais. Elas incluem glomerulonefrite, nefrite tubulointersticial e necrose tubular aguda (NTA) causada por isquemia ou fármacos nefrotóxicos. O Quadro 17.2 relaciona as principais causas de LRA intrínseca.

A avaliação do paciente com LRA começa com história e exame físico detalhados: o paciente tem sinais ou sintomas de doença sistêmica, como insuficiência cardíaca ou cirrose, que poderiam causar insuficiência pré-renal? O paciente tem sintomas de doença como lúpus, que poderia causar glomerulonefrite? O paciente recebeu algo no hospital que poderia causar NTA, como contraste intravenoso ou aminoglicosídeo? Ele ficou hipotenso por causa de septicemia ou de hemorragia na cirurgia que causou NTA isquêmica? O paciente está recebendo antibiótico e tem

Quadro 17.1 • Causas de lesão renal aguda pré-renal
Depleção verdadeira de volume • Perdas gastrintestinais • Perdas renais (diuréticos)
Diminuição do volume sanguíneo arterial efetivo • Síndrome nefrótica • Cirrose com hipertensão porta • Queimadura grave • Sepse • Síndrome de resposta inflamatória sistêmica (SIRS)
Medicamentos • Inibidores da ECA • AINEs
Diminuição do débito cardíaco • Insuficiência cardíaca congestiva • Tamponamento pericárdico

agora nefrite intersticial alérgica? Além da história e do exame físico, **o exame de urina e a medida dos eletrólitos urinários** são úteis no diagnóstico.

Exame de urina

Os achados urinários com base em reagente de papel e no exame microscópico ajudam no diagnóstico de LRA (Quadro 17.3). Na **lesão pré-renal,** o exame de urina geralmente mostra **densidade alta e achados microscópicos normais.** Os indivíduos com **lesão pós-renal** normalmente são **incapazes de concentrar a urina,** de modo que a osmolalidade da urina é igual à do soro **(isostenúria), e a densidade é de 1.010.** Os **achados microscópicos variam** de acordo com a causa da obstrução: hematúria (cristais ou cálculos), leucócitos (hipertrofia prostática) ou normais (compressão uretral extrínseca por tumor). O exame de urina em várias doenças renais intrínsecas pode ser útil. A **NTA isquêmica e nefrotóxica** geralmente é acompanhada de urina **isostenúrica,** quase sempre com **proteinúria e cilindros granulosos marrons na microscopia.** Na **glomerulonefrite,** a urina geralmente possui **proteinúria,** de moderada a intensa, algumas vezes na faixa nefrótica, **hematúria microscópica e cilindros hemáticos.** Na **nefrite tubulointersticial,** classicamente há urina **isostenúrica** (os túbulos são incapazes de concentrar a urina) e **proteinúria leve,** e a microscopia mostra **leucócitos, cilindros leucocitários e eosinófilos urinários.**

Eletrólitos urinários

A medida dos eletrólitos urinários e o cálculo da fração de excreção de sódio (Fe_{Na}) podem diferenciar lesão pré-renal oligúrica de NTA oligúrica; são de pouca utilida-

Quadro 17.2 • Causas de lesão renal aguda intrínseca
Necrose tubular aguda   Agentes nefrotóxicos   • Aminoglicosídeos   • Contraste radiográfico   • Quimioterapia   Isquêmica   • Hipotensão   • Catástrofe vascular
Glomerulonefrite   Pós-infecciosa   Vasculite   Doenças de imunocomplexos (lúpus, GNMP [glomerulonefrite mesangioproliferativa], crioglobulinemia)   Síndrome de embolia por colesterol   Síndrome hemoliticourêmica/púrpura trombocitopênica trombótica
Nefrite tubulointersticial   Medicamentos (cefalosporinas, meticilina, rifampicina)   Infecção (pielonefrite, HIV)

de em outras circunstâncias. A Fe_{Na} representa a quantidade de sódio filtrada pelos rins que não é reabsorvida. **Os rins de uma pessoa sadia com dieta normal** geralmente reabsorvem mais de 99% do sódio filtrado, com correspondente $Fe_{Na} < 1\%$. Normalmente, o sódio excretado representa a ingestão de sódio mantendo sua homeostase. Na lesão pré-renal, a diminuição da perfusão renal leva à diminuição da TFG. Se a função tubular renal estiver intacta, a Fe_{Na} fica $< 1\%$. Além disso, em virtude de o paciente ter depleção verdadeira de volume ou depleção de volume "efetivo", a aldosterona sérica estimula os rins a reterem sódio e o sódio urinário é baixo (< 20 mEq/L). Por outro lado, na NTA oligúrica, a insuficiência renal é causada por lesão tubular. Assim, há **disfunção tubular** com **incapacidade de reabsorção de sódio**, levando a uma $Fe_{Na} > 2\%$ **e a um sódio urinário que ultrapassa 20 mEq/L**.

A medida da Fe_{Na} e do sódio urinário é menos útil em outras circunstâncias. Por exemplo, na NTA não oligúrica, a lesão geralmente é menos grave, de modo que os rins podem ainda manter a reabsorção e ser capazes de produzir $Fe_{Na} < 1\%$. Os diuréticos, que interferem na reabsorção de sódio, frequentemente são usados na insuficiência cardíaca congestiva e na síndrome nefrótica. Embora esses pacientes possam ter insuficiência pré-renal, o uso de diuréticos aumenta o nível de sódio urinário e de Fe_{Na}. Na glomerulonefrite aguda, os rins em geral reabsorvem sódio avidamente, e os níveis de sódio urinário e a Fe_{Na} são muito baixos. No início da evolução da insuficiência renal pós-obstrutiva causada por obstrução uretral, a arteríola aferente normalmente sofre intensa vasoconstrição com consequentes baixos níveis de sódio urinário (Quadro 17.3).

Quadro 17.3 • Avaliação de lesão renal aguda

Etiologia da lesão renal	Exame de urina	FE_{Na}	U_{Na}
Lesão pré-renal	Concentrada (densidade alta) com sedimento normal	$< 1\%$	< 20 mEq/L
NTA	Isostenúrica com cilindros granulosos marrons	$> 1\%$	> 20 mEq/L
Glomerulonefrite	Proteinúria de moderada a intensa com eritrócitos e cilindros hemáticos	$< 1\%$	Variável
Nefrite intersticial	Proteinúria de leve a moderada, eritrócitos, leucócitos e cilindros leucocitários	$> 1\%$	> 20 mEq/L
Lesão pós-renal	Variável de acordo com a causa	$<1\%$ (início); $> 1\%$ (mais tarde)	< 20 mEq/L (início); > 20 mEq/L (mais tarde)

U_{Na}, concentração de sódio na urina.

As **indicações de diálise** na LRA incluem **sobrecarga de líquidos, como edema pulmonar, acidose metabólica, hipercalemia, pericardite urêmica, hiperfosfatemia grave e sintomas urêmicos.** Por causa do risco de arritmias fatais, a hipercalemia grave é considerada emergência, sendo melhor tratada, na fase aguda, clinicamente, e não com diálise. Uma eletrocardiografia urgente deve ser feita em qualquer paciente com suspeita de hipercalemia; se as clássicas ondas T em pico ou em "tenda" estiverem presentes, deve-se administrar imediatamente cálcio intravenoso. Embora não baixe o nível sérico de potássio, o cálcio opõe-se aos efeitos de membrana da alta concentração de potássio no coração, dando tempo para outros métodos baixarem o nível de potássio. Um dos métodos mais eficazes no tratamento da hipercalemia é a administração de **insulina intravenosa** (geralmente 10 unidades), juntamente com 50 a 100 mL de glicose a 50% para evitar hipoglicemia. A insulina leva o potássio para dentro das células, baixando os níveis em 30 minutos. O potássio também pode ser levado para dentro das células com um beta-agonista, como albuterol, por nebulizador. Na presença de acidose metabólica grave, a administração intravenosa de bicarbonato de sódio também promove difusão intracelular de potássio, embora com menor eficácia. Todas as três terapias somente têm efeito transitório sobre os níveis séricos de potássio, porque o equilíbrio do potássio total do organismo não é alterado e ele eventualmente sai de novo das células. O tratamento definitivo da hipercalemia – a remoção do potássio do organismo – é feito por meio de um dos seguintes três métodos: (1) administração de um diurético de alça, como furosemida, para aumentar o fluxo urinário e a excreção de potássio ou se o paciente não tiver débito urinário suficiente; (2) administração de poliestireno sulfonato de sódio (Kayexalate®), uma resina "trocadora" de cátions, que reduz o potássio trocando-o por sódio no colo, ou, finalmente, (3) diálise de emergência.

QUESTÕES DE COMPREENSÃO

17.1 Mulher de 63 anos com história prévia de câncer cervical tratado com histerectomia e irradiação pélvica apresenta agora lesão renal aguda oligúrica. Durante o exame físico, tem pressão venosa jugular normal, é normotensa, sem alteração ortostática, e seu abdome está normal. O exame de urina mostra densidade de 1.010 e não há células nem cilindros à microscopia. A Fe_{Na} urinária é de 2%, e o Na urinário é de 35 mEq/L. Qual é o próximo passo?
  A. Fluidos intravenosos em bolus.
  B. Ultrassonografia renal.
  C. Varredura por tomografia computadorizada (TC) do abdome com contraste intravenoso.
  D. Administração de furosemida para aumentar a débito urinário.

17.2 Homem de 49 anos e longa história de insuficiência renal crônica em consequência de nefropatia diabética é levado à emergência por causa de náusea, letargia e confusão. O exame físico mostra aumento de pressão venosa jugular, campos pulmonares limpos e sons rudes, sistólico e diastólico, no precórdio. A

bioquímica do soro mostra níveis de K^+ de 5,1 mEq/L, CO_2 de 17 mEq/L, ureia de 310 mg/dL e creatinina de 9,8 mg/dL. Qual é o tratamento mais adequado?
A. Administrar insulina IV e glicose.
B. Administrar bicarbonato de sódio IV.
C. Administrar furosemida IV.
D. Realizar hemodiálise urgente.

17.3 Homem diabético de 62 anos foi submetido ao reparo de aneurisma de aorta abdominal há dois dias. Está sendo tratado com gentamicina para infecção urinária. O débito urinário caiu para 300 mL em 24h, e a creatinina sérica subiu de 1,1 mg/dL na admissão para 1,9 mg/dL. Qual dos seguintes valores laboratoriais é mais consistente com a etiologia pré-renal da insuficiência renal?
A. Fe_{Na} de 3%.
B. Nível de sódio urinário de 10 mEq/L.
C. Pressão venosa central de 10 mmHg.
D. Nadir do nível sérico de gentamicina 4 µg/mL.

RESPOSTAS

17.1 **B.** A ultrassonografia renal é o próximo passo adequado para avaliar hidronefrose e obstrução ureteral bilateral, locais comuns de metástases de câncer cervical. O exame físico e os exames laboratoriais (mostrando uma FE > 1%) são inconsistentes com hipovolemia, de modo que não é provável que infusão intravenosa melhore a função renal. O uso de diuréticos de alça pode aumentar um pouco o débito urinário, mas não ajuda no diagnóstico da causa da insuficiência renal nem melhora a evolução. Podem ser necessários outros exames de imagem depois da ultrassonografia, mas o uso de contraste intravenoso nesse ponto pode piorar a insuficiência renal.

17.2 **D.** O paciente tem uremia, hipercalemia e (provavelmente) pericardite urêmica, que pode progredir para tamponamento cardíaco, o qual ameaça a vida, salvo se a insuficiência renal for tratada com diálise. Quanto aos outros tratamentos, insulina com glicose trataria a hipercalemia e o bicarbonato ajudaria na acidose metabólica e na hipercalemia, mas nesse paciente o potássio e o bicarbonato são levemente anormais e, de imediato, não ameaçam a vida. A furosemida não ajuda porque ele não tem edema pulmonar e está com insuficiência renal.

17.3 **B.** A lesão pré-renal implica volume insuficiente de sangue, normalmente com Fe_{Na} < 1% e sódio urinário < 20 mEq/L. Uma baixa pressão venosa central (a pressão venosa central normal é de 4 a 8 mmHg) é uma informação adicional. O nível de gentamicina de 4 µg/mL é alto (o normal é < 2 µg/mL) e pode predispor à lesão renal.

DICAS CLÍNICAS

- As duas principais causas de LRA em pacientes hospitalizados são azotemia pré-renal e necrose tubular aguda.
- Em paciente anúrico, deve-se determinar rapidamente se os rins estão obstruídos ou se a irrigação está interrompida.
- O tratamento de lesão renal pré-renal é reposição de volume; na lesão pós-renal, é alívio da obstrução.
- Em homens, a principal causa de lesão pós-renal é a obstrução causada por hipertrofia prostática, e em ambos os sexos, a obstrução ureteral bilateral causada por câncer abdominal ou pélvico.
- Pericardite urêmica, hipercalemia, acidose metabólica, hiperfosfatemia grave e sobrecarga de volume refratária ao tratamento clínico têm indicação de hemodiálise urgente.
- Tratamento de hipercalemia: **C BIG K** (**c**álcio, **b**icarbonato/beta-agonista, **i**nsulina, **g**licose, **K**ayexalate®).
- A hipercalemia é inicialmente tratada com cálcio para estabilizar as membranas cardíacas; insulina e beta-agonistas para redistribuir o potássio intracelularmente (bicarbonato de sódio se houver acidose metabólica grave) e diurético de alça, resina "trocadora" de potássio ou hemodiálise para retirar o excesso de potássio do organismo.
- Indicações de diálise: **AEIOU** (**a**cidose, distúrbio **e**letrolítico, **i**ngestões, **o**verload [sobrecarga], **u**remia).

REFERÊNCIAS

Lameire N, Van Biesen W, Vanholder R. Acute renal failure. *Lancet.* 2005;365:417-430.

Liu KD, Chertow GM. Acute renal failure. In: Longo DL, Fauci AS, Kasper DL, et al., eds. *Harrison's Principles of Internal Medicine.* 18th ed. New York, NY: McGraw-Hill; 2012:1867-1877.

Rose BD, Post TW. Hyperkalemia. In: Clinical Physiology of Acid-Base and Electrolyte Disorders. 5th ed. New York, NY: McGraw-Hill; 2001:913-919. pg 190

CASO 18

Mulher de 27 anos vai à emergência queixando-se de estar sentindo dor retroesternal nos últimos dois dias. A dor é constante, não relacionada com os esforços, piora quando ela respira fundo e diminui quando senta e se inclina para frente. Nega ter falta de ar, náusea e sudorese.

Sua temperatura é de 37,4°C, sua frequência cardíaca é de 104 bpm e sua pressão arterial é de 118/72 mmHg. Ela está sentada na maca e curvada para frente, com respiração curta. As conjuntivas estão normais, e a mucosa oral está rósea, com duas úlceras aftosas. As veias do pescoço não estão distendidas; os pulmões estão limpos, e o tórax está levemente doloroso à palpação. O rítmo cardíaco está regular, com ruído áspero como um "couro atritado" no ápice durante a sístole e a diástole. O exame do abdome é normal, ambas as mãos apresentam calor e tumefação das articulações interfalângicas proximais (IFPs).

A análise laboratorial apresenta leucocitose de 2.100/mm^3, concentração de hemoglobina de 10,4 g/dL, com volume corpuscular médio (VCM) de 94 fL, e contagem de plaquetas de 78.000/mm^3. Os níveis de ureia e creatinina estão normais. O exame de urina mostra de 10 a 20 leucócitos e de 5 a 10 eritrócitos por campo de maior aumento, e a pesquisa de fármacos resultou negativa.

O raio X é normal, com silhueta cardíaca regular e sem infiltrado ou derrame pulmonar. O eletrocardiograma (ECG) é apresentado na Figura 18.1.

▶ Qual é o diagnóstico mais provável?

RESPOSTAS PARA O CASO 18

Pericardite aguda causada por lúpus eritematoso sistêmico (LES)

Resumo: Mulher de 27 anos apresenta dor torácica pleurítica, sem relação com os esforços, a qual diminui quando senta e se inclina para frente. Além disso, tem atrito pericárdico e ECG que indicam pericardite aguda. Não tem evidência radiográfica de grande derrame pericárdico e nenhum sinal clínico de tamponamento cardíaco. Em relação à etiologia da pericardite, ela tem pancitopenia e sedimento urinário alterado, que poderia ser causado por infecção, mas também pode representar doença do tecido conectivo, como LES.

- **Diagnóstico mais provável:** Pericardite aguda como consequência de LES.

ANÁLISE

Objetivos

1. Conhecer as características clínicas e eletrocardiográficas da pericardite e ser capaz de reconhecer atrito pericárdico.
2. Saber as causas de pericardite e seu tratamento.
3. Saber os critérios diagnósticos de LES.
4. Saber as principais complicações de LES e seu tratamento.

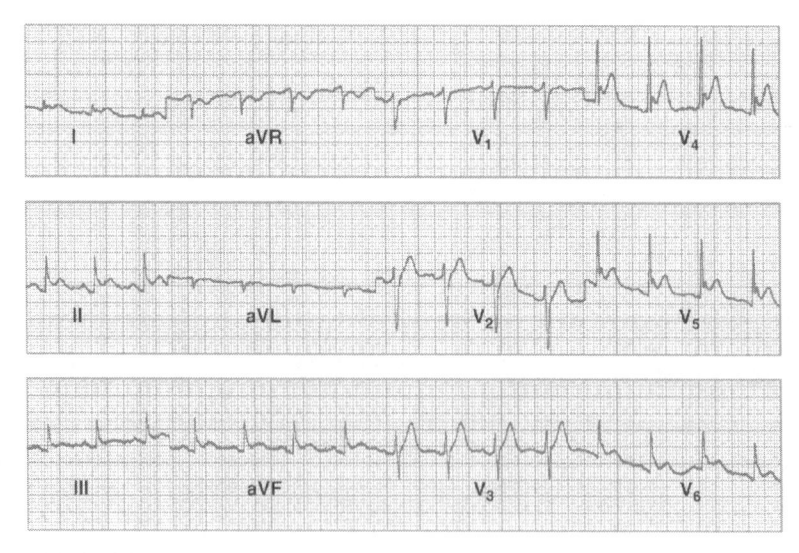

Figura 18.1 ECG. (Reproduzida, com permissão, de Stead LG, Stead SM, Kaufman MS. *First Aid for the Medicine Clerkship.* 2nd ed. New York, NY: McGraw-Hill; 2006:33.)

Considerações

Em pacientes com dor torácica, as primeiras hipóteses dignósticas são sempre isquemia e infarto agudo do miocárdio, especialmente quando o ECG está anormal, com alterações que podem representar lesão miocárdica, como supradesnivelamento de ST. No entanto, outras lesões podem produzir supradesnivelamento de ST, como a pericardite aguda. Os achados eletrocardiográficos podem ajudar na distinção desses dois diagnósticos.

ABORDAGEM À Pericardite aguda

DEFINIÇÕES

PERICARDITE AGUDA: Inflamação do saco pericárdico que envolve o coração.

ATRITO PERICÁRDICO: Som rude e de alta frequência, com intensidade variável, que costuma ser ouvido mais facilmente na borda esternal esquerda e é causado por pericardite.

ABORDAGEM CLÍNICA

A pericardite aguda pode resultar de vários processos patológicos, mas as causas mais comuns estão relacionadas no Quadro 18.1.

Há um amplo espectro de quadro clínico, desde inflamação subclínica e inaparente até o quadro clássico de pericardite com dor torácica e inflamação subaguda ou crônica que persiste de semanas a meses. A maioria dos pacientes com pericardite aguda procura atendimento médico por **dor torácica**. A descrição clássica é dor subesternal súbita que piora com a inspiração e com o decúbito dorsal, frequentemente se irradia para a borda do trapézio e melhora quando a pessoa senta inclinando-se para frente. Outras características clínicas variam conforme a causa, mas a maioria

Quadro 18.1 • Causas comuns de pericardite aguda

Pericardite idiopática: diagnóstico específico não identificado, presumidamente viral ou autoimune e não necessita de tratamento específico
Infecções: virais, bacterianas, tuberculosa, parasitárias
Vasculite: doenças autoimunes, após tratamento com radiação
Hipersensibilidade/reações imunológicas, p. ex., síndrome de Dressler
Doenças de estruturas contíguas, p. ex., durante infarto transmural do miocárdio
Doenças metabólicas, p. ex., uremia e doença de Gaucher
Traumatismo: ferimento torácico penetrante e não penetrante
Neoplasias: geralmente torácicas, como de mamas, pulmões ou linfoma

(Dados de Spodick DH. Acute pericarditis: current concepts and practice. JAMA. 2003;289:1150-1153.)

dos pacientes tem infecção viral, quase sempre com febre baixa, mal-estar e sintomas nas vias aéreas superiores.

O **atrito pericárdico** é patognomônico e praticamente 100% específico de pericardite aguda. No entanto, a sensibilidade desse sinal varia, pois tende a aparecer e desaparecer em horas. Classicamente, o atrito é um som rude e de alta frequência sugestivo de atrito, com intensidade variável, geralmente mais bem-ouvido na borda esternal esquerda. Ele pode também ter um, dois ou três componentes: pré-sistólico (relacionado com a sístole atrial), sistólico e diastólico. A maioria dos atritos é trifásica (com os três componentes) ou bifásica (com um componente sistólico e um diastólico, inicial ou final). Nesses casos, geralmente é fácil diagnosticar o atrito pericárdico e a pericardite aguda. Quando o atrito é monofásico (somente componente sistólico), normalmente é difícil distinguir o atrito pericárdico do sopro rude, tornando complicado e incerto o diagnóstico à beira do leito. Nesses casos, deve-se procurar evidência eletrocardiográfica de pericardite (Quadro 18.2) e fazer auscultas seriadas, pois a presença do atrito pode variar ao longo do tempo.

Os achados eletrocardiográficos clássicos nos casos de **pericardite aguda**, como os vistos na paciente descrita, incluem **supradesnivelamento difuso do segmento ST** e de infradesnivelamento de segmento PR. Os achados opostos (supradesnivelamento de PR e infradesnivelamento de ST) geralmente são vistos nas derivações aVR e V_1. Por causa da dor torácica e do supradesnivelamento do segmento ST ao ECG, a pericardite aguda pode ser confundida com infarto agudo do miocárdio (IAM). Isso pode causar sérios problemas porque, se o paciente for tratado com **trombolíticos**, o que poderia ser feito na hipótese de infarto, poderá desenvolver **hemorragia pericárdica e tamponamento cardíaco**. Várias características clínicas ajudam a diferenciar os dois casos: na isquemia aguda, é mais provável o estabelecimento gradual e crescente da dor, geralmente descrita como peso ou sensação de aperto (diferente da dor lancinante da pericardite), que normalmente não varia com a respiração e é aliviada com nitratos (o que não ocorre com a dor da pericardite). Além disso, várias carac-

Quadro 18.2 • Pericardite *versus* infarto agudo do miocárdio

ECG	Pericardite aguda	Infarto agudo do miocárdio
Supradesnivelamento do segmento ST	Difuso: nas derivações dos membros e em V_2-V_6	Regional (território vascular), p. ex., inferior, anterior ou lateral
Infradesnivelamento de segmento PR	Presente	Geralmente ausente
Infradesnivelamento recíproco de segmento ST	Ausente	Típico, p. ex., infradesnivelamento do segmento ST na região inferior com isquemia anterior (supradesnivelamento de ST)
Alterações no complexo QRS	Ausentes	Diminuição da amplitude da onda R e aparecimento de ondas Q

terísticas eletrocardiográficas podem ajudar na distinção (Quadro 18.2): se o ECG mostrar arritmias ou distúrbios de condução, é mais provável que haja isquemia em vez de pericardite.

A maioria dos pacientes com pericardite aguda viral ou idiopática tem excelente prognóstico, e o tratamento é principalmente sintomático, com ácido acetilsalicílico ou outro AINE, e como indometacina, para aliviar a dor torácica. Colchicina ou corticosteroides podem ser usados em caso de sintomas refratários. Na maioria dos pacientes, os sintomas melhoram em dias ou, no máximo, em 2 a 3 semanas. Qualquer forma de pericardite pode causar derrame pericárdico e sangramento; no entanto, a consequência mais grave é o tamponamento cardíaco. É um erro comum pensar que o atrito pericárdico não pode coexistir com derrame (isso é muito comum em casos de pericardite urêmica). Portanto, é importante monitorar esses pacientes quanto a sinais de comprometimento hemodinâmico, como tamponamento cardíaco.

A paciente em questão é muito jovem e não tem história médica significativa. A presença de artrite simétrica e os achados laboratoriais sugerem uma doença sistêmica (p. ex., LES) como causa da sua pericardite. O LES é uma doença inflamatória sistêmica que acomete principalmente mulheres. É caracterizada por lesões autoimunes de múltiplos órgãos, como pericardite, nefrite, pleurite, artrite e lesões cutâneas. Para o diagnóstico de LES, o paciente tem de atender a 4 dos 11 critérios relacionados no Quadro 18.3 (sensibilidade de 96% e especificidade de 96%).

Essa paciente tem serosite (pericardite), úlceras orais, distúrbios hematológicos (leucopenia, linfopenia, trombocitopenia), artrite e comprometimento renal (hematúria) – atende claramente aos critérios de LES. Embora ela seja como a maioria dos pacientes com lúpus, que procuram atendimento médico devido à dor causada por

---

Quadro 18.3 • Critérios para diagnóstico de LES

Eritema malar: eritema fixo, plano ou elevado na região malar, que tende a poupar os sulcos nasolabiais
Lúpus discoide: placas eritematosas elevadas com escamas ceratóticas aderentes e oclusão folicular
Fotossensibilidade: erupção cutânea resultante de exposição solar
Úlceras orais ou vaginais: geralmente indolores
Artrite: não erosiva, envolvendo duas ou mais articulações periféricas, com dor, tumefação e derrame
Serosite: geralmente pleurite ou pericardite
Acometimento renal: proteinúria persistente ou cilindros celulares
Lesão neurológica: convulsões ou psicose
Distúrbios hematológicos: anemia hemolítica ou leucopenia (< 4.000/mm^3) em duas ou mais ocasiões, linfopenia (< 1.500/mm^3) em duas ou mais ocasiões ou trombocitopenia (< 100.000/mm^3)
Distúrbio imunológico: positividade para anticorpos anti-DNA de dupla hélice, anti-Smith e antifosfolipídeo
Fator antinuclear (FAN): FAN positivo na ausência de fármacos comprovadamente indutores deste anticorpo

artrite ou serosite, esses problemas em geral são tratáveis e autolimitados. A artrite em geral não é erosiva nem deformante, e a serosite com frequência melhora espontaneamente, sem sequelas. A principal complicação do LES em geral está relacionada com o envolvimento renal, que pode causar hipertensão, insuficiência renal crônica, síndrome nefrótica e nefropatia terminal. No passado, a nefropatia era a causa mais comum de morte em casos de LES, mas atualmente ela pode ser tratada com imunossupressores poderosos, como corticoides em altas doses ou ciclofosfamida. Outras complicações graves do LES incluem lesões do sistema nervoso central (SNC), altamente variáveis e imprevisíveis, podendo incluir convulsões, psicose, síndromes vasculares e neuropatias cranianas. Além da insuficiência renal e do acometimento do SNC, as causas mais comuns de morte de pacientes com LES são infecção (geralmente relacionada com a imunossupressão usada para tratar a doença) e doença vascular (p. ex., infarto do miocárdio).

QUESTÕES DE COMPREENSÃO

18.1 Homem de 68 anos com história de insuficiência renal terminal é internado por dor torácica. Ao exame, ouve-se atrito pericárdico. O ECG mostra elevação difusa do segmento ST. Qual dos seguintes é o melhor tratamento definitivo?

A. AINEs.
B. Diálise.
C. Esteroides.
D. Poliestirenossulfonato de sódio (Sorcal®).

18.2 O paciente descrito na Questão 18.1 está hospitalizado, mas há um atraso no início do tratamento. Você é chamado à beira do leito porque ele ficou com pressão de 85/68 mmHg, frequência cardíaca de 122 bpm e você nota pulso paradoxal. Um novo ECG está igual ao da admissão. Qual das seguintes é a melhor intervenção imediata?

A. Coletar hemoculturas e iniciar antibióticos de amplo espectro para suspeita de sepse.
B. Furosemida intravenosa para sobrecarga de fluidos.
C. Realizar pericardiocentese guiada por ecocardiografia.
D. Realizar intervenção coronariana percutânea para infarto agudo do miocárdio.

18.3 Mulher de 25 anos com dor nas articulações IFP e metacarpofalângicas (MCF) relata um exame recente de FAN positivo. Qual das seguintes características clínicas não seria indicadora de um diagnóstico de LES?

A. Derrame pleural.
B. Erupção malar.
C. Esclerodactilia.
D. Sedimento urinário com cilindros hemáticos.

RESPOSTAS

18.1 **B.** A pericardite urêmica é considerada uma emergência médica e tem indicação para diálise de urgência.

18.2 **C.** O quadro clínico sugere que o paciente desenvolveu tamponamento cardíaco, o que pode ameaçar a vida e costuma exigir pericardiocentese de urgência.

18.3 **C.** Esclerodactilia, que é o espessamento e o enrijecimento da pele dos dedos e artelhos, é uma característica típica de pacientes com esclerodermia (que também podem ter FAN positivo), mas não é vista em pacientes com LES. Os outros achados (erupção malar, serosite, glomerulonefrite) são típicos de LES, mas não são vistos na esclerodermia.

DICAS CLÍNICAS

▶ A pericardite aguda é caracterizada por dor torácica pleurítica, atrito pericárdico e achados eletrocardiográficos de supradesnivelamento difuso do ST e infradesnivelamento do PR.
▶ O atrito pericárdico não exclui derrame pericárdico; os pacientes com pericardite aguda devem ser monitorados quanto ao desenvolvimento de derrame e tamponamento.
▶ O tratamento da pericardite é dirigido para a causa subjacente: por exemplo, na pericardite urêmica, é necessária diálise urgente. Nas causas virais ou inflamatórias, o tratamento é feito com AINE ou, nos casos refratários, com corticosteroides.
▶ O lúpus eritematoso sistêmico pode ser diagnosticado se o paciente tem quatro das seguintes características: eritema malar, lúpus discoide, fotossensibilidade, úlceras orais, artrite, serosite, nefropatia, manifestações neurológicas, citopenias, anormalidades imunológicas (p. ex., VDRL falso-positivo) e FAN positivo.
▶ As principais causas de morbidade e de mortalidade no LES são consequência de nefropatia, de envolvimento do SNC e de infecção.

REFERÊNCIAS

Braunwald E. Pericardial disease. In: Longo DL, Fauci AS, Kasper DL, et al., eds. *Harrison's Principles of Internal Medicine.* 18th ed. New York, NY: McGraw-Hill; 2012:1971-1978.

Hahn BH. Systemic lupus erythematosus. 2008:2075-2083In: Longo DL, Fauci AS, Kasper DL, et al., eds. *Harrison's Principles of Internal Medicine.* 18th ed. New York, NY: McGraw-Hill; 2012:2724-2735.

Lange RA, Hillis LD. Acute pericarditis. *N Engl J Med.* 2004;351:2195-2202.

Spodick DH. Acute pericarditis: current concepts and practice. *JAMA.* 2003;289: 1150-1153.

CASO 19

Homem de 27 anos vai ao ambulatório queixando-se de edema da face e das mãos há dois dias. Ele notou inchaço em torno dos olhos pela primeira vez há dois dias, juntamente com a dificuldade de colocar a aliança por causa do dedo inchado. Além disso, notou que a urina estava marrom-avermelhada e que urinou menos nos últimos dias. Não tem história médica significativa, e a única medicação que tomou foi ibuprofeno para febre e dor de garganta há duas semanas, as quais já melhoraram. Durante o exame, está afebril, com frequência cardíaca de 85 bpm e pressão arterial de 164/98 mmHg. Apresenta edema periorbital, mas a fundoscopia está normal, sem cruzamentos arteriovenosos patológicos ou edema de papila. Os pulmões estão limpos, o ritmo cardíaco é regular, sem deslocamento do *ictus,* e não há sopros ou massas abdominais. Apresenta edema dos pés, das mãos e da face. O exame de urina com fita reagente no ambulatório mostra densidade 1.025 com 3+ de sangue e 2+ de proteína, sendo o restante negativo.

▶ Qual é o diagnóstico mais provável?
▶ Qual deve ser o próximo passo?

RESPOSTAS PARA O CASO 19
Glomerulonefrite aguda após infecção estreptocócica

Resumo: Homem de 27 anos queixa-se há vários dias de edema da face e das mãos, de diminuição do volume urinário e de urina marrom-avermelhada. Tomou ibuprofeno para febre e dor de garganta há duas semanas. Está afebril, hipertenso e apresenta edema periorbital com fundo de olho normal. Os exames cardíaco, pulmonar e abdominal estão normais, mas ele tem edema dos pés, das mãos e da face. O exame de urina com fita reagente no ambulatório mostra hematúria e proteinúria.

- **Diagnóstico mais provável:** Glomerulonefrite (GN) aguda.
- **Próximo passo diagnóstico:** Análise da urina para procura de cilindros hemáticos ou eritrócitos dismórficos.

ANÁLISE
Objetivos

1. Ser capaz de diferenciar sangramento glomerular de sangramento não glomerular.
2. Compreender as características clínicas da GN.
3. Saber como avaliar e tratar um paciente com GN.
4. Familiarizar-se com a avaliação de um paciente com hematúria não glomerular.

Considerações

Um jovem sem história médica significativa apresenta hipertensão recente, edema e hematúria após infecção das vias aéreas superiores. Não tem história de nefropatia, não tem manifestações de hipertensão crônica e não recebeu qualquer nefrotoxina. O paciente também não possui outros sintomas de doença inflamatória, como lúpus eritematoso sistêmico. Insuficiência renal aguda com hipertensão, edema e hematúria em jovem sem história médica significativa é altamente sugestiva de lesão glomerular (GN). Ele provavelmente tem GN aguda pós-infecciosa (estreptocócica) ou nefropatia por imunoglobulina (Ig) A. O aspecto marrom-avermelhado da urina pode representar hematúria, mais tarde sugerida pelo exame de urina (sangue 3+); portanto, o exame microscópico da urina relativo a eritrócitos é muito importante. Juntos, a história e o exame físico sugerem que o paciente provavelmente tenha GN aguda, primária ou de etiologia desconhecida (nenhuma doença sistêmica concomitante é mencionada), ou GN secundária, resultante de infecção recente das vias aéreas superiores (GN pós-infecciosa). O próximo passo no diagnóstico da GN deve ser o exame do sedimento urinário (componentes celulares, cilindros hemáticos e eritrócitos dismórficos). Se presentes, esses são sinais de inflamação e estabelecem o diagnóstico de GN aguda. Embora sejam comuns, esses marcadores não fazem distinção entre causas imunomediadas de GN: apenas permitem fazer o diagnóstico de GN aguda (primária ou secundária). Outras avaliações com marcadores sorológicos, como níveis de complemento e títulos de antiestreptolisina-O (ASLO) (Quadro 19.1), podem ajudar na classificação da GN.

Quadro 19.1 • Marcadores sorológicos de glomerulonefrite
Níveis de complemento (C3, C4): baixos em GN mediada por complemento (LES, glomerulonefrite membranoproliferativa [GNMP], endocardite infecciosa, GN pós-estreptocócica/pós-infecciosa, GN induzida por crioglobulina) Níveis de anticorpos anticitoplasma de neutrófilo (p-ANCA e c-ANCA): c-ANCA positivo na granulomatose de Wegener, p-ANCA positivo na poliangeíte microscópica e na doença de Churg-Strauss FAN: positivo no LES (anti-dsDNA, anti-Smith) Níveis de anticorpo antimembrana basal glomerular (anti-MBG): positivo na GN anti-MBG e na doença de Goodpasture Títulos de ASLO: elevados na GN pós-estreptocócica Hemoculturas: positivas na endocardite infecciosa Títulos de crioglobulinas: positivos na GN induzida por crioglobulinas Sorologia de hepatite: hepatite C e hepatite B associadas à GN crioinduzida

ABORDAGEM À Suspeita de glomerulonefrite

DEFINIÇÕES

HEMATÚRIA: Presença de sangue na urina.

HEMATÚRIA FRANCA: Sangue na urina visível a olho nu.

HEMATÚRIA MICROSCÓPICA: Eritrócitos presentes na urina que exigem microscopia para o diagnóstico.

ABORDAGEM CLÍNICA

Hematúria significa presença de sangue na urina. Embora a visualização direta da amostra de urina (hematúria franca) ou o exame com fita reagente (positivo para sangue) possam ser úteis, o **diagnóstico de hematúria é feito pela confirmação microscópica de presença de eritrócitos** (hematúria microscópica). O primeiro passo na avaliação de um paciente que se queixa de urina vermelho-escura é a diferenciação entre hematúria verdadeira (presença de eritrócitos na urina) e urina pigmentada (urina vermelho-escura). Produtos de degradação de células musculares e eritrócitos (mioglobina e hemoglobina, respectivamente) são compostos que contêm heme capazes de mudar a cor da urina para vermelho-escura ou marrom, mesmo na ausência de hematúria verdadeira (eritrócitos). O exame de urina que tenha resultado com fita reagente positivo para sangue sem presença de eritrócitos (sedimento celular microscópico negativo) sugere hemoglobinúria ou mioglobinúria.

Depois da confirmação, a etiologia da hematúria deve ser determinada. A **hematúria** pode ser classificada em duas categorias amplas: **intra e extrarrenal** (Quadro 19.2). A história e o exame físico são muito úteis na avaliação (idade, febre, dor, história familiar). A análise laboratorial e os estudos de imagem geralmente são necessários. Além disso, considerando as potenciais implicações clínicas, a etiologia deve ser procurada em todos os casos de hematúria. Primeiro, deve ser realizado o exame do sedimento urinário para diferenciar hematúria glomerular de não glomerular. A presença de **eritrócitos dismórficos/fragmentados ou cilindros hemáticos** é indicativa de **origem glomerular** (GN). Em segundo lugar, a coloração de Gram da urina e a cultura podem ajudar no diagnóstico de hematúria infecciosa. Terceiro, a amostra de urina deve ser enviada para citologia quando há suspeita de malignidade. Finalmente, a imagem renal com ultrassonografia ou varredura de TC pode ajudar na visualização do parênquima renal e das estruturas vasculares; a cistoscopia pode ser usada para avaliação da bexiga.

Doença glomerular

A doença glomerular é encontrada principalmente na forma de duas síndromes distintas: nefrítica ou nefrótica (ou, às vezes, como superposição das duas síndromes). A **nefrite** (síndrome nefrítica) é uma síndrome renal **inflamatória** acompanhada de hematúria, edema, hipertensão e baixo grau de proteinúria (< 1 a 2 g/dia). A **nefrose** (ou síndrome nefrótica) é a glomerulopatia **não inflamatória** (sem sedimento alterado na urina), que causa proteinúria intensa. A síndrome nefrótica é distinguida por quatro características: (1) edema, (2) hipoalbuminemia, (3) hiperlipidemia e (4) proteinúria (> 3 g/dia). A lesão glomerular pode ter várias causas e manifestar-se como o único achado clínico em um paciente (nefropatia primária) ou como parte de uma síndrome complexa ou de uma doença sistêmica (doença glomerular secundária). Nesse contexto, **glomerulonefrite** (GN) inclui somente as glomerulopatias inflamatórias.

Síndrome nefrítica

O quadro clínico da insuficiência renal aguda acompanhada de hipertensão, hematúria e edema sugere GN aguda. A lesão renal aguda manifestada por diminuição da diurese e por azotemia resulta de diminuição de produção de urina e de filtração ineficaz de resíduos nitrogenados pelos glomérulos. Sinais comuns de causa inflamatória da insuficiência renal (GN aguda) incluem hematúria (causada por ruptura de capilares do glomérulo), edema (causado por retenção de sal e água) e hipertensão (causada pela retenção de água e pela falha da regulação renal da pressão arterial). A

Quadro 19.2 • Causas comuns de hematúria

Hematúria intrarrenal
- Traumatismo de rim
- Cálculos e cristais renais
- Glomerulonefrite
- Infecção (pielonefrite)
- Neoplasia (carcinoma de células renais)
- Lesão vascular (vasculite, trombose renal)

Hematúria extrarrenal
- Traumatismo (p. ex., colocação de sonda de Foley)
- Infecções (uretrite, prostatite e cistite)
- Nefrolitíase (cálculos ureterais)
- Neoplasia (próstata e bexiga)

presença dessa constelação de sinais em um paciente torna muito provável o diagnóstico de glomerulonefrite. No entanto, é importante notar que frequentemente os pacientes têm síndrome de superposição, apresentando sinais de nefrite e de nefrose. Além disso, a presença de hematúria por si só não é patognomônica de GN porque ela pode ter causa de origem não glomerular. Por conseguinte, a confirmação do diagnóstico de glomerulonefrite aguda exige exame microscópico da urina. A presença de cilindros hemáticos (cilindros inflamatórios) ou **eritrócitos dismórficos** (causados pela sua filtração por meio de glomérulo lesado) em uma amostra de urina centrifugada estabelece o diagnóstico de GN.

Uma vez estabelecido o diagnóstico de GN aguda, é possível classificá-la em *primária* (clinicamente presente como distúrbio renal) ou *secundária* (lesão renal causada por uma doença sistêmica). O diagnóstico específico usualmente pode ser estabelecido pela história clínica e avaliação sorológica e muitas vezes requer o exame de uma biópsia de rim (Quadro 19.3).

Abordagem ao diagnóstico de glomerulonefrite

A abordagem ao paciente com doença glomerular deve ser sistemática e feita passo a passo. A história deve ser obtida meticulosamente quanto a evidências de nefropatia preexistente, exposição a nefrotoxinas e especialmente qualquer doença sistêmica subjacente. Os marcadores sorológicos de doenças sistêmicas devem ser obtidos, se indicados (Figura 19.1), para posterior classificação da GN.

Uma vez revisados os exames sorológicos apropriados, pode ser necessária a biópsia renal. A amostra da biópsia deve ser examinada ao microscópio de luz para determinação da lesão histopatológica primária do néfron (GNMP, GN em crescente, etc.). Outros exames de amostra com imunofluorescência, para reconhecimento imune (coloração para IgG, IgA, IgM, C3, C4 e Pauci-imune) da membrana do glomérulo acometido (capilar, epitelial, etc.), ou com microscopia eletrônica, para análise dos padrões característicos de deposição imune (GN granular, linear), podem

Quadro 19.3 • Classificação de glomerulonefrite

Doenças renais primárias (com base na histopatologia)
Glomerulonefrite membranoproliferativa (GNMP tipos I e II)
Glomerulonefrite mesangioproliferativa (GNMSP)
Glomerulonefrite com crescentes
• Depósito imune (anti-MBG)
• Pauci-imune (ANCA)
Glomerulonefrite fibrilar
Glomerulonefrite proliferativa (nefropatia IgA)

Doenças renais secundárias (com base no quadro clínico)
Nefrite lúpica
Glomerulonefrite pós-infecciosa (GN pós-estreptocócica)
Glomerulonefrite relacionada com hepatite C/hepatite B (crio-GN)
Glomerulonefrite relacionada à vasculite (Wegener, Churg-Strauss, poliarterite nodosa, poliangeíte microscópica, púrpura de Henoch-Schönlein)
Glomerulonefrite relacionada à endocardite infecciosa

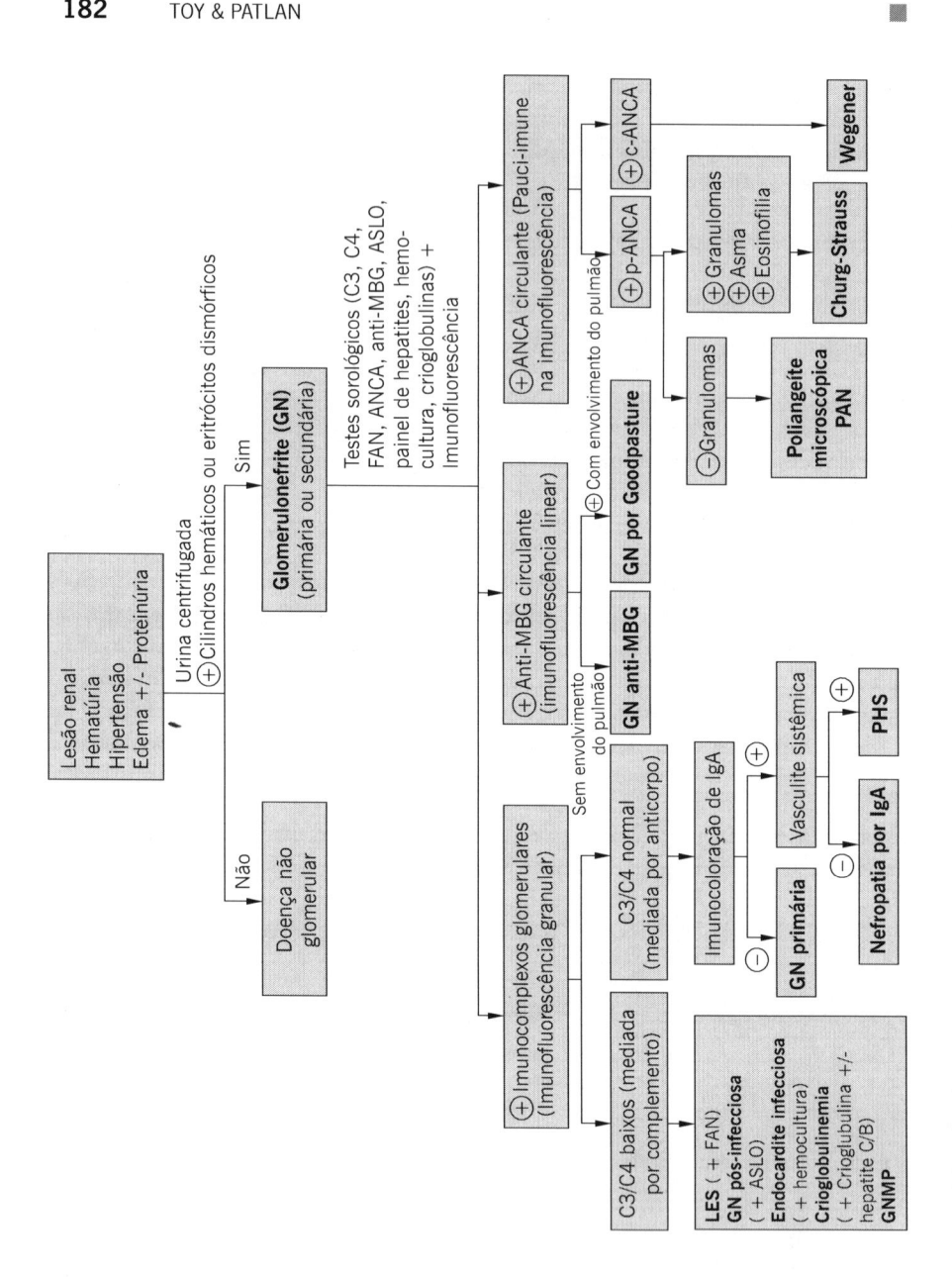

Figura 19.1 Algoritmo para avaliação do paciente com glomerulonefrite aguda.
FAN, fator antinuclear; ANCA, anticorpo anticitoplasma de neutrófilo; ASLO, antiestreptolisina O; **c-ANCA, anticorpo anticitoplasma de neutrófilo citoplasmático; MBG,** membrana basal glomerular; **PHS,** púrpura de **Henoch-Schönlein**; GNMP, glomerulonefrite membranoproliferativa; PAN, poliarterite nodosa; **p-ANCA, anticorpo anticitoplasma de neutrófilo perinuclear;** LES, lúpus eritematoso sistêmico.

fazer o diagnóstico definitivo da lesão imunomediada do glomérulo. A Figura 19.1 é um algoritmo para avaliação do paciente com glomerulonefrite aguda.

Um contexto clínico comum consiste em distinguir entre **GN pós-infecciosa (normalmente estreptocócica)** *versus* **nefropatia por IgA**. Ambas as doenças podem se manifestar como uma GN subsequente a uma doença no trato respiratório superior. A história às vezes fornece algum indício. Na GN pós-estreptocócica (GNPE), a glomerulonefrite, em geral, começa somente após terem se passado várias semanas da infecção inicial. Em contraste, a nefropatia por IgA pode se manifestar com faringite e glomerulonefrite ao mesmo tempo. Além disso, a GNPE classicamente se manifesta com hipocomplementemia e, se o paciente é submetido à obtenção de uma biópsia renal, o exame revela evidências de um processo mediado por imunocomplexo. A nefropatia por IgA, em contraste, está associada a níveis normais de complemento e a um título negativo de ASLO (os níveis de IgA podem estar elevados em cerca de 1/3 dos pacientes, embora esse seja um achado inespecífico), enquanto o exame de biópsia mostra IgA mesangial.

Tratamento da glomerulonefrite

O tratamento depende do diagnóstico de glomerulonefrite, seja essa uma doença renal primária ou uma doença renal secundária a uma condição sistêmica. Quando é adequado, a doença subjacente deve ser tratada (endocardite infecciosa, hepatite, LES, vasculite). O uso de esteroides e de ciclofosfamida tem sido defendido no tratamento de GN induzida por ANCA, porém outras GNs mediadas por anticorpos podem necessitar de plasmaférese para eliminar o anticorpo/imunocomplexo agressor. O tratamento da GN pós-estreptocócica geralmente é de suporte, com controle da hipertensão e do edema, e está associado a um prognóstico bastante favorável. Não há nenhum tratamento claramente definido para a nefropatia por IgA, embora os inibidores de ECA, óleos de peixe e esteroides sejam todos utilizados.

QUESTÕES DE COMPREENSÃO

19.1 Corredor de maratona de 18 anos está treinando durante o verão. Foi levado à emergência por estar desorientado depois de cair na pista. Sua temperatura é de 38,8°C. Uma sonda de Foley é colocada, revelando urina avermelhada com sangue 3+ e sem células na microscopia. Qual das seguintes é a explicação mais provável para essa urina?

   A. Nefropatia subjacente.
   B. Azotemia pré-renal.
   C. Mioglobinúria.
   D. Glomerulonefrite.

19.2 Qual dos seguintes achados laboratoriais é mais consistente com glomerulonefrite pós-estreptocócica?

   A. Aumento dos níveis séricos de complemento.
   B. Títulos positivos de fator antinuclear.
   C. Títulos altos de ASLO.
   D. Hemoculturas positivas.
   E. Títulos positivos de crioglobulinas.

19.3 Homem de 22 anos queixa-se de hemoptise aguda na última semana. Nega fumo ou doença pulmonar. Sua pressão arterial é de 130/70 mmHg, e o exame físico é normal. O exame de urina mostra hematúria microscópica e cilindros hemáticos. Qual das seguintes é a etiologia mais provável?
A. Metástase pulmonar de carcinoma de células renais.
B. Tuberculose aguda renal e pulmonar.
C. Lúpus eritematoso sistêmico.
D. Doença de Goodpasture (antimembrana basal glomerular).

RESPOSTAS

19.1 **C.** Esse indivíduo tem exaustão pelo calor, o que pode levar à rabdomiólise e à liberação de mioglobina. A mioglobinúria causa a cor avermelhada e a reação positiva no exame com fita reagente. A análise microscópica da urina provavelmente não vai mostrar eritrócitos.

19.2 **C.** Na GN pós-estreptocócica, os títulos de antiestreptolisina O normalmente são altos, e os níveis séricos de complemento são baixos.

19.3 **D.** A doença de Goodpasture (antimembrana basal glomerular) frequentemente acomete jovens do sexo masculino causando hemoptise e hematúria. O anticorpo contra colágeno tipo IV, expresso no alvéolo pulmonar e na membrana basal, causa as manifestações pulmonares e renais. A granulomatose de Wegener geralmente afeta adultos de idade mais avançada e envolve mais sintomas sistêmicos, como artralgias, mialgias e sintomas sinonasais. Além disso, esses pacientes apresentam positividade para anticorpos anticitoplasma de neutrófilo (ANCAs).

DICAS CLÍNICAS

▶ A presença de cilindros hemáticos ou eritrócitos dismórficos na urina diferencia sangramento glomerular (p. ex., glomerulonefrite) de sangramento não glomerular (p. ex., cálculos renais).
▶ A glomerulonefrite é caracterizada por hematúria, edema e hipertensão causada por retenção de líquidos.
▶ Hematúria franca após doença de vias respiratórias superiores sugere nefropatia por IgA ou glomerulonefrite pós-estreptocócica.
▶ O tratamento antibiótico para faringite estreptocócica evita febre reumática, mas não glomerulonefrite.
▶ Os pacientes com hematúria não glomerular e sem evidência de infecção devem ser submetidos à investigação com imagem (ultrassonografia ou pielografia) ou à cistoscopia para pesquisa de cálculos ou tumor.

REFERÊNCIAS

Hricik DE, Chung-Park M, Sedor JR, et al. Glomerulonephritis. *N Engl J Med.* 1998; 339:888-899.

Johnson RJ, Freehally J, eds. *Comprehensive Clinical Nephrology.* St. Louis, MO: CV Mosby; 2000.

Lewis JB, Neilson EG. Glomerular diseases. In: Longo DL, Fauci AS, Kasper DL, et al., eds. *Harrison's Principles of Internal Medicine.* 18th ed. New York, NY: McGraw-Hill; 2012:2334-2354.

CASO 20

Mulher hispânica de 58 anos vai ao consultório queixando-se de inchaço persistente nos pés e tornozelos que não lhe permite calçar os sapatos. Inicialmente, notou inchaço leve no tornozelo há cerca de 2 a 3 meses e ingeriu alguns comprimidos de diurético emprestados de uma amiga, os quais pareceram ajudar, mas já acabaram. Também relata que ganhou de 10 a 12 quilos de peso ao longo dos últimos meses, apesar de exercícios regulares e tentativa de dieta sadia. Ela tem diabetes tipo 2, para o qual toma uma sulfonilureia. A paciente não vai ao médico regularmente, nem controla a glicemia em casa. Nega disúria, polaciúria e urgência urinária, mas relata que a urina é espumosa. Não tem febre, dor articular, erupções cutâneas ou sintomas gastrintestinais (GI).

No exame físico são constatados edema periorbital leve, exsudatos duros múltiplos, hemorragias puntiformes no fundo de olho e edema depressível nas mãos, nos pés e nas pernas. Os pulmões estão limpos, o ritmo cardíaco está regular, sem sopros, e o exame abdominal não mostra anormalidades. A paciente tem sensibilidade superficial diminuída nos pés, nas pernas e na região média das panturrilhas. O exame de urina com fita reagente no consultório mostra glicose 2+ e proteína 3+, alem de esterase leucocitária, nitritos e sangue negativos.

- Qual é o diagnóstico mais provável?
- Qual é a melhor medida para retardar a evolução da doença?

RESPOSTAS PARA O CASO 20
Síndrome nefrótica, nefropatia diabética

Resumo: Mulher de 58 anos com diabetes há bastante tempo tem edema e proteinúria significativa, comprovada no exame de urina com fita reagente. Ela tem retinopatia diabética, alguma neuropatia periférica e não tem sintomas sugestivos de outra doença sistêmica.

- **Diagnóstico mais provável:** Síndrome nefrótica como consequência de nefropatia diabética.
- **Melhor intervenção:** Inibição da angiotensina com um inibidor de enzima conversora de angiotensina (ECA) ou bloqueador de receptor de angiotensina (BRA).

ANÁLISE

Objetivos

1. Reconhecer as características clínicas e as complicações da síndrome nefrótica.
2. Conhecer as causas mais comuns de síndrome nefrótica.
3. Compreender a história natural da nefropatia diabética, seu diagnóstico e seu tratamento.
4. Aprender os princípios do tratamento da síndrome nefrótica.

Considerações

Os pacientes desenvolvem proteinúria significativa como resultado de lesão glomerular, que pode resultar de muitas doenças sistêmicas. É importante rastrear doenças como a infecção pelo vírus da imunodeficiência humana (HIV), doenças autoimunes e malignas pela história, pelo exame físico e, algumas vezes, por investigação laboratorial para determinar a causa subjacente e o tratamento adequado das manifestações renais.

ABORDAGEM À
Síndrome nefrótica

DEFINIÇÃO

SÍNDROME NEFRÓTICA: Excreção de proteína > 3,5 g/24 h, hipoalbuminemia sérica (< 3 g/dL), hiperlipidemia e edema.

ABORDAGEM CLÍNICA

Normalmente, os rins não excretam quantidades apreciáveis de proteína (< 150 mg/dia) porque as proteínas séricas são excluídas da urina pelo filtro glomerular devido ao seu tamanho e a sua carga negativa. Assim, o aparecimento de proteinúria significativa indica lesão glomerular com rompimento de sua barreira funcional normal. A proteinúria acima de 3 a 3,5 g/dia é considerada nefrótica. A característica-chave da síndrome nefrótica é a proteinúria maciça, que leva à perda de albumina e de outras proteínas séricas. A hipoalbuminemia e a hipoproteinemia resultam em diminuição da pressão oncótica vascular, causando edema tecidual, que geralmente começa em áreas dependentes, como os pés, mas pode progredir e envolver a face e as mãos e, finalmente, resultar em anasarca, ou seja, edema generalizado. A síntese aumentada e a depuração diminuída das lipoproteínas podem acarretar hiperlipidemia.

Os pacientes normalmente vão ao médico se queixando de edema e têm as características laboratoriais descritas anteriormente. O exame de urina em geral mostra poucos, ou nenhum, elementos celulares, mas pode ter cilindros céreos e corpúsculos ovais de gordura (que parecem a "cruz de Malta" à luz polarizada), se houver hiperlipidemia.

Em adultos, um terço dos pacientes com síndrome nefrótica tem doença sistêmica que envolve os rins, como diabetes ou lúpus, e o restante tem nefropatia primária com uma das quatro seguintes lesões patológicas: alterações mínimas, nefropatia membranosa, glomerulosclerose focal segmentar (GEFS) ou glomerulonefrite membranoproliferativa (GNMP). Assim, o diagnóstico de síndrome nefrótica implica mais investigação sobre a doença sistêmica subjacente. Os exames comuns incluem glicemia e hemoglobina glicosilada para diagnóstico de diabetes, fator antinuclear (FAN) para rastreamento de LES, eletroforese de proteínas no soro e na urina para diagnóstico de mieloma múltiplo ou amiloidose e sorologia viral, já que o HIV e os vírus de hepatite podem causar nefrose. Causas menos comuns são diferentes cânceres, medicamentos como AINEs, metais pesados como mercúrio e doenças hereditárias. Dessas causas, o diabetes melito é a mais comum, como no caso da paciente aqui apresentada.

Pacientes adultos com síndrome nefrótica geralmente são submetidos à biópsia renal, especialmente se o diagnóstico de base for incerto ou se houver possibilidade de doença tratável ou reversível. Os pacientes com diabetes avançado com proteinúria maciça e com doença microvascular, como retinopatia, mas sem elementos celulares ativos no sedimento urinário, supostamente têm nefropatia diabética. Esses pacientes em geral não são submetidos à biópsia renal porque a proteinúria nefrótica representa lesão glomerular irreversível.

O tratamento da síndrome nefrótica consiste no tratamento da doença de base, se presente, no tratamento do edema e na tentativa de limitar a progressão da nefropatia. Para o edema, os pacientes necessitam de **restrição de sal**, e a maioria precisa também de **diuréticos**. A ação dos diuréticos tiazídicos e de alça nos rins é diminuída por causa de suas fortes ligações com proteínas, por isso frequentemente são necessárias doses muito grandes para tratamento do edema. Paradoxalmente, recomenda-se a **restrição de proteínas na dieta** do paciente com hipoproteinemia. Supõe-se que uma grande ingestão de proteínas somente causa mais proteinúria, o que pode ter efeito adverso na função renal.

Além do edema, os pacientes com síndrome nefrótica têm outras consequências de perda proteica renal. Eles têm **diminuição dos níveis de antitrombina III e de proteínas C e S**, sendo frequentemente **hipercoaguláveis**, apresentando formação de tromboembolismo venoso, inclusive trombose de veia renal. Os pacientes com evidência de formação de trombo necessitam de anticoagulação, geralmente por toda a vida. Há ainda outras complicações como a hipogamaglobulinemia **com risco aumentado de infecção** (especialmente de infecção pneumocócica), anemia por deficiência de ferro, causada por hipotransferrinemia, e deficiência de vitamina D, por causa da perda da proteína ligante de vitamina D.

Na nefropatia diabética, inicialmente a taxa de filtração glomerular (TFG) é alta, mas diminui com o tempo. Antes da diminuição da TFG, os primeiros estágios da nefropatia diabética podem ser detectados como **microalbuminúria**, que é a excreção, por meio da urina, de 30 a 300 mg/dia de albumina. É possível dosá-la em amostra de urina aleatória, em vez de coleta programada, porque a relação albumina (em mg):creatinina (em g) de 30 a 300 geralmente se correlaciona com a excreção total descrita. Quando excede 300 mg/dia, a albuminúria é detectada no exame comum com fita reagente (macroalbuminúria), e isso significa que o paciente tem **nefropatia clínica**.

Depois do desenvolvimento de microalbuminúria, a maioria dos pacientes fica assintomática, mas a glomerulopatia continua evoluindo durante 5 a 10 anos, até que surja nefropatia franca. Nesse ponto, muitos pacientes têm algum edema, e quase todos têm hipertensão, o que acelera muito o declínio da função renal. Se não forem tratados, os pacientes progridem para **insuficiência renal terminal (IRT)**, necessitando de diálise ou de transplante em um período de 5 a 15 anos.

O desenvolvimento de nefropatia e de proteinúria é significativo porque aumenta muito o risco de doença cardiovascular, que é a principal causa de morte em pacientes com diabetes. Quando os pacientes com diabetes atingem a IRT e necessitam de diálise, a expectativa de vida média é menor que dois anos.

Foi demonstrado que um **controle glicêmico rigoroso**, com uma meta de hemoglobina A_{1C} inferior a 6,5 a 7, retarda ou previne a evolução da doença renal em pacientes com microalbuminúria. Entretanto, uma vez que a microalbuminúria tenha se desenvolvido, não está claro se um controle glicêmico apurado afeta o curso da doença renal. Além disso, conforme a função renal declina, a demanda de insulina normalmente diminui, e alguns medicamentos orais, como as sulfonilureias e a metformina, podem ser perigosos na insuficiência renal avançada.

Um **rigoroso controle da pressão arterial** – com uma meta inferior a 130/80 mmHg para todos os pacientes diabéticos ou abaixo de 125/75 mmHg para os pacientes com proteinúria superior a 1 g/dia – é essencial para retardar a progressão.

Foi demonstrado que a **inibição da angiotensina, seja com inibidor de ECA ou BRA,** retarda a progressão da doença renal, independentemente do controle da pressão arterial. Embora não existam comparações diretas satisfatórias dessas duas classes de fármacos, a maioria dos especialistas as considera equivalentes no tratamento de pacientes diabéticos. Se houver necessidade de um controle de pressão arterial adicional, é possível adicionar bloqueadores de canais de cálcio não di-hidropiridínicos, betabloqueadores ou diuréticos.

Além disso, uma vez que a doença cardiovascular é a principal causa de morte nos pacientes com diabetes, a diminuição drástica dos fatores de risco deve ser almejada, inclusive o cessamento do tabagismo e a diminuição da hipercolesterolemia. Os pacientes com diabetes são vistos como a categoria de risco mais alto e devem ser tratados com dieta e **estatinas** com o objetivo de manter o colesterol de lipoproteína de baixa densidade (LDL) < 100 mg/dL. Se os pacientes diabéticos comprovadamente apresentarem doença coronariana aterosclerótica, devem ter como meta alcançar níveis de LDL inferiores a 70 mg/dL.

QUESTÕES DE COMPREENSÃO

20.1 Mulher de 49 anos com diabetes tipo 2 vai ao seu consultório por causa de edema recente nas pernas e na face. Ela não tem outros problemas clínicos e diz que na sua última consulta oftalmológica foi dito que o diabetes tinha começado a afetar os olhos. Ela toma gliburida diariamente para o diabetes. O exame físico é normal, exceto pelos exsudatos duros e pontos de hemorragia perceptíveis no exame de fundo de olho e diminuição de sensibilidade até as regiões tibiais médias, bilateralmente. Sua pressão arterial é normal. O exame de urina mostra proteína 2+ e glicose 2+ (o restante é negativo). Qual é o melhor tratamento para essa paciente?
  A. Retornar em seis semanas e repetir o exame de urina.
  B. Iniciar uso de metoprolol.
  C. Mudar a gliburida para glipizida e retornar para acompanhamento em seis semanas.
  D. Iniciar uso de lisinopril.
  E. Encaminhá-la ao cardiologista.

20.2 Homem de 19 anos foi atendido com faringite no ambulatório da universidade há uma semana e agora retorna por alteração de coloração na urina. Ele apresenta pressão arterial elevada (178/110 mmHg), e o exame de urina mostra cilindros hemáticos, eritrócitos dismórficos e 1+ de proteinúria. Qual dos seguintes diagnósticos é o mais provável?
  A. Lúpus eritematoso sistêmico (LES).
  B. Amiloidose.
  C. Glomerulonefrite pós-estreptocócica.
  D. Nefropatia por HIV.
  E. Nefropatia diabética.

20.3 Qual é o melhor exame de rastreamento para nefropatia diabética inicial?
  A. Microalbuminúria.
  B. Exame de urina com fita reagente.
  C. Biópsia renal.

D. Glicemia de jejum.
E. Coleta da urina de 24 horas para depuração de creatinina.

20.4 Homem de 58 anos com diabetes tipo 2 é normotenso, não tem cardiopatia comprovada e apresenta níveis basais de creatinina iguais a 1,8 mg/dL. Seu perfil lipídico em jejum mostra concentrações de triglicerídeos da ordem de 205 mg/dL, colesterol total de 220 mg/dL, HDL de 35 mg/dL e LDL de 148 mg/dL. Qual é o tratamento mais adequado para esse paciente?
A. Niacina.
B. Dieta com baixo teor proteico.
C. Gemfibrozil.
D. Simvastatina.

RESPOSTAS

20.1 **D.** Os betabloqueadores são uma boa escolha inicial para um paciente com hipertensão e sem doenças concomitantes. Em pacientes com diabetes e nefropatia, no entanto, o benefício de um inibidor da ECA para diminuir a proteinúria o torna a melhor escolha para tratamento inicial, como é o caso da paciente descrita. A mudança de uma sulfonilureia para outra não traz qualquer benefício porque todas são igualmente eficazes. Além disso, não há indicação para encaminhamento ao cardiologista com base nas informações fornecidas pela questão.

20.2 **C.** O paciente tem hipertensão e um sedimento urinário que indica síndrome nefrítica, e não nefrótica (cilindros hemáticos, proteinúria leve). Considerando sua recente faringite, a causa mais provável seria pós-infecção, especificamente infecção estreptocócica. O LES pode produzir várias doenças renais, inclusive manifestações nefríticas e nefróticas, mas seria improvável em um homem, especialmente sem outras manifestações clínicas de lúpus, como artrite. Amiloidose, diabetes e HIV causam doença renal, mas costumam produzir síndrome nefrótica (proteinúria maciça > 3 g/dia, edema, hipoalbuminemia).

20.3 **A.** Embora possa ser útil na avaliação da diminuição da TFG, a coleta de urina de 24 horas para creatinina não é o melhor exame de rastreamento para o diagnóstico de nefropatia diabética inicial. No ambulatório, o exame de urina com fita reagente está prontamente disponível, mas detecta somente pacientes com nefropatia franca (proteinúria > 300 mg/dia). Assim, a relação aleatória de albumina: creatinina na urina de 30 a 300 é o melhor rastreamento para nefropatia diabética inicial. A glicemia de jejum pode ajudar no diagnóstico de diabetes, mas não de nefropatia. Finalmente, embora a maioria dos pacientes com síndrome nefrótica precise de biópsia renal para diagnóstico, um paciente com piora da função renal que tenha diabetes há tempo é considerado portador de doença renal secundária à nefropatia diabética e, geralmente, não é submetido à biópsia renal.

20.4 **D.** Pacientes diabéticos são considerados de alto risco para o desenvolvimento de doença arterial coronariana e devem ser tratados com agentes hipolipemiantes, como as estatinas, para alcançarem níveis de LDL inferiores a 100 mg/dL.

> **DICAS CLÍNICAS**
>
> ▶ A síndrome nefrótica é caracterizada por > 3,5 g de proteinúria/24 h, hipoalbuminemia e edema. Frequentemente estão presentes hipercoagulabilidade e hiperlipidemia.
> ▶ A síndrome nefrótica pode ser resultado de nefropatia primária, mas frequentemente é manifestação de doença sistêmica, como diabetes, infecção por HIV, doença autoimune ou doença maligna.
> ▶ Os pacientes com diabetes devem ser triados em relação à microalbuminúria (excreção de albumina de 30 a 300 mg/dia) e, se presente, o tratamento deve ser iniciado com inibidor da ECA ou BRA, mesmo que o paciente seja normotenso.
> ▶ Os pacientes com nefropatia diabética têm risco muito alto de doença cardiovascular, daí a importância da diminuição agressiva dos fatores de risco (p. ex., uso de estatinas) com uma meta de LDL inferior a 100 mg/dL.

REFERÊNCIAS

Bargman JM, Skorecki K. Chronic kidney disease. In: Longo DL, Fauci AS, Kasper DL, et al., eds. *Harrison's Principles of Internal Medicine*. 18th ed. New York, NY: McGraw-Hill; 2012:2308-2321.

Gross JL, de Azevedo MJ, Silveiro SP, Canani LH, Caramori ML, Zelmanovitz T. Diabetic nephropathy: diagnosis, prevention, and treatment. *Diabetess Care*. 2005;28:164-176.

Lewis JB, Neilson EG. Glomerular diseases. In: Longo DL, Fauci AS, Kasper DL, et al., eds. *Harrison's Principles of Internal Medicine*. 18th ed. New York, NY: McGraw-Hill; 2012:2334-2354.

CASO 21

Homem de 48 anos vai ao seu consultório porque sente dor intensa no joelho direito há oito horas. Diz que a dor, que começou subitamente às 2 horas da madrugada e o acordou, é muito forte – tão intensa que até o peso das cobertas sobre o joelho era insuportável. De manhã, o joelho estava quente, inchado e doloroso. Ele prefere manter o joelho curvado, porque estendê-lo piora a dor. Ele nunca teve dor, nunca fez cirurgia nem teve ferimento nos joelhos. Há um ano, teve alguma dor e inchaço na base do hálux do pé esquerdo, a qual não foi tão forte quanto a desse episódio e melhorou em 2 ou 3 dias depois de tomar ibuprofeno. A única história médica do paciente é de hipertensão controlada com hidroclorotiazida. Ele não fuma e relata consumir bebidas alcóolicas de forma moderada, socialmente. Durante o exame, a temperatura é de 37,4°C, a frequência cardíaca é de 104 bpm, e a pressão arterial é de 136/78 mmHg. O exame da cabeça e do pescoço está normal, os pulmões estão limpos, e o coração é taquicárdico e apresenta ritmo regular, sem galope ou sopros. O joelho direito está edemaciado, com derrame moderado, além de eritematoso, quente e muito doloroso à palpação. Ele é incapaz de estender o joelho por causa da dor. Não tem edema, dor ou deformidade nas outras articulações e nem exantema.

▶ Qual é o diagnóstico mais provável?
▶ Qual deve ser o próximo passo?
▶ Qual é o melhor tratamento inicial?

RESPOSTAS PARA O CASO 21
Artrite monoarticular aguda – Gota

Resumo: Homem hipertenso de 48 anos queixa-se de dor intensa aguda no joelho direito com duração de oito horas. Nega dor anterior, cirurgia ou traumatismo nos joelhos. Há 1 ano teve dor e inchaço no hálux por alguns dias, que melhorou com ibuprofeno. O joelho direito está edemaciado, com derrame moderado e parece eritematoso, além de estar quente e muito doloroso à palpação. O paciente é incapaz de estender o joelho por causa da dor. Não tem edema, dor ou deformidade em outras articulações nem exantemas.

- **Diagnóstico mais provável:** Artrite monoarticular aguda, possivelmente cristalina ou infecciosa, provavelmente gota, por causa da história (Ver Considerações).
- **Próximo passo:** Punção da articulação do joelho e envio do líquido sinovial para citologia, cultura e pesquisa de cristais.
- **Melhor tratamento inicial:** Se a análise do líquido sinovial comprovar infecção, há necessidade de drenagem do líquido infectado por aspiração e de administração de antibióticos. Se for sugestiva de artrite induzida por cristal, ele pode ser tratado com colchicina, AINE ou corticosteroides.

ANÁLISE
Objetivos

1. Familiarizar-se com o uso da análise do líquido sinovial para determinação da etiologia da artrite.
2. Conhecer os estágios da gota e seu tratamento apropriado.
3. Conhecer as semelhanças e as diferenças entre gota e pseudogota.

Considerações

Um homem de meia idade tem artrite monoarticular aguda evidenciada por derrame no joelho, limitação dos movimentos e sinais de inflamação (febre baixa, eritema, calor e dor). As duas causas mais prováveis são infecção, talvez por *Staphylococcus aureus*, ou artrite cristalina, como gota ou pseudogota. Se o paciente apresentar fatores de risco, a artrite gonocócica também é uma possibilidade. O episódio anterior menos intenso envolvendo a primeira articulação metatarsofalângica (MTF) parece **podagra,** que é o quadro clínico mais comum da gota.

O aparecimento rápido de sintomas intensos no episódio atual é consistente com artrite gotosa aguda. Nesse paciente, os sintomas poderiam ter sido precipitados por uso de álcool, que aumenta a produção de ácido úrico, ou pelo diurético tiazídico, que diminui a excreção renal de ácido úrico.

Embora o primeiro evento seja típico de gota, tornando esse episódio muito provável de também ser artrite gotosa aguda, o atual quadro clínico também é comum no caso de infecção bacteriana. A artrite séptica não tratada pode levar à destruição rápida da articulação, de modo que a aspiração e o tratamento empírico com antibióticos são apropriados até que estejam disponíveis os resultados das culturas e da análise de cristais.

ABORDAGEM À Artrite monoarticular

DEFINIÇÕES

MONOARTRITE: Inflamação de uma única articulação.

GOTA: Distúrbio do metabolismo do ácido úrico que ocorre principalmente em homens e se caracteriza por hiperuricemia e deposição de cristais de urato monossódico nas articulações e no tecido conectivo.

PSEUDOGOTA: Artrite causada pela deposição de cristais de pirofosfato de cálcio di-hidratado.

ABORDAGEM CLÍNICA

Quase todas as artrites começam como monoartrite; no entanto, a primeira preocupação deve sempre ser **artrite infecciosa**, porque ela pode causar **destruição da articulação e grave morbidade**. Por esse motivo, **a monoartrite aguda é considerada emergência médica**, devendo ser investigada e tratada agressivamente.

O diagnóstico preciso começa com um bom levantamento do histórico e exame físico, suplementados por exames complementares, como **análise do líquido sinovial**, **radiografias** e, ocasionalmente, **biópsia sinovial**. Os pacientes com artrite por cristal podem ter tido episódios anteriores recorrentes e autolimitados. Pode ocorrer precipitação das crises por cirurgia ou por algum outro estresse no caso de ambas as doenças cristalinas, mas a gota é muito mais comum do que a pseudogota. A evolução clínica também pode dar algumas indicações da etiologia: a artrite séptica geralmente piora se não for tratada; a osteoartrite piora com atividade física.

A localização do envolvimento articular também pode ser útil. **A gota** envolve com maior frequência **a primeira articulação MTF (podagra), o tornozelo, o metatarso e o joelho**. A pseudogota envolve com maior frequência grandes articulações, como os joelhos, e pode também envolver os punhos e as primeiras articulações MTF (daí o nome pseudogota). Na artrite **gonocócica**, frequentemente há **artralgia migratória e tenossinovite**, em geral envolvendo os punhos e as mãos, acompanhadas de **lesões cutâneas pustulosas** antes da progressão para **monoartrite ou oligoartrite** purulentas. As artrites sépticas não gonocócicas com frequência envolvem as grandes articulações que suportam peso, como joelhos e quadril.

No exame físico, é crucial fazer a diferenciação entre artrite e processos inflamatórios adjacentes à articulação, como celulite e bursite. **A verdadeira artrite** é caracterizada por **edema e eritema em torno da articulação e por limitação dolo-**

rosa aos movimentos em todos os planos, durante a movimentação ativa e passiva. A movimentação da articulação não limitada pela movimentação passiva sugere lesão de tecido mole, como bursite, em vez de artrite.

A **artrocentese diagnóstica** geralmente é necessária para a avaliação de monoartrite aguda e é essencial quando há suspeita de infecção. A análise do líquido sinovial ajuda na diferenciação entre causas inflamatórias e não inflamatórias da artrite. A análise, em geral, inclui aspecto, citologia total e diferencial, coloração de Gram, cultura e análise de cristais. O Quadro 21.1 mostra os resultados típicos que podem ajudar na distinção entre doenças inflamatórias e não inflamatórias, como osteoartrite, artrite inflamatória, doença cristalina e artrite séptica, que é mais frequentemente em uma infecção bacteriana.

As articulações normais contêm uma pequena quantidade de líquido, que é essencialmente acelular. Os derrames não inflamatórios devem ter contagem de leucócitos < 1.000 a 2.000/mm^3, com menos de 25 a 50% de leucócitos polimorfonucleares (PMN). **Se o líquido for inflamatório, a articulação deve ser considerada infectada até prova em contrário**, especialmente se o paciente estiver febril.

A análise de cristais necessita de uso de microscópio com luz polarizada. Os cristais de urato monossódico, que causam a **gota**, têm **forma de agulha,** encontram-se, **em geral,** dentro de um leucócito PMN (isto é, são intracelulares) e são **birrefringentes negativos, sendo amarelos** à luz polarizada. **Os cristais de pirofosfato de cálcio di-hidratado (CPCD),** causadores da **pseudogota,** são **curtos e romboides,**

Quadro 21.1 • Características do aspirado articular

Aspecto macroscópico	Normal	Não inflamatório	Inflamatório	Séptico
Volume (joelho)	< 1 mL	Frequentemente >1 mL	Frequentemente > 1 mL	Frequentemente >1 mL
Viscosidade	Alta	Alta	Baixa	Variável
Cor	Incolor a cor de palha	Cor de palha a amarela	Amarela	Variável
Transparência	Transparente	Transparente	Translúcida	Opaca
Leucócitos/mm^3	< 200	50 a 1.000	2.000 a 75.000	Frequentemente > 100.000
Leucócitos polimorfonucleares	< 25%	< 25%	Frequentemente > 50%	> 85%
Resultado da cultura	Negativo	Negativo	Negativo	Frequentemente positivo
Glicose	Quase igual à do sangue	Quase igual à do sangue	< 50 mg/dL mais baixa do que a do sangue	< 50 mg/dL mais baixa do que a do sangue

(Dados de: Koch AE. Approach to the patient with pain in one or a few joints. In Kelly´s Textbook of Internal Medicine. New York, NY: Lippincott Williams & Wilkins; 2000:1322.)

fracamente birrefringentes positivos, sendo azuis sob a luz polarizada. **Mesmo que sejam vistos cristais, deve-se excluir a presença de infecção quando o líquido sinovial é inflamatório!** Cristais e infecção podem coexistir na mesma articulação, e a artrite crônica ou uma lesão anterior, como ocorre na gota, podem predispor a articulação a uma infecção hematogênica.

Na artrite séptica, a coloração de Gram e a cultura do líquido sinovial são positivas em 60 a 80% dos casos. Resultados falso-negativos podem estar relacionados com uso prévio de antibióticos ou com microrganismos fastidiosos. Por exemplo, **na artrite gonocócica, as culturas de líquido sinovial normalmente são negativas, mas as hemoculturas e as culturas das lesões cutâneas pustulosas podem ser positivas.** Algumas vezes, o diagnóstico depende da demonstração de infecção gonocócica em outro local, como uretrite com a típica síndrome artrite-dermatite. **A biópsia sinovial** pode ser útil quando a causa é incerta, sendo **geralmente necessária para diagnosticar artrite causada por tuberculose ou hemocromatose.**

As radiografias simples em geral são de pouca utilidade em casos de artrite inflamatória, sendo o edema de tecidos moles o achado típico. **A condrocalcinose**, ou depósito linear de cálcio na cartilagem articular, sugere pseudogota.

Geralmente os pacientes necessitam do início do tratamento antes que cheguem os resultados dos exames. Quando há suspeita de artrite séptica, o clínico deve pedir cultura do líquido sinovial e iniciar o tratamento antibiótico. A escolha do antibiótico deve ser com base, inicialmente, na coloração de Gram e depois, no resultado da cultura quando disponível. Se a coloração pelo Gram for negativa, o quadro clínico deve determinar a seleção. Por exemplo, se o paciente tem quadro típico de **artrite gonocócica, a ceftriaxona endovenosa** é o tratamento inicial usual, já que abranda rapidamente os sintomas. A artrite séptica não gonocócica geralmente é causada por microrganismos gram-positivos, com maior frequência *S. aureus*, de modo que o tratamento deve envolver uma **penicilina antiestafilocócica, como a nafcilina,** ou vancomicina, quando há suspeita de resistência à meticilina. **É essencial drenar o líquido sinovial purulento por meio de repetidas aspirações percutâneas.** A drenagem cirúrgica aberta ou por artroscopia é necessária quando o líquido da articulação é septado ou quando há envolvimento de ombros, quadris e articulações sacroilíacas.

A gota classicamente evolui em quatro estágios.

O estágio 1 é de hiperuricemia assintomática. Os pacientes têm aumento dos níveis de ácido úrico, mas não têm artrite ou cálculos renais. A maioria dos pacientes com hiperuricemia nunca apresenta sintomas, mas quanto mais alto o nível de ácido úrico e mais longa a duração da hiperuricemia, maior a probabilidade de aparecimento de artrite gotosa.

O estágio 2 é a artrite gotosa aguda, que quase sempre causa **dor monoarticular** aguda e intensa, frequentemente à noite, na primeira articulação MTF, no tornozelo ou no joelho, com desenvolvimento rápido de edema articular e eritema, estando algumas vezes associada a sintomas gerais como febre e calafrios. Esse quadro geralmente é consequência de décadas de hiperuricemia assintomática. As crises podem durar apenas horas ou até duas semanas.

O **estágio 3 refere-se à gota intercrítica**, ou o período entre os crises agudas. Os pacientes em geral são completamente assintomáticos. Entretanto de 60 a 70% dos pacientes apresentarão outro ataque agudo em um intervalo de 1 a 2 anos. A presença desses períodos completamente assintomáticos entre os ataques de monoartrite é tão incomum, exceto na artrite cristalina, que costuma ser usada como critério diagnóstico para gota.

O **estágio 4 é a gota tofácea crônica**, que geralmente ocorre depois de 10 anos ou mais de gota aguda intermitente. Nesse estágio, os períodos intercríticos não são mais assintomáticos: as articulações envolvidas têm edema crônico e desconforto, que pioram ao longo do tempo. Os pacientes também apresentam depósitos subcutâneos com tofos de urato monossódico.

Em geral, **a hiperuricemia assintomática não necessita de tratamento específico**. A redução dos níveis de ácido úrico não evita necessariamente o desenvolvimento da gota, e a maioria dos pacientes nunca apresenta sintomas. A artrite gotosa aguda é tratada com medidas para diminuir a reação inflamatória à presença de cristais, todas mais eficazes quando iniciadas precocemente na crise.

AINEs potentes, como a indometacina, são a base do tratamento durante um ataque agudo. De forma alternativa, a colchicina via oral pode ser tomada 3 vezes/dia até que diminuam os sintomas articulares, mas a dose é limitada por causa dos efeitos colaterais gastrintestinais, como náusea e diarreia. Os indivíduos acometidos por dor articular aguda e **insuficiência renal**, para os quais os **AINEs ou a colchicina** são relativamente **contraindicados**, geralmente se beneficiam de **glicocorticoides por via intra-articular ou terapia com esteroide oral**. Os esteroides devem ser usados somente se for excluída a hipótese de infecção.

O tratamento para reduzir os níveis de ácido úrico é inadequado durante o episódio agudo, pois qualquer aumento ou diminuição súbita nos níveis de urato pode precipitar novas crises.

Durante a gota intercrítica, o foco muda para a **prevenção de novas crises por meio da diminuição dos níveis de ácido úrico para menos de 6 mg/dL**. Em relação à dieta, há restrição a álcool e a alimentos ricos em vísceras, como fígado. Os pacientes que tomam diuréticos tiazídicos devem mudar para outro agente hipotensor, se possível. A redução de ácido úrico pode ser feita com medicamento para aumentar sua excreção por meio dos rins, como a probenecida. Agentes uricosúricos como esse são ineficazes em pacientes com insuficiência renal e são contraindicados em pacientes que já tiveram cálculos de ácido úrico. Nesses pacientes, o **alopurinol** pode ser usado para diminuir a produção de ácido úrico, porém é administrado em doses baixas nos pacientes com doença renal. O febuxostate é um novo inibidor de xantina oxidase que dispensa os ajustes de dose na insuficiência renal.

Os pacientes com gota tofácea são tratados de forma descrita anteriormente durante as crises agudas e, subsequentemente, com alopurinol para ajudar na resolução dos depósitos tofáceos. A cirurgia pode ser indicada se o efeito de massa dos tofos causar compressão de nervos, deformidade articular ou úlcera cutânea crônica que resulta em infecção.

Os pacientes com pseudogota são tratados de modo semelhante durante as crises agudas (AINE, colchicina, esteroide intra-articular ou sistêmico). A profilaxia com colchicina pode ser útil em pacientes com ataques cronicamente recorrentes, mas não há tratamento eficaz para evitar formação ou deposição de **CPCD**.

QUESTÕES DE COMPREENSÃO

21.1 Novata da faculdade com 18 anos e previamente sadia vai ao ambulatório da clínica da faculdade queixando-se de dor no dorso do punho esquerdo e no tornozelo direito. Ela tem febre e exantema pustular da superfície extensora de ambos os antebraços, além de pequeno edema e eritema no tornozelo e dor à flexão passiva do punho. Menos que 1 mL de líquido sinovial é aspirado do tornozelo, mostrando 8.000 PMNs em campo de grande aumento, sem microrganismos na coloração de Gram. Qual dos seguintes é o melhor tratamento?

  A. Indometacina por via oral.
  B. Ampicilina intravenosa.
  C. Colchicina por via oral.
  D. Prednisona intra-articular.
  E. Ceftriaxona intravenosa.

21.2 Qual dos exames a seguir é mais provável de levar ao diagnóstico no caso citado na Questão 21.1?

  A. Análise de cristais no líquido sinovial.
  B. Cultura do líquido sinovial.
  C. Hemocultura.
  D. Cultura da cérvice uterina.

21.3 Homem de 30 anos tem edema e eritema agudos no joelho. O aspirado da articulação mostra numerosos leucócitos e neutrófilos, mas nenhum microrganismo na coloração de Gram. A análise mostra alguns cristais birrefringentes negativos. Qual dos seguintes é o melhor tratamento inicial?

  A. Corticosteroides por via oral.
  B. Corticosteroide intra-articular.
  C. Tratamento antibiótico intravenoso.
  D. Colchicina por via oral.

RESPOSTAS

21.1 **E.** A descrição da paciente ajusta-se bem ao quadro de infecção gonocócica disseminada, pois ela tem eritema localizado nas superfícies extensoras das extremidades distais. A dor na flexão passiva no punho indica provável tenossinovite dessa região. O fluido é inflamatório, mas gonococos normalmente não são vistos na coloração de Gram. A ceftriaxona geralmente é o tratamento ideal para infecção gonocócica. A nafcilina seria útil em caso de artrite estafilocócica, que poderia ser mais provável se ela fosse mais velha, tivesse alguma artrite crônica, como artrite reumatoide, ou estivesse imunocomprometida. **A artrite gonocócica é a causa mais comum de artrite infecciosa em pacientes com menos de 40 anos.** A indometacina ou a colchicina seriam úteis se a paciente tivesse artrite cristalina, mas isso é improvável nesse quadro clínico. A prednisona intra-articular é contraindicada até que a hipótese de artrite infecciosa seja excluída.

21.2 **D.** As culturas de líquido sinovial em geral são estéreis no caso de artrite gonocócica (de fato, a artrite mais provavelmente é causada por deposição de imunocomplexo do que por infecção da articulação), e as hemoculturas são positivas em < 50% dos casos. O diagnóstico mais frequentemente é feito pelo achado de infecção gonocócica em local mais típico, como uretra, colo do útero e faringe.

21.3 **C.** Os corticosteroides não devem ser usados até que seja excluída a hipótese de infecção. A artrite inflamatória mostrada pela coloração de Gram traz suspeita de infecção, mesmo quando não são vistos microrganismos. A presença de alguns cristais não elimina a possibilidade de infecção.

DICAS CLÍNICAS

▶ Na ausência de traumatismo, a monoartrite aguda provavelmente é séptica ou causada por cristais.

▶ Em paciente febril com derrame articular, a realização de artrocentese diagnóstica é obrigatória. Fluido inflamatório (contagem de leucócitos > 2.000/mm^3) deve ser considerado infectado até prova em contrário.

▶ A artrite gonocócica geralmente se manifesta com tenossinovite migratória, muitas vezes envolvendo os punhos e as mãos, com poucas lesões cutâneas vesicopustulares. A artrite séptica não gonocócica com frequência é causada por *S. aureus* e em geral acomete grandes articulações que suportam peso.

▶ Os cristais de urato monossódico na gota têm forma de agulha e são birrefringentes negativos (amarelos) ao microscópio de luz polarizada. Os cristais de pirofosfato de cálcio di-hidratado na pseudogota são romboides e birrefringentes positivos (azuis).

▶ O tratamento da gota depende do estágio: AINE (especificamente a indometacina), colchicina ou esteroides para a artrite gotosa aguda e redução de urato com probenecida ou alopurinol durante o período intercrítico.

REFERÊNCIAS

Campion EW, Glynn RJ, DeLabray LO. Asymptomatic hyperuricemia: risk and consequences in the Normative Aging Study. *Am J Med.* 1987;82:421-426.

Klippel JH, Crofford L, eds. *Primer on the Rheumatic Diseases.* 12th ed. Atlanta, GA: Arthritis Foundation; 2001:Chapters 12, 13, 15.

Madoff LC. Infectious arthritis. In: Longo DL, Fauci AS, Kasper DL, et al., eds. *Harrison's Principles of Internal Medicine.* 18th ed. New York, NY: McGraw-Hill; 2012:2842-2848.

Schumacher HR, Chen LX. Gout and other crystal-associated arthropathies. In: Longo DL, Fauci AS, Kasper DL, et al., eds. *Harrison's Principles of Internal Medicine.* 18th ed. New York, NY: McGraw-Hill; 2012:2837-2842.

Terkeltaub RA. Gout. *N Engl J Med.* 2003;349:1647-1655.

CASO 22

Enfermeira de 32 anos vai ao seu consultório queixando-se de episódios intermitentes de dor, rigidez e edema em ambas as mãos e punhos há cerca de 1 ano. Os episódios duram várias semanas e então melhoram. Mais recentemente, notou sintomas semelhantes nos joelhos e nos tornozelos. A dor e a rigidez articular dificultam a saída da cama pela manhã e estão interferindo na capacidade de cumprir suas obrigações no trabalho. A rigidez articular geralmente dura várias horas antes de melhorar. Também relata mal-estar e fadiga fácil nos últimos meses, mas nega febre, calafrios, erupções cutâneas e perda de peso. Ela é uma mulher bem-desenvolvida, tem pressão arterial de 120/70 mmHg, frequência cardíaca de 82 bpm e frequência respiratória de 14 mpm. A pele não tem lesões. Os exames da cabeça, do pescoço, do sistema cardiovascular, dos pulmões e do abdome são normais. Não há hepatosplenomegalia. O exame das articulações mostra presença bilateral de edema, eritema e dor à movimentação da maioria das articulações interfalângicas proximais (IFPs), metacarpofalângicas (MCFs), punhos e joelhos. Os exames laboratoriais mostram anemia leve, com hemoglobina de 11,2 g/dL, hematócrito de 32,5%, volume corpuscular médio (VCM) de 85,7 fL, contagem de leucócitos de 7.900/mm^3, com diferencial normal, e contagem de plaquetas de 300.000/mm^3. O exame de urina é normal, sem proteínas e sem eritrócitos. A velocidade de hemossedimentação (VHS) é de 75 mm/h, e as provas de função renal e hepática são normais.

▶ Qual é o diagnóstico mais provável?
▶ Qual deve ser o próximo passo?

RESPOSTAS PARA O CASO 22
Artrite reumatoide

Resumo: Mulher de 32 anos que há um ano tem artrite poliarticular simétrica e rigidez matinal; no exame articular há presença bilateral de edema, eritema e dor à movimentação das articulações IFPs, das articulações MCFs, dos punhos e dos joelhos. Ela tem anemia normocítica leve, com demais aspectos normais no hemograma. Os exames de urina e de função renal e hepática são normais. A VHS está elevada, sugerindo uma causa inflamatória para sua artrite.

- **Diagnóstico mais provável:** Artrite reumatoide (AR).
- **Próximo passo diagnóstico:** Verificar fator reumatoide e título de fator antinuclear.

ANÁLISE

Objetivos

1. Discernir o quadro clínico da artrite reumatoide e de outras síndromes de poliartrite simétrica.
2. Conhecer a evolução clínica e o tratamento da artrite reumatoide.

Considerações

A história dessa paciente, incluindo a poliartrite periférica simétrica e a duração dos sintomas, é sugestiva de atrite reumatoide AR, doença autoimune sistêmica de etiologia desconhecida. Sua principal característica é sinovite crônica simétrica e erosiva das articulações periféricas que, se não for tratada, causa deformidade e destruição das articulações por erosão das cartilagens e dos ossos. O diagnóstico de AR é clínico e baseia-se na presença da combinação de achados clínicos, anormalidades laboratoriais e erosões radiologicamente demonstradas.

ABORDAGEM À
Artrite poliarticular

ABORDAGEM CLÍNICA

O primeiro e mais importante passo na avaliação de um paciente com dor poliarticular é determinar se existe ou não **sinovite/artrite** produzindo edema de tecidos moles, derrame articular, dor, calor e limitação dos movimentos ativos e passivos. Se o único achado é a dor, sem alterações inflamatórias, as considerações diagnósticas incluem doenças não inflamatórias, como osteoartrite (OA), fibromialgia, hipotireoidismo, dor neuropática e depressão. A presença de edema de tecidos moles e de dor com a movimentação ativa sugere que o problema seja inflamação de tecidos moles extra-articulares, como bursite ou tendinite.

Se houver sinovite/artrite ativa, é clinicamente útil diferenciar entre artrite monoarticular/oligoarticular (ver Caso 21) e artrite poliarticular. Na doença poliarticular, o próximo indício para o diagnóstico é a duração dos sintomas. Se eles forem relativamente agudos (< **6 semanas**), as principais hipóteses são artrite por **infecção viral** (como hepatite B ou C, rubéola ou parvovírus B19) ou manifestações iniciais de uma doença verdadeiramente reumática. As sorologias virais e uma história clínica compatível com exposição geralmente podem fazer o diagnóstico nesse momento e evitar a necessidade de avaliação reumatológica adicional. O tratamento de uma artrite viral geralmente se limita ao alívio dos sintomas com anti-inflamatórios não esteroides (AINEs), porque a condição costuma ser autolimitada.

Uma poliartrite periférica simétrica é a principal característica clínica da AR. Outras doenças reumáticas autoimunes, como o lúpus eritematoso sistêmico (LES) e a artrite psoriática costumam ser simétricas. O **lúpus**, que pode apresentar-se com poliartrite simétrica, geralmente se caracteriza pela presença de outros sintomas, como eritema malar, serosite (pleurite e pericardite), doença renal com proteinúria ou hematúria, manifestações no sistema nervoso central (SNC), bem como alterações hematológicas, como anemia hemolítica, leucopenia, linfopenia ou trombocitopenia. A **febre reumática**, que poderia causar poliartrite simétrica, é uma doença aguda febril que dura somente de 6 a 8 semanas. Na **artrite psoriática**, o padrão do envolvimento articular varia muito. A grande maioria dos pacientes tem envolvimento de mais do que cinco articulações periféricas. Outros têm artrite assimétrica pauciarticular ou envolvimento exclusivo de interfalângicas distais (IFDs). A inflamação não é limitada às articulações: ocorre também no periósteo, ao longo dos tendões e nos pontos de inserção óssea, resultando no aparecimento de **"dedos em salsicha", que são típicos de artrite psoriática (e da síndrome de Reiter)**. Embora a artrite possa preceder o aparecimento de lesões cutâneas, o diagnóstico definitivo de artrite psoriática não pode ser feito sem evidência de lesões cutâneas e ungueais (escavamento da unha, placas escamosas) típicas da psoríase. A **artrite reativa** é uma artrite inflamatória assimétrica que ocorre após infecções do trato gastrintestinal (GI) ou geniturinário (GU) com bactérias como *Salmonella, Shigella, Campylobacter, Yersinia* ou *Chlamydia*. A **síndrome de Reiter** é uma forma de artrite reativa com a **tríade artrite, uveíte e uretrite**.

A poliartrite periférica da **AR** envolve mais comumente os punhos e as articulações MCFs e **IFPs** de ambas as mãos; as articulações IFDs geralmente são preservadas. É útil contrastar o padrão típico de envolvimento articular da AR com aquele da OA degenerativa. A doença articular degenerativa pode acometer múltiplas articulações, mas ocorre em pessoas mais idosas, geralmente não está associada à inflamação ou a sintomas constitucionais e tende a não ser episódica. Além disso, na OA, as articulações mais acometidas nas mãos são as **IFDs**, onde podem ser notados os **nódulos de Heberden** (Figura 22.1). Na AR, o **desvio ulnar das articulações MCFs costuma estar associado ao desvio radial dos punhos; pode haver deformidade em pescoço**

Artrite reumatoide

Osteoartrite

Desvio ulnar das articulações metacarpofalângicas e interfalângicas proximais

Deformidade em pescoço de cisne

Nódulos de Heberden

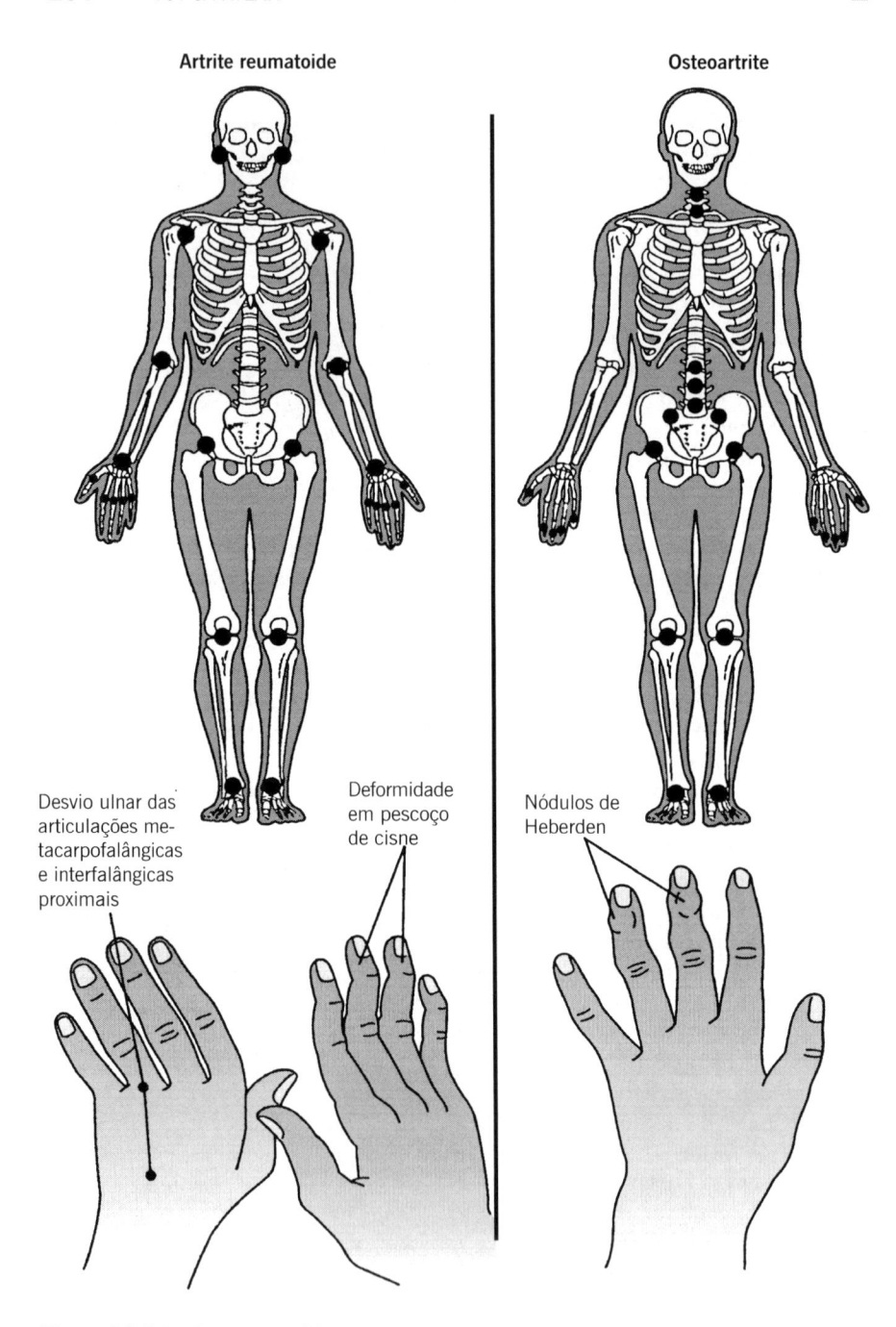

Figura 22.1 Artrite reumatoide *versus* osteoartrite.

de cisne e deformidade em *boutonnière* (Figura 22.2). A deformidade em pescoço de cisne resulta da contratura dos músculos e dos tendões interósseos e flexores, o que causa contratura em flexão das articulações MCFs, hiperextensão das articulações IFPs e flexão da articulação IFD. Na deformidade em *boutonnière*, há flexão da articulação IFP e hiperextensão da articulação IFD. Esses achados são típicos de artrite reumatoide em fase avançada.

A **rigidez matinal** ou após qualquer inatividade prolongada é uma característica comum de muitas doenças artríticas. Uma rigidez com duração de mais de uma hora no entanto, é vista apenas quando há inflamação, como no caso da AR, e reflete a gravidade da inflamação articular.

Os **nódulos reumatoides** são subcutâneos e, em geral, encontrados sobre as superfícies extensoras da ulna proximal ou de outros pontos de pressão. Eles ocorrem em apenas 20 a 30% dos pacientes com AR, mas acredita-se que sejam específicos de AR.

O **fator reumatoide** (FR) é uma **imunoglobulina** que reage com a porção F_C das **moléculas de imunoglobulina (Ig) G**. O teste sorológico comumente usado em laboratórios clínicos detecta o FR IgM, que é encontrado em 80 a 85% dos pacientes com AR. O fator reumatoide não é específico para a AR, sendo encontrado em 5% das pessoas saudáveis, mas pode sustentar o diagnóstico quando os achados clínicos forem sugestivos. Títulos elevados de FR têm utilidade prognóstica para doença sistêmica mais grave e progressiva.

Os anticorpos antipeptídeos citrulinados cíclicos (anti-cCP) atualmente são reconhecidos como biomarcadores bastante úteis, dotados de significado diagnóstico e prognóstico. Os anticorpos anti-cCP possuem a mesma sensibilidade do que

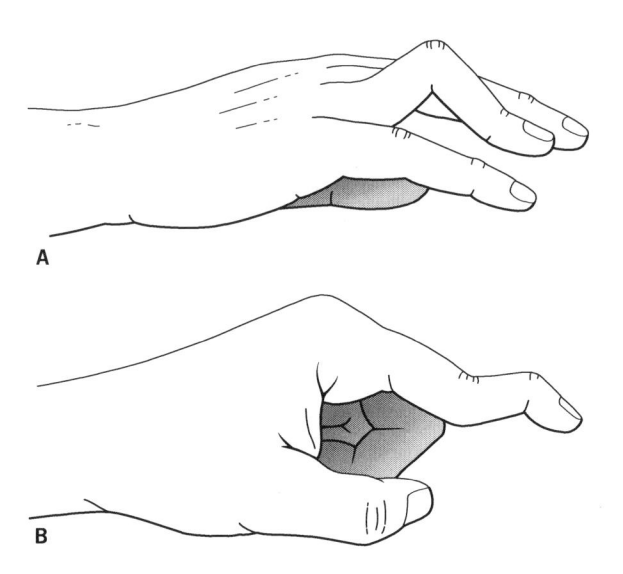

Figura 22.2 Deformidades em *boutonnière* (**A**) e em pescoço de cisne (**B**).

os FRs, porém são altamente específicos (cerca de 95%). A presença de anticorpos anti-cCP também prenuncia resultados piores na AR.

Os **achados radiográficos** na AR, como a erosão óssea periarticular e a destruição de cartilagem com diminuição do espaço articular, podem ajudar no diagnóstico. Nas radiografias, os achados típicos são estreitamento do espaço articular, esclerose subcondral, formação de osteófitos marginais e de cistos. No entanto, os achados radiográficos típicos não costumam se desenvolver até muito tardiamente no processo de doença e frequentemente surgem após o diagnóstico ter sido feito com base nos achados clínicos. As deformidades articulares na AR ocorrem por muitos mecanismos diferentes, todos relacionados com sinovite e formação de *pannus*, com resultante destruição da cartilagem e erosão óssea periarticular. O dano estrutural na articulação é irreversível e piora com a progressão da doença. Diferentes articulações podem ser acometidas, como de mãos e pés, dos tornozelos, dos quadris, dos ombros, dos cotovelos e da coluna cervical.

Existem muitas **manifestações extra-articulares na AR**, incluindo lesões vasculíticas com desenvolvimento de úlceras isquêmicas, as quais implicam envolvimento sistêmico; manifestações oculares com sintomas de **ceratoconjuntivite *sicca*** (síndrome de Sjögren); manifestações respiratórias causadas por **doença pulmonar intersticial**; manifestações cardíacas e várias manifestações neurológicas, como mielopatia, relacionadas à instabilidade da coluna cervical. Embora não seja comum, a erosão óssea contínua pode resultar em subluxação atlantoaxial com malposicionamento e compressão da medula espinal. Pode haver neuropatia compressiva, como a síndrome do túnel do carpo. As manifestações hematológicas incluem anemia, em geral, anemia de doença crônica. A combinação de **artrite reumatoide, esplenomegalia, leucopenia, linfadenopatia e trombocitopenia** é chamada **síndrome de Felty**. Ela é mais comum em casos de artrite reumatoide com intensa formação de nódulos.

Nesse ponto do processo de doença, nossa paciente apresenta queixas relativas às articulações, fadiga e mal-estar. Ainda não houve desenvolvimento de manifestações extra-articulares. No início da AR, a inflamação simétrica característica das articulações e os achados sorológicos típicos podem ainda não ser evidentes. Assim, diferenciar inicialmente a AR de outras condições, como o lúpus, pode ser difícil. Em geral, o desenvolvimento de fenômenos extra-articulares permite que o médico faça um diagnóstico mais específico.

Tratamento

Atualmente, várias medicações são usadas no tratamento da AR. Os **anti-inflamatórios não esteroides** (AINEs) ou os inibidores da cicloxigenase-2 (COX-2), como o celecoxibe, podem controlar as inflamações locais. Os **corticosteroides** têm efeito imediato e drástico nos sintomas articulares, mas não alteram a evolução natural da doença. Evidências recentes sugerem que os corticosteroides em baixa dose podem retardar a progressão das erosões ósseas.

Os **fármacos antirreumáticos modificadores de doença (FARMDs)** podem ter impacto favorável na evolução natural da doença, diminuindo a inflamação articular, a atividade da doença e melhorando a função em pessoas com AR. Os FARMDs não biológicos incluem metotrexato, hidroxicloroquina, sulfassalazina, minociclina e leflunomida. Não há consenso quanto ao fármaco mais efetivo, mas o **metotrexato** costuma ser o preferido em função de sua rápida ação e da maior tolerabilidade e adesão ao tratamento. A toxicidade dos diversos FARMDs costuma ser o principal fator determinante para escolha do tratamento e, se o paciente não responde ao tratamento ou desenvolve paraefeitos inaceitáveis, pode-se tentar um agente diferente.

Na última década, mostrou-se que os FARMDs biológicos revolucionaram o tratamento da AR. Os **antagonistas do fator de necrose tumoral (TNF)** (etanercept, infliximabe e adalimumabe) diminuem a atividade da doença em semanas, ao contrário de outros FARMDs, que podem levar vários meses para agir, e também podem controlar os sinais e sintomas em pacientes que não responderam ao tratamento convencional com FARMDs. Os paraefeitos dos bloqueadores do TNF podem incluir risco aumentado de infecções, como a reativação de tuberculose, por isso, todos os pacientes devem passar primeiro por um rastreamento para TB latente. Outros agentes biológicos em uso são o **anakinra**, um antagonista do receptor de IL-1 recombinante; o **abatacept**, uma proteína de fusão solúvel de IgG e antígeno 4 associado ao linfócito T citotóxico humano (CTLA-4), e o **rituximabe**, um anticorpo monoclonal quimérico dirigido contra o CD20, que é uma molécula de superfície de linfócitos B.

QUESTÕES PARA COMPREENSÃO

22.1 Homem de 72 anos tem dor intensa e edema em ambos os joelhos, logo depois de cirurgia de hérnia inguinal. Além disso, o exame físico mostra calor, edema e grande derrame articular em ambos os joelhos. A artrocentese do joelho direito mostra presença de *cristais fracamente birrefringentes positivos* no líquido sinovial. A coloração de Gram é negativa. O diagnóstico mais provável é:

   A. Gota.
   B. Artrite séptica.
   C. Doença de depósito de oxalato de cálcio.
   D. Artrite reativa.
   E. Pseudogota.

22.2 Homem de 65 anos com história de hipertensão crônica, diabetes melito e doença articular degenerativa tem dor aguda intensa das articulações metatarsofalângicas (MTF) e edema do hálux esquerdo. O exame físico mostra hipersensibilidade da articulação, com edema, calor e eritema. Não há história de traumatismo ou outros problemas clínicos significativos. A análise do líquido sinovial e a aspiração provavelmente vão mostrar:

A. Fluido hemorrágico.
B. Cristais em forma de agulha birrefringentes negativos.
C. Microrganismos gram-negativos.
D. Fluido não inflamatório.
E. Cristais romboides birrefringentes positivos.

22.3 Adolescente de 17 anos sexualmente ativo tem história de cinco dias de febre, calafrios, dor e edema persistentes no tornozelo esquerdo. No exame físico, notam-se lesões maculopapulares e pustulosas no tronco e nas extremidades. Ele nega sintomas de infecção do trato geniturinário. A análise do líquido sinovial provavelmente irá mostrar:

A. Leucócitos 75.000/mm³ com 95% de neutrófilos.
B. Eritrócitos 100.000/mm³, leucócitos 1.000/mm³.
C. Leucócitos 48.000/mm³ com 80% de linfócitos.
D. Leucócitos 500/mm³ com 25% de neutrófilos.

22.4 Um homem de 22 anos queixa-se de dor lombar que persiste há 3-4 meses, além de rigidez na região lombar, que piora com a inatividade. Relata dificuldade para sair da cama de manhã e necessidade de rolar de lado, tentando não flexionar ou girar a coluna vertebral para diminuir a dor. Um raio X de coluna lombossacral provavelmente vai mostrar:

A. Doença articular degenerativa com formação de osteófitos.
B. Sacroileíte com esclerose em torno das articulações sacroilíacas.
C. Destruição de corpo vertebral com fraturas em cunha.
D. Osteoporose com fraturas por compressão de L3-L5.
E. Osteonecrose difusa de coluna lombossacra.

22.5 Mulher de 36 anos é examinada por seu médico por dor nas mãos, nos punhos e nos joelhos. Ela recebe o diagnóstico de artrite reumatoide. Qual dos tratamentos a seguir reduzirá a inflamação articular e a progressão da doença?

A. AINEs.
B. Aspiração articular.
C. Metotrexato.
D. Corticosteroides sistêmicos.

RESPOSTAS

22.1 **E.** A pseudogota é diagnosticada por cristais birrefringentes positivos.
22.2 **B.** O envolvimento do hálux indica que se trata de gota, e o líquido sinovial deve mostrar *cristais birrefringentes negativos em forma de agulha*.
22.3 **A.** A história é sugestiva de artrite gonocócica, e o exantema é sugestivo de doença gonocócica disseminada. O líquido sinovial provavelmente vai mostrar exsudato inflamatório agudo, leucócitos de 72.000/mm³, com 75% de neutrófilos.
22.4 **B.** Um jovem provavelmente não tem osteoporose, osteoartrite ou fraturas por compressão. A rigidez matinal que piora com o repouso sugere artrite inflama-

tória, como espondilite anquilosante, que inclui sacroileíte e esclerose em torno das articulações sacroilíacas.

22.5 **C.** Embora os AINEs e os corticosteroides possam ajudar a aliviar os sintomas, eles, em geral, não alteram o curso da doença de maneira significativa. As medicações modificadoras da doença incluem metotrexato, hidroxicloroquina, sulfassalazina, ouro, (oral e parenteral), e penicilamina. Desses agentes, acredita-se que o metotrexato seja o mais indicado (primeira linha).

> **DICAS CLÍNICAS**
>
> ▶ A artrite reumatoide é uma doença inflamatória crônica caracterizada por estabelecimento insidioso de poliartrite simétrica e por sintomas extra-articulares.
> ▶ O fator reumatoide (FR) é encontrado no soro de 85% dos pacientes com artrite reumatoide.
> ▶ Em quase todos os pacientes com artrite reumatoide, são acometidas as articulações dos punhos, as metacarpofalângicas e interfalângicas proximais, sendo poupadas as articulações interfalângicas distais.
> ▶ As articulações interfalângicas distais e as que suportam peso são mais comumente acometidas na osteoartrite.
> ▶ O achado radiográfico típico da artrite reumatoide – erosão óssea periarticular (diminuição do espaço articular) – pode não aparecer até mais tarde na evolução da doença, quando o diagnóstico já foi feito baseado somente no quadro clínico.
> ▶ Os FARMDs para AR incluem o metotrexato e os antagonistas de TNF.

REFERÊNCIAS

Lee DM, Weinblatt ME. Rheumatoid arthritis. *Lancet.* 2001;358:903-911.

Saag KG, Teng GG. American College of Rheumatology 2008 recommendations for the use of nonbiologic and biologic disease-modifying antirheumatic drugs in rheumatoid arthritis. *Arthritis Rheum.*2008;59(6):762.

Shah A, St Clair EW. Rheumatoid arthritis. In: Longo DL, Fauci AS, Kasper DL, et al., eds. *Harrison's Principles of Internal Medicine.* 18th ed. New York, NY: McGraw-Hill; 2012:2738-2752.

CASO 23

Um homem de 45 anos, com história de consumo abusivo de álcool, é levado ao serviço de emergência queixando-se de náuseas, vômito e dor abdominal. Ele estava bebendo há cinco dias, quando esses sintomas se manifestaram. Não tinha outra história médica nem estava tomando outras substâncias ou medicações.

Durante o exame físico, ele cochilou na maca e podia ser facilmente acordado. Não há febre, sua pulsação é de 115 bpm, a pressão arterial é de 122/72 mmHg e a frequência respiratória é de 18 mpm. Seu hálito exala um forte odor alcoólico. Seus olhos estão vermelhos, porém anictéricos, os pulmões estão limpos à auscultação e o coração está taquicárdico, porém com ritmo regular e sem nenhum murmúrio audível. O exame do abdome foi significativo em termos de sensibilidade epigástrica leve, com sons intestinais hipoativos e sem defesa muscular ou sensibilidade. Ele apresenta edema periférico e não tem déficits neurológicos focais.

Os exames laboratoriais iniciais mostraram valores de sódio em 145 mEq/L, potássio em 5 mEq/L, cloreto em 105 mEq/L e bicarbonato em 14 mEq/L, com ureia de 43 mg/dL e creatinina de 1,5 mg/dL. A glicose sérica é igual a 142 mg/dL. Um teste sorológico Acetest® resultou fracamente positivo para cetonas. O exame de urina mostra cetonúria, porém ausência de glicosúria, de células e de cilindros ou cristais. O rastreio de fármacos na urina resultou negativa, e o raio X abdominal mostrou um padrão normal de gases intestinais, sem sinais de obstrução.

▶ Qual é o diagnóstico mais provável?
▶ Qual deve ser o próximo passo?

RESPOSTAS PARA O CASO 23
Cetoacidose alcoólica

Resumo: Um homem de 45 anos de idade com história de consumo abusivo de álcool é levado ao serviço de emergência, queixando-se de náuseas e vômito após estar bebendo há muito tempo. Seu exame físico foi significativo apenas pela taquicardia e pela sensibilidade epigástrica leve. Os resultados mais significativos dos exames laboratoriais foram os baixos níveis séricos de bicarbonato, sugestivos do estado acidótico. O teste Acetest resultou fracamente positivo para cetonas, porém a concentração sérica de glicose não está alta.

- **Diagnóstico mais provável:** Cetoacidose alcoólica.
- **Melhor tratamento inicial:** Infusão de dextrose a 5% em salina a 0,9%.

ANÁLISE
Objetivos

1. Saber como diagnosticar e classificar os distúrbios ácido-base simples.
2. Saber como calcular o hiato aniônico (HA)* e como tratar as causas da acidose associada ao HA elevado.
3. Conhecer as duas causas de acidose não associadas ao hiato (perdas de bicarbonato a partir do trato GI e acidose tubular renal).
4. Saber como diferenciar as formas salina-responsiva e salina-resistente da alcalose metabólica.

Considerações

O achado mais significativo deste caso é uma acidose evidente associada a um HA elevado, que será discutido posteriormente. Nesse paciente com história de alcoolismo, a cetoacidose alcoólica é mais provável, mas também pode ser considerada a possibilidade de ingesta de outras substâncias (metanol, etilenoglicol), seja de maneira incidental ou intencionalmente, que são igualmente capazes de produzir achados laboratoriais semelhantes e, todavia, mais sérios ou até fatais.

ABORDAGEM À
Cetoacidose alcoólica

DEFINIÇÕES

Hiato aniônico (HA) $[Na^+] - [Cl^- + HCO_3^-]$. **Estimativa de ânions não quantificados no plasma.**

Hiato osmolal: A diferença entre a osmolalidade sérica medida e calculada. Quando elevado (p. ex., > 10 mOsm), é sugestivo da existência de uma concentração sérica significativa de um soluto osmoticamente ativo adicional, como o metanol ou etilenoglicol.

Hiato aniônico urinário (HAU) = $[Na^+ + K^+]$ **na urina** – $[Cl^-]$ **na urina.** Uma estimativa da excreção urinária do íon amônio $[NH_4^+]$.

---
* N. de R.T. Também conhecido como *anion gap*.

ABORDAGEM CLÍNICA

Na fisiologia normal, o pH sistêmico é mantido entre 7,35 e 7,45. Os principais mecanismos homeostáticos são respiratórios e renais. Sob condições normais, a produção corporal de CO_2 é relativamente estável, e a excreção de CO_2 pelo sistema respiratório mantém a tensão arterial de CO_2 em torno de 40 mmHg. Os principais mecanismos renais de manutenção do pH normal são a reabsorção do HCO_3^- filtrado no túbulo proximal e a excreção de NH_4^+ no túbulo distal. Perturbações em um desses sistemas provocam uma alteração compensatória no outro sistema. Por exemplo, o desenvolvimento de uma acidose metabólica estimularia o sistema respiratório a aumentar a ventilação e a diminuir a $PaCO_2$, de tal modo que a proporção $HCO_3^-:PaCO_2$ e, assim, o pH seriam deslocados na direção da normalidade, sem, contudo, atingirem os valores normais. Os distúrbios ácido-base simples podem ser classificados e compreendidos usando o pH, a $PaCO_2$ e o HCO_3^- (ver Quadro 23.1).

Acidose metabólica

Se a acidose metabólica estiver evidente, o primeiro passo na avaliação da causa é calcular o **HA**. O HA representa os ânions não quantificados presentes no plasma, incluindo os fosfatos, sulfatos, ânions orgânicos, bem como as proteínas aniônicas, como a albumina. O HA normal, em geral, vale de 10 a 12 mmol/L. Ao avaliar o HA, é preciso lembrar do papel exercido pelas proteínas com carga. O HA calculado será reduzido se os pacientes estiverem hipoalbuminêmicos, como na síndrome nefrótica (albumina aniônica diminuída), ou frente a níveis elevados de imunoglobulinas, como no mieloma múltiplo (paraproteínas catiônicas aumentadas). As causas da acidose metabólica com HA elevado estão listadas no Quadro 23.2.

A **acidose láctica** ocorre mais comumente no contexto de uma doença aguda em que há perfusão tecidual precária, como ocorre no choque séptico, insuficiência cardíaca, anemia grave ou envenenamento, que afeta a distribuição de oxigênio para os tecidos ou a respiração celular (monóxido de carbono, cianeto). O objetivo do tratamento é corrigir a condição subjacente. O bicarbonato de sódio pode ser usado na acidemia grave (pH < 7,1).

A **cetoacidose diabética (CAD)** é causada pela deficiência de insulina acompanhada de aumento da lipólise e do metabolismo de ácidos graxos, com acúmulo dos cetoácidos acetoacetato e beta-hidroxibutirato. O diagnóstico e o tratamento da CAD são discutidos no Caso 43.

Na **cetoacidose alcoólica**, a ingesta reduzida de carboidratos diminui a secreção de insulina, enquanto a inibição álcool-induzida da neoglicogênese leva à estimula-

Quadro 23.1 • Distúrbios ácido-base simples			
DISTÚRBIO	**pH**	**$PaCO_2$**	**HCO_3^-**
Acidose metabólica	Baixo	Baixo	Baixo
Alcalose metabólica	Alto	Alto	Alto
Acidose respiratória	Baixo	Alto	Alto
Alcalose respiratória	Alto	Baixo	Baixo

ção da lipólise e contribui para a maior formação de cetoácidos, predominantemente o beta-hidroxibutirato. O teste de reação com nitroprussiato para detecção de cetonas séricas (Acetest®) consegue detectar o acetoacetato, mas não detecta o beta-hidroxibutirato. Desse modo, a reação com nitroprussiato pode ser apenas fracamente positiva e isso pode subestimar o grau de cetose. Com o tratamento, à medida que o paciente melhora, a formação de acetoacetato é favorecida e, assim, o grau de cetose medido pode parecer paradoxalmente ter piorado. Em contraste com os níveis de glicose acentuadamente elevados na CAD, a concentração plasmática de glicose na cetoacidose alcoólica pode estar baixa, normal ou um pouco elevada. Na cetoacidose alcoólica ou de jejum, o tratamento primário consiste na administração de soluções de dextrose e salina. A dextrose aumentará a secreção de insulina e diminuirá a lipólise, enquanto a salina irá repor os déficits de líquido. As deficiências de eletrólitos – como a hipofosfatemia, hipocalemia ou hipomagnesemia – são igualmente comuns e devem ser corrigidas. **Em alcoólicos, 100 mg de tiamina devem ser administrados antes de qualquer solução contendo glicose para diminuir o risco de precipitação da encefalopatia de Wernicke ou da síndrome de Korsakoff.**

Frente a um paciente com acidose por HA elevado e história social sugestiva, é preciso considerar também a possibilidade de outras ingestas, como metanol ou etilenoglicol.

O metanol e o etilenoglicol são frequentemente encontrados em alta concentração nas soluções descongelantes e anticongelantes automotivas, fluido limpador de para-brisa e outros solventes. Podem ser ingeridos como substituto do etanol, por acidente ou de modo intencional, como em tentativas de suicídio. O **metanol** é metabolizado pela enzima álcool desidrogenase (ADH) em formaldeído e ácido fórmico, causando **lesão ao nervo óptico e ao sistema nervoso central (SNC)**. O **etilenoglicol** é metabolizado pela ADH em glicolato, glioxilato e oxalato, podendo causar insuficiência renal aguda em resposta aos danos induzidos nos túbulos pelo glicolato, além de obstrução tubular produzida pela precipitação de cristais de oxalato. Quando há suspeita da ingesta de uma dessas duas substâncias, os ensaios laboratoriais diretos para sua detecção normalmente estão indisponíveis. Por esse motivo, a presença dessas substâncias pode ser inferida por um **hiato osmolal** elevado. A osmolalidade séri-

---

Quadro 23.2 • Causas de acidose metabólica por hiato aniônico[a]

1. Acidose láctica
2. Cetoacidose
    a) Diabética
    b) Alcoólica
    c) Por inanição
3. Toxinas
    a) Etilenoglicol
    b) Metanol
    c) Salicilatos
    d) Propileno glicol
4. Lesão renal (aguda e crônica)

[a] Mnemônica: MUDPILES - *Methanol* (metanol), *Uremia* (uremia), DKA (cetoacidose diabética), *Propylene glycol* (propileno glicol), *Isoniazid* (isoniazida), *Lactic acid* (ácido láctico), *Ethylene glycol* (etilenoglicol), *Starvation/Salicylates* (inanição/salicilatos).

ca é determinada primariamente pelos solutos que podem ser medidos diretamente: sódio, glicose e ureia. Outros solutos não medidos – especialmente as substâncias de baixo peso molecular, como o metanol – também afetam a osmolalidade. A osmolalidade sérica pode ser calculada usando a seguinte fórmula:

$$SmOsm = (2 \times [Na]) + [glicose, em\ mg/dL]/18 + [ureia\ em\ mg/dL]/6$$

Se a diferença existente entre a osmolalidade sérica medida diretamente e a osmolalidade sérica calculada for maior do que 10, então a presença de outro soluto é suspeita. O próprio etanol em si pode ser medido diretamente na maioria dos laboratórios, de modo que, para um paciente com suspeita de ingesta e acidose por HA elevado, hiato osmolar elevado e níveis de álcool no sangue baixos ou nulos, pode ser levantada a suspeita de ingesta de metanol ou etilenoglicol. Havendo suspeita de etilenoglicol, também é possível examinar a urina quanto à presença de cristais de oxalato. Para casos de ingesta de metanol ou etilenoglicol, a terapia inclui a administração de **formepizol**, um inibidor de ADH que diminui a formação de metabólitos tóxicos.

Acidose metabólica sem HA: As causas desse tipo de acidose estão listadas no Quadro 23.3. Com as perdas de bicarbonato a partir do trato gastrintestinal (GI) ou dos rins, há uma elevação da concentração de cloreto que se aproxima da queda ocorrida na concentração de bicarbonato (acidose metabólica hiperclorêmica) e, assim, o HA permanece normal. A maioria das causas GIs pode ser revelada pela história clínica (diarreia, drenagem do intestino delgado, biliar ou pancreática externa). Em pacientes com diarreia e hipocalemia, a síntese renal e a secreção de amônia são estimuladas, causando o tamponamento da urina com um pH > 5,5 (maior do que o esperado na acidose). A acidose com pH urinário elevado resultante das perdas GIs (com alto teor de NH_4^+) pode ser diferenciada da acidose tubular renal (ATR) (com baixa concentração de NH_4^+ na urina) pela avaliação da excreção urinária de NH_4^+. O NH_4^+ urinário não pode ser medido diretamente, mas é possível estimá-lo por meio do HAU.

Quando **[Na + K] – [Cl] é negativa** (normalmente -20 a -50 mEq/L), então o NH_4^+ urinário está apropriadamente aumentado, sugerindo uma **causa GI ou extrarrenal da acidose.**

Quando o **HAU é positivo**, sugere o **comprometimento da excreção de NH_4^+**. As causas são a **ATR distal (tipo 1)**, hipoaldosteronismo ou **ATR de tipo 4**. Em pacientes com nefropatia crônica, o declínio da massa renal funcional também causa uma diminuição proporcional da excreção de NH_4^+ renal.

A **ATR distal ou de tipo 1**, em adultos, é mais comumente causada por doenças autoimunes, como a **síndrome de Sjögren** ou a artrite reumatoide. Os pacientes apresentam pH urinário elevado e frequentemente **hipocalemia**. A maioria dos pacientes tem hipocitratúria e hipercalciúria, por isso, é comum haver **cálculos renais** e nefrocalcinose. O tratamento, em geral, envolve alcalinização e suplementação de citrato com citrato de sódio ou de potássio para normalizar o pH e prevenir a formação de cálculos.

A **ATR de tipo 4** é resultante da disfunção generalizada do néfron distal, sendo comumente observada em pacientes com **nefropatia diabética**. A baixa atividade de renina plasmática é um achado comum em pacientes diabéticos, o que leva ao desenvolvimento de hipoaldosteronismo hiporreninêmico. Os pacientes comumente apresentam **hipercalemia** e acidose metabólica hiperclorêmica. A hipercalemia, em geral, é tratada à base de uma dieta com baixo teor de potássio e uso de diuréticos de alça ou diuréticos tiazídicos.

Acidose respiratória

A **acidose respiratória** pode ser aguda ou crônica. A fisiopatologia consiste na redução das ventilações/minuto, com consequente elevação da $PaCO_2$ e queda do pH. Ocorre adaptação renal, com reabsorção aumentada de HCO_3^-. Em um estado compensado crônico, a concentração de HCO_3^- aumenta 4 mmol/L a cada aumento de 10 mmHg na $PaCO_2$. A causa mais comum de acidose respiratória aguda em pacientes internados é a depressão respiratória fármaco-induzida, acompanhada de hipoventilação, devido à ação de narcóticos, sedativos ou anestesia. A causa mais comum de acidose respiratória crônica é a doença pulmonar obstrutiva crônica (DPOC). Em muitos desses pacientes, a $PaCO_2$ sofre elevações crônicas da ordem de 50 mmHg ou mais.

Alcalose respiratória

Essa condição é mais frequentemente aguda, associada ao aumento da frequência respiratória e do volume corrente, com consequente queda aguda da $PaCO_2$ e elevação do pH. Pode ser uma resposta a qualquer doença causadora de hipoxia, como a embolia pulmonar, mas também é observada, com frequência, como uma manifestação do transtorno de ansiedade com hiperventilação. A hipocapnia causa diminuição do fluxo sanguíneo cerebral, produzindo sintomas que se manifestam como sensação de "cabeça vazia" ou tontura. Com a alcalose aguda, a afinidade entre a albumina e o cálcio aumenta, de forma que uma quantidade maior de cálcio se liga às proteínas. Os pacientes então podem manifestar sintomas de hipocalcemia (entorpecimento perioral, parestesias).

Quadro 23.3 • Causas de acidose sem hiato aniônico

Perda de bicarbonato gastrintestinal
- Diarreia
- Drenagem do intestino delgado ou pancreática externa
- Ureterossigmoidostomia, alça jejunal, alça ileal

Acidose renal
A. Hipocalemia
- ATR proximal (tipo 2)
- ATR distal (clássica) (tipo 1)

B. Hipercalemia
1. Disfunção de néfron distal generalizada (ATR de tipo 4)
   - Deficiência de mineralocorticoide
   - Resistência de mineralocorticoide

Hipercalemia fármaco-induzida (com lesão renal)
- Diuréticos poupadores de potássio (amilorida, triamtereno, espironolactona)
- Trimetoprim
- Inibidores de ECA e BRAs
- AINEs

Outras causas
- Cargas ácidas (cloreto de amônio, hiperalimentação)
- Acidose por expansão (administração rápida de salina)

(Dados de Longo. Harrison's Principles of Internal Medicine. 18th ed. New York, NY: McGraw-Hill; 2012. Table 47–5.)

Alcalose metabólica

A alcalose metabólica ocorre mais frequentemente quando há perda de ácido ou produção endógena excessiva de HCO_3^- pelos rins. Sob condições fisiológicas normais, o rim pode excretar quantidades bastante altas de HCO_3^- e, para que uma alcalose metabólica seja mantida, é preciso que haja comprometimento da capacidade renal normal de excretar o excesso de álcali. Os rins retêm o excesso de HCO_3^-, em vez de excretá-lo, nas seguintes condições:

1. Hiperaldosteronismo, que aumenta a reabsorção tubular de Na^+ e HCO_3^-, bem como a perda excessiva de Cl^- na urina (**cloreto urinário > 20 mEq/L**).
2. Contração do volume de líquido extracelular (LEC) e hipocalemia decorrente de causas diversas (vômito, sucção nasogástrica, diuréticos), com consequente aumento da secreção distal de H^+ (**cloreto urinário < 10 mEq/L**).

Na primeira circunstância, a correção da alcalose metabólica exige o tratamento da condição subjacente (p. ex., aldosteronismo primário, estenose da artéria renal, síndrome de Cushing). Esse tipo de alcalose é denominado **"cloreto-resistente"** ou "salina-resistente", significando que é impossível corrigi-la com a administração de uma solução de cloreto de sódio.

Na segunda circunstância, a correção da hipocalemia e a administração de solução salina para restaurar o volume de LEC normalmente são ações suficientes para reverter a alcalose. Essa alcalose é denominada **"cloreto-responsiva"** ou "salina-responsiva".

QUESTÕES DE COMPREENSÃO

23.1 Mulher de 34 anos vai à sua clínica para fazer um *checkup*. Sua única história médica é de cálculos renais recorrentes. Atualmente, está assintomática. Os resultados dos exames laboratoriais mostram Na 136; K 3; Cl 110; HCO3⁻ 16; creatinina 1; e glicose 110. O pH da urina é 6,5. Qual é o diagnóstico mais provável dessa paciente?

A. Bulimia com hipocalemia crônica.
B. Ingesta de etilenoglicol com cálculos de oxalato de cálcio.
C. ATR distal (tipo 1).
D. ATR de tipo 4, decorrente de nefropatia diabética.

23.2 Qual dos seguintes eletrólitos urinários é mais útil para estimar as condições do volume de LEC de uma paciente com alcalose metabólica?

A. Na urinário.
B. Cl urinário.
C. Ureia urinária.
D. HA urinário.

23.3 Um homem de 59 anos é levado ao SE em estado de obnubilação e incapaz de relatar uma história. Ele está afebril e normotenso. Apresenta edema de disco óptico, e seu exame neurológico não revelou déficit neurológico. Os resultados dos exames laboratoriais incluem pH 7,25; PaCO₂ 23; Na 145; K 5,3; Cl 105; HCO3⁻ 10; ureia 54; creatinina 1,3 e glicose 80. A medida da osmolalidade sérica é 335 mOsm, e os níveis de álcool no sangue são nulos. O exame de urina mostrou ausência de cristais. Qual é a causa mais provável do estado mental e da acidemia desse paciente?

A. Intoxicação por etanol.
B. Acidente vascular encefálico agudo com hipoventilação.
C. Intoxicação por metanol.
D. Intoxicação por etilenoglicol.

RESPOSTAS

23.1 **C.** Ela apresenta acidose sem HA com urina alcalina, sugestiva de ATR. Pacientes com ATR de tipo 1 são propensos à hipocalemia, enquanto a ATR de tipo 4 está associada à hipercalemia. Com urina alcalina e hipercalciúria, os pacientes estão predispostos a ter cálculos de fosfato de cálcio recorrentes. O vômito da bulimia pode causar alcalose metabólica. O etilenoglicol causaria acidose por HA.

23.2 **B.** O cloreto urinário é útil para avaliar a volemia de pacientes com alcalose metabólica e é usado para classificá-los em volume-depletados (Cl urinário baixo) ou volume-repletos (Cl urinário alto). Se a concentração de cloreto na urina estiver baixa, a paciente é considerada responsiva ao cloreto, e a alcalose pode ser corrigida com infusão de salina. O Na urinário não é um bom indicador da volemia, pois as perdas urinárias de HCO_3^- forçarão uma perda concomitante de certa quantidade de Na.

23.3 **C.** O paciente tem acidose metabólica por HA elevado. Ele apresenta um hiato osmolal elevado, porém níveis de etanol indetectáveis. A intoxicação mais provável é por metanol, que é metabolizado em ácido fórmico. Esse metabólito tóxico provoca alteração do estado mental, depressão, papiledema, neurite óptica e acidose metabólica. A hipoventilação causaria acidose respiratória. O etilenoglicol pode causar formação de cristais de oxalato de cálcio na urina.

DICAS CLÍNICAS

▶ As causas de acidose metabólica por HA elevado incluem acidose láctica, cetoacidose, ingesta tóxica e lesão renal.
▶ Na acidose por HA, um hiato osmolal elevado (> 10) pode ser produzido pela ingesta de metanol ou etilenoglicol.
▶ Na acidose não HA, o HAU positivo é sugestivo de ATR, enquanto o HAU negativo é consistente com uma causa extrarrenal (causa GI) de acidose.
▶ Os pacientes com alcalose respiratória podem apresentar sintomas de vasoconstrição cerebral (tontura) e hipocalcemia transiente (entorpecimento perioral e parestesias).
▶ Na acidose metabólica, a baixa concentração de cloreto na urina pode determinar a possibilidade de corrigir a alcalose com infusão de salina (cloreto-responsiva).

REFERÊNCIAS

Beck LH, Salant DJ. Tubulointerstitial diseases and the kidney. In: Longo DL, Fauci AS, Kasper DL, et al.., eds. *Harrison's Principles of Internal Medicine*. 18th ed. New York, NY: McGraw-Hill; 2012: 2367-2374.

DuBose TD. Acidosis and alkalosis. In: Longo DL, Fauci AS, et al., eds. *Harrison's Principles of Internal Medicine*. 18th ed. New York, NY: McGraw Hill; 2012:363-373.

Rose BD, Post TW. *Clinical Physiology of Acid-Base and Electrolyte Disorders*. 5th ed. New York, NY: McGraw-Hill; 2001:328-347.

CASO 24

Dona de casa obesa de 35 anos apresenta-se com dor lombar, requisitando um raio X. Ela tem essa dor há vários anos, mas, nos últimos dois dias, piorou muito. A dor começou depois que ela passou o aspirador em um tapete e acomete especialmente o lado direito da região lombar, irradiando-se para a face posterior da coxa até o joelho, mas não é acompanhada de dormência ou formigamento e melhora quando a paciente deita-se de costas, com as pernas ligeiramente elevadas, e quando toma 400 mg de ibuprofeno. Exceto pela obesidade moderada e pela dificuldade de manobras sobre a mesa de exame por causa da dor, seu exame é praticamente normal. A única anormalidade que você nota é o teste positivo de dor na região lombar à elevação da perna, com a direita provocando mais dor do que a esquerda. Força muscular, sensibilidade e reflexos profundos são normais nas extremidades.

- Qual é o seu diagnóstico?
- Qual deve ser o próximo passo?

RESPOSTAS PARA O CASO 24
Lombalgia

Resumo: Mulher obesa de 35 anos com lombalgia crônica queixa-se que a dor piorou agudamente, irradiando-se ao longo da perna direita. O exame físico é normal.

- **Diagnóstico mais provável:** Lombalgia musculoesquelética, possivelmente ciática, sem déficits neurológicos.
- **Próximos passos:** Estimular a continuidade das atividades normais, evitando movimentos de torção e levantamento de objetos pesados. Utilizar AINEs de forma programada e recomendar, opcionalmente, relaxantes musculares, embora essas medicações possam causar sonolência. Fazer massagens ou fisioterapia também pode ser útil. Realizar acompanhamento em quatro semanas. Aconselhar perda de peso e exercícios para fortalecimento da musculatura das costas.

ANÁLISE
Objetivos

1. Conhecer os indícios de história e do exame físico que ajudam a distinguir lombalgia benigna musculoesquelética de outras causas mais graves de lombalgia.
2. Conhecer a variedade das opções de tratamento e sua eficácia na lombalgia.
3. Aprender a usar judiciosamente os exames laboratoriais e de imagem na avaliação de lombalgia.

Considerações

Essa paciente jovem com lombalgia crônica tem exacerbação aguda com irradiação da dor para a perna, o que pode indicar possível compressão de nervo isquiático. Não tem outras anormalidades neurológicas, como déficits sensoriais, fraqueza muscular ou sintomas característicos de etiologias mais graves de lombalgia que, se presentes, exigiriam avaliação mais urgente. Assim, ela tem bom prognóstico de recuperação com o tratamento conservador, sendo talvez o tempo o fator mais importante. Se não melhorar em seis semanas, a realização de estudos de imagem pode ser considerada.

ABORDAGEM À
Lombalgia

DEFINIÇÕES

SÍNDROME DA CAUDA EQUINA: Lombalgia, anestesia em sela e disfunção do intestino ou da bexiga, com possível fraqueza e perda de reflexos na extremidade inferior causadas por compressão de múltiplas raízes de nervos sacrais. A síndrome da cauda equina é uma emergência cirúrgica.

CIATALGIA: Dor na distribuição das raízes nervosas lombares ou sacrais, com ou sem déficits motores ou sensoriais.

ESPONDILOLISTESE: Deslocamento anterior de um corpo vertebral sobre seu respectivo corpo vertebral inferior, o que pode causar sintomas e sinais de estenose do canal medular. Pode resultar de espondilólise ou de degeneração do disco intervertebral no idoso.

ESPONDILÓLISE: Defeito na parte interarticular, congênita ou secundária à fratura por estresse, levando à lombalgia, a espasmos na musculatura inferior ou à ausência de sintomas.

ABORDAGEM CLÍNICA

A lombalgia ocorre em dois terços dos adultos em algum momento da vida. Aproximadamente 2% dos adultos faltam ao trabalho a cada ano por causa de lombalgia. A queixa é mais comum em adultos quando estão ativos no trabalho, geralmente acometendo pacientes entre 30 e 60 anos. Embora seja comum em trabalhadores que executam movimentos de elevação e de torção, também é queixa comum daqueles que sentam ou ficam de pé durante longos períodos. A lombalgia é uma doença recorrente que tende a ser mais leve em pacientes mais jovens, geralmente melhorando em duas semanas, mas pode ser mais intensa e prolongada à medida que o paciente envelhece. É um dos motivos mais comuns de procura de atendimento médico por parte de adultos jovens, sendo superado apenas pelas infecções das vias aéreas superiores. Muito dinheiro é gasto anualmente pelos sistemas de saúde com esse problema. Na avaliação de pacientes com lombalgia, o clínico precisa excluir doenças potencialmente graves, como **tumores malignos e infecção**, além de doenças neurológicas perigosas, como **compressão de medula espinal ou síndrome da cauda equina**. Os indivíduos sem essas doenças inicialmente são tratados com medidas conservadoras. Quase todos os pacientes se recuperam espontaneamente em 4 a 6 semanas; somente de 3 a 5% permanecem incapacitados durante mais de três meses. Se houver melhora em quatro semanas com o tratamento conservador, os pacientes devem ser reavaliados para exclusão de doença sistêmica ou reumática e para esclarecimento da causa anatômica, especialmente em pacientes com dor localizada, noturna e ciática.

São muitas as causas potenciais de lombalgia (Quadro 24.1): a dor pode originar-se de ossos, ligamentos, músculos, nervos e, raramente, de víscera ou de outra estrutura. A lombalgia com **irradiação para a face posterior da perna** sugere **compressão da raiz do nervo isquiático**, geralmente causada por herniação de disco intervertebral nos níveis **L4-L5 ou L5-S1**. O paciente geralmente relata dor e parestesia na nádega que se irradia para a face posterior da coxa e para a panturrilha ou para a face lateral da perna. Quando a dor se irradia para abaixo dos joelhos, a probabilida-

Quadro 24.1 • Etiologias de lombalgia	
Causas de lombalgia	**Incidência**
Lombalgia musculoesquelética ou dor na perna • Estiramento ou entorse lombar • Discopatia degenerativa • Hérnia de disco • Estenose de canal medular • Traumatismo • Doença congênita, (p. ex., cifoescoliose)	97% 70% 10% 4% 3% 1% < 1%
Dor referida ou visceral • Doença pélvica • Nefropatia • Aneurisma de aorta • Doença gastrintestinal	2%
Lombalgia não mecânica • Neoplasia • Infecção • Artrite inflamatória • Doença de Paget	1%

(Dados de Deyo RA. Low back pain. N Engl J Med. 2001;344:365.)

de de radiculopatia verdadeira é maior do que quando a irradiação é somente para a face posterior da coxa. História de dormência e de fraqueza persistentes nas pernas aumenta a probabilidade de envolvimento neurológico.

A maioria dos casos de lombalgia é idiopática, e esse grupo em geral é referido como lombalgia musculoesquelética. **Os exames de imagem e outros exames diagnósticos normalmente não são úteis no tratamento desses casos.** Os estudos mostram que a história e o exame físico podem ajudar na distinção entre a maioria de pacientes com lombalgia musculoesquelética simples e autolimitada e a minoria com causas subjacentes mais graves. O achado de sintomas característicos pode ajudar o médico no uso mais judicioso de exames diagnósticos (Quadro 24.2). **Tumores malignos** devem ser considerados em pacientes com **sintomas sistêmicos e com dor noturna que não alivia ao deitar** em posição supina. **Os tumores primários** que comumente geram metástase na coluna incluem os de **pulmão, mama, próstata e trato gastrintestinal, além de melanoma e linfoma.** O **mieloma múltiplo** é uma neoplasia dos plasmócitos que causa **dor óssea, insuficiência renal e anemia.** Quando o paciente tem sintomas e sinais preocupantes, na maioria dos casos a avaliação inicial mais eficaz compreende radiografia simples anteroposterior e lateral da região envolvida da coluna vertebral, velocidade de hemossedimentação e hemograma completo. Exames mais caros, como de ressonância magnética (RM), devem ser reservados para aqueles casos nos quais a cirurgia está sendo considerada porque eles não são necessários para fazer a maioria dos diagnósticos.

É raro que os pacientes se lembrem de um evento desencadeante e quase sempre têm história de episódios recorrentes de lombalgia. Causas psicológicas não têm sido consistentemente relacionadas com lombalgia; no entanto, parece haver uma associação com a satisfação no trabalho. Durante o exame físico, pontos dolorosos à palpação ao longo das apófises espinais podem indicar lesão destrutiva da própria coluna vertebral; em contraste, os indivíduos com lombalgia musculoesquelética quase sempre têm dor à palpação da musculatura paravertebral. Força muscular, sensibilidade e reflexos devem ser avaliados, especialmente naqueles pacientes com queixa de dor radicular ou irradiada. **O teste de elevação da perna esticada**[*], no qual o examinador, segurando o tornozelo do paciente, eleva passivamente a perna até 45°, é útil se provocar dor na região lombar, sugerindo compressão da raiz do nervo. Todavia, **não é um exame muito sensível e específico**. A manobra de Patrick, no qual o paciente faz rotação externa do quadril, flexiona o joelho do mesmo lado e cruza o joelho da outra perna com o tornozelo (como um número 4), e o examinador simultaneamente pressiona para baixo o joelho flexionado e o lado oposto da bacia, pode ajudar na distinção da dor procedente da articulação sacroilíaca.

No tratamento da lombalgia idiopática, várias modalidades se mostraram igualmente eficazes a longo prazo. Ensaios randomizados e controlados indicaram que o estímulo para que o paciente continue **suas atividades habituais tem eficácia superior à recomendação de repouso no leito**. Os pacientes sem incapacidade e sem evidência de compressão da raiz nervosa provavelmente podem manter atividade judiciosa, em vez de fazer repouso no leito. O repouso no leito provavelmente é apropriado apenas para indivíduos com dor intensa ou com déficits neurológicos. Os pacientes devem ser instruídos a posicionar-se de modo a minimizar a dor; isso geralmente consiste em deitar de costas, com a parte superior do corpo levemente elevada e com um travesseiro sob os joelhos. Anti-inflamatórios não esteroides (programados e não somente quando necessário), analgésicos diferentes do ácido acetilsalicílico e relaxantes musculares podem ajudar na fase aguda. Pelo fato de que a maioria das hérnias de disco com radiculopatia melhora espontaneamente em 4 a 6 semanas sem cirurgia, essas medidas conservadoras são o tratamento inicial reco-

Quadro 24.2 • Sinais e sintomas de alarme na lombalgia

Dor de início recente em paciente com mais de 50 ou menos de 20 anos
Febre
Perda de peso não intencional
Dor intensa noturna ou piora da dor em posição supina
Incontinência intestinal ou urinária
História de câncer
Imunossupressão (quimioterapia ou infecção por HIV)
Anestesia em sela
Fraqueza muscular intensa

---

[*] N. de R. T. Conhecido como teste de Lasègue.

mendado também para esses pacientes. Analgésicos narcóticos também são uma boa opção em casos de dor intensa; no entanto, uma vez que a lombalgia idiopática quase sempre é problema crônico, seu uso prolongado, além da fase inicial, é desestimulado. A terapia quiroprática, fisioterapia, massagem e acupuntura foram estudadas (em ensaios de qualidade variável) e obtiveram resultados comparáveis aos das abordagens tradicionais. **O encaminhamento** ao cirurgião pode ser considerado naqueles pacientes com dor radicular, com ou sem neuropatia, que **não melhora com 4 a 6 semanas de tratamento conservador.**

Os pacientes que apresentam aspectos clínicos preocupantes – como história de malignidade, febre ou achados de exame sugestivos de compressão da medula espinal ou síndrome da cauda equina – devem ser encaminhados com urgência para a realização de exames de imagem, seja RM ou tomografia computadorizada (TC) da coluna espinal, para avaliação de condições como metástases vertebrais, osteomielite vertebral ou abscesso epidural espinal, que requerem tratamento urgente.

QUESTÕES DE COMPREENSÃO

24.1 Faxineira de hotel obesa de 35 anos tem lombalgia há 1 semana. A história e o exame físico não sugerem especificamente alguma doença, e o exame físico é normal, exceto pela obesidade. Qual dos seguintes é o melhor próximo passo?

   A. Doses regulares de analgésicos não narcóticos.
   B. Seis semanas de repouso no leito.
   C. RM da coluna lombar.
   D. Radiografia simples da coluna lombossacral.

24.2 Nigeriana de 32 anos tem história de 12 semanas de lombalgia persistente, acompanhada de febre baixa e sudorese noturna. Nega fraqueza de extremidades e fatores de risco para HIV. O exame físico é normal, exceto por dor à compressão das apófises espinais de L4-L5. Qual é o diagnóstico mais provável?

   A. Osteomielite por *Staphylococcus aureus*.
   B. Osteomielite tuberculosa.
   C. Dada a idade, lombalgia idiopática.
   D. Metástase de câncer de mama.
   E. Mieloma múltiplo.

24.3 Mulher de 70 anos tem história de quatro semanas de lombalgia, fraqueza generalizada e perda de 7,5 kg de peso nos últimos dois meses. Sua história médica não tem nada digno de nota, e o exame físico é normal, exceto pelo fato de ela ter fraqueza geral. Os exames iniciais mostram aumento da velocidade de hemossedimentação, anemia leve, creatinina de 1,8 mg/dL e nível de cálcio de 11,2 mg/dL. Qual é o diagnóstico mais provável?

A. Osteoporose com fraturas por compressão.
B. Insuficiência renal com osteodistrofia.
C. Mieloma múltiplo.
D. Estiramento lombar.
E. Osteomielite.

24.4 Homem de 45 anos queixa-se de diminuição de sensibilidade nas nádegas e incapacidade de obter uma ereção. Ao exame, ele apresenta diminuição do tônus do esfíncter anal e do reflexo aquileu bilateralmente. Qual das opções de manejo a seguir é a melhor?
A. Repouso no leito e reavaliação em 4 a 6 semanas.
B. Raio X da coluna lombossacral.
C. VHS e hemograma completo.
D. Encaminhamento imediato para descompressão cirúrgica.

RESPOSTAS

24.1 **A.** O repouso no leito alivia menos a lombalgia idiopática do que a manutenção das atividades habituais que não exacerbem a dor. O exame de imagem não é necessário em lombalgia sem complicações.

24.2 **B.** O país de origem da paciente e a natureza crônica e lentamente progressiva da dor, que é acompanhada de febre e sudorese noturna, são altamente sugestivos de osteomielite tuberculosa da coluna, ou mal de Pott. A osteomielite bacteriana é mais aguda, quase sempre com picos de febre alta. Câncer de mama metastático e mieloma múltiplo são muito raros nessa faixa etária. A febre, a sudorese noturna e a natureza persistente e progressiva da lombalgia tornam improvável a causa musculoesquelética.

24.3 **C.** Essa paciente tem muitos dados característicos: idade, dor recente e história de perda de peso. A hipercalcemia e a insuficiência renal leve são comuns nos casos de mieloma múltiplo. Raio X simples da coluna e, com maior probabilidade, do crânio podem ilustrar as lesões ósseas líticas em saca-bocados frequentemente vistas nessa doença.

24.4 **D.** Esse paciente tem síndrome da cauda equina e necessita de descompressão cirúrgica imediata para evitar a desnervação a longo prazo, com incontinência e fraqueza em extremidades inferiores. A diminuição do tônus do esfíncter anal e os reflexos diminuídos nos tornozelos indicam uma neuropatia periférica. O repouso no leito com revisão posterior está indicado quando não há sinais e sintomas importantes. O raio X costuma ser normal em pacientes com síndrome da cauda equina.

DICAS CLÍNICAS

▶ A lombalgia aguda, mesmo com envolvimento do nervo isquiático, melhora em 4 a 6 semanas, em 90% dos pacientes.
▶ Analgésicos como AINEs ou narcóticos, assim como relaxantes musculares, juntamente com a tentativa de manutenção de algum nível de atividade, são úteis no tratamento de lombalgia aguda; o repouso no leito não ajuda.
▶ Dor que interfere no sono, perda de peso significativa e não intencional e febre sugerem causa infecciosa ou neoplásica da lombalgia.
▶ Exames de imagem, como RM, somente são úteis se a cirurgia estiver sendo considerada (dor persistente e sintomas neurológicos depois de 4 a 6 semanas de tratamento conservador em pacientes com hérnia de disco) ou se estiver sendo considerada uma causa infecciosa ou neoplásica da lombalgia.
▶ Os sinais da síndrome da cauda equina constituem uma emergência clínica e requerem o encaminhamento imediato do paciente para a cirurgia de descompressão.

REFERÊNCIAS

Deyo RA, Weinstein JN. Low back pain. *N Engl J Med.* 2001;344:363-370.

Engstrom JW, Deyo RA. Back and neck pain. In: Longo DL, Fauci AS, Kasper DL, et al., eds. *Harrison's Principles of Internal Medicine.* 18th ed. New York, NY: McGraw-Hill; 2012:129-142.

Jarvik JG, Deyo RA. Diagnostic evaluation of low back pain with emphasis on imaging. *Ann Intern Med.* 2002;137:586-597.

Staal JB, Hlobil H, Twisk, JW, et al. Graded activity for low back pain in occupational health care: a randomized, controlled trial. *Ann Intern Med.* 2004;140:77-84.

CASO 25

Homem sadio de 52 anos vai ao consultório médico queixando-se de fadiga crescente nos últimos 4 ou 5 meses. Faz exercício todos os dias, mas ultimamente tem falta de ar quando corre. Nega ortopneia, dispneia paroxística noturna (DPN) e edema dos tornozelos. O paciente relata artralgia ocasional, para a qual toma ibuprofeno sem receita. Nega sintomas intestinais, melena ou fezes sanguinolentas, mas relata dor abdominal vaga do lado esquerdo durante alguns meses, intermitente, e que não está relacionada com a ingesta de alimentos. Nega febre, calafrios, náusea e vômito. Ele perdeu alguns quilos intencionalmente com dieta e exercícios.

Ao exame, o peso é de 102 kg e está afebril. Há leve palidez das conjuntivas, da pele e das palmas das mãos. Não há linfadenopatia observável. Os pulmões estão limpos. No sistema cardiovascular, o rítmo cardíaco é normal, sem atrito ou galope. Há um sopro sistólico de ejeção. O abdome flácido, indolor e sem hepatosplenomegalia. Ruídos hidroaéreos estão presentes. Não tem edema de extremidades, cianose ou baqueteamento digital. Os pulsos periféricos são palpáveis e simétricos. O nível de hemoglobina é de 8,2 g/dL.

▶ Qual deve ser o diagnóstico mais provável?
▶ Qual deve ser o próximo passo diagnóstico?

RESPOSTAS PARA O CASO 25
Anemia por deficiência de ferro

Resumo: Um homem sadio de 52 anos queixa-se de intolerância crescente ao exercício há 4 ou 5 meses, mas nega ortopneia, DPN, edema nos tornozelos ou outros sintomas de insuficiência cardíaca. O paciente usa anti-inflamatório não esteroide (AINE) regularmente. Ele não notou qualquer sangramento gastrintestinal (GI). Pesa 102 kg e tem leve palidez das conjuntivas, da pele e das palmas das mãos. Está anêmico, com um nível de hemoglobina de 8,2 g/dL.

- **Diagnóstico mais provável:** Anemia por deficiência de ferro resultante de perda de sangue crônica.
- **Próximo passo diagnóstico:** Analisar o hemograma completo, particularmente o volume corpuscular médio (VCM), para determinar se a anemia é microcítica, normocítica ou macrocítica; avaliar a contagem de leucócitos e plaquetas.

ANÁLISE
Objetivos

1. Compreender que a deficiência de ferro é a causa mais comum de anemia.
2. Saber como diagnosticar anemia.
3. Familiarizar-se com o tratamento da anemia por deficiência de ferro.

Considerações

Esse homem de 52 anos vai ao consultório médico com queixa de fadiga e dispneia aos esforços nos últimos meses antes da consulta. O exame físico é significativo apenas pela palidez. O nível de hemoglobina sérica confirma anemia. O próximo passo é caracterizar a anemia como microcítica, que seria consistente com deficiência de ferro e confirmada com exame de capacidade ferropéxica (CFP) e ferritina. A fonte mais provável de perda de sangue em pacientes masculinos é o trato gastrintestinal; portanto, o achado de anemia por deficiência de ferro deve sugerir a presença de possível fonte GI de sangramento, sendo que câncer do colo é a possibilidade mais grave. Esse paciente usa um AINE que pode predispor à gastrite erosiva. Uma vez confirmada a anemia por deficiência de ferro, é necessária uma avaliação completa do trato GI, incluindo endoscopias alta e baixa.

ABORDAGEM À
Anemia por deficiência de ferro

DEFINIÇÕES

ANEMIA: Diminuição da massa de eritrócitos, levando à menor capacidade de transporte de oxigênio. Geralmente são considerados normais níveis de hemoglobina < 13 g/dL em homens e < 12 g/dL em mulheres.

ESTUDO DO FERRO: A ferritina é um marcador dos depósitos de ferro e também uma proteína de fase aguda, diminuindo na deficiência de ferro e aumentando em doenças inflamatórias crônicas. A CFP é uma medida indireta dos níveis de saturação de transferrina e está aumentada na deficiência de ferro.

VOLUME CORPUSCULAR MÉDIO (VCM): Volume médio de eritrócitos. Oferece um método de classificação de anemias como microcítica (VCM < 80 fL), normocítica (VCM de 80 a 100 fL) e macrocítica (VCM > 100 fL).

RETICULÓCITO: Eritrócito jovem geralmente com 1 a 1,5 dia de idade.

CONTAGEM DE RETICULÓCITOS: A fração de eritrócitos consistindo em reticulócitos em geral indica indiretamente a atividade da medula óssea na linha eritrocitária. Normalmente é expressa em porcentagem e, em geral, é de 1%. A contagem de reticulócitos corrigida influencia a anemia.

ABORDAGEM CLÍNICA

Deficiência de ferro

Embora a anemia possa ser causada por problemas de produção de eritrócitos na medula óssea, de sua maturação e de aumento de sua destruição, a deficiência de ferro é a causa mais comum de anemia nos Estados Unidos, acometendo todas as faixas etárias e ambos os sexos. O ferro é essencial para a síntese de hemoglobina. A ingesta diária normal de ferro elementar é de cerca de 15 mg, dos quais somente de 1 a 2 mg são absorvidos. Aproximadamente a mesma quantidade de ferro é perdida diariamente, mas a menstruação aumenta em aproximadamente 30 mg a perda mensal de ferro. A etiologia primária da anemia por deficiência de ferro é a perda de sangue (Quadro 25.1). **Em homens, a causa mais frequente é sangramento oculto no trato GI.** Em mulheres, as perdas menstruais podem ser o principal mecanismo, mas outros devem ser considerados. Pode ser necessária a suplementação de ferro durante a gravidez porque há transferência de ferro da mãe para o feto em desenvolvimento. A deficiência de ferro também pode resultar do aumento de sua necessidade, da diminuição de absorção de ferro ou de ambos. A deficiência de ferro pode desenvolver-se durante os dois primeiros anos de vida se a ingesta de minerais a partir da dieta for inadequada para as demandas do rápido crescimento. Adolescentes podem ter deficiência de ferro por dieta inadequada somada à perda menstrual. O estirão do crescimento em meninos também pode produzir aumento significativo da demanda de ferro. Outras possíveis causas de anemia são diminuição da absorção de ferro depois de gastrectomia e síndrome de má-absorção alta, mas esses mecanismos são raros quando comparados à perda de sangue.

Quando a perda de ferro supera a ingesta, seus depósitos são progressivamente depletados. Os níveis de hemoglobina e de ferro sérico podem ficar normais nas fases iniciais, mas a **ferritina sérica** (marcadora do depósito de ferro) começa a cair. À medida que os níveis séricos de ferro caem, a porcentagem de saturação de transferrina também cai, e **a capacidade ferropéxica aumenta**, levando à diminuição progressiva do ferro disponível para a formação de eritrócitos. Nesse ponto, a anemia desenvolve-se, inicialmente, com quantidade normal dos eritrócitos. À medida que a deficiência de ferro aumenta, há desenvolvimento de microcitose e de hipocromia. Mais tarde, na evolução da doença, a deficiência de ferro acomete outros tecidos, resultando em vários sintomas e sinais.

Os sintomas típicos de anemia são fadiga, falta de ar, tontura, cefaleia, palpitações e diminuição da concentração. Além disso, pacientes com deficiência de ferro

---

Quadro 25.1 • Causas comuns de anemia por deficiência de ferro

Perda de sangue
Perda de sangue gastrintestinal
- Varizes esofágicas
- Úlcera péptica
- Gastrite, por exemplo, induzida por AINE
- Pólipo ou carcinoma de intestino delgado
- Angiodisplasia colônica
- Câncer de colo
- Doença inflamatória intestinal, p. ex., colite ulcerativa
- Infestação por ancilóstomo

Perda de sangue uterino
- Menstruação/menorragia
- Miomas uterinos

Outras perdas de sangue
- Hemodiálise crônica
- Perda cirúrgica de sangue
- Doação repetida de sangue ou flebotomias
- Hemoglobinúria paroxística noturna

Má-absorção
- Gastrectomia
- Doença celíaca
- Doença inflamatória intestinal, p. ex., doença de Crohn

Dieta inadequada/aumento da demanda fisiológica
- Infância/adolescência
- Gravidez
- Dieta vegetariana

crônica grave podem ter **compulsão para ingesta de terra ou tinta (pica) ou de gelo (pagofagia)**.

Glossite, queilose e coiloníquia podem desenvolver-se e, em raros casos, pode haver disfagia associada à **membrana esofágica pós-cricoide (síndrome de Plummer-Vinson)**. Quando a anemia se desenvolve em longo período de tempo, os sintomas típicos de fadiga e de falta de ar podem não ser evidentes. Muitos pacientes com anemia por deficiência de ferro podem ser assintomáticos. A falta de sintomas reflete o desenvolvimento muito lento da deficiência de ferro e a capacidade do corpo de adaptar-se às reservas menores de ferro e à anemia.

Avaliação da anemia

Uma vez diagnosticada a anemia, um hemograma completo com contagem diferencial, contagem de plaquetas e índices de eritrócitos é útil no estreitamento do diagnóstico diferencial. O primeiro passo é olhar o **VCM** para classificar as causas mais comuns de anemia (Quadro 25.2). A deficiência de ferro geralmente leva à anemia microcítica. A amplitude da distribuição de eritrócitos (RDW, do inglês *red blood cell distribution width*) é um índice que quantifica a variação do tamanho dos eritrócitos. A RDW é uma medida quantitativa de anisocitose (variação do tamanho celular) que ajuda na distinção entre deficiência de ferro não complicada e talassemia não complicada. Um aumento de RDW acompanhado de anemia é sugestivo de anemia por deficiência de ferro, porque a medula óssea produz novos eritrócitos de vários tamanhos. Já a RDW normal, na presença de anemia microcítica, pode ser mais sugestiva de doença crônica, talassemia ou até de deficiência de ferro com anemia concomitante causada por doença crônica. História detalhada, exame físico e mais dados laboratoriais são necessários para o diagnóstico final.

Quadro 25.2 • Classificação de anemia pelo VCM

Microcítica (VCM baixo)
- Deficiência de ferro
- Talassemia
- Anemia sideroblástica
- Envenenamento por chumbo

Normocítica (VCM normal)
- Perda aguda de sangue
- Hemólise
- Anemia causada por doença crônica
- Anemia causada por lesão renal
- Síndromes mielodisplásicas

Macrocítica (VCM alto)
- Deficiência de folato
- Deficiência de vitamina B_{12}
- Toxicidade por fármacos, p. ex., zidovudina
- Alcoolismo/hepatopatia crônica

A **contagem de reticulócitos** é outro parâmetro importante para ajudar no diagnóstico diferencial de anemia. Um eritrócito novo pode ser corado como reticulócito durante 24 a 36 horas, depois disso circula durante cerca de 120 dias. Normalmente, o sangue contém cerca de um reticulócito a cada 100 eritrócitos. A contagem de reticulócitos, em geral relatada como porcentagem de reticulócitos por 100 eritrócitos, pode ser falsamente elevada na presença de anemia. Portanto, a porcentagem de reticulócitos corrigida é calculada pela multiplicação da contagem de reticulócitos pelo valor de hematócrito dividida por 45 (valor normal de hematócrito). A contagem de reticulócitos também pode ser convertida para número absoluto se for multiplicada pela contagem de eritrócitos dividida por 100. A contagem absoluta de reticulócitos normalmente é de 50.000 a 70.000/mm^3. Se a **contagem de reticulócitos for baixa**, deve-se suspeitar de processos **hipoproliferativos da medula óssea**. Uma **contagem de reticulócitos alta** pode refletir **perda aguda de sangue, hemólise** ou resposta ao tratamento da anemia.

Os estudos que avaliam o ferro são muito úteis para confirmar o diagnóstico de anemia por deficiência de ferro e para ajudar no diagnóstico diferencial em relação aos outros tipos de anemia, como a anemia causada por doença crônica e a anemia sideroblástica (Quadro 25.3). **A concentração de ferritina sérica é um indicador confiável da deficiência de ferro. Os níveis de ferritina sérica aumentam em casos de doença inflamatória crônica**, tumores malignos e lesão hepática; portanto, a concentração de ferritina sérica pode estar acima do normal quando a deficiência de ferro coexiste com doenças crônicas, como artrite reumatoide, doença de Hodgkin e hepatite, entre muitas outras. A concentração de ferro sérico, a CFP de ferro e o cálculo da porcentagem de saturação de transferrina são amplamente usados no diagnóstico da anemia por deficiência de ferro. **Suspeita-se fortemente da verdadeira deficiência de ferro** com base no **baixo nível de ferro sérico** e na **capacidade ferropéxica normal ou alta**, que resultam em saturação de transferrina calculada baixa. Na anemia causada por **doença crônica, a concentração de ferro sérico é baixa, mas geralmente a CFP também é baixa**; por conseguinte, o percentual de saturação da transferrina é, em geral, normal nesse caso. **As doenças inflamatórias crônicas normalmente causam aumento da concentração de ferritina sérica**. Quando coexistem doença crônica e deficiência de ferro, a concentração de ferritina sérica pode ser normal. A anemia sideroblástica é uma doença em que a medula óssea produz hemácias anormais, comumente microcíticas e hipocrômicas. Os estudos do ferro na **anemia sideroblástica** mostram **aumento do ferro sérico, da concentração de ferritina e da saturação de transferrina**. Uma indicação importante para a presença de anemia sideroblástica é a presença de **eritrócitos pontilhados** no esfregaço de sangue periférico. A coloração para ferro na medula óssea mostra a característica patognomônica de mitocôndrias ingurgitadas nos eritrócitos em desenvolvimento, chamados **sideroblastos em anel**.

O esfregaço de sangue periférico analisado quanto a anormalidades específicas da morfologia dos eritrócitos pode ser muito útil na determinação da etiologia da anemia. Na anemia por deficiência de ferro, o esfregaço de sangue periférico mostra eritrócitos menores do que o normal (micrócitos) e hipocromia.

Embora o tratamento da deficiência de ferro seja simples, a etiologia de base é muito importante. O tratamento é feito com sua reposição de ferro, normalmente com de **325 mg de sulfato ferroso, duas ou três vezes por dia, por via oral**. A correção da anemia geralmente ocorre **em seis semanas**, mas o tratamento deve continuar durante pelo menos seis meses para repor os depósitos de ferro. Vários pacientes podem ter efeitos colaterais gastrintestinais, como constipação, náusea e cólicas abdominais. A ingesta do ferro durante as refeições pode melhorar a tolerância, mas também diminuir a absorção. O tratamento com ferro parenteral é indicado em situações raras, como pacientes com má-absorção (observada na doença celíaca e nefropatia crônica) ou com intolerância excessiva ao tratamento por via oral. Deve-se tomar cuidado com o ferro dextrano parenteral porque pode ocorrer **anafilaxia**, todavia, atualmente são disponibilizados compostos de ferro parenteral mais modernos, que estão associados a taxas mais baixas de efeitos adversos.

É preciso enfatizar que, após o diagnóstico de deficiência de ferro ter sido estabelecido, a causa da perda de ferro deve ser identificada. Exceto nas mulheres que menstruam, o sítio mais comum de perda de sangue é o trato GI, e a **maioria dos pacientes acaba necessitando de avaliação endoscópica**. A gastrite, as úlceras pépticas e a angiodisplasia são fontes comuns de perda de sangue, contudo, o diagnóstico mais sério a ser excluído é a possível existência de um tumor GI maligno oculto.

Quadro 25.3 • Diferentes anemias com características e exames

Exames	Deficiência de ferro	Inflamação	Talassemia	Anemia sideroblástica
Esfregaço	Microcítica/ hipocrômica	Normal ou microcítica/ hipocrômica	Microcítica/ hipocrômica com eritrócitos em alvo	Variável
Ferro sérico (µg/dL)	< 30	< 50	Normal a alto	Normal a alto
CFP (µg/dL)	> 360	< 300	Normal	Normal
Porcentagem de saturação	< 10	10-20	30-80	30-80
Ferritina (µg/L)	< 15	30-200	50-300	50-300
Eletroforese de hemoglobina	Normal	Normal	Anormal	Normal

CFP, capacidade ferropéxica.
(Reproduzido, com permissão, de Adamson JW. Iron deficiency and other hypoproliferative anemias. In: Braunwald E, Fauci AS, Kasper KL, et al., eds. Harrison´s Principles of Internal Medicine – 17th ed. New York, NY: McGraw-Hill, 2008:632.)

QUESTÕES DE COMPREENSÃO

25.1 Homem de 25 anos com história de úlcera duodenal tem nível de hemoglobina de 10 g/dL. Ele relata a inexistência de perda de sangue GI visível. Qual dos seguintes resultados tem maior probabilidade de ser visto nos exames laboratoriais?

A. Contagem de reticulócitos de 4%.
B. Aumento da capacidade ferropéxica (CFP).
C. Nível de ferritina sérica normal.
D. VCM de 105 fL.

25.2 Mulher de 22 anos está na 14ª semana de gestação. Seu nível de hemoglobina é de 9 g/dL. Ela pergunta se pode ter anemia por deficiência de ferro se não está mais menstruando. Qual das seguintes é a melhor explicação?

A. Perda de sangue oculto gastrintestinal.
B. Expansão do volume sanguíneo e transporte para o feto.
C. Hemólise.
D. Perda de ferro resultante de alcalose relativa da gravidez.

25.3 Homem de 35 anos fez dieta por conta própria durante três meses. Previamente era sadio, mas agora se queixa de fadiga. Seu nível de hemoglobina é de 10 g/dL, e o VCM é de 105 fL. Qual das seguintes é a etiologia mais provável da anemia?

A. Deficiência de ferro.
B. Deficiência de folato.
C. Deficiência de vitamina B_{12}.
D. Talassemia.
E. Anemia sideroblástica.

Combine os seguintes parâmetros laboratoriais (A-E) com os quadros clínicos (25.4 a 25.6).

	VCM	Ferritina	CFP	RDW
A.	Aumentado	Diminuída	Aumentada	Diminuída
B.	Diminuído	Diminuída	Aumentada	Aumentada
C.	Normal	Aumentada	Normal	Normal
D.	Diminuído	Aumentada	Normal	Normal
E.	Aumentado	Aumentada	Diminuída	Aumentada

25.4 Mulher de 20 anos com menstruação em grande quantidade.

25.5 Homem de 34 anos com ascendência mediterrânea e história familiar de anemia.

25.6 Homem de 50 anos com artrite reumatoide grave.

RESPOSTAS

25.1 **B.** Perda crônica gastrintestinal de sangue leva a baixos níveis de ferritina, refletindo diminuição dos depósitos de ferro, aumento de CFP e baixa saturação de ferro. Há anemia microcítica (VCM baixo), com baixa contagem de reticulócitos.

A contagem de reticulócitos estaria elevada com a perda de sangue aguda, mas o paciente não apresenta esse achado.

25.2 **B.** Ocorre deficiência de ferro na gravidez como resultado de expansão de volume sanguíneo e transporte ativo de ferro para o feto.

25.3 **B.** A anemia macrocítica geralmente é resultado de deficiência de folato ou de vitamina B_{12}. Pelo fato de os depósitos de vitamina B_{12} durarem quase 10 anos, uma alteração dietética de alguns meses seria a causa mais provável de deficiência de folato. A deficiência de vitamina B_{12} também pode acarretar sintomas neurológicos. O folato é encontrado em vegetais verdes.

25.4 **B.** Esse achado laboratorial é diagnóstico de anemia por deficiência de ferro (microcítica, ferritina baixa, CFP alta, RDW alta).

25.5 **D.** A talassemia geralmente leva à anemia microcítica com tamanho uniforme de eritrócitos (RDW normal) e excesso de depósitos de ferro.

25.6 **C.** A anemia de doença crônica geralmente leva à anemia normocítica com aumento do nível de ferritina (reagente de fase aguda); embora uma anemia microcítica também possa ser observada, uma anemia normocítica é mais comum.

DICAS CLÍNICAS

▶ A anemia é um achado clínico, não um diagnóstico, e exige alguma investigação para determinação da etiologia subjacente.

▶ A anemia por deficiência de ferro em mulheres após a menopausa e em homens é primariamente resultado de perda de sangue gastrintestinal; portanto, o achado de anemia por deficiência de ferro nessa população exige investigação GI completa.

▶ A anemia por deficiência de ferro em mulheres em idade reprodutiva quase sempre é causada por perda de sangue menstrual.

▶ O teste de sangue oculto nas fezes (SOF) é negativo em cerca de 50% dos pacientes com câncer GI. Portanto, o teste de SOF negativo na presença de anemia por deficiência de ferro não deve desestimular a realização de uma avaliação GI completa.

▶ O VMC, a RDW e o índice de reticulócitos são parâmetros importantes na avaliação de anemia.

REFERÊNCIAS

Adamson JW. Iron deficiency and other hypoproliferative anemias. In: Longo DL, Fauci AS, Kasper DL, et al., eds. *Harrison's Principles of Internal Medicine*. 18th ed. New York, NY: McGraw-Hill; 2012:844-851.

Adamson JW, Longo DL. Anemia and polycythemias. In: Longo DL, Fauci AS, Kasper DL, et al., eds. *Harrison's Principles of Internal Medicine*. 18th ed. New York, NY: McGraw-Hill; 2012:448-457.

Cook JD, Skikne BS. Iron deficiency: definition and diagnosis. *J Intern Med*. 1989; 226:349-355.

Weiss G, Goodnough LT. Anemia of chronic disease. *N Engl J Med*. 2005;352:1011-1023.

CASO 26

Homem de 61 anos vai à emergência queixando-se de dor abdominal cuja intensidade aumentou há três dias. A dor é localizada no quadrante inferior esquerdo do abdome. Começou como cólica intermitente e agora se tornou contínua e moderadamente intensa. Sente-se nauseado, mas não vomitou. Eliminou pequena quantidade de fezes moles no início da doença, mas desde então não evacuou. Nunca teve sintomas como esse antes nem qualquer doença gastrintestinal (GI).

Sua temperatura é de 37,8°C, a frequência cardíaca é de 98 bpm e a pressão arterial de 110/72 mmHg. Não tem palidez nem icterícia. Os pulmões estão limpos, e o rítmo cardíaco é sinusal, sem sopros. O abdome está levemente distendido, com ruídos hidroaéreos hipoativos e dor intensa à palpação do quadrante inferior esquerdo, que provoca defesa voluntária. O exame retal é doloroso. A pesquisa para sangue oculto nas fezes é negativa.

Os exames laboratoriais apresentam contagem de leucócitos de 12.800/mm^3, com 74% de neutrófilos, 22% de linfócitos, com hemoglobina e hematócrito normais. A radiografia simples do abdome não mostra pneumoperitônio, e o padrão do gás intestinal é inespecífico.

▶ Qual é o diagnóstico mais provável?
▶ Qual deve ser o próximo passo?

RESPOSTAS PARA O CASO 26
Diverticulite aguda do sigmoide

Resumo: Um homem de 61 anos tem há três dias de dor com piora progressiva no quadrante inferior esquerdo do abdome. Sente-se nauseado e não evacuou desde que a doença começou. Ele está com febre baixa e hemodinamicamente estável. Não apresenta palidez ou icterícia, e seu abdome está levemente distendido, com ruídos hidroaéreos hipoativos e dor intensa à palpação no quadrante inferior esquerdo que, gera defesa voluntária. Ele apresenta leucocitose e concentração de hemoglobina normal, sem sangue oculto nas fezes. A radiografia simples de abdome não mostra mudanças consideráveis.

- **Diagnóstico mais provável:** Diverticulite aguda do sigmoide.
- **Próximo passo mais apropriado:** Internação para administração de antibióticos intravenosos e monitoração. Um exame de tomografia computadorizada (TC) do abdome é muito útil para confirmar o diagnóstico e excluir a possibilidade de abscesso pericólico e outras complicações, como formação de fístula.

ANÁLISE
Objetivos

1. Saber das complicações da doença diverticular.
2. Compreender o tratamento apropriado de diverticulite aguda, que depende da idade do paciente e da gravidade da doença.
3. Conhecer as complicações da diverticulite e as indicações de intervenção cirúrgica.

Considerações

Esse é um paciente mais velho, com estabelecimento recente de dor intensa e progressiva no abdome inferior do lado esquerdo, sugerindo diverticulite como diagnóstico. A febre baixa e a leucocitose são consistentes com diverticulite aguda do sigmoide, que provavelmente irá melhorar com antibioticoterapia. A radiografia do abdome não mostra pneumoperitônio, tornando a hipótese de perfuração menos provável. A diverticulose, ou seja, os divertículos não inflamatórios, pode se manifestar como sangramento vermelho-brilhante no reto. Colite isquêmica é outra consideração diagnóstica em pacientes mais velhos, mas geralmente apresenta sinais de sangramento, o que não ocorre na diverticulite. Como a apresentação clínica pode ser similar, é importante avaliar o paciente quanto à existência de câncer de colo com perfuração, assim que todos os sinais de inflamação desaparecerem.

ABORDAGEM À
Suspeita de diverticulite

DEFINIÇÕES
DIVERTÍCULO COLÔNICO: Herniação da mucosa e da submucosa por meio da camada muscular enfraquecida do colo.
DIVERTICULITE: Inflamação de um divertículo do colo, normalmente no colo esquerdo, como o sigmoide.
DIVERTICULOSE: Presença de doença diverticular no colo sem inflamação, frequentemente assintomática ou acompanhada de sangramento retal vermelho-brilhante e indolor.

ABORDAGEM CLÍNICA
A **diverticulose** é muito comum, afetando de 50 a 80% de pessoas com mais de 80 anos. Os divertículos do colo de fato são pseudodivertículos que se insinuam através de camada muscular enfraquecida, normalmente em regiões de penetração vascular no músculo liso. Suas paredes, portanto, não contêm as camadas de músculo que envolvem o colo. Em geral, têm de 5 a 10 mm de diâmetro e ocorrem principalmente no colo distal nas sociedades ocidentais. O desenvolvimento de divertículos foi ligado à insuficiência de fibras na dieta, que leva à alteração no tempo de trânsito no colo e ao aumento da pressão intraluminal colônica em repouso. A maioria dos pacientes é assintomática. No entanto, alguns pacientes têm sintomas colônicos parecidos com aqueles da síndrome do intestino irritável (dor abdominal inferior inespecífica agravada pela alimentação e aliviada com a defecação, distensão abdominal e constipação ou diarreia). Os pacientes podem até apresentar sintomas graves, que podem ser confundidos com os da diverticulite aguda, mas sem evidência de inflamação nos exames seguintes. Essa patologia foi chamada "doença diverticular dolorosa sem diverticulite". As **complicações da diverticulose** incluem **diverticulite aguda, hemorragia e obstrução**.

A **hemorragia diverticular é a causa mais comum de hematoquezia em indivíduos com mais de 60 anos**, e, em geral, manifesta-se com **sangramento vivo indolor**. Com frequência, a hemorragia **surge e melhora abruptamente**. O diagnóstico pode ser estabelecido pelo achado de divertículos na endoscopia, sem outra patologia concomitante. A maioria das hemorragias diverticulares é autolimitada, e o tratamento é conservador, com administração de fluidos ou sangue intravenosos, se necessário. O tratamento da diverticulose consiste em medidas dietéticas, com aumento do consumo de fibras. Evitar nozes ou alimentos com pequenas sementes (como morango) é um conselho tradicional, embora sejam escassos os dados que apoiem essa recomendação. Em pacientes com sangramento recorrente ou crônico, pode ser indicada a ressecção do segmento de colo acometido.

A **diverticulite aguda** é outra complicação comum da diverticulose, aparecendo em aproximadamente 20% de todos os pacientes com divertículos. Eles quase sempre apresentam dor abdominal aguda e sinais de irritação peritoneal localizados no quadrante inferior esquerdo, frequentemente manifestando-se de modo **semelhante a uma "apendicite do lado esquerdo".** Partículas de fezes espessadas (fecalitos) obstruem o colo do divertículo, causando mais inflamação, diminuição do fluxo venoso e superproliferação bacteriana, que, então, levam à abrasão e à perfuração da fina parede diverticular. Na maioria dos casos, não há complicação e o tratamento pode ser medicamentoso, porém 25% dos pacientes desenvolvem complicações que podem requer intervenção cirúrgica (Quadro 26.1).

Diagnóstico

Os pacientes geralmente têm dor visceral que, mais tarde, localiza-se no **quadrante inferior esquerdo**, acompanhada de febre, náusea, vômito ou constipação. A localização no quadrante inferior direito não exclui esse diagnóstico, porque pode ocorrer diverticulite no colo ascendente e no ceco. No exame, o paciente pode ter dor à palpação do quadrante inferior esquerdo ou dor mais difusa à palpação do abdome, com sinais de irritação peritoneal, como defesa e dor à descompressão.

Radiografias simples, incluindo raio X de abdome agudo e de tórax, são feitas rotineiramente, mas em geral não são diagnósticas: apenas ajudam na identificação de pacientes com pneumoperitônio e avaliam a situação cardiopulmonar, especialmente em pacientes com outras doenças concomitantes. Enemas de bário são contraindicados por receio de perfuração e de vazamento de contraste na cavidade abdominal, uma complicação catastrófica. A endoscopia também é relativamente contraindicada na fase aguda e com frequência é reservada para pelo menos seis semanas depois da resolução do ataque, sendo então feita prima-

Quadro 26.1 • Manifestação da diverticulite	
Sem complicação (75%)	Dor abdominal, febre, leucocitose, anorexia, constipação/obstipação
Com complicação (25%)	Abscesso (15%) Perfuração (10%) Estreitamento (5%) Fístula (1%)

riamente para exclusão de neoplasia do colo, que pode ter achados similares ao exame de imagem.

A **TC** é, em geral, a **modalidade de escolha preferencial para diagnosticar a diverticulite**. Os achados consistentes com diverticulite incluem divertículos sigmoides, espessamento da parede intestinal de mais de 4 mm, estrias gordurosas pericólicas indicativas de inflamação ou achado de um abscesso diverticular.

Tratamento

Os pacientes com **diverticulite sem complicação** geralmente podem receber tratamento conservador (com **repouso intestinal e antibióticos**). Os pacientes selecionados podem ser tratados como pacientes de ambulatório (manifestações menos graves, tolerância à ingesta oral, ausência de comorbidades significativas). Entre os antibióticos orais administrados, estão uma quinolona acrescida de metronidazol ou amoxicilina-clavulanato por 10 a 14 dias. Os pacientes devem ser instruídos a beber somente líquidos claros e a avançar na dieta lentamente, desde que a melhora clínica seja evidente após 2 a 3 dias.

Os fatores que sugerem necessidade de **internação** para tratamento incluem a idade avançada ou o estado de imunossupressão, a existência de comorbidades significativas, febre alta ou leucocitose significativa, ou a necessidade de narcóticos para controle da dor.

Os pacientes que requerem internação podem ser tratados com líquidos claros ou regime NPO (nada por via oral) com hidratação intravenosa, dependendo da gravidade dos sintomas. Deve ser iniciado um curso de antibióticos empíricos intravenosos com atividade de amplo espectro contra bacilos gram-negativos e organismos anaeróbios (p. ex., piperacilina/tazobactam ou ceftriaxona + metronidazol). Espera-se que a dor, a febre e a leucocitose diminuam com o tratamento adequado já nos primeiros dias, quando a alimentação pode ser iniciada gradativamente. Exames de imagem (TC) são indicados para identificação de complicações (Quadro 26.2), como abscesso, estenose ou obstrução em pacientes com dor ou febre persistentes.

O **manejo cirúrgico**, como a ressecção de sigmoide, é indicado para pacientes de **baixo risco cirúrgico** que apresentam **diverticulite com complicação**. Os pacientes que sofreram dois ou mais episódios de diverticulite sem complicação costumam ser tratados com cirurgia, embora o tratamento clínico também possa ser continuado sem risco aumentado de perfuração. As indicações para **intervenção cirúrgica emergencial** incluem a **peritonite generalizada, sepse não controlada, perfuração e deterioração clínica**.

Quadro 26.2 • Complicações da diverticulite		
COMPLICAÇÃO	CARACTERÍSTICAS	TRATAMENTO
Abscesso	Suspeitado em pacientes com massa dolorosa ao exame, febre persistente e leucocitose apesar de terapia adequada, ou com achado sugestivo em exame de imagem.	Manejo conservador para pequenos abscessos pericólicos. Drenagem percutânea guiada por TC, ou drenagem cirúrgica para outros abscessos, dependendo de tamanho, conteúdo, localização e contaminação peritoneal.
Fístulas	A maioria é colovesical, com predominância em homens (por causa da proteção da bexiga pelo útero nas mulheres). Outras fístulas são as colovaginais, coloentéricas, colouterinas e coloureterais. As fístulas colocutâneas são muito raras.	Cirurgia em tempo único com fechamento da fístula e anastomose primária.
Obstrução	Pode ocorrer aguda ou cronicamente. Íleo ou pseudo-obstrução é mais provável do que obstrução mecânica completa. A obstrução do intestino delgado pode ocorrer se uma alça do intestino delgado for incorporada à massa inflamada.	Geralmente passível de tratamento clínico (NPO, descompressão gástrica). Caso não seja, é necessária a intervenção cirúrgica imediata.
Estenoses	Ocorrem como resultado de crises de diverticulite. É mais provável o início insidioso de obstrução colônica. A colonoscopia é importante para um diagnóstico acurado e para excluir uma neoplasia estenosante como causa do estreitamento.	É razoável fazer uma tentativa de tratamento endoscópico (com dilatador, balão, laser, eletrocautério ou endoscópio dilatador rombo). A cirurgia está indicada se não puder ser excluída uma neoplasia ou se a terapia endoscópica falhar.

QUESTÕES DE COMPREENSÃO

26.1 Mulher de 48 anos é hospitalizada com dor abdominal no quadrante inferior esquerdo e leucocitose. Realizou-se uma TC que mostra espessamento da parede do sigmoide que indica abscesso pericólico. A única história clínica é uma hospitalização semelhante, com o mesmo diagnóstico, há menos de um ano. Qual dos seguintes tratamentos é o mais apropriado?

A. Avaliação cirúrgica para laparotomia exploradora e ressecção do sigmoide.
B. Antibióticos intravenosos com colonoscopia de acompanhamento após a alta hospitalar.
C. Antibióticos intravenosos e enema com bário para avaliar possível câncer de colo.

D. Antibióticos intravenosos e recomendação para dieta rica em fibras após a alta, com grãos integrais e nozes para minimizar o risco de progressão diverticular.

26.2 Paciente de 78 anos tem febre e calafrios, torpor, taquicardia e dor à palpação do quadrante inferior direito que provoca defesa voluntária. Qual dos seguintes é o diagnóstico mais provável?
   A. Ruptura de divertículo.
   B. Meningite.
   C. Ruptura de apêndice.
   D. Isquemia intestinal.
   E. Urossepse.

26.3 Homem de 58 anos vai à emergência com temperatura de 38,8°C, dor abdominal no quadrante inferior esquerdo e leve dor à descompressão. Qual dos seguintes exames diagnósticos é o mais adequado?
   A. Enema com bário.
   B. Sigmoidoscopia flexível.
   C. TC do abdome.
   D. Laparoscopia.

RESPOSTAS

26.1 **A.** Essa paciente tem diverticulite complicada, com doença recorrente, e apresenta baixo risco cirúrgico. Por isso, deve ser avaliada para ressecção. O enema de bário é contraindicado, devido ao risco de perfuração, e as recomendações dietéticas relacionadas à ingesta de nozes e sementes não são sustentadas pelos dados.

26.2 **C.** A causa mais comum de dor abdominal aguda em qualquer idade é apendicite.

26.3 **C.** A TC é o exame de escolha na avaliação de diverticulite. O enema com bário e a endoscopia tendem a aumentar a pressão intraluminal e podem piorar a diverticulite ou causar ruptura de colo.

DICAS CLÍNICAS

▶ A diverticulite aguda geralmente se manifesta com dor no quadrante inferior esquerdo, febre, leucocitose e constipação e quase sempre com sinais de inflamação peritoneal.
▶ A diverticulite sem complicação pode ser tratada com terapia medicamentosa, à base de antibióticos e repouso intestinal. A diverticulite complicada normalmente é tratada com cirurgia.
▶ A diverticulite pode ser complicada por perfurações com peritonite, abscesso pericólico, formação de fístula, frequentemente para a bexiga, e estenoses com obstrução do colo.
▶ Os enemas e a endoscopia geralmente são evitados em casos de diverticulite aguda, devido ao risco de perfuração.

REFERÊNCIAS

Ferzoco LB, Raptopoulos V, Silen W. Acute diverticulitis. *N Engl J Med.* 1998; 338:1521-1526.

Gearhart SL. Diverticular disease and common anorectal disorders. In: LOngo DL, Fauci AS, Kasper DL, et al., eds. *Harrison's Principles of Internal Medicine.* 18th ed. New York, NY: McGraw-Hill; 2012:2502-2510.

Stollman N, Raskin J. Diverticular disease of the colon. *J Clin Gastroenterol.* 1999; 29:241-252.

CASO 27

Um homem de 24 anos vai à emergência queixando-se de febre e calafrios há 24 horas. Atualmente, ele está sendo tratado para leucemia linfoblástica aguda (LLA). Sua quimioterapia mais recente foi há sete dias, com CVAD (ciclofosfamida, vincristina, doxorrubicina e dexametasona) hiperfracionada. Nega tosse e dispneia, cefaleia, dor abdominal ou diarreia. Não teve contato com doentes nem fez viagem recente. Ao exame, está febril, com 39,4°C, com frequência cardíaca de 122 bpm, pressão arterial de 118/65 mmHg e frequência respiratória de 22 mpm. Ele tem aparência de doente; a pele está quente e úmida, mas sem exantema. Não tem lesões orais, os pulmões estão limpos, a frequência cardíaca está taquicárdica e regular, com sopro sistólico suave na borda esternal esquerda, e o abdome está normal. A região perianal está normal e o toque retal foi adiado; as fezes são negativas para sangue oculto. Apresenta cateter inserido na veia jugular interna direita sem eritema sobre o trajeto subcutâneo e sem secreção purulenta no local de saída do cateter. É interessante notar que ele relata o aparecimento de tremores com calafrios decorridos 30 minutos do congestionamento do cateter. Os exames laboratoriais mostram contagem de leucócitos totais de 1.100 células/mm^3, com diferencial de 10% de neutrófilos, 16% de bastonetes, 70% de linfócitos e 4% de monócitos (a contagem absoluta de neutrófilos é de 286/mm^3). O raio X de tórax está normal.

▶ Qual é o diagnóstico mais provável?
▶ Quais são seus próximos passos terapêuticos?

RESPOSTAS PARA O CASO 27
Neutropenia febril, infecção associada a cateter vascular

Resumo: Um homem de 24 anos com LLA está recebendo quimioterapia imunossupressora. Agora tem febre, mas não tem sintomas respiratórios ou abdominais. O raio X de tórax está normal, e a contagem absoluta de neutrófilos é de 286/mm³. Possui um cateter venoso central e história sugestiva de possível infecção do cateter.

- **Diagnóstico mais provável:** Neutropenia febril e possível infecção do cateter vascular.
- **Próximos passos:** Depois da coleta de hemoculturas, o paciente deve receber antibióticos de amplo espectro por via intravenosa, incluindo cobertura para microrganismos gram-positivos, como espécies de *Staphylococcus*. O cateter vascular deve ser retirado, se possível.

ANÁLISE

Objetivos

1. Familiarizar-se com as possíveis fontes de infecção em pacientes neutropênicos.
2. Aprender o tratamento da neutropenia febril.
3. Ser capaz de diagnosticar e tratar infecção relacionada com cateter.
4. Compreender as técnicas para evitar infecção em pacientes imunossuprimidos, incluindo fator estimulante de colônia de granulócitos (G-CSF, do inglês *granulocyte-colony stimulating factor*) e vacinação dos contatos familiares.

Considerações

Esse paciente está sendo tratado para doença maligna hematológica com quimioterapia combinada, que tem o efeito colateral comum de leucopenia, especialmente neutropenia. Geralmente, o nadir da contagem de leucócitos ocorre entre 10 e 14 dias depois da quimioterapia. Esse paciente certamente tem **neutropenia, definida por contagem absoluta de neutrófilos < 500 células/mm³**. A contagem absoluta de neutrófilos é calculada multiplicando-se o percentual de neutrófilos pela contagem de leucócitos total. Nessa situação de imunossupressão, a infecção ameaça a vida, e a cobertura antibiótica imediata é obrigatória. Os pacientes neutropênicos têm risco de várias infecções bacterianas, fúngicas e virais, mas as fontes mais comuns de infecção são as bactérias gram-positivas da pele e as bactérias gram-negativas do intestino. A infecção do cateter de longa permanência, como no caso desse paciente, é comum. A administração rápida do tratamento antibiótico empírico é fundamental enquanto se procura a fonte da infecção.

ABORDAGEM À
Neutropenia febril

DEFINIÇÕES

CVC: Cateter venoso central.

FEBRE: Temperatura oral ≥ 38,3°C, em uma única medida, ou ≥ 38°C por ≥ 1 hora.

MUCOSITE: Ruptura das barreiras cutânea e mucosa como resultado de quimioterapia ou de radiação. A mucosite pode resultar em bacteremia ou fungemia.

NEUTROPENIA: Contagem absoluta de neutrófilos < 500 células/mm^3 ou contagem de < 1.000 células/mm^3 com diminuição prevista para < 500 células/mm^3.

ABORDAGEM CLÍNICA

Febre em paciente neutropênico deve ser considerada uma emergência médica. Aproximadamente de 5 a 10% dos pacientes com câncer morrem de infecção associada com neutropenia; além disso, os indivíduos com doenças hematológicas malignas (leucemias e linfomas) têm maior risco de sepse como resultado de disfunção de neutrófilos e granulócitos ou de produção anormal de imunoglobulina. A quimioterapia geralmente causa mais supressão da medula óssea e neutropenia. A incidência de infecção oculta em paciente neutropênico aumenta com **a gravidade e a duração da neutropenia** (> 7 a 10 dias). Alguns pacientes neutropênicos (como os idosos e os que recebem corticosteroides) podem não ser capazes de apresentar resposta febril à infecção; assim, **qualquer paciente neutropênico mostrando sinais de deterioração clínica deve ter suspeita de sepse.**

Os sinais e sintomas típicos de infecção notados em pacientes imunocompetentes são resultado da resposta inflamatória do hospedeiro e podem ser mínimos ou ausentes em pacientes neutropênicos. As infecções de tecidos moles podem ter induração diminuída ou ausente, eritema e purulência; pneumonia pode não apresentar infiltrado discernível no raio X de tórax; meningite pode não apresentar pleocitose no líquido cerebrospinal (LCS), e infecção urinária pode estar presente sem piúria.

O tratamento antibiótico empírico deve ser administrado prontamente em todos os pacientes neutropênicos no aparecimento de febre. Historicamente, os bacilos gram-negativos, principalmente da flora entérica, foram os patógenos mais comuns nesses pacientes. Por causa da frequência e do alto índice de mortalidade associados com a septicemia por gram-negativos, a cobertura empírica de bactérias gram-negativas, incluindo *Pseudomonas aeruginosa*, quase sempre é indicada na neutropenia febril. Atualmente, como consequência do uso de CVCs, as bactérias gram-positivas são responsáveis por 60 a 70% das infecções microbiologicamente documentadas. Outras indicações de que a infecção provavelmente é por microrganismo gram-positivo incluem a presença de infecção óbvia de tecidos moles, como celulite ou mucosite oral, que causa ruptura das barreiras mucosas e permite que a flora oral invada a corrente sanguínea. Se qualquer um desses fatores estiver presente, um agente apropriado, como a vancomicina, deve ser acrescentado ao esquema. Se os pacientes continuarem febris apesar do tratamento antibacteriano, deve-se considerar tratamento antifúngico empírico com fluconazol ou anfotericina B. A Figura 27.1 mostra um algoritmo útil no tratamento.

Os cateteres venosos centrais têm amplo uso e são sítios comuns de infecção em pacientes hospitalizados e naqueles que recebem tratamento por infusão no ambulatório. A infecção pode ocorrer como consequência de contaminação por gram-positivos da flora cutânea, ou por disseminação hematogênica, geralmente por microrganismos gram-negativos entéricos ou espécies de *Candida*. Eritema, secreção purulenta e induração são evidências de infecção. Vários cateteres venosos centrais são usados, com diferentes índices de infecção.

As duas principais decisões na suspeita de infecção relacionada com cateter são (a) se o cateter é realmente a fonte da infecção e, se for, (b) se deve ser retirado ou se a infecção pode ser curada com antibióticos. **A maioria dos cateteres sem túnel subcutâneo ou implantados** deve ser **retirada**. No caso de cateteres de uso mais prolongado, a decisão de retirá-los depende da situação clínica do paciente, da identificação do microrganismo e da presença de complicações, como endocardite ou

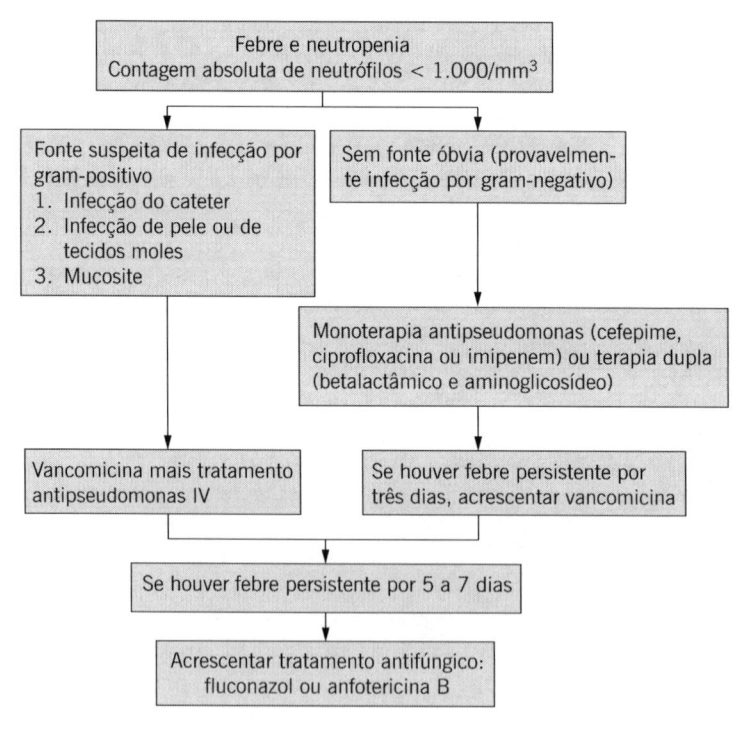

```
                    ┌──────────────────────────────────────┐
                    │        Febre e neutropenia           │
                    │ Contagem absoluta de neutrófilos     │
                    │          < 1.000/mm³                 │
                    └──────────────────────────────────────┘
                         │                        │
                         ▼                        ▼
        ┌─────────────────────────┐   ┌─────────────────────────┐
        │ Fonte suspeita de       │   │ Sem fonte óbvia         │
        │ infecção por            │   │ (provavelmente infecção │
        │ gram-positivo           │   │ por gram-negativo)      │
        │ 1. Infecção do cateter  │   └─────────────────────────┘
        │ 2. Infecção de pele ou  │                │
        │    de tecidos moles     │                ▼
        │ 3. Mucosite             │   ┌─────────────────────────┐
        └─────────────────────────┘   │ Monoterapia             │
                    │                 │ antipseudomonas         │
                    │                 │ (cefepime,              │
                    │                 │ ciprofloxacina ou       │
                    │                 │ imipenem) ou terapia    │
                    │                 │ dupla (betalactâmico    │
                    │                 │ e aminoglicosídeo)      │
                    │                 └─────────────────────────┘
                    ▼                              │
        ┌─────────────────────────┐                ▼
        │ Vancomicina mais        │   ┌─────────────────────────┐
        │ tratamento              │   │ Se houver febre         │
        │ antipseudomonas IV      │   │ persistente por três    │
        └─────────────────────────┘   │ dias, acrescentar       │
                    │                 │ vancomicina             │
                    │                 └─────────────────────────┘
                    ▼                              │
                ┌────────────────────────────────────┐
                │ Se houver febre persistente        │
                │ por 5 a 7 dias                     │
                └────────────────────────────────────┘
                              │
                              ▼
                ┌────────────────────────────────────┐
                │ Acrescentar tratamento antifúngico:│
                │ fluconazol ou anfotericina B       │
                └────────────────────────────────────┘
```

Figura 27.1 Algoritmo de abordagem sugerida à neutropenia febril.

trombose venosa séptica. Cateteres infectados podem produzir várias manifestações: infecção no túnel subcutâneo, infecção no local de saída ou bacteremia e sepse relacionadas com o cateter. Geralmente, um **eritema sobre o trajeto subcutâneo** de um cateter com túnel exige sua remoção. Manter o cateter pode resultar em celulite grave e necrose de tecidos moles. Se houver somente eritema no local de saída, é possível manter o acesso intravenoso usando antibióticos, geralmente vancomicina, por meio do CVC. *Staphylococcus* coagulase-negativos, como *S. epidermidis*, são a causa mais comum de infecções de acesso intravenoso.

Na ausência de infecção óbvia no túnel subcutâneo ou no local de saída, as autoridades recomendam a obtenção de duas ou mais hemoculturas para tentar diagnosticar **bacteremia relacionada ao cateter**. Suspeita-se de infecção relacionada ao cateter quando o paciente tem duas ou mais hemoculturas positivas obtidas de veia periférica, quando há manifestação clínica de infecção (p. ex., febre, calafrios e/ou hipotensão) e quando aparentemente não há fonte de infecção da corrente sanguínea, exceto o cateter. Em algumas instituições, são obtidas hemoculturas quantitativas, isto é, com contagem de unidades formadoras de colônias (UFCs), com a ideia de que contagens mais altas de colônias serão obtidas de sangue retirado do cateter infectado do que de sangue obtido de veia periférica. Se o cateter for retirado, sua ponta pode ser cortada e rolada sobre uma placa de cultura, novamente usando-se o método de cultura quantitativa.

Os *Staphylococcus aureus* e os *Staphylococcus* coagulase-negativos são as causas mais comuns de infecções associadas ao cateter. Na bacteremia por *Staphylococcus* coagulase-negativo, a resposta ao **tratamento antibiótico sem retirada do cateter** é possível em até 80% dos casos; isto é, pode-se procurar "esterilizar" o CVC se seu uso for considerado necessário. No entanto, em geral isso não é aconselhável em pacientes criticamente enfermos ou hemodinamicamente instáveis, nos quais a remoção imediata do cateter e a rápida administração de antibióticos são essenciais. A bacteremia consequente a *Staphylococcus aureus,* **microrganismos gram-negativos e fungemia causada por espécies de *Candida*** responde mal ao tratamento antibiótico isolado. **Por isso, recomenda-se a retirada imediata do cateter.**

Devido a complicações graves associadas com neutropenia, medidas preventivas são fundamentais em pacientes com câncer que recebem quimioterapia. Eles devem ser **imunizados contra pneumococo e influenza**, mas a administração de vacinas de vírus vivo, como sarampo-caxumba-rubéola (MMR) e varicela-zóster, é contraindicada. **O G-CSF**, que estimula a medula óssea a produzir neutrófilos, com frequência é usado profilaticamente em pacientes que recebem quimioterapia para diminuir a duração e a intensidade da neutropenia, diminuindo também o risco de infecção. De mesmo modo, algumas vezes é usado quando o paciente neutropênico tem febre, mas, nesse caso, o uso é controverso. O uso profilático de quinolonas orais para prevenção de infecção por gram-negativos ou de agentes antifúngicos para prevenção de infecção por *Candida* pode diminuir certos tipos de infecção, mas também podem selecionar microrganismos resistentes, por isso geralmente não é feito. Em pacientes hospitalizados com neutropenia, o isolamento reverso não tem qualquer benefício (o paciente quase sempre é infectado pela sua própria flora) e interfere nos cuidados do paciente.

QUESTÕES PARA COMPREENSÃO

27.1 Qual dos seguintes agentes infecciosos é a etiologia mais provável de infecção relacionada com cateter venoso central?
   A. *Streptococcus pyogenes.*
   B. *Pseudomonas aeruginosa.*
   C. *Staphylococcus* coagulase-negativo.
   D. *Klebsiella pneumoniae.*
   E. *Candida albicans.*

27.2 Homem de 32 anos com leucemia mieloide aguda está sendo submetido à quimioterapia. Foi hospitalizado há sete dias com febre de 38,8°C e contagem absoluta de neutrófilos de 100 células/mm^3, tendo recebido imipenem e vancomicina intravenosos. Continua com febre, de 39,4°C, sem causa óbvia. Qual dos seguintes é o próximo passo mais adequado?
   A. Realizar punção lombar para avaliação de líquido cerebrospinal.
   B. Continuar o tratamento atual.
   C. Suspender todos os antibióticos porque o paciente provavelmente tem febre relacionada com fármacos.
   D. Acrescentar um antibiótico aminoglicosídeo.
   E. Acrescentar agente antifúngico.

27.3 Mulher de 68 anos com diagnóstico de leucemia aguda está sendo submetida à quimioterapia de indução. No último ciclo, desenvolveu neutropenia com contagem absoluta de neutrófilos de 350 células/mm^3, que agora melhorou. Qual dos seguintes é o tratamento apropriado?
   A. Imunização contra varicela.
   B. Imunização contra caxumba.
   C. Uso de eritropoietina recombinante antes do próximo ciclo de quimioterapia.
   D. Uso de G-CSF depois do próximo ciclo de quimioterapia.

RESPOSTAS

27.1 **C.** Os *Staphylococcus* coagulase-negativos, como *S. epidermidis*, aliados ao *S. aureus* constituem a etiologia mais comum de infecções relacionadas com cateter.

27.2 **E.** O tratamento antifúngico deve ser acrescentado quando a febre for persistente, apesar dos agentes antibacterianos de amplo espectro.

27.3 **D.** O fator estimulante de colônia de granulócitos administrado depois de quimioterapia diminui a duração e a intensidade da neutropenia e o subsequente risco de sepse. Vacinas vivas, como contra varicela e caxumba, são contraindicadas. A eritropoietina não é indicada porque a paciente não está anêmica.

> ### DICAS CLÍNICAS
>
> ▶ Febre em paciente neutropênico deve ser considerada emergência associada a alto índice de mortalidade.
> ▶ As fontes habituais de infecção em pacientes neutropênicos são flora gram-positiva da pele e flora entérica gram-negativa, incluindo *Pseudomonas*.
> ▶ O tratamento antifúngico deve ser iniciado em pacientes neutropênicos com febre persistente apesar do tratamento com antibióticos de amplo espectro e que não tenham fontes óbvias de infecção.
> ▶ Cateteres vasculares com evidência de infecção ao longo do trajeto subcutâneo ou secreção purulenta no local de saída devem ser retirados; a reposição com fio-guia é insuficiente.
> ▶ Se o cateter for considerado necessário, mas estiver infectado com *Staphylococcus* coagulase-negativo, o tratamento antibiótico pode esterilizá-lo e permitir sua permanência. No caso de infecção por *S. aureus*, bacilos gram-negativos e fungos, o cateter geralmente deve ser retirado.

REFERÊNCIAS

Finberg R. Infections in patients with cancer. In: Longo DL, Fauci AS, Kasper DL, et al., eds. *Harrison's Principles of Internal Medicine*. 18th ed. New York, NY: McGraw-Hill; 2012:712-722.

Hall K, Farr B. Diagnosis and management of longterm central venous catheter infections. *J Vasc Interv Radiol*. 2004;15:327.

Pizzo PA. Fever in immunocompromised patients. *N Engl J Med*. 1999;341:893-900.

Weinstein RA. Health care-associated infections. In: Longo DL, Fauci AS, Kasper DL, et al., eds. *Harrison's Principles of Internal Medicine*. 18th ed. New York, NY: McGraw-Hill; 2012:1112-1120.

CASO 28

Afro-americano de 25 anos é internado com diagnóstico de crise de falcização. Ele foi hospitalizado seis vezes no último ano com o mesmo diagnóstico, sendo que a última alta ocorreu há dois meses. Novamente foi à emergência com queixa de dor no abdome e nas pernas, locais habituais de sua dor. Ao ser examinado, ele está febril, com 38,3°C, sua frequência respiratória é de 25 mpm e sua pressão arterial está normal, com leve taquicardia de 100 bpm. O exame dos pulmões mostra som pulmonar claro e egofonia na base direita. A saturação de oxigênio é de 92%, com oxigênio a 2 L/min através de cânula nasal. Além da dor habitual no abdome e nas pernas, ele agora sente dor torácica que piora com a inspiração. Embora a palpação seja dolorosa nas pernas, o restante do exame físico é normal. Os exames laboratoriais mostram aumento na contagem de leucócitos e reticulócitos, além de hemoglobina e hematócrito levemente abaixo do limite normal inferior. Eritrócitos falciformes e em alvo são vistos no esfregaço de sangue periférico.

▶ Qual é o diagnóstico mais provável?
▶ Qual deve ser o próximo passo?
▶ Quais são as complicações potenciais dessa doença?

RESPOSTAS PARA O CASO 28
Crise de falcização

Resumo: Afro-americano de 25 anos com história de numerosas crises dolorosas é internado por causa de dor no abdome e nas pernas. Está febril, com 38,8°C, tem frequência respiratória de 25 mpm e leve taquicardia de 100 bpm. O exame dos pulmões mostra som pulmonar claro e egofonia na base direita. A saturação de oxigênio é de 92% com oxigênio a 2 L/min através de cânula nasal. Queixa-se de dor torácica que piora com a inspiração. Tem contagens altas de leucócitos e reticulócitos, com hemoglobina e hematócrito levemente abaixo do limite normal inferior. Eritrócitos falciformes e em alvo são vistos no esfregaço de sangue periférico.

- **Diagnóstico mais provável:** Síndrome torácica aguda.
- **Próximo passo:** Raio X de tórax e tratamento antibiótico empírico.
- **Complicações:** Insuficiência respiratória, possivelmente morte.

ANÁLISE

Objetivos

1. Compreender a fisiopatologia da anemia falciforme e dos episódios dolorosos agudos.
2. Saber as complicações agudas e crônicas da anemia falciforme.
3. Familiarizar-se com as opções de tratamento disponíveis para as complicações da anemia falciforme.

Considerações

O paciente deste caso, um homem de 25 anos com anemia falciforme comprovada e história de numerosas crises dolorosas, é admitido com dor abdominal e dor bilateral na perna. Ele também apresenta **dor torácica de aparecimento agudo, tosse, febre e achados anormais à ausculta pulmonar**. Sua **saturação de oxigênio, que está em 92% ao ar ambiente**, é preocupante e deve ser acompanhada com determinação da concentração de gases no sangue arterial. Embolia pulmonar, pneumonia e **síndrome torácica aguda** devem ser consideradas como possíveis diagnósticos. A **síndrome torácica aguda** consiste numa constelação de sintomas, incluindo dor torácica e taquipneia. Pode ter causas infecciosas e não infecciosas (p. ex., infarto pulmonar). Manifesta-se normalmente como uma combinação de dor torácica, febre, hipoxia e presença de um novo infiltrado pulmonar na radiografia do tórax. Muitas vezes, inicialmente é impossível distinguir entre síndrome torácica aguda e pneumonia. Por esse motivo, é prudente tratar esses pacientes com antibióticos, obter uma coloração de Gram e uma cultura de escarro e encaminhar para internação. O tratamento da síndrome torácica aguda é suportivo e inclui a administração de oxigênio, hidratação com líquido intravenoso e analgesia. Esses pacientes devem ser avaliados detalhadamente devido à possibilidade de morbidade e mortalidade significativas.

ABORDAGEM À Anemia falciforme

DEFINIÇÕES

ANEMIA FALCIFORME: Defeito congênito na formação da hemoglobina, que consiste em ambos os alelos terem o código da hemoglobina S, o que causa hemólise e conformação anormal dos eritrócitos. Os indivíduos acometidos têm várias complicações, incluindo crises dolorosas.

SÍNDROME TORÁCICA AGUDA: Condição encontrada em indivíduos com anemia falciforme, caracterizada por **febre, taquicardia, dor torácica, leucocitose e infiltrados pulmonares.**

ABORDAGEM CLÍNICA

Fisiopatologia

A estrutura normal da molécula de hemoglobina consiste em duas cadeias de alfaglobina e duas cadeias de betaglobina. A anemia falciforme é uma doença autossômica recessiva resultante da substituição da glutamina por valina na sexta posição de aminoácidos da cadeia de betaglobina. Essa substituição resulta em alteração da estrutura quaternária da molécula de hemoglobina. Indivíduos com somente metade de suas cadeias beta afetadas são heterozigotos, um estado referido como *traço falciforme*. Quando ambas as cadeias beta são afetadas, o paciente é homozigoto e tem anemia falciforme. Em pacientes com anemia falciforme, a alteração da estrutura quaternária da molécula de hemoglobina causa sua polimerização em condições de baixa oxigenação. Esses polímeros rígidos distorcem o eritrócito em forma de foice, o que é característico da doença. **A falcização é causada por hipoxia, desidratação e variações na temperatura corporal.**

Epidemiologia

A anemia falciforme é a doença autossômica recessiva mais comum e também a causa mais comum de anemia hemolítica em afro-americanos, dos quais aproximadamente 8% carregam o gene (traço falciforme), sendo 1 a cada 625 dessas pessoas acometida pela doença.

Complicações da anemia falciforme

As *crises de falcização*, também chamadas de *crises dolorosas*, são consequência de oclusão microvascular nos ossos causadas pelas células falciformes. Os locais mais comuns são os ossos longos dos braços e das pernas, a coluna vertebral e o esterno. As crises de falcização são precipitadas por infecção, hipoxia (p. ex., altas altitudes), exposição ao frio, desidratação, estase venosa e acidose, durando geralmente de 2 a 7 dias.

As *infecções* são outra complicação. Os pacientes com anemia falciforme têm maior risco de infecções, especialmente por bactérias encapsuladas. O **autoinfarto esplênico** ocorre no início da infância, de forma secundária à obstrução microvascular causada por eritrócitos falciformes. O baço regride gradualmente em tamanho, e na idade de 4 anos não é mais palpável. Como consequência de infarto e de fibrose, a capacidade imunológica do baço diminui. Os pacientes com anemia falciforme têm maior risco de pneumonia, sepse e meningite causadas por microrganismos encapsulados, como *Streptococcus pneumoniae* e *Haemophilus influenzae*. Pelos mesmos motivos, os pacientes com anemia falciforme também têm risco maior de osteomielite ocasionada por espécies de *Salmonella*.

A **síndrome torácica aguda** é uma crise vaso-oclusiva que ocorre nos pulmões e é associada com infecção ou com infarto pulmonar. É caracterizada pela presença dos seguintes sinais e sintomas: **um infiltrado pulmonar novo, dor torácica, febre e sintomas respiratórios, como taquipneia, sibilância ou tosse.** Esses episódios podem ser precipitados por uma pneumonia, causando falcização nos segmentos pulmonares infectados; na ausência de infecção, a falcização intrapulmonar pode ocorrer como evento primário. É praticamente impossível distinguir clinicamente se há ou não infecção; assim, usa-se o tratamento antibiótico empírico.

A *crise aplástica* ocorre secundariamente à supressão viral de precursores de eritrócitos, quase sempre por parvovírus B19. Além disso, acontece por causa da meia-vida muito curta dos eritrócitos falciformes e da consequente necessidade de eritropoiese rápida. Se a produção de eritrócitos for inibida, mesmo que por curto período, pode haver anemia profunda. O processo é agudo e geralmente reversível, com recuperação espontânea.

Outras possíveis complicações da anemia falciforme incluem acidente vascular hemorrágico ou isquêmico resultante de trombose, além de cálculos vesicais pigmentados, necrose de papila renal, priapismo e insuficiência cardíaca congestiva.

Tratamento

A base do tratamento da crise de falcização é a hidratação e o controle da dor com anti-inflamatórios não esteroides e narcóticos. É importante também a oxigenação adequada para diminuir a falcização. Deve-se buscar diligentemente qualquer infecção subjacente, e os antibióticos costumam ser usados empiricamente quando há suspeita de infecção. A **síndrome torácica aguda** é tratada com **oxigênio, analgesia e antibióticos**. Algumas vezes é necessária a exsanguineotransfusão. Em geral, as transfusões de sangue podem ser necessárias em crise aplástica e em hipoxia grave decorrente de síndrome torácica aguda e para diminuir a viscosidade do sangue e a trombose cerebral em pacientes com acidente vascular. A transfusão não diminui a duração da crise dolorosa. Para proteção contra microrganismos encapsulados, todos os pacientes com anemia falciforme devem receber **profilaxia com penicilina e vacinação contra pneumococos**. A **hidroxiureia** frequentemente é usada para reduzir a ocorrência de crises dolorosas pelo estímulo da produção de hemoglobina F e, assim, reduzir a concentração de hemoglobina S; deve ter seu uso considerado em pacientes com episódios repetidos de síndrome torácica aguda, ou com crises dolorosas graves frequentes. O agente antineoplásico 5-desoxiazacitidina (**decitabina**) também pode elevar os níveis de hemoglobina F sem efeitos adversos excessivos.

QUESTÕES DE COMPREENSÃO

28.1 Qual dos seguintes tratamentos teria maior probabilidade de diminuir o número de crises de falcização?

  A. Hidroxiureia
  B. Suplementação com folato
  C. Penicilina profilática
  D. Vacinação contra pneumococo

Nas Questões 28.2 a 28.4, combine o achado constante da primeira lista com a síndrome com a qual é comumente associado em pessoas com anemia falciforme.

  A. Espécies de *Salmonella*
  B. *Streptococcus pneumoniae*
  C. Parvovírus B19
  D. Embolia gordurosa
  E. Hematúria

28.2 Crise aplástica

28.3 Osteomielite

28.4 Pneumonia

RESPOSTAS

28.1 **A.** A hidroxiureia e a decitabina podem diminuir a incidência de crises de falcização por aumentar os níveis de hemoglobina F.
28.2 **C.** O parvovírus B19 está associado com crise aplástica, especialmente em indivíduos com anemia falciforme.
28.3 **A.** Os pacientes com anemia falciforme têm risco de osteomielite por *Salmonella*.
28.4 **B.** *Streptococcus pneumoniae* é a causa mais comum de pneumonia.

> ### DICAS CLÍNICAS
>
> ▶ O tratamento da crise de falcização inclui hidratação, analgesia com narcóticos, oxigenação adequada e investigação de possível infecção subjacente.
> ▶ A síndrome torácica aguda é caracterizada por dor torácica, febre e novo infiltrado pulmonar aparente na radiografia, além de sintomas respiratórios; pode ser causada por pneumonia, vaso-oclusão ou embolia pulmonar.
> ▶ Pode ser necessária transfusão de sangue na crise aplástica, na hipoxemia grave da síndrome torácica aguda ou para diminuir a viscosidade e a trombose cerebral em pacientes com acidente vascular.
> ▶ A hidroxiureia e a decitabina aumentam a produção de hemoglobina F, diminuindo a concentração de hemoglobina S e, assim, diminuindo a frequência de crises de falcização e outras complicações.

REFERÊNCIAS

Benz, EJ. Disorders of hemoglobin. In: Longo DL, Fauci AS, Kasper DL, et al., eds., *Harrison's Principles of Internal Medicine*. 18th ed. New York, NY: McGraw-Hill; 2012:852-861.

Steinberg MH. Management of sickle cell disease. *N Engl J Med*. 1999;340:1021-1030.

Vichinsky E. New therapies in sickle cell disease. *Lancet*. 2002;360:629-631.

Vichinsky EP, Styles LA, Colangelo LH, Wright EC, Castro O, Nickerson B. Acute chest syndrome in sickle cell disease: clinical presentation and course. Cooperative Study of Sickle Cell Disease. *Blood*. 1997;89:1787-1792.

CASO 29

Estudante universitário de 20 anos é seu próximo paciente na emergência. Quando você entra na sala, ele está deitado de lado na mesa de exame, cobrindo os olhos com o braço. A luz da sala está apagada. Você olha a ficha de atendimento e nota que a enfermeira registrou temperatura de 39°C, pulso de 110 bpm e pressão arterial de 120/80 mmHg. Quando você pergunta como ele se sente, ele diz que nos últimos três dias tem febre, dor pelo corpo e cefaleia com piora progressiva. A luz fere seus olhos; ele está nauseado, mas não vomitou. Tem alguma rinorreia, mas não tem diarreia, tosse ou congestão nasal. Não teve contato com pessoas sabidamente doentes. Verifica-se no exame que não há exantema, mas suas pupilas são difíceis de ser avaliadas por causa da fotofobia. As orelhas e a orofaringe estão normais. Coração, pulmões e abdome estão normais. O exame neurológico não mostra sinais focais, mas a flexão do pescoço piora a cefaleia, e ele é incapaz de tocar o queixo no próprio tórax.

▶ Com que doença você está preocupado?
▶ Como confirmar o diagnóstico?

RESPOSTAS PARA O CASO 29
Meningite bacteriana

Resumo: Estudante universitário de 20 anos está com febre, cefaleia, mialgia e náusea há três dias. Ele não tem sintomas respiratórios e gastrintestinais, mas apresenta fotofobia. Está febril, taquicárdico e normotenso. O exame físico é normal, e o neurológico não apresenta sinais focais, mas mostra alguma rigidez de nuca, sugerindo irritação meníngea. Não há lesões cutâneas, como poderiam ser vistas na meningococcemia.

- **Doença mais provável:** Meningite.
- **Exame para confirmar o diagnóstico:** Punção lombar para avaliação do líquido cerebrospinal (LCS), possivelmente precedida de tomografia computadorizada (TC) de crânio.

ANÁLISE

Objetivos

1. Familiarizar-se com o quadro clínico de meningite viral e bacteriana.
2. Saber que a punção lombar é o exame diagnóstico de escolha na meningite.
3. Familiarizar-se com o tratamento da meningite.

Considerações

Esse estudante universitário de 20 anos tem cefaleia, náusea, fotofobia, febre e dor com rigidez no pescoço – todos os sintomas sugestivos de meningite, que poderia ser bacteriana ou viral. Uma punção lombar imediata com análise do LCS é essencial para estabelecer o diagnóstico. Em um paciente sem sinais neurológicos focais e com nível normal de consciência, a TC pode ser desnecessária antes da punção lombar. Se ele tivesse exantema roxo-avermelhado, haveria suspeita de meningite por *Neisseria*, e antibióticos apropriados deveriam ser administrados imediatamente. Em casos de suspeita de infecção meningocócica, a administração de antibióticos não deve esperar a realização de qualquer exame diagnóstico, pois a evolução da doença é rápida, e a mortalidade e a morbidade são extremamente altas quando os antibióticos não são administrados de imediato.

ABORDAGEM À
Suspeita de meningite

DEFINIÇÕES

MENINGITE: Inflamação do espaço subaracnóideo e das meninges, mais frequentemente infecciosa, que pode ser causada por bactérias, vírus, fungos ou protozoários.

PAPILEDEMA: Edema do nervo óptico causado por aumento da pressão intracraniana. No exame fundoscópico, as margens do disco óptico parecem borradas.

ENCEFALITE: Lesão e inflamação do parênquima cerebral, cuja causa mais frequente é a infecção viral. Quando uma infecção focal do parênquima cerebral é causada por bactérias, geralmente é denominada *cerebrite* ou *abscesso*.

ABORDAGEM CLÍNICA

A meningite bacteriana é a infecção purulenta intracraniana mais comum, com incidência de 2,5 em cada 10 mil pessoas. A microbiologia da doença mudou um pouco desde a introdução da vacina contra *Haemophilus influenzae* tipo B na década de 1980. Atualmente, o **Streptococcus pneumoniae é o isolado bacteriano mais comum, e o *Neisseria meningitidis* está em segundo lugar.** O estreptococo do grupo B, ou *S. agalactiae*, ocorre em aproximadamente 10% dos casos, mais frequentemente em recém-nascidos, em pacientes com mais de 50 anos e em pacientes com doenças crônicas, como diabetes e hepatopatia.

A ***Listeria monocytogenes*** também é responsável por aproximadamente 10% dos casos, devendo ser considerada em mulheres grávidas, em **idosos** e em pacientes com diminuição de imunidade celular, como os pacientes com síndrome da imunodeficiência adquirida (Aids). O *H. influenzae* é responsável por menos de 10% dos casos de meningite. A resistência à penicilina e a algumas cefalosporinas atualmente é uma grande preocupação no tratamento da meningite por *S. pneumoniae*.

As bactérias geralmente atingem as meninges de maneira hematogênica depois de colonizar e invadir a mucosa nasal e orofaríngea. Ocasionalmente, as bactérias podem invadir diretamente o espaço intracraniano a partir de abscesso da orelha média ou dos seios da face. A gravidade e a rapidez da progressão da doença dependem da defesa do hospedeiro e da virulência do microrganismo. Por exemplo, os pacientes com defeito na cascata do complemento são mais suscetíveis à doença meningocócica invasiva. Os pacientes com rinorreia de LCS causada por traumatismo ou por alterações pós-cirúrgicas também podem ser mais suscetíveis à invasão bacteriana. ***Staphylococcus aureus* e *S. epidermidis*** são causas comuns de meningite após **procedimentos neurológicos**, como a colocação de **derivação ventriculoperitoneal**. A intensa resposta inflamatória no espaço subaracnóideo pode causar edema, vasculite e coagulação de vasos sanguíneos, levando a complicações neurológicas graves, que incluem convulsões, aumento de pressão intracraniana e acidente vascular encefálico (AVE). A meningite bacteriana aguda pode evoluir em períodos de horas a dias. **Os sintomas típicos são febre, rigidez de nuca e cefaleia.** Os pacientes também podem queixar-se de fotofobia, náusea e vômito, além de ter sintomas gerais inespecíficos. Aproximadamente 75% dos pacientes têm alguma confusão mental ou alteração do nível de consciência. Quarenta por cento podem ter convulsões durante a evolução da doença.

Alguns achados do exame físico podem ser úteis na avaliação do paciente com suspeita de meningite. Por exemplo, a **rigidez de nuca** é demonstrada quando a flexão ativa ou passiva do pescoço resulta na incapacidade de tocar o queixo no tórax. Além disso, também são achados clássicos os sinais de Kernig e Brudzinski. O **sinal de Kernig** pode ser observado com o paciente em decúbito dorsal, com o quadril e os joelhos flexionados. Se houver dor quando os joelhos forem passivamente estendidos, o teste é positivo. Já o **sinal de Brudzinski** é positivo se o paciente em posição supina flexiona os joelhos e os quadris quando o pescoço é flexionado passivamente. Nenhum sinal é muito sensível para comprovar a presença de irritação meníngea. O **papiledema**, se presente, indica **aumento de pressão intracraniana**, e sinais neurológicos focais, alteração do nível de consciência e convulsões podem refletir isquemia cerebral ou supuração focal.

Diagnóstico diferencial

O diagnóstico diferencial da meningite bacteriana é limitado e pode ser estreitado de acordo com a idade do paciente, como discutido antes, com a história de exposição e com a evolução da doença. As infecções virais que podem causar meningite incluem os **enterovírus**, que tendem a ser mais comuns no verão e no outono, quando os pacientes podem ter cefaleia intensa acompanhada de sintomas de gastrenterite. **A contagem de leucócitos no LCS é alta**, com **predominância de linfócitos**, e, geralmente, **os níveis de glicose e de proteínas são normais** (Quadro 29.1). Os vírus herpes simples (HSV) 1 ou 2 também podem causar meningite. O LCS desses pacientes também tem glicose normal, e as proteínas e a contagem de leucócitos são altas, com predominância de linfócitos. Em geral, esses pacientes têm também alta contagem de eritrócitos no LCS, o que não é observado nos casos de meningite bacteriana se não tiver sido realizada punção lombar traumática. Em paciente com infecção pelo vírus da imunodeficiência humana (HIV), deve ser considerada a hipótese de meningite fúngica, especificamente causada por *Cryptococcus*. A meningite tuberculosa é subaguda e mais comum em idosos, em pacientes debilitados e em pacientes com HIV. Riquetsiose, especificamente febre maculosa das Montanhas Rochosas, também pode manifestar-se com meningite. Empiema intracraniano ou abscesso cerebral ou peridural devem ser considerados se o paciente tiver sinais neurológicos focais. A doença não supurativa que faz parte do diagnóstico diferencial é a **hemorragia subaracnóidea**. Os pacientes com esse quadro clínico têm aparecimento súbito de fortíssima cefaleia, sem outros sintomas de infecção, podendo ter fotofobia. O LCS é francamente hemorrágico, e o sobrenadante é xantocrômico, refletindo a degradação de sangue em bilirrubina.

Hemoculturas devem ser feitas em todos os pacientes com suspeita de meningite. Fundamental para o diagnóstico de meningite é a punção lombar e a avaliação do LCS. O Quadro 29.1 relaciona os achados típicos no LCS em várias causas de meningite.

A necessidade de exame de imagem do cérebro antes da punção lombar é controversa. Estudos mostram que, em pacientes com suspeita de meningite que não têm papiledema, sinais neurológicos focais e alteração do nível de consciência, a pun-

Quadro 29.1 • Características do LCS nas meningites

Microrganismo causador	Pressão de abertura	Contagem/tipo de leucócitos	Glicose	Proteínas	Contagem de eritrócitos	Testes/ colorações especiais
Bactérias	Alta	Elevada, predomínio de neutrófilos	Baixa, < 40 mg/dL	Alta	Nenhum	Gram
Vírus	Normal	Elevada, predomínio de linfócitos	Normal	Normal	Nenhum	Cultura celular ou PCR
Herpes simples	Normal a alta	Como em outras meningites virais	Normal	Normal a alta	Alta	PCR
Tuberculose	Normal a alta	Elevada, número de monócitos pode estar aumentado	Muito baixa	Muito alta	Nenhum	PCR, pesquisa de BAAR (geralmente negativa) e cultura
Fungos	Variável	Elevada, predomínio de linfócitos	Baixa	Alta	Nenhum	Colorações para fungos

BAAR, bacilo álcool-ácido-resistente; PCR, reação em cadeia da polimerase.

ção lombar pode ser feita com segurança, sem exame de imagem precedente. No entanto, nos casos em que a punção lombar pode ser postergada, os antibióticos devem ser administrados depois da coleta de sangue para a hemocultura, enquanto são aguardados os estudos radiológicos. Em condições ideais, o LCS deve ser examinado no máximo em 30 minutos depois do início do uso de antibióticos, mas mostrou-se que, se a punção lombar for feita após duas horas de uso de antibióticos, não há alteração significativa de proteínas, glicose, contagem de leucócitos e coloração de Gram. Se o LCS for obtido, deve-se pedir cultura, coloração de Gram e, se houver líquido suficientemente disponível, também se deve solicitar contagem de células e verificação dos níveis de proteínas. Os testes de aglutinação de látex para S. pneumoniae e H. influenzae podem ser úteis em pacientes pré-tratados com antibióticos e, embora não muito sensíveis, são altamente específicos. Se positivos, podem estabelecer o agente infeccioso. A reação em cadeia da polimerase (PCR) está disponível para algumas bactérias; no entanto, ela pode ser mais útil no diagnóstico de meningite por herpes simples, enteroviral e tuberculosa. Em geral, não mais que 3,5 a 4 mL de LCS são necessários. O fundamental para o paciente com suspeita de meningite, porém, é iniciar antibioticoterapia. O exame do LCS e os estudos de imagem podem ser adiados nessa emergência médica.

Durante a evolução do tratamento, a maioria dos pacientes é submetida a alguns exames de imagem. A TC é mais útil na fase inicial para exclusão das hipóteses de massa ou de sangramento intracraniano e para avaliação de outros sinais de aumento de pressão intracraniana. No entanto, a imagem de ressonância magnética (RM) é mais útil na demonstração de isquemia focal ou de infarto causado pela doença. Quando há suspeita de **meningite por HSV**, a RM deve mostrar **intensificação do sinal nos lobos temporais**. Na meningite tuberculosa, pode-se observar intensificação da região da base do crânio. O eletrencefalograma (EEG) pode ser útil em pacientes com suspeita de meningite por HSV. Em 2 a 15 dias após o início da doença, complexos de ondas amplas e lentas originárias do lobo temporal podem ser demonstradas a intervalos de 2 a 3 segundos. Quando houver lesões cutâneas purpúricas, a biópsia pode demonstrar N. meningitidis e ser útil no diagnóstico. A idade pode fornecer indícios sobre a etiologia da meningite (Quadro 29.2).

Tratamento

O tratamento de meningite quase sempre é empírico até que os dados de cultura estejam disponíveis. Por causa da incidência crescente de pneumococos e de meningococos resistentes, o tratamento empírico recomendado em muitos serviços é a **cefalosporina de terceira geração em altas doses e a vancomicina**. Em outros serviços, se o quadro clínico for típico de meningococo (com o exantema típico), ou se o microrganismo for identificado rapidamente na coloração de Gram no LCS, o tratamento com altas doses de penicilina pode ser iniciado se o meningococo nessa região for sabidamente sensível. **A ampicilina é acrescentada quando há suspeita de**

Quadro 29.2 • Etiologias de meningites bacterianas conforme a idade

Idade do paciente	Bactérias	Tratamento empírico	Comentários
Neonato	1. Bactérias entéricas gram--negativas (*Escherichia coli*) e estreptococo do grupo B 2. *L. monocytogenes*	Ampicilina + cefotaxima	Microrganismos vaginais são comuns
De 1 a 23 meses	1. *S. pneumoniae* 2. *N. meningitides* 3. *Haemophilus influenzae* tipo b (menos comum desde a vacina)	Cefotaxima (ou ceftriaxona) + vancomicina	Antes da vacinação, o *H. influenzae* causava 70% das meningites em crianças
De 2 a 18 anos	1. *N. meningitides* 2. *S. pneumoniae* 3. *H. influenzae* tipo b (menos comum desde a vacina)	Ampicilina + vancomicina ± ceftriaxona	
De 19 a 59 anos	1. *S. pneumoniae* 2. *N. meningitides* 3. *H. influenzae* tipo b	Ampicilina + vancomicina ± ceftriaxona	
60 anos ou mais	1. *S. pneumoniae* 2. *L. monocytogenes* 3. Estreptococo do grupo B	Ampicilina + vancomicina + ceftriaxona (ou cefotaxima)	*Listeria* é mais comum

(Cortesia de: Centers for Disease Control and Prevention, 2003.)

listeriose. O uso de **aciclovir deve ser iniciado se houver possibilidade de infecção por HSV**, e o tratamento quádruplo antituberculose (anti-TB), se houver suspeita de meningite tuberculosa. A administração de **glicocorticoides** para reduzir a inflamação no sistema nervoso central (SNC) é controversa. Um estudo em adultos mostrou diminuição da mortalidade em pacientes com meningite causada por *S. pneumoniae* tratados com glicocorticoides. Além disso, há dados mais significativos que comprovam o benefício do uso de esteroides em casos de meningite causada por *H. influenzae* e *S. pneumoniae* em crianças. Há também alguma evidência do benefício dos esteroides em casos de meningite tuberculosa grave.

A prevenção à meningite pode ser feita por **vacinas e por quimioprofilaxia dos contatos próximos**. **A vacinação específica está disponível para *H. influenzae* tipo B e algumas cepas de *S. pneumoniae*** e atualmente é feita em **crianças**. A **vacinação contra meningococo** é recomendada em pessoas que vivem em dormitórios, como estudantes universitários e recrutas militares, mas não na população em geral. A **rifampicina duas vezes ao dia durante dois dias** ou uma dose única de ciprofloxacina são recomendadas para **familiares e contatos próximos** em caso de **meningococcemia** ou **meningite meningocócica**.

QUESTÕES DE COMPREENSÃO

29.1 Indivíduo de 18 anos que está há uma semana com febre, cefaleia, confusão crescente e letargia vai à emergência. O exame físico é normal, sem sinais neurológicos focais. A TC do crânio é negativa. A punção lombar mostra contagem de leucócitos 250/mm^3, com 78% de linfócitos e 500 eritrócitos/mm^3 no tubo 1 e 630/mm^3 no tubo 2. Nenhum microrganismo é visto na coloração de Gram. Qual dos seguintes é o próximo passo mais adequado?
   A. Administração de ceftriaxona, aciclovir e vancomicina intravenosos.
   B. Administração de fluconazol intravenoso.
   C. Administração de azitromicina intravenosa.
   D. Observação cuidadosa sem uso de antibiótico.

29.2 Homem de 55 anos que por longo período fez abuso de álcool tem confusão progressiva e estupor há três semanas. Ao ser examinado, está afebril, mas tem paralisia do sexto nervo craniano direito e tremores das extremidades. O LCS tem 250 leucócitos/mm^3, com 68% de linfócitos. A concentração de hemácias é de 300/mm^3. Os níveis de proteína são altos, e a relação glicose no LCS:glicose sérica é muito baixa. Ele foi tratado inicialmente com ceftriaxona, vancomicina e aciclovir. A reação com derivado proteico purificado (PPD) na admissão é positiva, e as culturas bacterianas são negativas em 48 horas. Qual dos seguintes exames ajudaria na confirmação do diagnóstico?
   A. Coloração de Gram no esfregaço da garganta.
   B. TC de crânio com contraste.
   C. RM de crânio.
   D. Repetição da punção lombar depois de 48 horas de tratamento.
   E. PCR para vírus herpes simples.

29.3 Homem de 65 anos com câncer de colo, em fase de quimioterapia, tem febre e cefaleia há três dias. A punção lombar é feita, e a coloração de Gram mostra bacilos gram-positivos. Qual dos seguintes tratamentos tem maior probabilidade de agir contra o microrganismo?
   A. Vancomicina.
   B. Metronidazol.
   C. Ampicilina.
   D. Gentamicina.
   E. Ceftriaxona.

RESPOSTAS

29.1 **A.** Esse jovem provavelmente tem meningite viral dada a modesta pleocitose no LCS, com predominância de linfócitos. A contagem de eritrócitos pode indicar HSV, de modo que deve ser administrado aciclovir até que possam ser feitos exames mais específicos. No entanto, uma vez que a meningite bacteriana não pode ser excluída com base somente na análise do LCS, deve ser feito tratamento antibiótico empírico até que sejam conhecidos os resultados das culturas, o que acontece geralmente em 48 horas.

29.2 **D.** O diagnóstico de meningite tuberculosa é extremamente difícil, e o índice de suspeição deve ser alto em indivíduos suscetíveis. Certos achados clínicos, como paralisia de nervos, e alguns achados no LCS, como glicose muito baixa e altos níveis de proteínas com contagem razoavelmente baixa de leucócitos, são altamente sugestivos, mas não diagnósticos. A mortalidade é alta e está relacionada com o atraso no tratamento. O único exame definitivo é a cultura de bacilo álcool-ácido-resistente (BAAR), mas ela pode levar de 6 a 8 semanas para se desenvolver. A PCR para *Mycobacterium tuberculosis* é diagnóstica se for positiva; no entanto, a sensibilidade é baixa, por isso o teste negativo não exclui a doença. Achados como PPD positivo ou contagens celulares e níveis de proteínas no LCS que não mudam com tratamentos antimicrobianos e antivirais convencionais também podem sugerir o diagnóstico. Glicose baixa no LCS é um marcador de meningite tuberculosa – a baixa de glicose em 48 horas é altamente sugestiva de tuberculose. TC e RM podem mostrar meningite basilar na tuberculose, mas o achado não é específico.

29.3 **C.** *Listeria monocytogenes* é um bacilo gram-positivo e causa cerca de 10% de todos os casos de meningite. É mais comum nos idosos e em outros pacientes com imunidade celular diminuída, como é o caso de pacientes em quimioterapia. Também é bastante comum em recém-nascidos. Ele não é sensível a cefalosporinas, e o tratamento específico com ampicilina deve ser instituído se a suspeita dessa etiologia for alta.

DICAS CLÍNICAS

▶ Em geral, a punção lombar não deve ser adiada em paciente com suspeita de meningite. No entanto, se ela for contraindicada ou impossível por causa de instabilidade hemodinâmica ou outras instabilidades, o tratamento empírico deve ser iniciado imediatamente após a coleta de sangue para a hemocultura.

▶ A obtenção da imagem de TC do cérebro antes da punção lombar é desnecessária na maioria dos casos, mas deve ser considerada diante do risco elevado de herniação cerebral. Esses achados incluem novos episódios de convulsão, sinais suspeitos de lesão espaçosa (como **papiledema e sinais neurológicos focais**) e comprometimento de moderado a grave da consciência.

▶ A causa mais comum de meningite bacteriana em adultos é *S. pneumoniae*, seguido por *N. meningitidis*. A meningite por *Listeria monocytogenes* ocorre em recém-nascidos e em pacientes mais velhos ou imunocomprometidos.

▶ Os pacientes que realizaram procedimentos neurocirúrgicos ou com traumatismo craniano têm risco de meningite estafilocócica.

▶ O LCS hemorrágico com evidência de envolvimento do lobo temporal no exame de imagem ou no EEG sugere encefalite por HSV, para a qual o tratamento ideal é o aciclovir.

REFERÊNCIAS

Hasbrun R, Abrahams J, Jekel J, Quagliarello VJ. Computed tomography of the head before lumbar puncture in adults with suspected meningitis. *N Engl J Med.* 2001;345:1727-1733.

Pollard AJ. Meningococcal infections. In: Longo DL, Fauci AS, Kasper DL, et al., eds., *Harrison's Principles of Internal Medicine.* 18th ed. New York, NY: McGraw-Hill; 2012: 1211-1219.

Roos KL, Tyler KL. Meningitis, encephalitis, brain abscess, and empyema. In: Longo DL, Fauci AS, Kasper DL, et al., eds. *Harrison's Principles of Internal Medicine.* 18th ed. New York, NY: McGraw-Hill; 2012:3410-3434.

Thomas KE, Hasbun R, Jekel J, et al. The diagnostic accuracy of Kernig's sign, Brudzinski's sign, and nuchal rigidity in adults with suspected meningitis. *Clin Infect Dis.* 2002;35:46-52.

Van de Beek D, de Gans J, Spanjaard L, et al. Clinical features and prognostic factors in adults with bacterial meningitis. *N Engl J Med.* 2004;351:1849-1859.

CASO 30

Homem com 28 anos vai à emergência queixando-se de ter febre com calafrios e tremores há seis dias. Nos últimos dois dias também teve tosse produtiva com escarro esverdeado, e às vezes também com raias de sangue. Não refere dispneia, mas algumas vezes apresenta dor torácica à inspiração profunda. Não apresenta cefaleia, dor abdominal, sintomas urinários, vômitos ou diarreia, nem história médica significativa. O paciente fuma cigarro e maconha regularmente, bebe várias cervejas por dia, mas nega uso de drogas intravenosas.

Ao exame, a temperatura é de 39,1°C, a frequência cardíaca é de 109 bpm, a pressão arterial é de 128/76 mmHg, e a frequência respiratória é de 23 mpm. Está alerta e falante. Não possui lesões orais, e o fundo de olho é normal. As veias jugulares mostram ondas V proeminentes, e está taquicárdico, porém com ritmo regular e com sopro holossistólico rude na borda esternal esquerda baixa, que aumenta com a inspiração. O exame do tórax revela estertores inspiratórios bilateralmente. Em ambos os antebraços, há linhas de induração e de hiperpigmentação e alguns nódulos pequenos sobre as veias superficiais, mas sem eritema, calor ou dor.

Os exames laboratoriais mostram contagem de leucócitos em 17.500/mm^3, com 84% de leucócitos polimorfonucleares (PMNs), 7% de bastonetes, 9% de linfócitos, concentração de hemoglobina de 14 g/dL, hematócrito de 42% e contagem de plaquetas de 189.000/mm^3. As provas de função hepática e o exame de urina estão normais. O raio X de tórax mostra múltiplos nódulos periféricos maldefinidos, alguns com cavitação.

- Qual é o diagnóstico mais provável?
- Qual deve ser o próximo passo?

RESPOSTAS PARA O CASO 30
Endocardite (tricúspide)/embolia pulmonar séptica

Resumo: Homem de 28 anos queixa-se de calafrios, tremores e febre. Também tem tosse produtiva e nega uso de drogas intravenosas. Sua temperatura é de 39,1°C, a frequência cardíaca é de 109 bpm, e há um sopro holossistólico, na borda inferior esquerda do esterno, que aumenta com a inspiração. Ele tem linhas de induração em ambos os antebraços, e o raio X de tórax mostra múltiplos nódulos mal definidos.

- **Diagnóstico mais provável:** Endocardite infecciosa envolvendo a válvula tricúspide e provável embolia pulmonar séptica.
- **Próximo passo:** Obter hemoculturas seriadas e instituir o tratamento com antibioticoterapia empírica de amplo espectro.

ANÁLISE
Objetivos

1. Conhecer as diferenças dos quadros clínicos das endocardites aguda e subaguda e do lado esquerdo *versus* do lado direito.
2. Saber quais são os microrganismos que mais comumente causam endocardite, incluindo a endocardite com "cultura negativa".
3. Conhecer a abordagem terapêutica e diagnóstica da endocardite infecciosa, incluindo as indicações de troca de válvula.
4. Conhecer as complicações da endocardite.

Considerações

Embora esse paciente tenha negado uso de drogas parenterais, as marcas nos antebraços são muito suspeitas de abuso de drogas intravenosas. Ele apresenta febre e sopro típico de insuficiência tricúspide, e o raio X de tórax é sugestivo de embolia pulmonar séptica. Hemoculturas seriadas, preferencialmente obtidas antes do início dos antibióticos, são essenciais para o estabelecimento do diagnóstico de endocardite infecciosa. A rapidez do início dos antibióticos depende do quadro clínico: um paciente séptico e criticamente enfermo necessita de antibióticos imediatamente; já um paciente com quadro subagudo pode esperar muitas horas enquanto as culturas são obtidas.

ABORDAGEM À
Suspeita de endocardite

DEFINIÇÕES

ENDOCARDITE INFECCIOSA: Um processo microbiano no endocárdio, geralmente envolvendo as válvulas cardíacas.

LESÕES DE JANEWAY: Máculas hemorrágicas indolores nas palmas e solas consistentes com endocardite infecciosa.

NÓDULOS DE OSLER: Lesões **dolorosas**, palpáveis e eritematosas, envolvendo mais frequentemente os coxins dos dedos das mãos e dos pés. Representam lesões **vasculíticas** causadas por **imunocomplexos**.

MANCHAS DE ROTH: Lesões retinianas hemorrágicas com centro branco, causadas por endocardite infecciosa; também são consideradas uma vasculite mediada por imunocomplexos.

ABORDAGEM CLÍNICA

O quadro clínico depende das válvulas envolvidas (lado esquerdo *versus* lado direito) e da virulência do microrganismo. Espécies altamente virulentas, como *Staphylococcus aureus*, produzem infecção aguda, e microrganismos menos virulentos, como os estreptococos do grupo *viridans*, tendem a produzir doença subaguda, que pode evoluir em questão de semanas. **A febre está presente em 95% de todos os casos**. Na **endocardite aguda**, os pacientes costumam ter febre alta, insuficiência valvular aguda e fenômenos embólicos (p. ex., nas extremidades ou no cérebro, causando acidente vascular encefálico [AVE]). A **endocardite subaguda** está mais frequentemente associada a sintomas gerais como anorexia, perda de peso, sudorese noturna e achados atribuíveis à deposição de imunocomplexos e à vasculite, os quais incluem petéquias, esplenomegalia, glomerulonefrite, **nódulos de Osler, lesões de Janeway e manchas de Roth**. Essas lesões periféricas clássicas, frequentemente discutidas, na verdade são vistas em apenas 20 a 25% dos casos. Também é possível encontrar **hemorragias subungueais**, localizadas embaixo das unhas, porém esse achado é bastante inespecífico.

A **endocardite do lado direito** geralmente envolve a valva **tricúspide**, causando embolia **pulmonar**, em vez de envolver a circulação sistêmica. Os pacientes apresentam dor torácica pleurítica, expectoração purulenta ou hemoptise, e as radiografias podem mostrar lesões nodulares periféricas múltiplas, geralmente com cavitação. O sopro da insuficiência tricúspide pode não estar presente, especialmente no início da doença.

Em todos os casos de endocardite, o achado crítico é a bacteremia, em geral sustentada. O evento inicial é uma bacteremia transitória, que pode ser resultado de lesão mucosa, como no caso de extração dentária, ou de complicação do uso de cateteres intravasculares. As bactérias então são capazes de semear o endotélio vascular. Válvulas anormais ou próteses valvulares formam vegetações compostas de plaquetas e de fibrina, consistindo em sítios relativamente avasculares nos quais as bactérias podem crescer protegidas do ataque imune.

Hemoculturas seriadas são o passo mais importante para o diagnóstico de endocardite. Os pacientes **gravemente** doentes devem ter **três hemoculturas** obtidas em um período de **2 a 3 horas** antes de iniciar antibioticoterapia. Na **doença subaguda, três hemoculturas em um período de 24 horas** aumentam o rendimento do método diagnóstico. Se os pacientes estiverem em estado crítico ou hemodinamicamente instáveis, não deve haver atraso no início do tratamento, e as culturas são coletadas na apresentação, mesmo enquanto são administrados antibióticos de amplo espectro. Em geral não é difícil o isolamento do microrganismo infectante, porque a principal característica da endocardite infecciosa é a bacteremia sustentada e, assim, todas as hemoculturas costumam ser positivas. O Quadro 30.1 relaciona os microrganismos típicos, a frequência da infecção e as condições associadas.

A **endocardite com cultura negativa**, uma situação incomum na qual não há crescimento nas culturas, costuma resultar de tratamento **antibiótico** prévio, infecção **fúngica** (fungos que não são espécies de *Candida* geralmente exigem meios especiais de cultura) ou microrganismos **fastidiosos**. Esses podem incluir *Abiotrophia* spp., *Bartonella* spp., *Coxiella burnetii*, *Legionella* spp., *Chlamydia* e os **microrganismos HACEK** (*Haemophilus aphrophilus/paraphrophilus, Actinobacillus actinomycetamcomitans, Cardiobacterium hominis, Eikenella corrodens, Kingella kingae*). As características clínicas, as hemoculturas e a ecocardiografia são usadas para diagnóstico de casos de endocardite usando os **critérios de Duke**, altamente sensíveis e específicos. Deve-se notar que o método de escolha na avaliação das vegetações é a

Quadro 30.1 • Microrganismos causadores de endocardite

Microrganismo	Frequência	Condições associadas
Staphylococcus aureus	30-40% das infecções em válvulas nativas	Cateter intravascular, usuários de substâncias intravenosas (endocardite de válvula tricúspide)
Staphylococcus coagulase-negativos	30-35% das infecções iniciais em prótese valvar	Neonatos, prótese valvar
Streptococcus viridans	40-60% das infecções em válvulas nativas	Flora oral, depois de cirurgia dentária
Enterococcus	15%, geralmente em pacientes mais velhos	Doença prévia ou instrumentação do trato geniturinário
S. bovis	5-10%	Pacientes mais velhos, frequentemente com lesão subjacente de mucosa gastrintestinal (GI); por exemplo, adenoma ou tumor maligno
Espécies de *Candida*	5-10%	Cateteres intravasculares, uso de substância intravenosa

ecocardiografia transesofágica (ETE) e não a ecocardiografia transtorácica (ETT). A endocardite é definitivamente diagnosticada se o paciente satisfizer dois critérios maiores, ou um maior e três menores, ou cinco menores (Quadro 30.2).

Uma complicação grave da endocardite é a **insuficiência cardíaca congestiva**, normalmente consequência de **lesão valvular causada por infecção**. Outras possíveis complicações cardíacas são abscesso intracardíaco e distúrbios de condução causados pelo envolvimento septal pela infecção. A embolia arterial sistêmica pode levar a infarto ou a abscesso esplênico e renal. Vegetações podem embolizar para a circulação coronariana, causando infarto agudo do miocárdio, ou embolizar para a circulação cerebral, causando infarto cerebral. A **síndrome de AVE** em paciente **febril** sempre deve sugerir a possibilidade de **endocardite**. A infecção dos *vasa vasorum* pode enfraquecer as paredes das principais artérias e produzir aneurismas micóticos, que podem ocorrer em qualquer lugar, mas são mais comuns na circulação cerebral, nos seios de Valsalva e na aorta abdominal. Os aneurismas podem vazar ou romper, produzindo hemorragia intracraniana súbita fatal e outras hemorragias.

O tratamento antibiótico geralmente é iniciado no hospital, mas por causa da natureza prolongada do tratamento, quase sempre é completado no ambulatório, quando o paciente estiver clinicamente estável, **durante geralmente de 4 a 6 semanas**. Se o microrganismo é suscetível, como a **maioria das espécies de estreptococos, a penicilina G** é o agente de escolha. Para *S. aureus*, a **nafcilina** é o fármaco mais adequado, sendo frequentemente usado em combinação com a **gentamicina** para, por sinergismo, auxiliar na resolução da bacteremia. O tratamento em usuários de drogas intravenosas deve ser dirigido contra *S. aureus*. A **vancomicina** é usada quando estão presentes *S. aureus* **resistentes à meticilina ou estafilococos coagulase-negativos. A ceftriaxona é o tratamento habitual para o grupo HACEK de microrganismos**. Decidir qual o tratamento ideal nos casos de endocardite com culturas negativas pode ser desafiador e depende da situação clínica.

Quadro 30.2 • Critérios de Duke para diagnóstico de endocardite

Critérios maiores
- Isolamento de microrganismo típico (*S. viridans*, *S. aureus*, *Enterococcus*, *S. bovis* ou um dos microrganismos HACEK) de duas hemoculturas separadas ou de hemoculturas persistentemente positivas com outros microrganismos
- Evidência de envolvimento endocárdico: evidência ecocardiográfica de endocardite, por exemplo, massa intracardíaca oscilante, ou de insuficiência valvular nova

Critérios menores
- Lesão valvular predisponente ou uso de substância intravenosa
- Febre > 38°C
- Fenômeno vascular: embolia arterial ou pulmonar séptica, aneurisma micótico, lesões de Janeway
- Fenômeno imunológico: glomerulonefrite, nódulos de Osler, manchas de Roth, fator reumatoide positivo
- Hemoculturas positivas que não preenchem os critérios maiores

O Quadro 30.3 resume as indicações comumente reconhecidas para intervenção cirúrgica: excisão e troca da válvula.

Os pacientes com alto risco para o desenvolvimento de endocardite infecciosa beneficiam-se de profilaxia antibiótica antes de procedimentos dentários. As diretrizes clínicas mais recentes (2008) da American Heart Association especificam os seguintes casos:

- Válvulas cardíacas artificiais
- Endocardite infecciosa prévia
- Cardiopatia congênita (cardiopatia congênita cianótica não corrigida, incluindo condutos e *shunts* paliativos)
- Cardiopatia congênita completamente corrigida com dispositivos ou materiais protéticos durante os primeiros seis meses pós-operatórios
- Cardiopatia congênita corrigida com defeitos residuais no local ou adjacente ao local de um enxerto ou prótese
- Regurgitação valvular causada por válvula estruturalmente anormal em receptores de transplante cardíaco

A amoxicilina é o fármaco de escolha para a profilaxia, a menos que o paciente seja alérgico à penicilina ou não seja capaz de tomar medicações por via oral. As alternativas para uso nessas situações incluem ampicilina, cefalosporinas e clindamicina.

Quadro 30.3 • Indicações de tratamento cirúrgico de endocardite

Insuficiência cardíaca intratável causada por disfunção valvular; mais do que um episódio de embolia sistêmica grave; ou vegetação grande (> 10 mm) com alto risco de embolia
Infecção incontrolável, por exemplo, culturas positivas depois de sete dias de tratamento
Ausência de tratamento antimicrobiano eficaz (p. ex., endocardite fúngica)
Maioria dos casos de endocardite em válvula artificial, especialmente por *S. aureus*
Complicações supurativas locais, como abscesso miocárdico

QUESTÕES DE COMPREENSÃO

30.1 Homem de 68 anos é hospitalizado com endocardite por *S. bovis* da valva mitral e recupera-se completamente com o tratamento adequado. Qual é o próximo passo mais importante?

   A. Boa higiene dental e adaptação adequada da dentadura para evitar reinfecção das válvulas cardíacas lesadas pela flora oral.
   B. Repetir a ecocardiografia em seis semanas para assegurar-se de que as vegetações melhoraram.
   C. Colonoscopia para rastreamento de lesões mucosas.
   D. Troca de valva mitral para evitar embolia sistêmica, como infarto cerebral.

30.2 Usuário de drogas intravenosas de 24 anos é internado por estar há quatro semanas com febre. Ele tem três hemoculturas positivas com espécies de *Candida* e subitamente apresenta um artelho frio e cianótico. Qual é o próximo passo adequado?
   A. Repetir a ecocardiografia para verificar se vegetações aórticas grandes anteriormente vistas possam ter sofrido embolização.
   B. Verificar a necessidade de cirurgia cardiovascular para troca de válvula aórtica.
   C. Realizar angiografia aórtica para pesquisa de aneurisma micótico, que pode ser embolizante.
   D. Mudar de fluconazol para anfotericina B.
30.3 Em qual das seguintes condições, o paciente necessita de profilaxia antibiótica antes de cirurgia dentária?
   A. Defeito do septo atrial.
   B. Prolapso da valva mitral sem insuficiência mitral.
   C. Cirurgia prévia de *bypass* em artéria coronária.
   D. Endocardite infecciosa prévia.

RESPOSTAS

30.1 **C.** A colonoscopia é necessária porque um número significativo de pacientes com endocardite por *S. bovis* tem câncer de colo ou pólipo pré-maligno, que leva à semeadura da válvula por flora GI. As válvulas cardíacas lesadas por endocardite são mais suscetíveis à infecção, de modo que boa higiene dentária é importante, mas, nesse caso, o microrganismo veio do trato intestinal, não da boca, e a possibilidade de tumor maligno é a abordagem mais importante. A ecocardiografia seriada nada acrescenta à assistência ao paciente depois do tratamento bem-sucedido, porque as vegetações se organizam e persistem por meses ou anos, sem embolia tardia. Troca profilática de válvula não seria indicada, pois a válvula artificial é ainda mais suscetível de reinfecção do que a válvula natural lesada e, na verdade, aumentaria o risco de infarto cerebral ou de outras embolias sistêmicas como consequência da formação de trombo, mesmo que haja anticoagulação adequada.

30.2 **B.** A endocardite fúngica, que ocorre em usuários de drogas intravenosas ou em pacientes imunossuprimidos com cateteres de demora, frequentemente forma grandes vegetações friáveis com alto risco de embolia (quase sempre nas extremidades inferiores) e é muito difícil de ser curada com medicamentos antifúngicos. Geralmente é necessária a troca da válvula. Ecocardiografias repetidas nada acrescentariam à assistência ao paciente porque o diagnóstico clínico de embolia periférica é praticamente certo, por isso o tratamento não seria mudado. O tratamento clínico com qualquer agente antifúngico provavelmente não iria curar essa infecção. Aneurismas micóticos podem ocorrer em qualquer artéria como consequência de endocardite e causar complicações embólicas tardias, mas, nesse caso, a fonte provavelmente é o coração.

30.3 **D.** Superfícies valvulares previamente lesadas por endocardite têm maior risco de reinfecção durante uma bacteremia transitória, que pode ocorrer durante procedimentos dentários ou durante outros procedimentos no trato GI ou geniturinário. Todas as outras lesões mencionadas têm risco desprezível de endocardite – o mesmo da população em geral – e a profilaxia antibiótica não é recomendada pela American Heart Association.

> ### DICAS CLÍNICAS
>
> ▶ O diagnóstico de endocardite infecciosa é estabelecido por critérios clínicos, dos quais os mais importantes são a bacteremia sustentada e a evidência de envolvimento endocárdico, geralmente por ecocardiografia.
> ▶ A endocardite do lado direito pode ser de diagnóstico difícil porque prescinde da embolia sistêmica vista na endocardite do lado esquerdo, e o sopro da insuficiência tricúspide com frequência não é auscultado.
> ▶ A endocardite de válvula natural do lado esquerdo comumente é causada por estreptococos do grupo *viridans*, *S. aureus* e *Enterococcus*. A grande maioria das endocardites do lado direito é causada por *S. aureus*.
> ▶ A troca de válvula geralmente é necessária em caso de infecção persistente, de embolia recidivante e de caso de tratamento clínico ineficaz, por exemplo, em casos de grandes vegetações, como as observadas na endocardite fúngica.
> ▶ A endocardite com cultura negativa geralmente é causada por administração de antibióticos antes da obtenção de hemoculturas, por infecção fúngica e por infecções por microrganismos fastidiosos, como o grupo HACEK.

REFERÊNCIAS

Baddour LM, Wilson WR, Bayer AS, et al. Infective endocarditis: diagnosis, antimicrobial therapy, and management of complications. *Circulation*. 2005;111:3167-3184.

Houpikian P, Raoult D. Blood culture negative endocarditis in a reference center: etiologic diagnosis of 348 cases. *Medicine*. 2005;84:162-173.

Karchmer AW. Infective endocarditis. In: Longo DL, Fauci AS, Kasper DL, et al., eds., *Harrison's Principles of Internal Medicine*. 18th ed. New York, NY: McGraw-Hill; 2012:1052-1063.

Mylonakis E, Calderwood SB. Infective endocarditis in adults. *N Engl J Med*. 2001; 345:1318-1330.

CASO 31

Homem de 62 anos é levado à consulta com história de perda espontânea de 6 kg em três meses. Seu apetite diminuiu, mas ele não relata vômito ou diarreia. Ele adverte que tem alguns sintomas depressivos desde a morte da sua esposa há 1 ano, quando mudou-se de Hong Kong para os Estados Unidos para viver com sua filha. Nega tabagismo. Queixa-se de tosse produtiva com escarro esverdeado há três meses. Não toma medicamentos regularmente. Ao exame, a temperatura é de 38°C, e a frequência respiratória é de 16 mpm. A glândula tireoide está normal e não há linfadenopatia cervical ou supraclavicular. O pulmão apresenta estertores esparsos nos campos médios e sibilos expiratórios fracos à direita. O ritmo cardíaco é regular e não apresenta sopros ou ritmo de galope. O exame abdominal é normal, o toque retal não mostra massas, e as fezes são negativas para sangue oculto. O raio X de tórax é mostrado na Figura 31.1.

▶ Qual é o diagnóstico mais provável?
▶ Qual deve ser o próximo passo?

RESPOSTAS PARA O CASO 31

Tuberculose (pulmonar), lesões cavitárias pulmonares

Resumo: Homem de 62 anos, que veio de Hong Kong, perdeu 6 kg de forma espontânea. Seu apetite diminuiu, mas nega vômito ou diarreia. Durante o exame, tem febre baixa, e há estertores esparsos nos campos médios à esquerda e fracos sibilos à direita. O raio X de tórax mostra lesão cavitária (lobo inferior esquerdo).

- **Diagnóstico mais provável:** Tuberculose (TB) pulmonar.
- **Próximo passo:** Encaminhá-lo para internação de modo que possam ser coletadas amostras seriadas de escarro para identificação do microrganismo, bem como para cultura e teste de sensibilidade, que guiarão o tratamento antimicrobiano.

ANÁLISE

Objetivos

1. Conhecer a evolução e as manifestações clínicas e radiográficas da TB pulmonar primária, reativada e latente.

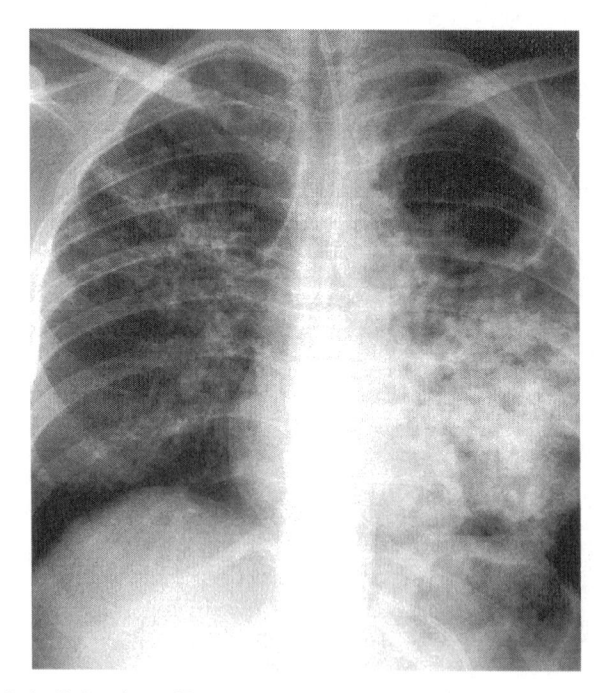

Figura 31.1 Raio X do tórax. (Reproduzida, com permissão, de Fishman AP. *Fishman's Pulmonary Diseases & Disorders.* 3rd ed. New York, NY: McGraw-Hill; 1998:2487.)

2. Compreender os métodos de diagnóstico da TB.
3. Aprender as estratégias de tratamento da TB.
4. Conhecer as manifestações extrapulmonares comuns da TB, incluindo TB pleural, linfonodal, miliar, meníngea, geniturinária, óssea e suprarrenal.

Considerações

Esse senhor asiático idoso tem sintomas sugestivos de TB, como perda de peso e tosse produtiva. O raio X de tórax é essencial no estabelecimento do diagnóstico e, nesse caso, é altamente sugestivo de TB, mas muitas outras doenças podem causar lesões cavitárias pulmonares, incluindo outras infecções ou tumor maligno. Se as amostras de escarro não mostrarem bacilos álcool-ácido resistentes, outros exames, como a broncoscopia, podem ser necessários para excluir tumor maligno.

ABORDAGEM À
Suspeita de tuberculose

DEFINIÇÕES

TUBERCULOSE LATENTE: Infecção assintomática por *Mycobacterium tuberculosis*.
TUBERCULOSE PRIMÁRIA: Desenvolvimento de doença clínica imediatamente após a infecção por *M. tuberculosis*.
REATIVAÇÃO DE TUBERCULOSE: Doença que ocorre quando a TB latente se torna ativa e infecciosa depois de um período de latência, anos após a infecção inicial.

ABORDAGEM CLÍNICA

Tuberculose pulmonar

A TB é uma infecção bacteriana causada pelo bacilo álcool-ácido-resistente (BAAR) *M. tuberculosis* e geralmente é transmitida por disseminação aérea de secreções respiratórias aerossolizadas de pessoas com TB pulmonar. A grande maioria dos casos ocorre em países em desenvolvimento, mas houve ressurgimento nos Estados Unidos em meados da década de 1980 como consequência de vários fatores, incluindo a infecção pelo vírus da imunodeficiência humana (HIV). A doença não tratada pode ter índice de mortalidade de 33% em um ano e de até 50% em cinco anos.

Geralmente observada em crianças, **a TB pulmonar primária com frequência acomete os campos pulmonares médios e inferiores**. As lesões formam-se na periferia, com linfadenopatia hilar e paratraqueal. As lesões granulomatosas são causadas por resposta inflamatória de linfócitos e macrófagos. O centro da lesão pode tornar-se necrótico (necrose caseosa) e liquefeito, formando uma cavidade. As lesões cicatrizadas chamam-se **nódulos de Ghon**. A maioria dos pacientes expostos ao *M. tuberculosis* não manifesta sintomas clínicos, mas tem infecção latente; anos depois, frequentemente durante períodos de estresse ou de imunossupressão, a TB pode reativar-se, tornando-se sintomática. **A reativação da TB** geralmente envolve **os segmentos apicais e posteriores dos lobos superiores**, ou os segmentos superiores dos lobos inferiores dos pulmões. A evolução pode ser rápida (semanas a meses), crônica e lentamente progressiva ("consumptiva") ou com remissão espontânea.

Os sinais e sintomas são inespecíficos e subagudos, incluindo **febre, sudorese noturna, mal-estar, perda de peso e anorexia**. A **tosse geralmente é produtiva**, com escarro purulento e algumas vezes com **raias de sangue**. A lesão pode causar erosão de um vaso, ocasionando hemoptise maciça. O **aneurisma de Rasmussen** é a ruptura de um vaso dilatado em uma cavidade. Os achados físicos podem incluir febre, estertores e roncos (se houver obstrução brônquica parcial), palidez ou baqueteamento digital por hipoxia. Algumas possíveis anormalidades laboratoriais são leucocitose, anemia e hiponatremia secundária à síndrome de secreção inapropriada de hormônio antidiurético (SIADH).

Tuberculose extrapulmonar

Os locais, em ordem decrescente de frequência de ocorrência, são **linfonodos, pleura, trato geniturinário, ossos e articulações, meninges e peritônio**. A linfadenite tuberculosa é comum em pacientes infectados por HIV, em crianças e em mulheres não brancas, sendo, geralmente, uma **adenopatia indolor**. A doença pleural pode ter derrame exsudativo, mas necessita de biópsia pleural para diagnóstico. A meningite tuberculosa normalmente apresenta líquido cerebrospinal com proteína alta, predominância de linfócitos (ou neutrófilos no início da infecção) e glicorraquia baixa. Os **glicocorticoides adjuvantes** podem melhorar a resposta ao tratamento da meningite tuberculosa. A TB geniturinária pode ser assintomática ou apresentar sintomas locais, como disúria, hematúria e polaciúria, sendo caracterizada pelo achado de leucócitos na urina e por culturas negativas – "**piúria estéril**". A TB óssea afeta as articulações que sustentam peso, e a **doença de Pott envolve a coluna vertebral**. A **TB miliar** refere-se à TB disseminada por via hematógena, em que são descritos achados radiográficos ou patológicos de granulomas de 1 a 2 mm que parecem sementes de milho (daí o nome). O envolvimento suprarrenal é comum na TB suprarrenal miliar e pode causar **insuficiência suprarrenal**.

Diagnóstico

O diagnóstico de TB é feito pela combinação da história e do quadro clínico com as colorações para BAAR ou com a cultura de amostra (esfregaço ou biópsia de tecido). Quando há suspeita de **TB pulmonar**, devem ser coletadas **três amostras de escarro no início da manhã** enquanto o paciente estiver no isolamento. O material de biópsia não deve ser colocado em formaldeído. O crescimento das culturas pode levar de 4 a 8 semanas em meio sólido comum, ou de 2 a 3 semanas em meio líquido. Os casos de TB devem ser comunicados ao departamento local de saúde pública.

O teste cutâneo com derivado proteico purificado (PPD), ou teste cutâneo da tuberculina, é útil para rastreamento de infecção latente da TB, mas tem papel limitado no diagnóstico de infecção ativa, porque, nesse contexto, são comuns os resultados falso-negativos. O **PPD** positivo é definido por induração de pelo menos 5 mm após 48 a 72 horas (ver Quadro 31.1).

Os ensaios de liberação de interferon-gama (ELIGs) são ferramentas diagnósticas novas para casos de TB latente. São exames de sangue realizados *in vitro* para avaliar a resposta imune celular ao *M. tuberculosis* e medir a liberação de interferon-gama (IFN-gama) pela célula T após a estimulação com antígenos de TB. Segundo as recomendações do Centers for Disease Control and Prevention (CDC), esses testes podem substituir o teste cutâneo da tuberculina. Os ELIGs são preferidos para pacientes com história de vacinação com *bacilo Calmette-Guérin* (BCG) (não são afetados pelo BCG). Os ELIGs mais comumente utilizados são os ensaios Quantiferon TB Gold e T-SPOT TB.

Tratamento

O provável padrão de resistência do bacilo da TB, de acordo com o país de origem, pode ajudar a guiar o tratamento. Em indivíduos provenientes de regiões com baixa resistência às medicações, o tratamento geralmente começa com um **ciclo de dois meses com quatro fármacos – isoniazida (INH), rifampicina, pirazinamida e etambutol – seguidos de quatro meses de INH e rifampicina. Várias medicações são usadas para evitar resistência.** O tratamento observado diretamente (garantindo que a medicação seja administrada) deve ser feito por todos os pacientes

Quadro 31.1 • Tamanho da reação à tuberculina e diagnóstico da infecção latente da tuberculose

Grupo de risco	Tamanho da reação à tuberculina (mm)
Indivíduos infectados pelo HIV ou pacientes submetidos à terapia imunossupressora	≥ 5
Contato próximo com pacientes com tuberculose	≥ 5
Indivíduos com lesões fibróticas na radiografia torácica	≥ 5
Indivíduos recentemente infectados (≤ 2 anos)	≥ 10
Indivíduos com condições médicas de alto risco	≥ 10
Indivíduos de baixo risco	≥ 15

(Reproduzido, com permissão, de Longo. Harrison's Principles of Internal Medicine. 18th ed. New York: McGraw-Hill, 2012.)

nessa fase. A piridoxina, com frequência, é adicionada ao esquema para prevenir a neuropatia periférica. Resistência às medicações ou efeitos colaterais intoleráveis podem exigir tratamento alternativo. A monitoração de toxicidade inclui **hepatite**, hiperuricemia e trombocitopenia. A falha do tratamento é definida por culturas positivas depois de três meses ou coloração positiva para BAAR depois de cinco meses, devendo-se acrescentar duas ou mais medicações. A **TB latente** deve ser tratada com INH por nove meses, com o objetivo de evitar reativação da TB mais tarde.

QUESTÕES DE COMPREENSÃO

31.1 Mulher paquistanesa de 42 anos está sendo tratada com infliximabe para artrite reumatoide. Depois de seis meses de tratamento, ela desenvolveu febre persistente, perda ponderal e sudorese noturna, levantando a suspeita de TB. Qual das seguintes é a localização mais provável da TB?

A. Base e campo médio do pulmão.
B. Pleura.
C. Região apical do lobo superior do pulmão.
D. Linfonodos cervicais e supraclaviculares.

31.2 Homem de 24 anos com TB pulmonar ativa foi tratado com isoniazida, rifampicina e pirazinamida. Depois de três meses, ele afirma que tem dormência nos pés, sem dor nas costas. Nega tomar outros medicamentos. O próximo passo mais apropriado é:

A. Realizar TC da coluna lombar.
B. Iniciar piridoxina.
C. Continuar os agentes anti-TB e monitorar novos problemas neurológicos.
D. Pesquisar compressão do nervo femoral por adenopatia tuberculosa.

31.3 Mulher de 25 anos vai à clínica porque seu pai, que recentemente emigrou da América do Sul, tem diagnóstico de TB, que está sendo tratada. Ela nega tosse, e seu raio X de tórax está normal. O PPD mostra 10 mm de induração. Sua única medicação é um anticoncepcional oral. Qual dos seguintes é o melhor próximo passo?

A. Isoniazida oral e contracepção com método de barreira.
B. Tratamento combinado, incluindo isoniazida, rifampicina e pirazinamida.
C. Observação.
D. Provocação de tosse para coleta de três amostras de escarro.

31.4 Qual dos seguintes exames é o mais importante para acompanhamento de um paciente tratado com isoniazida e rifampicina para TB?

A. Provas de função renal.
B. Provas de função hepática.
C. Exame com lâmpada de fenda.
D. Amilase e lipase.

RESPOSTAS

31.1 **C.** A reativação de TB (nesse caso, provavelmente desencadeada pelo infliximabe) geralmente envolve a região apical dos pulmões. A TB primária acomete mais comumente os campos médios e inferiores do pulmão. A linfadenite e a infecção pleural são os locais mais comuns de TB extrapulmonar, mas são menos comuns do que a TB pulmonar.

31.2 **B.** A piridoxina (vitamina B_6) é importante na prevenção da neuropatia periférica, que pode complicar o tratamento com isoniazida. Se a dormência fosse causada por doença de Pott, ele deveria ter dor nas costas e outros achados neurológicos, como fraqueza nas pernas.

31.3 **A.** Sendo um contato familiar de paciente com TB ativa, essa mulher está no grupo de risco mais alto: seu teste cutâneo seria interpretado como positivo se a induração fosse maior do que 5 mm. Ela tem TB latente e deve ser tratada para evitar sua reativação futura. Os anticoncepcionais orais podem diminuir os níveis de fármacos, de modo que a contracepção com método de barreira deve ser a melhor opção para ela.

31.4 **B.** A hepatite induzida por fármacos é uma complicação comum de isoniazida e rifampicina e necessita de vigilância periódica. O uso de álcool, hepatopatia prévia e idade avançada são fatores de risco.

DICAS CLÍNICAS

▶ No raio X de tórax em casos de reativação de TB pulmonar, comumente há infiltrados ou nódulos nos segmentos apicais e posteriores dos lobos superiores.
▶ O teste cutâneo com tuberculina não é diagnóstico, mas é um exame de rastreamento útil em contatos potenciais de pessoas infectadas; a resposta de corte do teste positivo depende do nível de risco do paciente. ELIGs como o TB Quantiferon Gold também são úteis para diagnosticar a TB latente.
▶ Os pacientes com teste cutâneo de tuberculina positivo, mas sem sinais clínicos ou radiográficos de doença ativa são considerados com *TB latente* e podem ser tratados com isoniazida para diminuir o risco de reativação da TB durante toda a vida.
▶ Os indivíduos com TB ativa devem ser inicialmente tratados com terapia multifármacos, como isoniazida, rifampicina, pirazinamida e etambutol.
▶ A piridoxina (vitamina B_6) geralmente é acrescentada aos medicamentos anti-TB para evitar neuropatia periférica.

REFERÊNCIAS

Campbell IA, Bah-Sow O. Pulmonary tuberculosis: diagnosis and treatment. *BMJ.* 2006;332:1194-1197.

Jasmer RM, Nahid P, Hopewell PC. Latent tuberculosis infection. *N Engl J Med.* 2002;347:1860-1866.

Mazurek GH, Jereb J. Updated guidelines for using interferon gamma release assays to detect *Mycobacterium tuberculosis* infection—United States, 2010. *MMWR Recomm Rep.* 2010;59(RR-5):1.

Raviglione MC, O'Brian R. Tuberculosis. In: Longo DL, Fauci, AS, Kasper DL, et al, eds., *Harrison's Principles of Internal Medicine.* 18th ed. New York, NY: McGraw-Hill; 2012:1340-1359.

CASO 32

Homem de 42 anos queixa-se de dor torácica e dispneia que pioram progressivamente há dois dias. Há seis semanas, teve diagnóstico de linfoma não Hodgkin com linfadenopatia do mediastino e foi tratado com radioterapia. O tratamento mais recente foi há uma semana. Não tem outra história clínica ou cirúrgica e não toma qualquer medicação. A dor torácica é constante e sem relação com os esforços, mas ele tem falta de ar aos mínimos esforços. Está afebril, a frequência cardíaca é de 115 bpm, com pulso filiforme, a frequência respiratória é de 22 mpm, e a pressão arterial é de 108/86 mmHg. A pressão sistólica cai para 86 mmHg na inspiração. Ele está desconfortável e com sudorese intensa. As veias jugulares estão distendidas até o ângulo da mandíbula e os pulmões estão limpos. Está taquicárdico, as bulhas estão hipofonéticas e não há sopros. A radiografia do tórax é mostrada na Figura 32.1.

▶ Qual é o diagnóstico mais provável?
▶ Qual deve ser o próximo passo no tratamento?

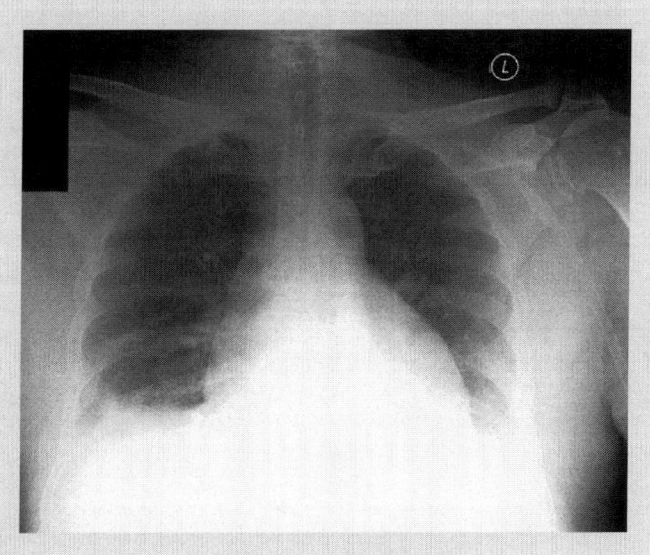

Figura 32.1 Raio X de tórax. (Cortesia do Dr. Jorge Albin.)

RESPOSTAS PARA O CASO 32
Derrame/tamponamento pericárdico causado por tumor maligno

Resumo: Homem de 42 anos com tumor maligno torácico e história de radioterapia no mediastino agora apresenta dor torácica, dispneia, aumento de área cardíaca na radiografia do tórax (que poderia representar cardiomegalia ou derrame pericárdico), distensão de veias jugulares, hipofonese de bulhas e pulso paradoxal.

- **Diagnóstico mais provável:** Derrame pericárdico causando tamponamento cardíaco.
- **Próximo passo:** Pericardiocentese urgente ou drenagem cirúrgica do pericárdio.

ANÁLISE
Objetivos

1. Reconhecer tamponamento pericárdico e saber como verificar pulso paradoxal.
2. Conhecer as características do tamponamento cardíaco, da pericardite constritiva e da miocardiopatia restritiva, bem como as diferenças entre tais doenças.
3. Compreender o tratamento dessas doenças.
4. Saber as complicações cardíacas potenciais dos tumores malignos torácicos e da radioterapia.

Considerações

O paciente descrito, com tumor maligno torácico e história de radioterapia, tem risco de lesões do pericárdio e do miocárdio. A distensão venosa jugular, a hipofonese de bulhas e o pulso paradoxal são sugestivos de tamponamento cardíaco. As principais considerações diagnósticas nesse caso, cada uma com tratamento diferente, são derrame pericárdico com consequente tamponamento cardíaco, pericardite constritiva e miocardiopatia restritiva. Todas essas condições podem impedir o enchimento diastólico e ocasionar comprometimento cardiovascular. É necessária a distinção urgente entre essas doenças porque seus tratamentos são muito diferentes, e suas consequências podem ser imediatamente fatais. Clinicamente a queda da pressão sistólica com a inspiração – pulso paradoxal – sugere tamponamento cardíaco, que é tratado com drenagem do líquido pericárdico.

ABORDAGEM À
Suspeita de tamponamento cardíaco

DEFINIÇÕES

DERRAME PERICÁRDICO: Fluido que preenche o espaço pericárdico, podendo ser causado por infecção, hemorragia ou tumor maligno. Um derrame que se forma rapidamente pode causar comprometimento cardíaco.

TAMPONAMENTO CARDÍACO: Aumento da pressão dentro do espaço pericárdico que é causado por acúmulo de líquido, o qual comprime o coração e impede o enchimento diastólico.

ABORDAGEM CLÍNICA

O **tamponamento cardíaco** refere-se ao aumento da pressão no espaço pericárdico causado por acúmulo de líquido que comprime o coração e impede o enchimento diastólico. Pelo fato de o coração poder somente bombear durante a sístole o que recebe durante a diástole, restrições intensas do enchimento diastólico levam à marcada diminuição no débito cardíaco, o que pode causar colapso cardiovascular e morte. Se o líquido pericárdico acumular-se lentamente, o saco pode dilatar-se e reter até 2.000 mL (produzindo espantosa cardiomegalia no raio X de tórax) antes de causar insuficiência diastólica. Se o acúmulo for rápido, como no hemopericárdio causado por traumatismo ou por cirurgia, 200 mL podem produzir tamponamento. A descrição clássica da **tríade de Beck (hipotensão, aumento de pressão venosa jugular e coração com marcada hipofonese)** é a descrição do **tamponamento agudo** com acúmulo rápido de fluido, como no traumatismo cardíaco ou na ruptura ventricular. Se o acúmulo de fluido for lento, o quadro clínico pode parecer mais com insuficiência cardíaca congestiva, com cardiomegalia no raio X de tórax (sem edema pulmonar), dispneia, aumento de pressão venosa jugular, hepatomegalia e edema periférico. É necessário um alto índice de suspeição, e o tamponamento cardíaco deve ser considerado em qualquer paciente com hipotensão e aumento de pressão venosa jugular.

O **sinal físico mais importante** a ser procurado em caso de suspeita de **tamponamento cardíaco** é o **pulso paradoxal**, que é a **queda na pressão sistólica de mais que 10 mmHg durante a inspiração**. Embora chamada "paradoxal", essa queda na pressão sistólica na realidade não é contrária à variação fisiológica normal com a respiração; é um exagero da pequena queda na pressão sistólica durante a inspiração. Ainda que não seja sinal específico de tamponamento (p. ex., é quase sempre vista em pacientes com distúrbios de pressão intratorácica durante a respiração, como aqueles com doença pulmonar obstrutiva), o pulso paradoxal é razoavelmente sensível para a detecção de tamponamento hemodinamicamente significativo na maioria dos casos. Para testar essa situação, deve-se usar um manguito de pressão manual inflado acima da pressão sistólica, esvaziando-o lentamente até que o primeiro som de Korotkoff seja ouvido durante a expiração e, então, durante ambas as fases da respiração. A diferença entre essas duas leituras de pressão é o pulso paradoxal. Quando é intenso, o pulso paradoxal pode ser detectado por palpação, com diminuição ou desaparecimento do pulso periférico durante a inspiração.

A **pericardite constritiva** é uma complicação de pericardite prévia, aguda ou fibrinosa crônica. A inflamação e o resultante tecido de granulação formam **um saco fibrótico espesso e aderente** que se contrai gradualmente, encapsulando o coração e **impedindo o enchimento diastólico**. No passado, a tuberculose era a causa mais comum desse problema, mas, hoje, é rara nos Estados Unidos. Atualmente, as **causas mais comuns são radioterapia, cirurgia cardíaca** ou qualquer causa de pericardite aguda, como **infecção viral, uremia** e **tumor maligno**. A fisiopatologia da pericardite constritiva é semelhante à do tamponamento cardíaco, com restrição da capacidade de enchimento ventricular durante a diástole por causa do pericárdio espesso e não complacente.

Pelo fato de o processo ser **crônico**, os pacientes com **pericardite constritiva** geralmente não apresentam colapso hemodinâmico agudo, mas sim **fraqueza e fadiga crônicas e lentamente progressivas, além de dispneia de esforço**. Os pacientes comumente têm o que parece ser insuficiência cardíaca direita, isto é, edema crônico de membros inferiores, hepatomegalia e ascite. Assim como os pacientes com tamponamento, esses têm aumento de pressão venosa jugular, mas **geralmente sem pulso paradoxal**. O exame das veias do pescoço mostra aumento da pressão venosa jugular durante a inspiração, chamado *sinal de* **Kussmaul**. Isso é fácil de ser visto porque é o oposto da queda normal na pressão à inspiração. Normalmente, a pressão negativa intratorácica gerada pela inspiração suga sangue para dentro do coração, mas por causa da restrição diastólica intensa, o sangue não pode entrar no átrio e no ventrículo direitos e enche a veia jugular. Há outro sinal característico de pericardite constritiva: a **batida pericárdica**, um som de timbre alto no início da diástole que ocorre logo após o fechamento da válvula aórtica. O raio X de tórax frequentemente mostra cardiomegalia e pericárdio calcificado.

A **miocardiopatia restritiva**, como os diagnósticos anteriores, é primariamente um problema de diminuição do enchimento diastólico, geralmente com preservação da função sistólica. Esse é um problema relativamente incomum no mundo ocidental. As **causas mais comuns são amiloidose**, uma doença infiltrativa do idoso, na qual a proteína fibrilar amiloide anormal é depositada no músculo cardíaco, ou fibrose do miocárdio após radioterapia ou cirurgia cardíaca aberta. Na **África**, a miocardiopatia restritiva é muito mais comum devido a um processo chamado **endomiocardiofibrose**, caracterizado por fibrose do endocárdio e acompanhado de febre e intensa eosinofilia, sendo responsável por até 25% dos casos de morte por doença cardíaca.

Clinicamente pode ser muito difícil a distinção entre miocardiopatia restritiva e pericardite constritiva, e vários critérios ecocardiográficos foram propostos para a tentativa de distinção entre elas. Além disso, a imagem de ressonância magnética (RM) pode ser muito útil para visualização ou exclusão da presença de pericárdio espessado, típico da pericardite constritiva. No entanto, pode ser necessária a obtenção de **biópsia endomiocárdica** para fazer o diagnóstico. A diferenciação entre as duas é essencial, porque a pericardite constritiva é uma doença potencialmente curável, ainda que o tratamento medicamentoso seja pouco eficaz tanto para doenças causadores de pericardite constritiva quanto para a insuficiência cardíaca da miocardiopatia restritiva. O Quadro 32.1 compara as características dessas três condições.

Tratamento

O tratamento do tamponamento cardíaco consiste no alívio da pressão pericárdica por pericardiocentese guiada por ecocardiografia ou drenagem cirúrgica (janela pericárdica). A ressecção do pericárdio é o tratamento definitivo da pericardite constritiva, porém não há tratamento eficaz para a miocardiopatia restritiva.

Quadro 32.1 • Características do tamponamento cardíaco, da pericardite aguda, da miocardiopatia restritiva e da pericardite constritiva

Doença	Fisiopatologia	Características clínicas	Achados no ECG
Tamponamento cardíaco	Aumento da pressão no espaço pericárdico por causa de derrame, impedindo o enchimento diastólico	Pulso paradoxal, hipotensão, aumento da distensão da veia jugular, marcada hipofonese de bulhas cardíacas	Baixa voltagem difusa, alternância elétrica
Pericardite constritiva	Inflamação e tecido de granulação formam um espesso saco aderente e fibrótico, comumente causado por radiação, infecção viral e uremia	Ausência de pulso paradoxal, sinal de Kussmaul, batida pericárdica. Fraqueza crônica e lentamente progressiva, além de dispneia aos esforços	Baixa voltagem
Pericardite aguda	Inflamação aguda do pericárdio parietal e do miocárdio superficial	Dor torácica, febre, atrito pericárdico	Supradesnivelamento do segmento ST, baixa voltagem difusa
Miocardiopatia restritiva	Fibrose, hipertrofia ou infiltração miocárdicas com consequente diminuição do enchimento diastólico	Sem pulso paradoxal ou sinal de Kussmaul; dispneia progressiva aos esforços e edema em membros inferiores	

QUESTÕES DE COMPREENSÃO

32.1 Mulher de 35 anos tem sinal de Kussmaul positivo. Quais das seguintes doenças ela provavelmente tem?
   A. Pericardite constritiva.
   B. Tamponamento cardíaco.
   C. Miocardiopatia dilatada.
   D. Cetoacidose diabética.

32.2 Qual dos seguintes é o achado mais sensível em pacientes com tamponamento cardíaco?
   A. Desaparecimento do pulso radial durante a inspiração.
   B. Queda na pressão sistólica > 10 mmHg durante a inspiração.
   C. Aumento na frequência cardíaca > 20 bpm durante a inspiração.
   D. Hipofonese de bulhas.

32.3 Enquanto se espera a pericardiocentese, qual deve ser o tratamento de suporte imediato em paciente com tamponamento cardíaco?
A. Diurese com furosemida.
B. Fluidos intravenosos.
C. Nitratos para diminuir a congestão venosa.
D. Morfina para alívio da dispneia.

32.4 Qual das seguintes doenças tem maior probabilidade de causar miocardiopatia restritiva?
A. Endomiocardiofibrose.
B. Miocardite viral.
C. Beribéri (deficiência de tiamina).
D. Tireotoxicose.

RESPOSTAS

32.1 **A.** O sinal de Kussmaul, aumento das veias do pescoço durante a inspiração, é visto na pericardite constritiva.

32.2 **B.** O pulso paradoxal é um sinal sensível, embora inespecífico, de tamponamento cardíaco.

32.3 **B.** Os pacientes com tamponamento cardíaco são dependentes da pré-carga, e os diuréticos, os nitratos e a morfina podem causar hipotensão.

32.4 **A.** A endomiocardiofibrose é uma etiologia da miocardiopatia restritiva comum em países em desenvolvimento e está associada com a eosinofilia. As outras doenças mencionadas são causas de miocardiopatia dilatada.

DICAS CLÍNICAS

▶ Aumento da pressão venosa jugular e pulso paradoxal são características de tamponamento cardíaco.
▶ O sinal de Kussmaul e a insuficiência cardíaca direita são características de miocardiopatia constritiva, mas o pulso paradoxal não.
▶ O tamponamento cardíaco exige tratamento urgente por pericardiocentese ou por drenagem cirúrgica do pericárdio.
▶ A pericardite constritiva pode mostrar calcificações do pericárdio no raio X de tórax ou espessamento do pericárdio na ecocardiografia. O tratamento definitivo é a ressecção do pericárdio.
▶ As causas mais frequentes da miocardiopatia restritiva são amiloidose e radioterapia. Não há tratamento eficaz.

REFERÊNCIAS

Bertog SC, Thambidorai SK, Parakh K, et al. Constrictive pericarditis: etiology and cause-specific survival after pericardiectomy. *J Am Coll Cardiol.* 2004;43:1445-1452.

McGregor M. Pulsus paradoxus. *N Engl J Med.* 1979;301:480-482.

Spodick DH. Acute cardiac tamponade. *N Engl J Med.* 2003;349:684-690.

Wynne J, Braunwald E. Cardiomyopathy and myocarditis. In: Longo DL, Fauci AS, Kasper DL, et al., eds., *Harrison's Principles of Internal Medicine.* 18th ed. New York, NY: McGraw-Hill; 2012:1951-1970.

CASO 33

Homem de 23 anos é seu próximo paciente na clínica. Sob a queixa principal, a enfermeira escreveu: "Quer uma avaliação geral". Você entra na sala e cumprimenta um jovem branco, com aparência sadia, que parece nervoso. Ele finalmente admite que está preocupado com uma lesão no pênis. Nega dor ou disúria. Nunca teve doença sexualmente transmissível (DST) e não tem história médica significativa. Está afebril, e no exame nota-se úlcera limpa, rasa, indolor à palpação, de consistência cartilaginosa e sem exsudato ou eritema, localizada no corpo do pênis. Há alguns linfonodos inguinais pequenos e indolores bilateralmente.

▶ Qual é o diagnóstico mais provável?
▶ Qual é o tratamento provável?

RESPOSTAS PARA O CASO 33
Sífilis

Resumo: Homem sadio de 23 anos relutantemente pede avaliação de lesão no pênis. Nunca teve DST nem história médica importante. Está afebril, e no exame físico nota-se úlcera firme indolor no pênis e alguns linfonodos inguinais pequenos e indolores nas regiões inguinais bilateralmente.

- **Diagnóstico mais provável:** Cancro de sífilis primária.
- **Tratamento provável:** Uma única injeção intramuscular de penicilina G benzatina.

ANÁLISE

Objetivos

1. Compreender a patogenia e a evolução da infecção por *Treponema pallidum*.
2. Saber o diagnóstico diferencial de ulceração genital e de DSTs.
3. Aprender o tratamento da sífilis.

Considerações

Esse homem de 23 anos relutantemente revela preocupação com úlcera indolor no pênis. Embora não tenha história de DST, a causa mais comum de úlcera indolor na genitália em jovem imunocompetente é sífilis. As DSTs geralmente andam juntas, e ele deve ser avaliado em relação a outras DSTs, como clamídia e vírus da imunodeficiência humana (HIV). Outras causas de úlceras genitais também devem ser consideradas, incluindo cancroide, vírus herpes (ambas geralmente dolorosas) e lesão cutânea superficial infectada. A adesão ao tratamento e ao acompanhamento é crucial, porque as infecções sifilíticas podem progredir para a forma crônica, que pode levar a aneurisma da aorta e a lesões neurológicas permanentes. Ele também poderia continuar a disseminar a doença a outros, inclusive mulheres em idade fértil, as quais, se infectadas durante a gravidez, poderiam contaminar seus recém-nascidos.

ABORDAGEM À
Suspeita de sífilis

DEFINIÇÕES

SÍFILIS PRIMÁRIA: Lesão inicial da infecção por *Treponema pallidum*, geralmente na forma de úlcera firme e indolor, o cancro.

SÍFILIS SECUNDÁRIA: Disseminação da infecção que se manifesta com exantema maculopapular pruriginoso difuso, o qual classicamente envolve as **palmas das mãos e as solas dos pés**, ou com lesão achatada e úmida chamada **condiloma plano**.

SÍFILIS TERCIÁRIA (TARDIA): Infecção sintomática envolvendo o sistema nervoso central (SNC), sistema cardiovascular ou pele e tecidos subcutâneos (goma).

ABORDAGEM CLÍNICA

A sífilis classicamente é chamada "a grande imitadora" em razão de suas manifestações multiformes. Depois do declínio no número de casos nas décadas anteriores, a incidência de sífilis vem aumentando desde os anos 1980. As consequências na saúde pública podem ser graves, de modo que o reconhecimento e o tratamento correto dessa doença são de grande importância. Nos Estados Unidos, são estimados 70 mil novos casos de sífilis por ano. A maioria ocorre em adultos na faixa dos 20 anos, e a maior parte dos casos é concentrada nos estados do sul. O número de casos atingiu o ponto mais baixo nos anos 1980, mas vem aumentando desde então, especialmente em heterossexuais, mulheres jovens e recém-nascidos. Alguns pesquisadores acreditam que isso possa ser resultado do uso de cocaína, do sexo em troca de drogas e, talvez, do aumento da incidência de infecção por HIV.

A sífilis é causada por uma espiroqueta, o *T. pallidum*, que penetra em pele erodida ou pela mucosa e se dissemina por meio dos linfáticos e da corrente sanguínea, envolvendo quase todos os órgãos. Em 1 semana a 3 meses após a inoculação, geralmente se forma um cancro no local da entrada. Múltiplas úlceras podem formar-se, como nos pacientes infectados por HIV, mas alguns podem não notar a ulceração. O **cancro** da sífilis em geral **não é eritematoso, tem bordas elevadas e base limpa, exibindo uma consistência bastante firme à palpação.** Costuma ser **indolor**, embora possa ser levemente doloroso à palpação. O **cancroide** também pode causar ulceração, que, geralmente é **dolorosa, exsudativa, com bordas irregulares e base necrótica** e sangra facilmente. Os linfonodos também podem supurar no cancroide, ao contrário da sífilis. As úlceras causadas por **infecção por herpes simples normalmente são dolorosas, com vesículas agrupadas sobre uma base eritematosa**, que finalmente ulcera.

Se não for tratada, a sífilis progride para o **estágio secundário**, no qual a doença se dissemina amplamente, e o paciente pode apresentar **um exantema pruriginoso maculopapular difuso, que, em geral, envolve as palmas das mãos e as plantas dos pés**. Os pacientes podem ter também lesões orais, chamadas "placas mucosas", além de sintomas gerais, como febre, mialgia e cefaleia. Outros achados cutâneos típicos incluem **condiloma plano**, uma lesão papilomatosa cinza encontrada nas regiões intertriginosas, e perda de cabelo em placas.

Sem tratamento, a sífilis progride para um estágio quiescente ou latente. Embora possam ocorrer durante esse período, as recidivas dos sintomas de sífilis secundária se tornam menos frequentes ao longo dos anos. Aproximadamente 30% dos pacientes desenvolvem o **estágio tardio da sífilis**, cujos sintomas resultam da destruição de tecidos causada pela infecção crônica. A reação imune contra o microrganismo causa endarterite obliterante proliferativa. Em alguns órgãos, como pele, fígado e ossos, essas lesões são organizadas em **granulomas** com centro amorfo ou coagulado chamados **gomas**. Essas lesões por si só são benignas, mas podem causar disfunção orgânica pela destruição de tecido normal. Na aorta, a endarterite obliterante envolve os *vasa vasorum*, levando à necrose da parede média da artéria. A resultante fraqueza na parede leva à formação de **dilatações aneurismáticas saculares da aorta**.

A **neurossífilis** é outra forma da doença terciária que pode ocorrer depois da doença secundária ou do estágio latente. O microrganismo dissemina-se no SNC, causando uma ampla gama de sintomas neurológicos. No SNC, pode causar vasculite, que leva à isquemia, a AVE e a déficits neurológicos focais. Os pacientes podem ter mudanças de personalidade ou demência, desmielinização do corno posterior da medula com marcha de base ampla e perda da propriocepção (*tabes dorsalis*) ou lesão de nervos cranianos, incluindo o desenvolvimento das pupilas de Argyll Robertson (reflexo de acomodação preservado, porém sem reação à luz). A punção lombar costuma estar indicada para excluir o diagnóstico de neurossífilis quando qualquer paciente com sífilis desenvolver sintomas neurológicos ou oculares, ou se pacientes infectados pelo HIV com sífilis estiverem relativamente imunossuprimidos (CD4 < 350) ou tiverem um título de reagina plasmática rápida (RPR) (> 1:32).

O diagnóstico de sífilis sempre é feito indiretamente, pois o microrganismo ainda não foi cultivado. Testes sorológicos inespecíficos, como RPR e o Venereal Disease Research Laboratory (VDRL), na realidade testes de anticorpos contra os antígenos lipídicos que ocorrem como parte da reação do hospedeiro contra o *T. pallidum*, são razoavelmente sensíveis para detecção da doença. Porém, especialmente em títulos baixos, eles podem ser inespecíficos e resultar em exames falso-positivos. Portanto, o **exame de confirmação** na forma de teste de anticorpo específico contra *T. pallidum*, como o **FTA-ABS (absorção de anticorpo treponêmico fluorescente) ou o MHA-TP (ensaio de micro-hemaglutinação para *Treponema pallidum*)**, é o próximo passo. A **microscopia de campo escuro**, na qual raspados da úlcera são colocados sob lentes de contraste de fase para identificação do microrganismo, é o método clássico de diagnóstico, mas hoje raramente é feito. A biópsia de lesões como as observadas na sífilis secundária com colorações especiais também pode identificar os microrganismos. VDRL ou RPR positivo no líquido cerebrospinal (LCS) na presença de aumento de leucócitos e de proteínas no LCS e, algumas vezes, níveis de glicose baixos podem ser sugestivos de envolvimento do SNC. Exames VDRL com resultados falso-negativos no LCS são comuns, todavia, o diagnóstico costuma ser feito com base clínica.

A **penicilina é o tratamento de escolha na sífilis**. O esquema de tratamento mais eficaz, porém, realmente é desconhecido porque não foram feitos ensaios terapêuticos. As atuais recomendações são tratar a sífilis com base no estágio (Quadro 33.1). Os indivíduos com doença inicial, isto é, com sífilis primária ou secundária, ou aqueles com sífilis latente inicial (infecção com menos de 1 ano) podem ser tratados com uma única injeção intramuscular (IM) de penicilina G benzatina, de longa duração. Em pacientes com doença latente, isto é, sífilis latente com duração desconhecida (supostamente >1 ano), ou com manifestações cardiovasculares ou gomas, o tratamento é feito com três injeções semanais IM de penicilina G benzatina. Notoriamente, o tratamento da neurossífilis é difícil. Os pacientes com doença do

SNC ou concomitantemente infectados com HIV devem receber altas doses de penicilina G intravenosa por 10 a 14 dias ou mais. Todos os pacientes devem ser acompanhados de perto para assegurar que seus títulos caiam ao longo do ano após o tratamento. Mulheres grávidas alérgicas à penicilina devem ser dessensibilizadas e, então, receber penicilina, porque esse é o único tratamento que sabidamente evita infecção congênita.

A infecção pelo *T. pallidum* geralmente resulta em **exame sorológico específico positivo** (FTA-ABS e MHA-TP) durante **toda a vida**, e na infecção adequadamente tratada há queda dos títulos de RPR. **A resposta é considerada normal quando apresenta títulos quatro vezes mais baixos em três meses e título negativo, ou quase negativo, depois de 1 ano.** Resposta abaixo da normal pode significar tratamento inadequado ou sífilis terciária não diagnosticada. Em qualquer paciente com DST, deve ser considerada a hipótese de que possa haver outras DSTs.

A infecção por **clamídia**, a mais comum das DSTs, pode ser assintomática, especialmente em mulheres. Nessas, pode causar cervicite (corrimento vaginal, sangramento pós-coito) e uretrite (disúria ou sintomas de infecção do trato urinário [ITU]). Também pode causar **doença inflamatória pélvica** (DIP) (dor abdominal inferior, corrimento vaginal ou disúria, com febre e sintomas sistêmicos), que pode acarretar infertilidade decorrente da formação de cicatrizes tubárias. Homens sintomáticos, em geral, apresentam uretrite (disúria, corrimento uretral), mas também podem ter epididimite (dor escrotal e febre) ou proctite (dor retal ou diarreia). O diagnóstico normalmente é estabelecido por meio da detecção do antígeno ou com sonda genética a partir da uretra ou da cérvice. O tratamento, em geral, consiste em uma dose única de azitromicina ou um curso de doxiciclina.

A **gonorreia**, causada pelo diplococo gram-negativo *Neisseria gonorrhoeae*, pode causar síndromes clínicas idênticas àquelas produzidas por *Chlamydia* (na

Quadro 33.1 • Tratamento da sífilis com base no estágio

Estágio	Manifestações clínicas	Tratamento
Doença primária	Cancro	Dose única de penicilina intramuscular
Doença secundária, latente inicial (< 1 ano – sem sintomas)	Exantema maculopapular envolvendo as regiões palmares e plantares, condiloma lata	Dose única de penicilina intramuscular
Doença latente tardia (> 1 ano – sem sintomas)	Nenhuma	Três doses de penicilina intramuscular com intervalo de uma semana
Sífilis terciária, neurossífilis	Variadas: demência, déficits neurológicos focais, paralisia de nervos cranianos, gomas, aortite	Penicilina intravenosa por 10 a 14 dias

verdade, até 30% dos pacientes estão infectados por ambos os microrganismos). Contudo, os pacientes tendem menos a ser assintomáticos, especialmente os homens. Também pode causar infecção disseminada caracterizada por febre, poliartrite migratória, tenossinovite de mãos e pés e erupção nas partes distais dos membros. Os pacientes com infecção disseminada requerem internação para tratamento com antibióticos IV, normalmente ceftriaxona. Os pacientes de ambulatório com sintomas geniturinários são tratados com uma única injeção IM de ceftriaxona e geralmente recebem azitromicina ou doxiciclina para tratamento da coinfecção por *Chlamydia*.

O HIV costuma ser assintomático no início da infecção, e o rastreamento deve ser recomendado nas pessoas com comportamento de alto risco ou que têm evidência de outras DSTs.

QUESTÕES DE COMPREENSÃO

33.1 Homem de 25 anos vai ao consultório queixando-se de dor no joelho esquerdo e no hálux direito, a qual iniciou há uma semana e não respondeu a analgésicos adquiridos sem receita. Também se sente febril e dolorido, além de ter disúria e infecção ocular. Há cerca de 1 mês, foi examinado em um ambulatório e recebeu tratamento para sífilis. Ao exame, está afebril, e ambos os olhos estão injetados e muito sensíveis à luz. O joelho esquerdo e a primeira articulação metatarsofalângica (MTF) direita estão edemaciados e dolorosos. Qual é seu diagnóstico?

A. Artrite gotosa.
B. Artrite reativa (síndrome de Reiter).
C. Artrite infecciosa.
D. Artrite reumatoide.
E. Sífilis.

33.2 Como parte de rastreamento normal durante a gravidez, uma G2 P1 (gesta 2, parto 1) de 28 anos apresentou RPR positivo com título 1:64 e MHA-TP também positivo. É alérgica à penicilina, que causa falta de ar e "inchaço na língua". Que tratamento você propõe?

A. Estolato de eritromicina
B. Doxiciclina.
C. Tetraciclina.
D. Penicilina após dessensibilização.
E. Vancomicina.
F. Tratamento depois do parto.

33.3 Homem de 23 anos tem sífilis latente tardia (RPR 1:64) diagnosticada na avaliação após diagnóstico de HIV. Está assintomático, com contagem CD4 de 150 e não se lembra de ter tido lesões e exantema no passado. Antes de começar o tratamento da sífilis com penicilina, ele deve:

A. Ser submetido à punção lombar para exclusão de neurossífilis.

B. Ser submetido à biópsia de pele para confirmação do diagnóstico de sífilis.
C. Fazer exame de ressonância magnética (RM) do crânio e eletrencefalografia (EEG).
D. Fazer teste cutâneo para exclusão de alergia à penicilina.
E. Ter ajustada a medicação anti-HIV para otimizar a contagem de CD4 antes do tratamento da sífilis.

33.4 Mulher de 28 anos tem úlcera indolor na vulva. A cultura para herpes do raspado da úlcera foi negativa, e o título de RPR é negativo. Qual dos seguintes é seu próximo passo?
   A. Tratamento empírico com doxiciclina para *Chlamydia trachomatis*.
   B. Tratamento empírico com aciclovir para herpes simples.
   C. Tratamento empírico com azitromicina para *Haemophilus ducreyi*.
   D. Microscopia de campo escuro.
   E. Biópsia para possível câncer vulvar.

RESPOSTAS

33.1 **B.** A tríade uveíte ou conjuntivite, uretrite e artrite é característica da artrite reativa, ou síndrome de Reiter. Essa doença malcompreendida é supostamente causada por reação imunológica cruzada entre antígenos dos microrganismos e do tecido conectivo do hospedeiro. Os microrganismos comumente envolvidos incluem *C. trachomatis*, que esse paciente pode ter adquirido quando contraiu sífilis e pode não ter sido tratada. A artrite normalmente envolve grandes articulações, sendo progressiva e aditiva. O tratamento da uveíte pode ser difícil; a disúria da uretrite pode ser transitória. Os pacientes com síndrome de Reiter geralmente são HLA-B27 positivos.

33.2 **D.** Essa paciente deve ser dessensibilizada e tratada com penicilina, especialmente porque está grávida e pode transmitir a doença para a criança. Após o tratamento, os títulos devem ser estritamente acompanhados e atingir um nível pelo menos quatro vezes menor do que o inicial. O tratamento da criança após o parto com penicilina IV deve ser considerado.

33.3 **A.** A punção lombar para excluir o diagnóstico de neurossífilis costuma estar indicada quando qualquer paciente com sífilis desenvolve sintomas neurológicos ou oculares, ou quando pacientes infectados por HIV e com sífilis têm CD4 abaixo de 350 ou RPR > 1:32.

33.4 **D.** Cerca de um terço dos pacientes com lesão primária de cancro tem sorologia negativa e necessita de microscopia de campo escuro ou de biópsia com colorações especiais para identificação do espiroqueta, pois o microrganismo é muito pequeno para ser visto em microscopia de luz convencional. O tratamento empírico com penicilina é razoável se a microscopia de campo escuro não for possível. Herpes genital e cancroide produzem úlceras genitais dolorosas, e *Chlamydia* causa cervicite ou uretrite não ulcerosa.

> ### DICAS CLÍNICAS
>
> ▶ O cancro da sífilis geralmente é uma lesão ulcerada limpa e indolor e pode localizar-se em qualquer região onde ocorreu a inoculação.
> ▶ O exantema da sífilis secundária, em geral, envolve as palmas das mãos e as plantas dos pés.
> ▶ Os testes RPR e VDRL são inespecíficos e podem ser falso-positivos em várias condições normais (p. ex., gravidez) e em caso de doenças (p. ex., lúpus eritematoso sistêmico). Os testes específicos para treponemas, como (MH-ATP) e (FTA-ABS), devem ser feitos para confirmação, mas permanecem positivos por toda a vida.
> ▶ A queda no título de RPR pode ser acompanhada para testar a eficácia do tratamento.
> ▶ O envolvimento do SNC somente pode ser excluído pelo exame do líquido cerebrospinal.
> ▶ O tratamento da sífilis é feito com base em seu estágio: sífilis inicial pode ser tratada com uma única injeção intramuscular de penicilina; sífilis latente tardia pode ser tratada com três injeções semanais, e neurossífilis ou sífilis terciária podem ser tratadas com penicilina IV, por 10-14 dias.

REFERÊNCIAS

Centers for Disease Control and Prevention. 2006 Sexually transmitted diseases treatment guidelines. *Morb and Mortal Wkly Rep (MMWR)* 2010;59:1-110.

Lukehaart SA. Syphilis. In: Longo DL, Fauci AS, Kasper DL, et al., eds., *Harrison's Principles of Internal Medicine*. 18th ed. New York, NY: McGraw-Hill; 2012:1380-1388.

Marra CM, Maxwell CL, Smith SL, et al. Cerebrospinal fluid abnormalities in patients with syphilis: association with clinical and laboratory features. *J Infect Dis*. 2004; 189:369-376.

CASO 34

Homem de 58 anos procura o médico em razão de falta de ar: apresentando dispneia leve aos esforços há alguns anos, recentemente notou piora, pois sente falta de ar aos mínimos esforços e dispneia em repouso. Tem dificuldade em deitar-se e, como resultado, passa a noite sentado em uma cadeira tentando dormir. Relata tosse com escarro marrom-amarelado todas as manhãs ao longo do ano. Nega dor torácica, febre, calafrios e edema de membros inferiores. Fuma cerca de dois maços de cigarro por dia desde os 15 anos de idade, mas não bebe álcool. Há poucos meses, o paciente foi a uma clínica de pronto--atendimento para avaliação de seus sintomas, recebendo prescrição de alguns inalatórios, cujos nomes não se lembra; também lhe disseram para procurar um médico para posterior avaliação. Durante o exame físico, a pressão arterial é de 135/85 mmHg, a frequência cardíaca é de 96 bpm, a frequência respiratória é de 28 mpm, e a temperatura é de 36,4°C. O paciente está sentado em uma cadeira, inclinado para frente, com os braços apoiados nos joelhos. Parece desconfortável, com respiração difícil e lábios cianóticos. Ele está usando a musculatura acessória, e o exame do tórax revela sibilos e roncos bilateralmente, mas sem crepitantes. O diâmetro anteroposterior do tórax parece aumentado e há movimentação dos arcos costais inferiores para dentro durante a inspiração. O exame cardiovascular mostra bulhas rítmicas e hipofonéticas, enquanto a pressão venosa jugular está normal. Não há cianose e edema de extremidades nem baqueteamento digital.

- Qual é o diagnóstico mais provável?
- Qual é o melhor próximo exame diagnóstico?
- Qual é o melhor tratamento inicial?

RESPOSTAS PARA O CASO 34
Doença pulmonar obstrutiva crônica (DPOC)

Resumo: Fumante de 58 anos notou piora da dispneia aos mínimos esforços e aparecimento do mesmo sintoma em repouso, com dificuldade para deitar-se. Relata tosse produtiva com escarro marrom-amarelado todas as manhãs ao longo do ano. Está sentado caracteristicamente inclinado para a frente e com os braços apoiados nos joelhos para facilitar o uso da musculatura respiratória acessória. Ele parece ter obstrução das vias aéreas, com sofrimento respiratório, retração da porção inferior do tórax, além de sibilos e roncos bilaterais. A cianose perioral sugere hipoxemia. O diâmetro anteroposterior do tórax parece aumentado, sugerindo hiperinsuflação. O exame cardiovascular mostra bulhas hipofonéticas, mas não há sinais de doença cardíaca significativa.

- **Diagnóstico mais provável:** Doença pulmonar obstrutiva crônica (DPOC) com exacerbação aguda.
- **Próximo passo diagnóstico:** Gasometria arterial para avaliar oxigenação e equilíbrio ácido-base.
- **Melhor tratamento inicial:** Oxigênio por cânula nasal e, logo a seguir, broncodilatadores e esteroides para o componente inflamatório.

ANÁLISE

Objetivos

1. Saber a definição e as etiologias da bronquite crônica, da DPOC e do enfisema.
2. Familiarizar-se com espirometria e alças de fluxo-volume para o diagnóstico de doenças respiratórias obstrutivas e restritivas.
3. Familiarizar-se com o tratamento da DPOC estável e com o manejo de exacerbações agudas, incluindo as indicações para assistência ventilatória.

Considerações

Esse homem de 58 anos, que é fumante há muito tempo, provavelmente tem DPOC. Ele está agora em sofrimento respiratório e tem cianose e sibilância. A questão urgente é o estado respiratório atual. A avaliação clínica rápida é fundamental no caso de o paciente evoluir para insuficiência respiratória, talvez necessitando de intubação e ventilação mecânica. Uma gasometria arterial rapidamente fornecerá informações sobre o estado atual da oxigenação (PaO_2) e da ventilação ($PaCO_2$).

ABORDAGEM À
Doença pulmonar obstrutiva crônica

DEFINIÇÕES

BRONQUITE CRÔNICA: Diagnóstico clínico caracterizado por excesso de secreção de muco brônquico e tosse produtiva por três meses ou mais em pelo menos dois anos consecutivos na ausência de outras doenças que poderiam ser responsáveis por esse sintoma.

DOENÇA PULMONAR OBSTRUTIVA CRÔNICA (DPOC): Obstrução crônica ao fluxo de ar causada por bronquite crônica ou enfisema. Geralmente é progressiva, pode ser acompanhada de hiper-reatividade das vias aéreas e ser parcialmente reversível. Em geral, o volume expiratório forçado no primeiro segundo da expiração (VEF_1) será de menos de 80% do previsto. Alguns autores utilizam um sistema de estadiamento do VEF_1/CVF (capacidade vital forçada), sendo < 0,7 (leve), de 0,3 a 0,5 (moderada) e < 0,3 (grave).

ENFISEMA: Diagnóstico patológico que denota aumento anormal e permanente do espaço aéreo distal aos bronquíolos terminais, com destruição de suas paredes e sem fibrose óbvia.

ESPIROMETRIA: Método de avaliação dos volumes e fluxos de ar para avaliação da função pulmonar.

CAPACIDADE VITAL FORÇADA (CVF): Volume total de ar expirado após uma inspiração completa. A CVF é reduzida em caso de doença pulmonar restritiva. Os pacientes com doença pulmonar obstrutiva costumam ter uma CVF normal.

VEF_1: Volume de ar expirado no primeiro segundo durante esforço expiratório máximo. O VEF_1 é reduzido em caso de doença pulmonar obstrutiva (resistência aumentada na via aérea) e de doença pulmonar restritiva (baixa capacidade vital).

VEF_1/CVF: Porcentagem da capacidade vital que é expirada durante o primeiro segundo de esforço máximo. Está diminuída na doença pulmonar obstrutiva.

DOENÇA PULMONAR RESTRITIVA: Distúrbios pulmonares crônicos caracterizados por baixos volumes pulmonares, causados por alterações no parênquima pulmonar (intrínseca) ou na parede torácica, na pleura ou nos músculos respiratórios (extrínseca). A CVF em geral é reduzida, assim como o VEF_1, mas o VEF_1/CVF é normal. O diagnóstico é feito por meio da verificação de uma capacidade pulmonar total (CPT) reduzida.

ABORDAGEM CLÍNICA

A etiologia mais comum da DPOC é lesão por inalação, especificamente fumo de cigarro. Outra causa importante é a **deficiência de α_1-antitripsina**, que é hereditária. A doença pode tornar-se evidente em torno dos 40 anos e geralmente ocorre sem tosse ou sem história de tabagismo. Está disponível o tratamento com reposição da enzima α_1-antitripsina. Com frequência, os pacientes com DPOC têm piora progressiva da dispneia (primeiro aos esforços, depois com as atividades normais e depois em repouso). O aspecto dos pacientes varia de "congesto azulado", ou *blue bloater,* (bronquite crônica, peso acima do normal, edema, cianose), a "soprador róseo", ou *pink puffer,* (enfisema, magreza, bochechas coradas).

A **gasometria arterial** (GA) frequentemente é normal na fase inicial da doença; no entanto, em casos avançados, há evidência de hipoxemia e de hipercapnia, muitas vezes, acompanhada de acidose respiratória crônica compensada em consequência de retenção de CO_2. Tais pacientes crônicos estáveis podem ter uma PaO_2 próxima de 50 mmHg e uma $PaCO_2$ próxima de 50 mmHg, mas com pH próximo do normal. Durante exacerbações agudas, o aparecimento de hipoxemia ou hipercapnia mais graves, ou de acidose respiratória na GA, pode ser um indício de insuficiência respiratória iminente e necessidade de suporte ventilatório.

A **espirometria** é o exame de função respiratória mais básico, barato e extremamente valioso para diagnóstico das doenças pulmonares (Figura 34.1). Os traçados espirométricos da **expiração forçada** (Figura 34.2) e as **alças de fluxo-volume** (Figura 34.3) ajudam a identificar o tipo de doença pulmonar, se obstrutiva ou restritiva, além do potencial de reversibilidade da obstrução ao fluxo de ar. As **doenças pulmonares restritivas tendem a apresentar volumes pulmonares menores** (diminuição de CPT e CV [capacidade vital]), *enquanto as doenças obstrutivas têm volumes pulmonares maiores* (**CPT normal ou aumentada**)**, com diminuição das taxas de fluxo expiratório** (**redução de VEF_1 para < 80% do esperado e $VEF_1/CVF < 0,7$**)**.** Parâmetros específicos ajudam a classificar o tipo e o grau de disfunção pulmonar (Quadro 34.1). A redução de VEF_1/CVF com mínima resposta aos broncodilatadores é a principal característica da DPOC.

O manejo das exacerbações graves da DPOC focaliza-se simultaneamente no alívio da obstrução das vias aéreas e na correção das anormalidades das trocas ga-

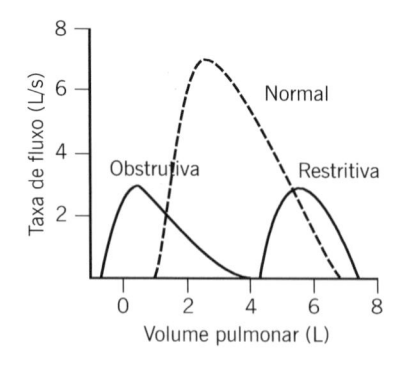

Figura 34.1 Alças de volume de fluxo expiratório: normal e nos casos de doenças pulmonares obstrutivas e restritivas.

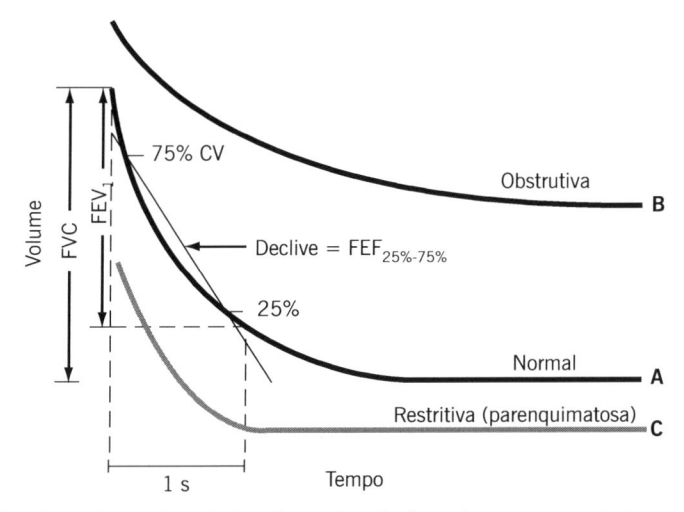

Figura 34.2 Traçado espirométrico da expiração forçada, comparando traçado normal (**A**) com aquele de pacientes com doenças pulmonares obstrutiva (**B**) e restritiva (**C**). O cálculo da CVF, o VEF_1 e do fluxo expiratório forçado (FEF) (25-75%) é mostrado no traçado normal. As curvas estão posicionadas para mostrar os volumes pulmonares iniciais relativos em cada uma dessas condições distintas. Os volumes pulmonares aumentam para a esquerda do eixo horizontal. CV, capacidade vital. (Reproduzida, com permissão, de Braunwald E, Fauci AS, Kasper KL, et al, *Harrison's Principles of Internal Medicine*, 17th ed. New York, NY: McGraw-Hill, 2008:1586.)

sosas que ameaçam a vida. Os broncodilatadores (beta-agonistas e anticolinérgicos) são administrados via nebulizadores portáteis; os glicocorticoides sistêmicos em altas doses aceleram o ritmo de melhora da função pulmonar nesses pacientes, e os antibióticos devem ser usados se houver suspeita de infecção respiratória. A administração controlada de oxigênio com cânula nasal em baixos fluxos ou de oxigênio com máscara de Venturi corrige a hipoxemia sem causar hipercapnia intensa. Deve-se tomar cuidado com os pacientes com insuficiência respiratória crônica cujo *drive* respiratório é dependente de "hipoxemia relativa", pois esses indivíduos podem ter apneia se for administrado oxigênio em excesso.

A ventilação não invasiva com pressão positiva, assim como a pressão positiva contínua nas vias aéreas (CPAP) ou a pressão positiva bifásica nas vias aéreas (BiPAP), é uma alternativa à intubação e à ventilação mecânica no tratamento de pacientes cooperativos na exacerbação aguda de DPOC e na hipercapnia grave. Os **sinais de insuficiência respiratória aguda** incluem **taquipneia** (frequência respiratória > 40 mpm), **incapacidade para falar** – por causa da dispneia –, **uso de musculatura acessória, confusão, inquietude, agitação, letargia, aumento de nível de $PaCO_2$** e extrema **hipoxemia**. A insuficiência respiratória aguda geralmente é tratada com intubação endotraqueal e suporte ventilatório para corrigir as trocas gasosas. As

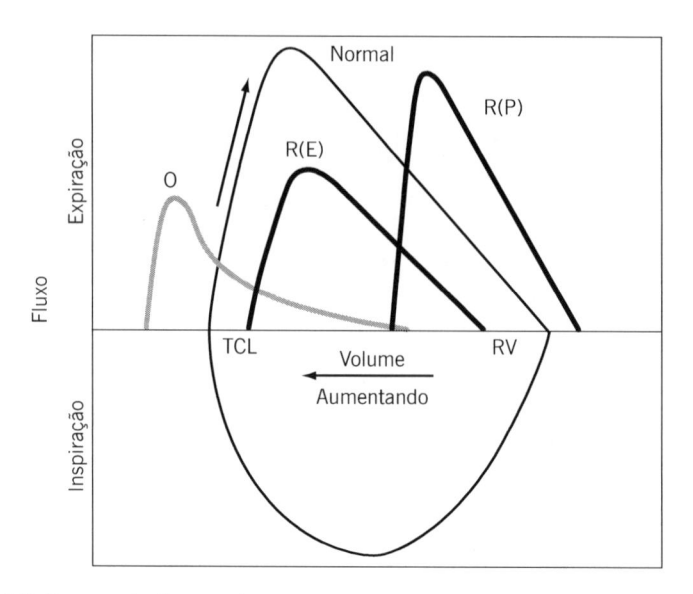

Figura 34.3 Curvas de fluxo-volume mostrando volumes forçados inspiratórios e expiratórios na doença pulmonar: O, doença pulmonar obstrutiva, por exemplo, DPOC; R(P), doença restritiva parenquimatosa, por exemplo, fibrose pulmonar; R(E), doença restritiva extraparenquimatosa, por exemplo, deformidade da parede torácica, com limitação da inspiração e da expiração. Os volumes pulmonares aumentam para a esquerda do eixo horizontal. CPT, capacidade pulmonar total. (Reproduzida, com permissão, de Braunwald E, Fauci AS, Kasper KL, et al, *Harrison's Principles of Internal Medicine*, 17th ed. New York, NY: McGraw-Hill, 2008:1588.)

complicações da ventilação mecânica incluem dificuldade na extubação, pneumonia associada à ventilação mecânica invasiva, pneumotórax e síndrome do desconforto respiratório agudo.

A hipoxemia da DPOC pode, a longo prazo, causar complicações como hipertensão pulmonar, eritrocitose secundária, limitação de atividades físicas e comprometimento da função mental. Para alterar a evolução natural da doença e fornecer alguma redução na mortalidade em pacientes com DPOC que estejam estáveis, as únicas medidas que em estudos demonstraram benefícios são a **cessação do tabagismo, a terapia com oxigênio suplementar para pacientes com hipoxemia crônica e a cirurgia de redução de volume pulmonar** em pacientes selecionados. Os pacientes com hipoxemia de repouso (PaO_2 < 55 mmHg ou SaO_2 <88%) geralmente se beneficiam de oxigenoterapia domiciliar, a qual deve ser utilizada por pelo menos 18 horas/dia. Outras terapias, como broncodilatadores inalatórios (beta-agonistas e/ou anticolinérgicos) ou glicocorticoides inalatórios são usados para alívio sintomático e para tentar reduzir a frequência das exacerbações.

Quadro 34.1 • Características da doença pulmonar obstrutiva *versus* restritiva			
	Doença pulmonar obstrutiva	Doença pulmonar restritiva	
Provas de função pulmonar	Diminuição de VEF_1 < 80% do previsto; relação VEF_1/CVF < 0,7; CPT geralmente normal ou aumentada; capacidade de difusão diminuída	Diminuição de volumes pulmonares: CV e CPT diminuídas (característica diagnóstica); VEF_1/CVF normal	
Exemplos de doenças	Bronquiectasia (fibrose cística)	Extrapulmonares: mecânica respiratória deficiente	Pulmonares: expansão pulmonar deficiente
	Asma Bronquite (crônica)	Poliomielite Miastenia grave Escoliose	Pneumonia SDRA
	Enfisema		Edema pulmonar Fibrose intersticial

SDRA, síndrome do desconforto respiratório agudo; VEF_1, volume expiratório forçado em um segundo; CVF, capacidade vital forçada; CPT, capacidade pulmonar total; CV, capacidade vital.

QUESTÕES DE COMPREENSÃO

34.1 Qual dos seguintes é o achado físico mais provável em paciente com enfisema?
   A. Sibilos expiratórios difusos.
   B. Baqueteamento digital.
   C. Estertores inspiratórios bibasais com aumento de pressão venosa jugular (PVJ).
   D. Estridor inspiratório.
   E. Terceira bulha cardíaca.

34.2 Qual das seguintes alterações um homem de 80 anos com cifoescoliose intensa provavelmente tem?
   A. Aumento da capacidade pulmonar total (CPT).
   B. Diminuição de VEF_1/CVF.
   C. Diminuição da capacidade vital (CV).
   D. Aumento da capacidade vital (CV).
   E. Gasometria arterial com pH de 7,48 e $PaCO_2$ de 32 mmHg.

34.3 Mulher de 56 anos relata história de tabagismo de 60 maços-ano. Ela se queixa de fadiga e dispneia aos mínimos esforços, além de uma tosse produtiva pela manhã. Qual dos seguintes é o achado mais provável nessa paciente?

A. Capacidade normal de difusão pulmonar de monóxido de carbono (DLCO)*.
B. Volume residual (VR) diminuído.
C. VEF_1 normal ou levemente aumentado.
D. VEF_1/CVF diminuída.
E. CVF diminuída.

34.4 Qual das seguintes terapias tem mais chance de beneficiar um paciente com enfisema crônico estável e saturação de oxigênio em repouso de 86%?
A. Tiotrópio inalatório diariamente.
B. Albuterol inalado conforme a necessidade.
C. Prednisona oral diariamente.
D. Oxigênio suplementar usado à noite.
E. Oxigênio suplementar usado diariamente.

RESPOSTAS

34.1 **A.** A DPOC caracteriza-se por obstrução crônica das vias aéreas, com a maior resistência ao fluxo de ar ocorrendo nas vias aéreas de menor calibre do trato respiratório inferior, produzindo sibilância expiratória. O estridor inspiratório ocorreria com obstrução das vias aéreas superiores, geralmente extratorácica. O baqueteamento digital não costuma ser uma característica da DPOC e deve levar à investigação de outras doenças, como carcinoma brônquico. Crepitantes, PVJ elevada e terceira bulha são sinais de insuficiência cardíaca.

34.2 **C.** As deformidades da parede torácica podem levar à hipoventilação crônica com elevação dos níveis de $PaCO_2$, bem como a infecções pulmonares recorrentes. O padrão dos testes de função pulmonar geralmente é aquele restritivo, com diminuição dos volumes pulmonares totais e da capacidade vital, porém VEF_1/CVF normal.

34.3 **D.** Essa paciente provavelmente tem DPOC, com base na história de tabagismo e nos sintomas. Uma diminuição da relação VEF_1/CVF é marco de obstrução de vias aéreas. O VEF_1 diminui nas doenças pulmonares obstrutivas e restritivas. A capacidade de difusão é normalmente reduzida na DPOC e na doença pulmonar restritiva intrínseca. O DLCO indica a adequação da membrana alveolocapilar; o VR é o volume de ar que permanece nos pulmões depois de esforço expiratório máximo e costuma estar aumentado na DPOC por alçaponamento de ar.

34.4 **E.** Para pacientes com hipoxemia crônica, o oxigênio suplementar tem impacto significativo na diminuição do risco de morte, sendo o benefício maior com o uso contínuo em vez de intermitente ou apenas noturno. Broncodilatadores como tiotrópio e albuterol melhoram os sintomas e o VEF_1, mas não têm benefício em relação à mortalidade. O uso crônico de corticosteroides orais deve ser evitado porque gera efeitos colaterais desfavoráveis, como osteoporose, intolerância à glicose e efeitos colaterais gastrintestinais.

---

* N. de R.T. Do inglês *diffusing capacity of the lung for carbon monoxide*.

> ### DICAS CLÍNICAS
>
> ▶ Os pacientes com doença pulmonar obstrutiva têm dificuldade na expiração (redução de VEF_1/CVF), e aqueles com doença pulmonar restritiva têm dificuldade na inspiração (redução da CPT).
> ▶ O ponto fundamental do tratamento das exacerbações de DPOC inclui uso de broncodilatadores, oxigênio e glicocorticoides, bem como de antibióticos quando há suspeita de infecção.
> ▶ O fornecimento controlado de oxigênio, juntamente com ventilação por máscara com pressão positiva bifásica (BiPAP), pode evitar a insuficiência respiratória com necessidade de intubação.
> ▶ A cessação do tabagismo e a oxigenoterapia domiciliar para tratar a hipoxemia crônica são as únicas terapias clínicas que diminuem a mortalidade entre pessoas com DPOC.
> ▶ A característica fundamental da doença pulmonar restritiva é a diminuição das capacidades pulmonares, particularmente da CPT, mas também da CVF.
> ▶ Enquanto o VEF_1 é diminuído em ambas as formas de doença pulmonar, obstrutiva e restritiva, a relação VEF_1/CVF é diminuída nos processos obstrutivos e normal nos processos restritivos.

REFERÊNCIAS

Reilly JJ, Silverman EK, Shapiro SD. Chronic obstructive pulmonary disease. In: Longo DL, Fauci AS, Kasper DL, et al., eds.. *Harrison's Principles of Internal Medicine*. 18th ed. New York, NY: McGraw-Hill; 2012:1380-1388.

Sutherland ER, Chemiak RM. Management of chronic obstructive pulmonary disease. *N Engl J Med*. 2004;350:2689-2697.

Weinberger SE, Rosen IM. Disturbances of respiratory function. In: Longo DL, Fauci AS, Kasper DL, et al., eds., *Harrison's Principles of Internal Medicine*. 18th ed. New York, NY: McGraw-Hill; 2012:1380-1388.

CASO 35

Homem de 37 anos vai ao seu consultório com queixa de tosse, a qual começou há cerca de três meses antes da consulta e ficou gradativamente mais incômoda. Não é produtiva e piora à noite e após exercícios. Ele era sedentário, mas recentemente iniciou um programa de exercícios que inclui corridas. Diz que tem muita dificuldade com os exercícios e sente falta de ar rapidamente e tosse muito. Não teve febre, escarro com sangue nem perda de peso. Nega congestão nasal e cefaleia. Não fuma e não tem história médica significativa. Ao exame físico, a pressão arterial é de 134/78 mmHg, e os pulmões estão limpos bilateralmente, exceto por sibilos expiratórios ocasionais na expiração forçada. O raio X de tórax está normal.

▶ Qual é o diagnóstico mais provável?
▶ Como confirmar o diagnóstico?

RESPOSTAS PARA O CASO 35
Tosse crônica/asma

Resumo: Homem não fumante de 37 anos queixa-se de que há três meses tem tosse não produtiva, a qual piora à noite e com exercícios. Não tem febre ou outros sinais sugestivos de infecção. Ele é normotenso, e os pulmões estão bilateralmente limpos, exceto por sibilos ocasionais na expiração forçada. O raio X de tórax está normal.

- **Diagnóstico mais provável:** Doença reativa de vias aéreas (asma).
- **Confirmação do diagnóstico:** Provas de função pulmonar com estímulo por metacolina, se indicado.

ANÁLISE

Objetivos

1. Conhecer o diagnóstico diferencial de tosse crônica em pacientes adultos.
2. Compreender a abordagem passo a passo para achar a causa da tosse nesses pacientes.
3. Saber como diagnosticar e tratar doença reativa de vias aéreas (asma).

Considerações

Esse é um homem de 37 anos com tosse crônica há mais de oito semanas. Com a história de intolerância aos exercícios, a piora da tosse à noite e os sibilos ocasionais no exame, asma é o diagnóstico mais provável nesse paciente. Um raio X de tórax é importante para avaliação de processos mais graves, como tumor, infecção ou alguma anormalidade do parênquima. Uma história focada deve procurar exposição a irritantes ambientais, medicações como inibidores da enzima conversora de angiotensina (ECA) ou um possível distúrbio subjacente, como gota pós-nasal ou refluxo gastresofágico.

ABORDAGEM À
Tosse crônica

DEFINIÇÕES

TOSSE AGUDA: Duração de menos de três semanas, mais comumente causada por infecções das vias aéreas superiores, mas também por insuficiência cardíaca congestiva, pneumonia e embolia pulmonar.

ASMA: Condição de hiper-reatividade brônquica e hipertrofia da musculatura lisa que causam processo inflamatório crônico das vias aéreas em associação com broncoespasmo disseminado e reversível.

TOSSE CRÔNICA: Duração de 3 a 8 semanas ou mais (a definição varia) que, em fumante, pode ser suspeita de doença pulmonar obstrutiva crônica (DPOC) ou de carcinoma brônquico e, em não fumante com raio X de tórax normal e que não toma inibidor da ECA, pode ser decorrente de gotejamento pós-nasal, doença do refluxo gastresofágico (DRGE) ou asma.

ABORDAGEM CLÍNICA

A tosse crônica é uma queixa comum e é responsável por grande parcela de gastos na assistência à saúde. Fisiologicamente, a tosse executa duas funções principais: (a) proteger o pulmão contra aspiração e (b) eliminar secreções e outros materiais nas vias aéreas mais proximais, que serão expectoradas da árvore traqueobrônquica. Os pacientes com hemoptise, depressão de imunidade, comorbidades, como DPOC ou fibrose cística, infecção atual ou prévia, como tuberculose ou infecção pelo vírus da imunodeficiência humana (HIV), e sintomas significativos, como perda de peso, sudorese noturna e calafrios, estão além do objetivo desta discussão.

A avaliação de tosse crônica começa com história e exame físico detalhados, incluindo tabagismo, lista completa de medicamentos, exposições ambientais e ocupacionais e qualquer história de asma ou de doença pulmonar obstrutiva. Questões específicas relativas a fatores precipitantes, à duração, a características e ao desenvolvimento da tosse também devem ser formuladas. Embora o exame físico e a natureza da tosse raramente identifiquem a causa, o exame meticuloso das orelhas, do nariz, da garganta e dos pulmões pode sugerir um diagnóstico particular. Por exemplo, se a orofaringe tiver aspecto de "calçamento" (hiperplasia linfoide) ou a mucosa nasal estiver eritematosa e congesta, pode haver gotejamento pós-nasal. **Sibilos ao final da expiração sugerem broncoespasmo ativo, e sibilos localizados podem revelar corpo estranho ou tumor broncogênico.**

Em mais de 90% dos casos, o raio X de tórax negativo em indivíduo não fumante e com imunidade normal guia o médico para um dos seguintes três diagnósticos: **gotejamento pós-nasal, asma ou DRGE.** No ambulatório, a base do diagnóstico é a resposta ao tratamento empírico, e múltiplas etiologias são consideradas em termos de tratamento. Frequentemente, o diagnóstico de tosse crônica depende da observação de sucesso na resposta ao tratamento. É importante cessar o uso de inibidor da ECA, quando estiver presente, realizar radiografia de tórax e evitar irritantes. Se persistirem os sintomas, então a gota pós-nasal, a asma e a DRGE devem ser consideradas. O encaminhamento a um pneumologista está recomendado após estarem esgotadas as opções diagnósticas e de tratamento mais comuns. Se a suspeita de carcinoma for alta, deve-se realizar um exame de tomografia computadorizada (TC) de alta resolução do tórax ou uma broncoscopia. O diagnóstico de tosse psicogênica deve ser feito apenas por exclusão. Ver Figura 35.1, que traz um exemplo de algoritmo.

Gotejamento pós-nasal

A síndrome de gotejamento pós-nasal pode ser atribuída à sinusite e aos seguintes tipos de rinite, isoladamente ou combinados: não alérgica, alérgica, pós-infecciosa, va-

```
                    ┌─────────────────┐
              Hx    │  Tosse crônica  │    Inibidor
              EF    └─────────────────┘    de ECA
                   ┌──────────┘     └──────────┐
          ┌────────────────────┐      ┌──────────────────┐
          │ Radiografia de tórax│      │  Suspender ECA   │
          └────────────────────┘      └──────────────────┘
                         ┌──────────────┴──────────────┐
                 ┌────────────────┐           ┌────────────────┐
                 │ Tosse persiste │           │ Tosse desaparece│
                 └────────────────┘           └────────────────┘
```

┌──────────┐   ┌──────────┐
│ Normal │   │ Anormal │
└──────────┘   └──────────┘
                                                     │
                                          Ordenar
                          A anormalidade conforme a
                          pode não estar probabilidade
┌──────────────────┐   relacionada à   diagnóstica
│ Evitar irritativos│   tosse
└──────────────────┘
                                    ┌─────────────────────────────┐
                                    │ Citologia do escarro, TCAR, │
                                    │ EBa modificada, broncoscopia,│
                                    │ estudos cardiológicos   │
                                    └─────────────────────────────┘
                                    ┌──────────────────┐
                                    │ Tratar de acordo │
                                    └──────────────────┘

┌──────────────────┬──────────────────┐   ┌──────────────────┬──────────────────┐
│Tosse desaparece │ Tosse persiste   │   │ Tosse persiste   │ Tosse desaparece │
└──────────────────┴──────────────────┘   └──────────────────┴──────────────────┘

┌───┐
│ Avaliar para as três condições isoladas mais comuns na seguinte   │
│ ordem, ou em combinação: 1. SGPN, 2. Asma, 3. DRGE.   │
└───┘

┌──────────────────┐   ┌──────────────────┐
│ Tosse desaparece │   │ Tosse persiste   │
└──────────────────┘   └──────────────────┘

              ┌─────────────────────┐   ┌─────────────────────┐
              │ Avaliar condições   │   │ Considerar tosse   │
              │ incomuns   │   │ pós-infecciosa   │
              └─────────────────────┘   └─────────────────────┘

┌───┐
│ Citologia do escarro, TCAR, EBa modificada, broncoscopia, estudos cardiológicos│
└───┘

┌──────────────────┐   ┌──────────────────┐
│ Tosse desaparece │   │ Tosse persiste   │
└──────────────────┘   └──────────────────┘

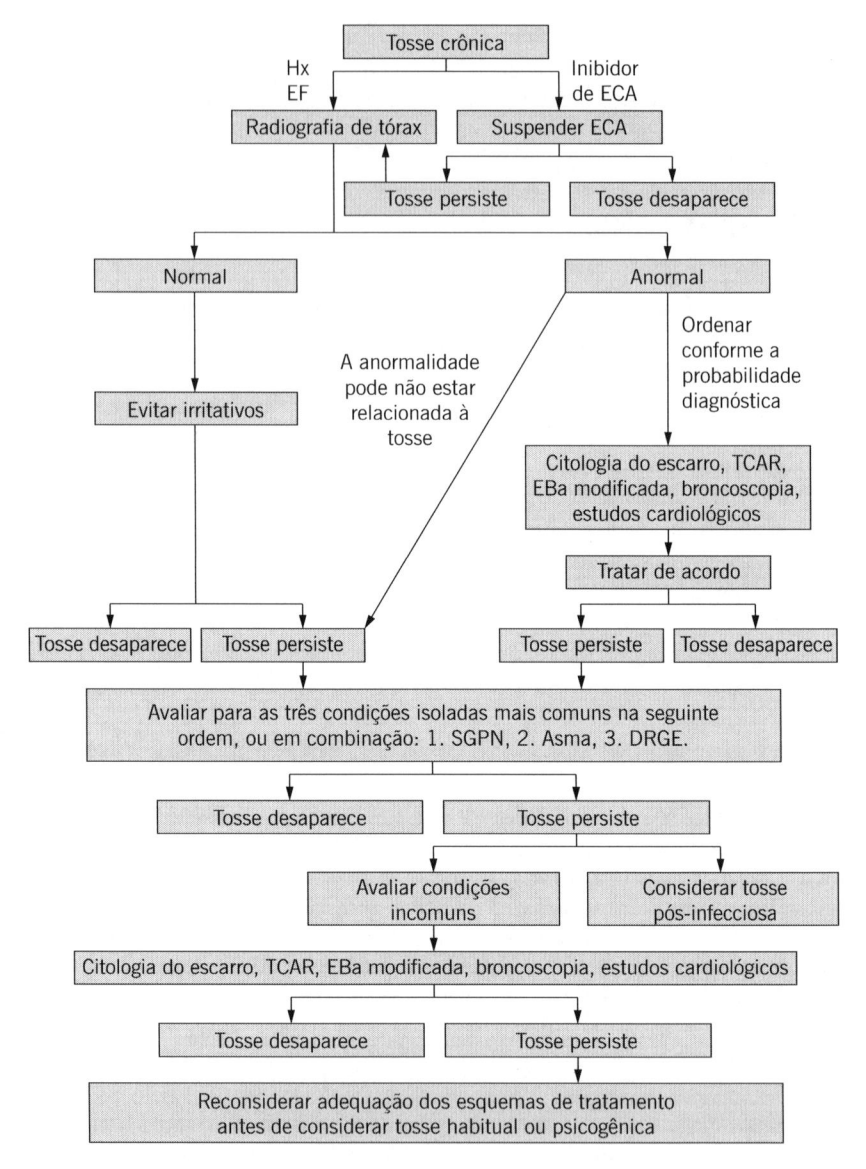

┌───┐
│ Reconsiderar adequação dos esquemas de tratamento   │
│ antes de considerar tosse habitual ou psicogênica   │
└───┘

Figura 35.1 Algoritmo para diagnóstico e tratamento de tosse crônica. ECA, enzima conversora da angiotensina; EBa, esofagografia com bário; DRGE, doença do refluxo gastresofágico; TCAR, tomografia computadorizada de alta resolução; Hx, história; EF, exame físico; SGPN, síndrome de gotejamento pós-nasal. (Dados de Irwin RS, Boulet L-P, Cloutier MM, et al. Managing cough as a defense mechanism and as a symptom: a consensus panel report of the American College of Chest Physicians. *Chest*. 1998; 114(suppl): 133S-181S.)

somotora, induzida por fármacos e induzida por irritantes ambientais. Pelo fato de os sintomas poderem estar ausentes ou serem inespecíficos (como limpeza frequente da garganta, secreção nasal e sensação de líquido na garganta), não há critérios diagnósticos para gotejamento pós-nasal, e a resposta ao tratamento confirma o diagnóstico. O tratamento inicial de etiologia não alérgica geralmente inclui tratamento combinado com anti-histamínico de primeira geração e um descongestionante durante três semanas. Na rinite alérgica, deve ser usado um anti-histamínico de geração mais nova, juntamente com um corticosteroide nasal. Se os sintomas não melhorarem, deve-se pedir radiografia dos seios da face. Opacificação, níveis hidroaéreos e espessamento da mucosa podem sugerir sinusite, que deve ser tratada com antibióticos.

Asma

Embora os sibilos sejam considerados um sinal clássico de doença reativa de vias aéreas, a tosse com frequência é o único sintoma. A tosse nos casos de asma geralmente é seca, ocorre ao longo do dia e da noite e piora com inflamação das vias aéreas por infecções virais do trato respiratório, como alergias, ar frio e exercício. Embora a história possa ser sugestiva de asma, o diagnóstico deve ser confirmado com provas de função pulmonar. A espirometria pode confirmar obstrução do fluxo de ar com redução de VEF_1 e VEF_1/CVF, bem como reversibilidade com aumento de VEF_1 após inalação de beta-agonista. Se houver dúvidas quanto ao diagnóstico, a hiper-reatividade brônquica (a anormalidade fisiopatológica fundamental na asma) pode ser confirmada por redução do VEF_1 após teste provocativo com metacolina ou histamina. Um teste provocativo com metacolina positivo costuma ser definido como obstrução reversível com aumento de VEF_1 maior ou igual a 12% após uso de broncodilatador. O manejo da asma deve considerar o uso de broncodilatadores, para alívio rápido dos sintomas, e de controladores da asma, que inibem a inflamação das vias aéreas. O tratamento inicial geralmente inclui broncodilatadores inalatórios para broncoespasmo intermitente, bem como corticosteroides inalatórios ou orais para redução da inflamação das vias aéreas. O tratamento é iniciado de maneira escalonada, com base na frequência e na gravidade dos sintomas (Quadro 35.1).

Doença do refluxo gastresofágico

A DRGE comumente é silenciosa e pode ser a causa primária ou coexistente da tosse, em geral como resultado de aspiração e estímulo vagal. O tratamento inicial inclui modificação do estilo de vida associado ao tratamento clínico. As recomendações incluem realizar dieta pobre em gordura, elevar a cabeceira da cama, evitar alimentos agressores (cafeína, álcool, chocolate), parar de fumar e diminuir o peso. Se a tosse não melhorar com tais mudanças, deve-se iniciar o tratamento diário com um antagonista de receptor H_2, como a famotidina, ou com um inibidor da bomba de prótons, como o omeprazol.

Se a supressão ácida não melhorar os sintomas, pode-se usar um estimulante de motilidade gástrica, como a metoclopramida.

Quadro 35.1 • Diretrizes para diagnóstico e tratamento de asma						
Classificação	Passo	Dias com sintomas	Noites com sintomas	Medicação diária	Medicação para alívio rápido
Persistente grave	4	Contínua	Frequentes	Esteroides inalatórios em dose alta e β_2-agonistas inalatórios de longa ação; se necessário, acrescentar esteroides orais	β_2-agonistas inalatórios de curta ação, conforme a necessidade; esteroides orais podem ser necessários
Persistente moderada	3	Diária	> 1 noite/ semana	Esteroides inalatórios de dose baixa a média e β_2-agonistas de longa ação (preferidos) ou esteroides inalatórios de dose média, ou esteroides inalatórios de dose baixa a média e modificador de leucotrienos ou teofilina	β_2-agonistas inalatórios de curta ação, conforme a necessidade; esteroides orais podem ser necessários
Persistente leve	2	> 2 dias/ semana, mas < 1 crise/dia	> 2 noites /mês	Esteroides inalatórios de dose baixa (preferidos) ou cromoglicato, modificador de leucotrienos, ou nedocromil, ou teofilina de longa duração para concentração sérica de 5-15 µg/mL	β_2-agonistas inalatórios de curta ação, conforme a necessidade; esteroides orais podem ser necessários
Intermitente leve	1	< 2 dias/ semana	< 2 noites/ mês	Sem medicação diária	β_2-agonistas inalatórios de curta ação, conforme a necessidade; esteroides orais podem ser necessários

Os pacientes que permanecem sintomáticos depois do tratamento clínico otimizado geralmente necessitam de monitoramento do pH esofágico de 24h[*] para confirmar o diagnóstico. A esofagogastroduodenoscopia que mostre esofagite ou o raio X de trato digestivo alto que demonstre refluxo sustenta o diagnóstico. Deve-se notar que os sintomas gastrintestinais podem melhorar antes da resolução da tosse, e a resolução plena pode exigir de 2 a 3 meses de tratamento clínico intensivo.

QUESTÕES DE COMPREENSÃO

35.1 Paciente com asma que usa corticosteroides por inalação e β_2-agonista (de curta ação) intermitente queixa-se de acordar à noite por tosse e sibilos ocasionais. Isso

---

[*] N. de R.T. Exame também conhecido como pHmetria de 24h.

ocorre três ou quatro vezes por semana. As provas de função pulmonar no passado mostraram doença pulmonar obstrutiva leve. Qual é o melhor próximo passo?
   A. Uso de esteroides orais.
   B. Uso de inibidores de leucotrienos.
   C. Uso de β_2-agonistas de longa ação.
   D. Uso de teofilina.
   E. Tratamento antirrrefluxo.
35.2 Qual das seguintes afirmativas é mais acurada?
   A. Tosse causada por captopril pode melhorar com mudança para enalapril.
   B. O tratamento inicial de tosse crônica deve incluir codeína ou um derivado opiáceo similar para suprimir a tosse.
   C. Tosse causada por refluxo pode ser efetivamente excluída por história negativa de azia ou de dispepsia.
   D. Com frequência, mais do que uma doença é responsável por tosse crônica em um determinado paciente.
35.3 Afro-americana de 22 anos tem fadiga, artralgia e incômoda tosse seca nas últimas seis semanas, mas não sente falta de ar. O exame físico mostra que os pulmões estão limpos, mas ela tem nódulos eritematosos pré-tibiais dolorosos. Qual é o melhor próximo passo?
   A. Radiografia de tórax.
   B. TC de alta resolução.
   C. Tratamento empírico de gotejamento pós-nasal.
   D. Fator antinuclear.
   E. Início de tratamento antituberculose.
35.4 Homem obeso de 50 anos com história de asma retorna ao médico queixando-se de ocasional dispepsia e tosse noturna, além de estar acordando pela manhã com gosto azedo na boca. A medicação atual inclui corticosteroides por inalação e β_2-agonista de curta duração. Qual é seu próximo passo?
   A. Monitoramento do pH esofágico por 24 horas.
   B. Radiografia do tórax.
   C. Início de omeprazol.
   D. Ciclo curto de corticosteroides por via oral.
   E. Início de dessensibilização a alérgenos.

RESPOSTAS

35.1 **C.** Os β_2-agonistas de longa ação são úteis nessa situação. A asma deve ser classificada como moderada persistente, e o tratamento recomendado é feito com β_2-agonistas de longa ação, como salmeterol, que são particularmente úteis para amenizar os sintomas noturnos.

35.2 **D.** Frequentemente, mais de uma doença é responsável por tosse crônica em um determinado paciente. Tosse por inibidor da ECA é classe-dependente, e a mudança para outra classe de hipotensores é mais apropriada. A etiologia da tosse crônica deve ser pesquisada antes da supressão da tosse porque o tratamento da doença de base é a abordagem mais eficaz. A DRGE pode manifestar-se somente com tosse ou ser "silenciosa".

35.3 **A.** A paciente tem sinais sugestivos de sarcoidose, dada a tosse recente, artralgias e a presença de eritema nodoso. O exame inicial de maior custo-efetividade é a radiografia do tórax. A linfadenopatia hilar, com ou sem infiltrado intersticial, solidificaria o diagnóstico de sarcoidose. Uma TC de alta resolução pode ser solicitada se a paciente tiver doença pulmonar intersticial, mas não é a primeira opção. O gotejamento pós-nasal não explica os outros sintomas da paciente. O fator antinuclear não necessariamente identifica a causa da tosse ou fornece um diagnóstico.

35.4 **C.** A dispepsia e o gosto azedo na boca sugerem DRGE. Além da supressão ácida, outras recomendações incluem mudanças na dieta e perda de peso. O monitoramento do pH durante 24 horas somente é indicado se a medicação não funcionar.

DICAS CLÍNICAS

▶ O raio X de tórax normal exclui a maioria das causas graves e incomuns de tosse crônica, **mas não todas**.
▶ As três causas mais comuns de tosse crônica em não fumantes com imunidade normal que não tomam inibidores da ECA são gotejamento pós-nasal, asma e DRGE.
▶ Tosse causada por inibidores da ECA pode ser desencadeada após a primeira dose ou pode ocorrer após meses de terapia.
▶ O tratamento da asma é um processo passo a passo com base na frequência dos sintomas e na resposta aos medicamentos prescritos.
▶ A asma pode ser a causa da tosse em paciente com exame físico normal e provas de função respiratória normais. Em caso de forte suspeita, o teste de provocação com metacolina positivo tem alto valor preditivo.
▶ O diagnóstico definitivo da etiologia de tosse crônica nem sempre é necessário para a eficácia do tratamento.

REFERÊNCIAS

Barnes PJ. Asthma. In: Longo DL, Fauci AS, Kasper DL, et al., eds., *Harrison's Principles of Internal Medicine*. 18th ed. New York, NY: McGraw-Hill; 2012:2102-2115.

Irwin RS, Bauman MH, Bolser DC, et al. Diagnosis and management of cough executive summary: ACCP evidence-based clinical practice guidelines. *Chest*. 2006; 129(suppl 1): 1S-23S.

Irwin RS, Madison JM. The diagnosis and treatment of cough. *N Engl J Med*. 2000;343:1715-1721.

Morice AH, Kastelik JA. Chronic cough in adults. *Thorax*. 2003;58:901-907.

Williams SG, Schmidt DK, Redd SC, et al. National Asthma Education and Prevention Program. Key clinical activities for quality asthma care. Recommendations of the National Asthma Education and Prevention Program. *MMWR Recomm Rep*. 2003;52(RR-6):1-8.

CASO 36

Afro-americana de 63 anos é levada à emergência por causa de dor e inchaço no braço após queda em casa. A família notou que há cerca de dois meses ela tem fadiga progressiva, ficou desatenta, perdeu o apetite e emagreceu. Levanta para urinar várias vezes à noite e queixa-se de sede; o teste para diabetes no consultório do seu médico foi negativo. Nesta manhã ela perdeu o equilíbrio porque sentiu a "cabeça vazia" e caiu sobre o braço esquerdo. Trata-se de uma mulher idosa, levemente desconfortável por causa da dor. A pressão arterial é de 110/70 mmHg, a frequência cardíaca é de 80 bpm, e ela está afebril. A tireoide está normal à palpação. As mucosas estão um pouco secas e pegajosas. Os exames do coração e dos pulmões estão normais, e a ausculta da carótida não mostra sopros. O exame dos membros mostra deformidade na região média do úmero esquerdo e edema local. O pulso radial esquerdo é 2+ e simétrico. O radiologista chama você para confirmar a fratura do úmero esquerdo, mas também afirma que há sugestão de algumas lesões líticas no úmero proximal e sugere um raio X de crânio (ver Figura 36.1). O nível de creatinina sérica é de 2,1 mg/dL, os eletrólitos e a glicemia estão normais, mas o cálcio é de 13 mg/dL e a hemoglobina é de 9,2 g/dL.

▸ Qual é o diagnóstico mais provável?
▸ Qual é a etiologia de base mais provável nessa paciente?
▸ Qual deve ser o próximo passo?

RESPOSTAS PARA O CASO 36
Hipercalcemia/mieloma múltiplo

Resumo: Afro-americana de 63 anos tem fratura de úmero após queda por causa de "sensação de cabeça vazia". Tem história de dois meses de fadiga, desatenção, perda de peso, falta de apetite e noctúria. Os sinais vitais são normais, mas ela parece desidratada. Além da fratura vista no raio X, também há lesões líticas no úmero proximal. Além disso, ela tem insuficiência renal, anemia e hipercalcemia.

- **Diagnóstico mais provável:** Hipercalcemia com fratura patológica do úmero esquerdo.
- **Etiologia de base mais provável:** Mieloma múltiplo.
- **Próximo passo terapêutico:** O tratamento inicial da hipercalcemia com fluidos IV pode ser iniciado na emergência.

ANÁLISE
Objetivos

1. Conhecer o quadro clínico e o diagnóstico diferencial de hipercalcemia.
2. Saber tratar hipercalcemia sintomática.

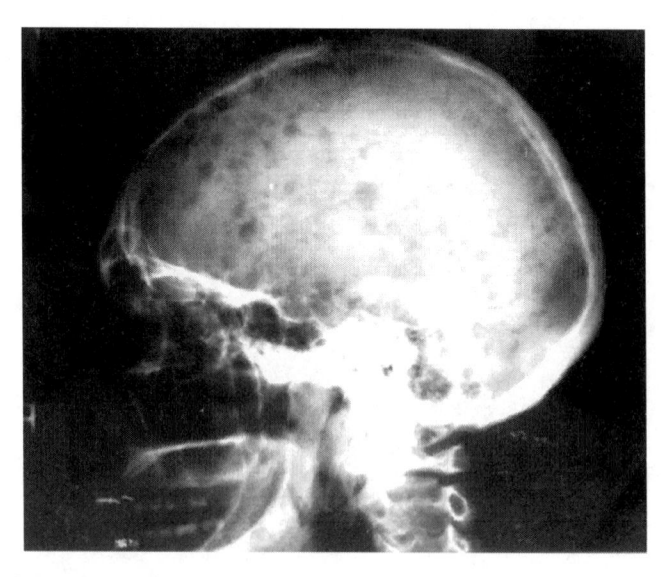

Figura 36.1 Raio X do crânio mostrando lesões osteolíticas.

Considerações

A paciente tem confusão aguda, fadiga e letargia, que são sintomas de hipercalcemia, consistentes com o nível de cálcio de 13 mg/dL. O primeiro passo no tratamento é hidratação intravenosa com soro fisiológico para restaurar o volume e facilitar a excreção urinária de cálcio. Dada a rapidez do aparecimento dos sintomas, a perda de peso, a idade e a presença de lesões ósseas líticas, a primeira hipótese é tumor maligno, como mieloma múltiplo ou metástases ósseas de algum câncer oculto. A eletroforese do soro e da urina ajuda na identificação de gamopatia monoclonal. O hormônio da paratireoide (PTH) e a proteína a ele relacionada (PTHrP), se normais, excluem outras causas de hipercalcemia (a Figura 36.2 é um algoritmo para diagnóstico, e o Quadro 36.1 mostra as causas de hipercalcemia). O tratamento, então, pode ser dirigido para a causa subjacente (Quadro 36.2).

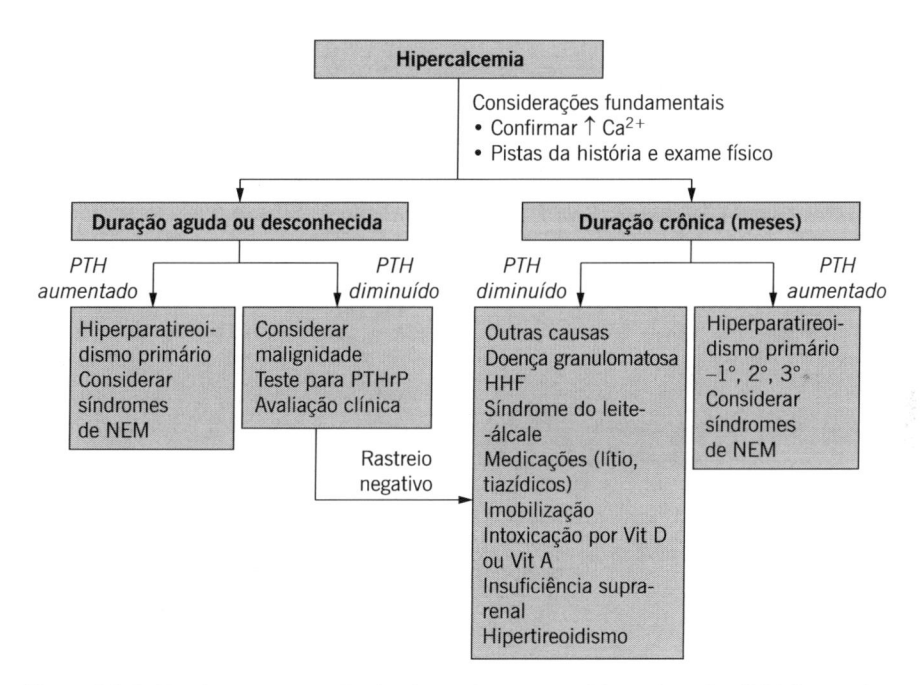

```
                        Hipercalcemia
                        Considerações fundamentais
                        • Confirmar ↑ Ca²⁺
                        • Pistas da história e exame físico

        Duração aguda ou desconhecida          Duração crônica (meses)

    PTH                  PTH              PTH                    PTH
    aumentado            diminuído        diminuído              aumentado

   Hiperparatireoi-   Considerar        Outras causas         Hiperparatireoi-
   dismo primário    malignidade        Doença granulomatosa  dismo primário
   Considerar        Teste para PTHrP   HHF                   –1°, 2°, 3°
   síndromes         Avaliação clínica  Síndrome do leite-    Considerar
   de NEM                               -álcale               síndromes
                          Rastreio      Medicações (lítio,    de NEM
                          negativo      tiazídicos)
                                        Imobilização
                                        Intoxicação por Vit D
                                        ou Vit A
                                        Insuficiência supra-
                                        renal
                                        Hipertireoidismo
```

Figura 36.2 Algoritmo para avaliação de pacientes com hipercalcemia. PTHrP, proteína relacionada com o hormônio da paratireoide; PTH, hormônio da paratireoide; HHF, hipercalcemia hipocalciúrica familiar; NEM, neoplasia endócrina múltipla. (Reproduzida, com permissão de Potts JT. Diseases of theparathyroid gland and other hyper– and hypocalcemia disorders. In: Braunwald E, Fauci AS, Kasper DL, et al., eds., *Harrison´s Principles of Internal Medicine*, 16th ed. New York, NY: McGraw-Hill, 2005:2260.)

Quadro 36.1 • Causas de hipercalcemia

Patologia	Mecanismo	Quadro clínico	Critérios diagnósticos	Tratamento
Hiperparatireoidismo primário	Aumento do PTH que leva ao aumento de reabsorção óssea	Adenoma solitário ou parte de neoplasia endócrina múltipla (NEM); nefrolitíase, úlcera péptica, dores ósseas, cólicas e alteração do estado mental	Hipercalcemia, hipofosfatemia, PTH alto	Tratamento clínico para sintomas leves; cirurgia para sintomas de hipercalciúria ou osteoporose
Tumor maligno	Destruição local de osso (mieloma múltiplo, leucemia ou linfoma) ou liberação de PTHrP (tumores sólidos, como de mama, rim e pulmão)	Sintomas de hipercalcemia e do câncer em questão	Estudos de imagem dos ossos (radiografia simples ou varredura óssea), níveis de PTHrP, biópsia de medula óssea	Tratamento do tumor e controle do câncer, bisfosfonados, calcitonina
Sarcoidose (e outras doenças granulomatosas)	Excesso de 1,25(OH)$_2$D sintetizado nos macrófagos e linfócitos	Sintomas pulmonares, linfadenopatia, eritema nodoso	Baixos níveis de PTH, elevados níveis de 1,25(OH)$_2$D. Elevados níveis de ECA, biópsia mostra granulomas.	Bifosfonados ou calcitonina; glicocorticoides para sarcoidose
Ingestão excessiva de vitamina D	Aumento da absorção intestinal de cálcio e, se intensa, reabsorção óssea	Sintomas de hipercalcemia	Baixos níveis de PTH, níveis muito elevados de 25(OH)$_2$D e níveis normais de 1,25(OH)$_2$D	Diminuição da ingesta de vitamina D e de cálcio
Lesão renal	Hiperparatireoidismo secundário como resultado de resistência parcial aos efeitos do PTH	Dor óssea, prurido, calcificação ectópica, osteomalácia	Exames que atestam lesão renal	Limitação da ingestão de fosfatos, calcitriol por via intravenosa

PTH, hormônio da paratireoide; PTHrP, proteína relacionada ao hormônio da paratireoide.

ABORDAGEM À Hipercalcemia

DEFINIÇÕES

NÍVEL DE CÁLCIO CORRIGIDO: Adição de 0,8 mg/dL ao cálcio sérico total para cada 1 g/dL de albumina abaixo de 4 g/dL. Exemplo: se o nível de cálcio sérico for 9 mg/dL, e o nível de albumina for 2 g/dL, o nível de cálcio corrigido é de 10,6 mg/dL.

HIPERCALCEMIA: Aumento do nível de cálcio sérico depois de correção para a concentração de albumina (variação normal de 8,8 a 10,4 mg/dL).

ABORDAGEM CLÍNICA

Hipercalcemia

As causas mais comuns de hipercalcemia, responsáveis por 90% dos casos, **são tumores malignos e hiperparatireoidismo**. Outras causas incluem doenças granulomatosas, como sarcoidose e tuberculose, além da intoxicação pelas vitaminas A e D ou por antiácidos que contêm cálcio, o que acontece com menor frequência. A hipercalcemia também pode ocorrer como efeito colateral de tratamentos com fármacos como lítio ou diuréticos tiazídicos, bem como em função de doenças genéticas, como hipercalcemia hipocalciúrica familiar e hiperparatireoidismo como parte de síndrome de neoplasia endócrina múltipla.

O diagnóstico diferencial pode ser realizado com base na cronicidade das manifestações clínicas e na presença ou ausência de outros sintomas e sinais. O **hiperparatireoidismo primário**, geralmente causado por **adenoma solitário de paratireoide**,

Quadro 36.2 • Tratamento para hipercalcemia

Tratamento	Início do efeito	Efeitos adversos
Hidratação ± diurético de alça	Agudo (efeito visto em horas)	Sobrecarga de volume, distúrbios eletrolíticos
Bifosfonados	Subagudo (1-2 dias)	Hipofosfatemia, hipomagnesemia, hipocalcemia, osteonecrose da mandíbula
Calcitonina	Agudo (horas)	Eficácia de curta duração (taquifilaxia)
Glicocorticoides (efetivos na hipercalcemia induzida por câncer)	Lento (dias)	Hiperglicemia, osteoporose, imunossupressão
Diálise (lesão renal)	Agudo (horas)	Alterações de volume, distúrbios de eletrólitos, procedimento complicado

é a causa mais provável quando a hipercalcemia é descoberta em paciente **assintomático** por meio de exame laboratorial de rotina. A maioria dos pacientes com hipercalcemia leve, abaixo de 12 mg/dL, não tem sintomas exceto talvez por alguma poliúria e desidratação. Com níveis acima de 13 mg/dL, os pacientes começam a ter complicações mais intensas, incluindo sintomas do sistema nervoso central (SNC) (letargia, estupor, coma, alterações do estado mental, psicose), sintomas gastrintestinais (anorexia, náusea, constipação, úlcera péptica), problemas renais (poliúria, nefrolitíase e azotemia pré-renal) e queixas musculoesqueléticas (artralgia, mialgia, fraqueza). Os **sintomas de hiperparatireoidismo** são **cálculos urinários, dores abdominais, ósseas e musculares, além de transtornos psiquiátricos**. O diagnóstico pode ser estabelecido pelo achado de hipercalcemia, hipofosfatemia e níveis altos de PTH. Os pacientes sintomáticos podem ser tratados com paratireoidectomia se a hipercalcemia estiver 1 mg/dL acima do limite superior da normalidade ou se tiverem menos de 50 anos e densidade mineral óssea diminuída de maneira significativa.

Em pacientes com início agudo de **hipercalcemia sintomática**, no entanto, a maior probabilidade é de que a causa seja **tumor maligno.** Mieloma múltiplo, linfoma e leucemia podem manifestar-se com hipercalcemia, assim como os tumores sólidos, como os de mama, de pulmão e de rim. Alguns desses tumores aumentam o nível de cálcio por **estímulo de atividade osteoclástica**, por meio da invasão direta da medula óssea (mieloma múltiplo, leucemia e câncer de mama). Outros produzem **excesso de 1,25-vitamina D** (linfomas), e outros, ainda, secretam **PTHrP**, que se liga ao receptor de PTH (rim e pulmão). A hipercalcemia relacionada com câncer pode ser diferenciada do hiperparatireoidismo primário pela supressão do nível de PTH.

Eletrólitos para avaliação do equilíbrio acidobase e provas de função renal são exames importantes e devem ser considerados. O hemograma completo e o esfregaço de sangue periférico, se normais, tornam a leucemia uma causa menos provável. Geralmente são medidos os níveis de hormônio da paratireoide e feitos os ensaios específicos para a proteína a ele relacionada. Se houver suspeita de mieloma múltiplo, deve-se fazer eletroforese de soro e urina para pesquisa de pico de anticorpo monoclonal. As radiografias que mostram lesões líticas ou blásticas são úteis. Por fim, pode-se considerar a biópsia de medula óssea.

Mieloma múltiplo

O mieloma múltiplo é uma proliferação neoplásica de plasmócitos que em geral produzem imunoglobulinas monoclonais. Os pacientes normalmente têm **lesões ósseas líticas, hipercalcemia, insuficiência renal, anemia** e aumento da fração de globulina na bioquímica sérica que, separada por eletroforese, mostra **proliferação monoclonal** (pico M). O **diagnóstico** de mieloma múltiplo exige os seguintes critérios laboratoriais e clínicos: **pico de anticorpo monoclonal** no soro ou cadeias leves na urina **e mais do que 10% de plasmócitos atípicos na medula óssea e lesões ósseas líticas.**

Os pacientes com aumento de anticorpos IgA e IgG sem sinais e sintomas de mieloma múltiplo têm a chamada *gamopatia monoclonal de significado indetermi-*

nado (**GMSI**), que é muito mais comum do que o mieloma, acometendo até 1% da população com mais de 50 anos. Embora os pacientes com GMSI normalmente não precisem de tratamento, alguns estudos de longo prazo mostram que aproximadamente 16% deles desenvolvem mieloma múltiplo. Alguns pacientes com mieloma múltiplo e sem lesões ósseas ou outras lesões em órgãos têm curso clínico arrastado ("**mieloma indolente**") e podem ser apenas **observados, sem tratamento,** por muitos anos. *O* **tratamento do mieloma múltiplo sintomático** inclui **dexametasona** em altas doses em pulsos, geralmente em combinação com **quimioterapia** com vincristina/doxorrubicina ou talidomida. Alguns pacientes podem ser candidatos a transplante autólogo de medula.

QUESTÕES DE COMPREENSÃO

36.1 No exame de sangue de rotina para plano de saúde, mulher de 48 anos em pré-menopausa apresentou nível de cálcio de 12 mg/dL (normal = 8,8 a 10,4 mg/dL) e nível de fosfato de 2 mg/dL (normal = 3 a 4,5 mg/dL). Ela não tem anemia nem sintomas, mas tem história de osteoporose, que foi descoberta por meio de densitometria óssea feita por ocasião da menopausa há um ano. Qual é a causa mais provável da hipercalcemia?

   A. Mieloma múltiplo.
   B. Adenoma de paratireoide.
   C. Hipercalcemia hipocalciúrica familiar.
   D. Sarcoidose.
   E. Câncer de mama oculto.

36.2 Mulher assintomática de 62 anos tem mieloma múltiplo e hipercalcemia, mas não apresenta lesões ósseas ou de órgãos. Qual dos seguintes tratamentos é útil para manejo imediato da hipercalcemia?

   A. Bifosfonados.
   B. Eritropoietina.
   C. Dexametasona mais talidomida.
   D. Interferon-alfa.
   E. Apenas observação, pois está assintomática.

36.3 Afro-americana de 22 anos tem há seis semanas piora da tosse e falta de ar que não melhoraram com antibióticos e antitussígenos. Seu nível sérico de cálcio é de 12,5 mg/dL, e o raio X de tórax mostra linfadenopatia hilar bilateral. Ela apresenta eritema nodoso nas pernas. Qual dos seguintes é o diagnóstico mais provável?

   A. Sarcoidose.
   B. Pneumonia por micoplasma.
   C. Leucemia linfoblástica aguda.
   D. Carcinoma epidermoide de pulmão.
   E. Embolia pulmonar.

36.4 Homem de 66 anos com carcinoma epidermoide metastático do esôfago é levado à emergência por causa de letargia crescente e confusão mental. Ele está clinicamente desidratado, seu nível sérico de cálcio é de 14 mg/dL e o nível de creatinina é de 2,5 mg/dL, quando há um mês era de 0,9 mg/dL. Qual tratamento para hipercalcemia deve ser realizado primeiro?
   A. Bifosfonado intravenoso.
   B. Furosemida intravenosa.
   C. Glicocorticoides.
   D. Soro fisiológico intravenoso.
   E. Quimioterapia de carcinoma epidermoide.

RESPOSTAS

36.1 **B.** Nível elevado de cálcio, mais provavelmente de forma crônica, em paciente assintomático quase certamente é causado por hiperparatireoidismo primário causado por adenoma de paratireoide. Pode-se pensar em cronicidade da hipercalcemia dessa paciente, porque ela tem osteoporose e está em pré-menopausa.

36.2 **A.** Os bifosfonados são úteis no controle da hipercalcemia pela inibição da reabsorção óssea osteoclástica. A dexametasona, em combinação com a talidomida, é útil no tratamento do mieloma e exerce efeito mais lento sobre os níveis de cálcio.

36.3 **A.** Sarcoidose e linfoma podem manifestar-se com tosse, dispneia e adenopatia hilar no raio X de tórax. Em aproximadamente 10% dos casos, a sarcoidose pode causar aumento dos níveis de cálcio pela produção de 1,25-vitamina D, que ocorre nos macrófagos do granuloma. Isso também pode ser visto em doenças granulomatosas, como a tuberculose, e no linfoma. A leucemia geralmente não se apresenta dessa maneira, embora possa causar hipercalcemia. Carcinoma epidermoide do pulmão seria pouco provável em paciente dessa idade, e a apresentação radiológica é atípica.

36.4 **D.** Embora todos os outros tratamentos relacionados possam ser úteis em caso de hipercalcemia, dados os achados clínicos de desidratação e o aumento do nível de creatinina com história de função renal normal, a expansão de volume com soro fisiológico corrige a desidratação e a suposta azotemia pré-renal, permitindo que os rins excretem o cálcio com mais eficácia. Outros tratamentos podem ser adicionados se a resposta ao soro fisiológico for insuficiente.

DICAS CLÍNICAS

▶ A hipercalcemia seriamente sintomática costuma ser causada por câncer. A hipercalcemia assintomática provavelmente é causada por hiperparatireoidismo primário.
▶ No hiperparatireoidismo primário, o hormônio da paratireoide (PTH) e os níveis de cálcio estão elevados, enquanto os níveis de fosfato estão baixos. Na hipercalcemia causada por tumores malignos, o cálcio é alto, e os níveis de PTH estão suprimidos.
▶ Os sintomas de hiperparatireoidismo são cálculos, dores abdominais, musculares e ósseas, além de transtornos psiquiátricos.
▶ A GMSI e o mieloma múltiplo sintomático são os extremos opostos de um espectro de neoplasias de plasmócitos.
▶ A tríade clássica do mieloma múltiplo é dor óssea por lesões líticas, anemia e lesão renal.

REFERÊNCIAS

Bataille R, Harousseau J. Multiple myeloma. *N Engl J Med.* 1997;336:1657-1664.

Deftos LJ. Hypercalcemia in malignant and inflammatory diseases. *Endocrinol Metab Clin North Am.* 2002;31:141-158.

Munshi NC, Longo DL, Anderson KC. Plasma cell disorders. In: Longo DL, Fauci AS, Kasper DL, et al., eds., *Harrison's Principles of Internal Medicine.* 18th ed. New York, NY: McGraw-Hill; 2012:936-944.

Potts JT. Diseases of the parathyroid gland and calcium homeostasis. In: Longo DL, Fauci AS, Kasper DL, et al., eds., *Harrison's Principles of Internal Medicine.* 18th ed. New York, NY: McGraw-Hill; 2012:3096-3120.

CASO 37

Mulher de 48 anos liga para o telefone de emergência e é levada ao pronto-socorro queixando-se de dispneia súbita. Ela relata que estava de pé na cozinha, fazendo jantar, quando subitamente sentiu falta de ar, percebeu o coração disparar, ficou com a cabeça leve e pensou que fosse desmaiar. Nega dor torácica ou febre. Em relação a problemas de saúde anteriores, informa que teve cálculos vesicais, tendo sido submetida à colecistectomia há duas semanas, a qual foi complicada por infecção da ferida cirúrgica, fazendo-se necessária internação por oito dias. A paciente não toma medicamentos regularmente, somente paracetamol, conforme a necessidade, para dor no local da incisão.
Durante o exame físico, está taquipneica, com frequência respiratória de 28 mpm, saturação de oxigênio de 84% em ar ambiente, e frequência cardíaca de 124 bpm com pressão arterial de 118/89 mmHg. Ela está desconfortável, sudorética e assustada. A mucosa oral está levemente cianótica, a pressão venosa jugular está alta e os pulmões estão limpos. O coração está taquicárdico, mas sinusal, com hiperfonese de segunda bulha no foco pulmonar, sem galope e sem sopros. O exame abdominal é normal, com o local da incisão sem sinais de infecção. A perna direita está moderadamente edemaciada desde o meio da coxa até o pé, e a coxa e a panturrilha estão moderadamente dolorosas à palpação. Os exames laboratoriais, incluindo enzimas cardíacas, são normais. O eletrocardiograma (ECG) mostra somente taquicardia sinusal, e o raio X de tórax é normal.

▶ Qual deve ser o próximo passo?
▶ Como confirmar o diagnóstico?

RESPOSTAS PARA O CASO 37
Embolia pulmonar

Resumo: Mulher de 48 anos é levada ao hospital por causa de dispneia súbita, apresentando também taquipneia, taquicardia e hipoxemia. De acordo com o exame físico, ela tem aumento de pressão venosa jugular e hiperfonese de segunda bulha pulmonar, que talvez signifique aumento agudo das pressões pulmonares. Tudo isso, especialmente a hipoxemia, apesar do raio X de tórax normal, sugere embolia pulmonar (EP), provavelmente causada por trombose venosa profunda (TVP) do membro inferior, uma complicação tardia de sua recente hospitalização e relativa imobilização.

- **Diagnóstico mais provável:** Embolia pulmonar (EP).
- **Passo diagnóstico mais apropriado:** Tomografia computadorizada (TC) de tórax com contraste intravenoso ou outro exame de imagem, conforme a indicação.

ANÁLISE

Objetivos

1. Compreender os fatores que predispõem os pacientes a ter doença tromboembólica.
2. Reconhecer o quadro clínico de EP.
3. Saber as estratégias para diagnosticar EP.
4. Compreender os objetivos e os métodos de tratamento do tromboembolismo.

Considerações

O estabelecimento do diagnóstico de EP é difícil por causa da inespecificidade dos sinais e sintomas e da natureza probabilística dos exames diagnósticos não invasivos mais comuns. Em pacientes com suspeita de EP, o tratamento inicial é de suporte, com o objetivo de manter oxigenação e hemodinâmica adequadas, enquanto é feita a confirmação diagnóstica ou a investigação de outras etiologias. Frequentemente há necessidade de uma série de exames para tentar chegar ao diagnóstico provável. O tratamento específico de EP pode incluir trombólise ou embolectomia cirúrgica em pacientes instáveis, ou início de anticoagulação como medida a longo prazo para evitar recidiva.

ABORDAGEM À
Suspeita de embolia pulmonar

DEFINIÇÃO

TROMBOSE VENOSA PROFUNDA (TVP): Coágulo sanguíneo no sistema venoso profundo que acomete geralmente as veias dos membros inferiores ou pélvicas.

ABORDAGEM CLÍNICA

Etiologia e fatores de risco

O diagnóstico e o tratamento da EP exigem combinação de suspeita clínica e uso adequado de ferramentas diagnósticas. A EP geralmente se origina de uma TVP e, ocasionalmente, de fontes menos comuns, incluindo ar, gordura, líquido amniótico ou trombo tumoral. Há mais de cem anos, **Rudolf Virchow postulou três fatores** que predispõem à trombose venosa: **traumatismo local da parede vascular, estado de hipercoagulabilidade e estase venosa.** A predisposição genética para hipercoagulabilidade é responsável por aproximadamente 20% das EPs. **As doenças hereditárias mais comuns** são as **mutações do fator V de Leiden e a do gene da protrombina.** Tumores malignos também são fatores predisponentes para TVP. Acredita-se que essas células neoplásicas produzam trombina ou sintetizem vários pró-coagulantes. A cirurgia e a imobilização aumentam de forma significativa o risco de EP até 30 dias após o procedimento.

Fisiopatologia

Quando o trombo venoso se desloca do seu sítio de formação, pode embolizar para as artérias pulmonares, o que causa embolia pulmonar. As **veias profundas proximais dos membros inferiores** são **o local mais comum de formação de trombo**, embora tromboses nas veias pélvicas, nas veias da panturrilha e nas veias dos membros superiores também possam embolizar. A obstrução da artéria pulmonar faz as plaquetas liberarem agentes vasoativos, como serotonina, aumentando a resistência vascular pulmonar. O aumento no espaço morto alveolar e a subsequente redistribuição de sangue criam áreas de inadequação de ventilação/perfusão (V/Q), o que diminui as trocas gasosas. A broncoconstrição reflexa causa aumento de resistência das vias aéreas. Essa cascata pode resultar em edema pulmonar, hemorragia ou perda de surfactante com diminuição adicional da complacência pulmonar. À medida que aumenta a resistência vascular pulmonar, a tensão da parede do coração direito aumenta, resultando em dilatação e disfunção, que podem, por fim, causar insuficiência cardíaca esquerda. **A insuficiência cardíaca progressiva à direita é a causa mais comum de morte por EP.**

Avaliação clínica e exames sem imagem

A EP pode mimetizar outras doenças cardiopulmonares, tornando o diagnóstico desafiador. A dispneia aguda é o sintoma mais comum de EP, e a taquipneia é o sinal mais frequente. Dispneia intensa com síncope e hipotensão e cianose podem indicar EP maciça, e dor pleurítica, tosse e hemoptise podem sugerir êmbolo menor e mais periférico, causando infarto de tecido pulmonar. Os achados clássicos no exame físico são taquicardia, febre baixa e sinais de disfunção ventricular direita, incluindo ingurgitamento das veias do pescoço, batimento paraesternal, hiperfonese de segunda bulha pulmonar e sopro sistólico que aumenta com a inspiração. Achados sugestivos de TVP incluem dor, edema e eritema dos membros inferiores, particularmente na região dorsal da perna, abaixo do joelho. Algumas pessoas queixam-se de dor na panturrilha.

Os exames diagnósticos sem imagem considerados mais úteis são o enzimaimunoensaio (Elisa) de **dímeros D** séricos, que mostra valores altos (> 500 ng/mL) em > 95% dos pacientes com EP, refletindo quebra de fibrina e trombólise. O Elisa para dímeros D tem alto valor preditivo negativo (útil para exclusão de EP), mas não tem especificidade. Valores altos podem ser observados em infarto agudo do miocárdio, pneumonia, insuficiência cardíaca, câncer ou sepse. Anormalidades no ECG são menos úteis na avaliação da EP. O achado mais comum é a taquicardia sinusal. O $S_1 Q_3 T_3$ (onda S na derivação I, onda Q na derivação III e onda T invertida na derivação III) é discutido com frequência, embora seja menos observado e, quando presente, é relativamente específico.

Modalidades de imagem

Os estudos radiológicos são fundamentais no diagnóstico de EP e de TVP. A radiografia simples do tórax é o primeiro exame a ser realizado em paciente sintomático com dispneia recente. Um raio X normal ou quase normal costuma ser o achado mais comum em EP, algumas vezes com anormalidades não específicas, como atelectasia. Em geral, **hipoxemia aguda em paciente com raio X de tórax normal deve ser interpretada como EP, até prova em contrário**. As anormalidades classicamente associadas à EP são o sinal de Westermark (proeminência inespecífica na artéria pulmonar central, com diminuição da vascularidade pulmonar), a corcunda de Hampton (opacificação em forma de cunha sobre o diafragma) e o sinal de Palla (dilatação da artéria pulmonar descendente direita). O raio X de tórax provavelmente é mais importante na identificação de outra doença pulmonar parenquimatosa significativa (pneumonia, edema pulmonar) e de doença cardíaca (miocardiopatia) como causa dos sintomas respiratórios.

Em qualquer modalidade de imagem, o diagnóstico mais acurado será alcançado em conjunto com a suspeita clínica. O **escore de Wells** é uma ferramenta clínica útil de cálculo para estimar a probabilidade pré-teste de EP. Um escore de menos de 4 com dímeros D negativos indica uma baixa probabilidade de EP; já um escore de 2 a 6 indica probabilidade moderada, e mais de 7 pontos sugerem alta probabilidade (ver Figura 37.1).

Quadro 37.1 • Escore de predição clínica para estimativa da probabilidade de embolia pulmonar

Variável clínica	Escore
Sintomas de TVP	3
Dx alternativo menos provável que EP	3
Frequência cardíaca >100/min	1,5
Imobilização >3 dias, cirurgia dentro de 4 semanas	1,5
EP ou TVP prévia	1,5
Hemoptise	1
Presença de tumor maligno	1

7 pontos ou mais = alta probabilidade de EP.
Menos de 4 pontos, com dímero D negativo = baixa probabilidade de EP.
(Dados de Wells PS, Anderson DR, Rodger M, et al. *Derivation of a simple clinical model to categorize patients' probability of pulmonary embolism: increasing the models utility with the SimpliRED D-dimer.* Thromb Haemost. *2000 Mar;83(3):416-420.*)

A TC de tórax com contraste intravenoso é atualmente a principal ferramenta diagnóstica em caso de suspeita de EP. A geração atual de TC espiral pode obter imagens de alta resolução em uma única pausa respiratória, além de visualizar êmbolos em pequenos ramos arteriais. Além disso, a TC de tórax tem o benefício adicional de permitir visualizar também pneumonias, anormalidades aórticas ou massas pulmonares, que podem não estar aparentes nos raios X de tórax de rotina, podendo fornecer um diagnóstico alternativo para os sintomas do paciente. As principais dificuldades no uso da TC são a qualidade da imagem e a experiência do centro de interpretação desse tipo de imagem. Em geral, todavia, tem sido demonstrado que a TC é, no mínimo, tão acurada quanto a modalidade de imagem previamente aceita como padrão, a cintilografia pulmonar de ventilação/perfusão (V/Q).

Em pacientes que não podem ser submetidos à TC com contraste, ou quando há contraindicação (insuficiência renal avançada, alergia grave ao contraste), a **cintilografia V/Q** permanece sendo uma ferramenta útil. Uma cintilografia normal, ou de baixa probabilidade, em caso de baixa suspeita clínica de EP, exclui efetivamente esse diagnóstico.

Se a TC e/ou a cintilografia não forem diagnósticas e a suspeita clínica permanecer elevada, outras modalidades de imagem podem ser utilizadas. Uma **ultrassonografia das vias dos membros inferiores** demonstrando TVP aguda em pacientes com sinais e sintomas de EP seria suficiente para diagnosticar EP (especialmente porque o tratamento anticoagulante é o mesmo). Deve-se notar, no entanto, que uma ultrassonografia normal não exclui o diagnóstico de EP, já que a maioria dos pacientes com EP não tem evidência de TVP residual, em muitos casos porque o trombo já embolizou.

Outros exames de imagem, como **imagem de ressonância magnética (RM) com reforço de contraste** ou **ecocardiografia** (especialmente transesofágica), podem ser usados quando a suspeita clínica permanece alta e outros exames diagnósticos não são conclusivos. A Figura 37.1 fornece um algoritmo para a suspeita de EP.

Tratamento

As opções de tratamento podem ser categorizadas em primária e secundária, com base nos diferentes objetivos. **O tratamento primário** consiste na dissolução do trombo, ou **trombólise, ou na retirada do trombo por embolectomia cirúrgica,** sendo geralmente reservado para pacientes com **alto risco de desfechos adversos, se o trombo persistir,** isto é, naqueles com **insuficiência cardíaca direita ou hipotensão.**

Em pacientes normotensos e com função normal no ventrículo direito (VD), o tratamento é feito com **anticoagulação,** objetivando a **prevenção secundária** de extensão ou recorrência do trombo. A anticoagulação não dissolve o trombo existente, mas permite a endotelização e organização, que começa dias após o tratamento. A anticoagulação imediata deve ser iniciada com administração de **heparina não fracionada** (HNF) intravenosa, **heparina de baixo peso molecular** (HBPM) – enoxaparina ou tinzaparina – por via subcutânea, ou com o inibidor direto do fator Xa, fondaparinux. Enquanto a HNF exige infusão contínua e monitoração laboratorial

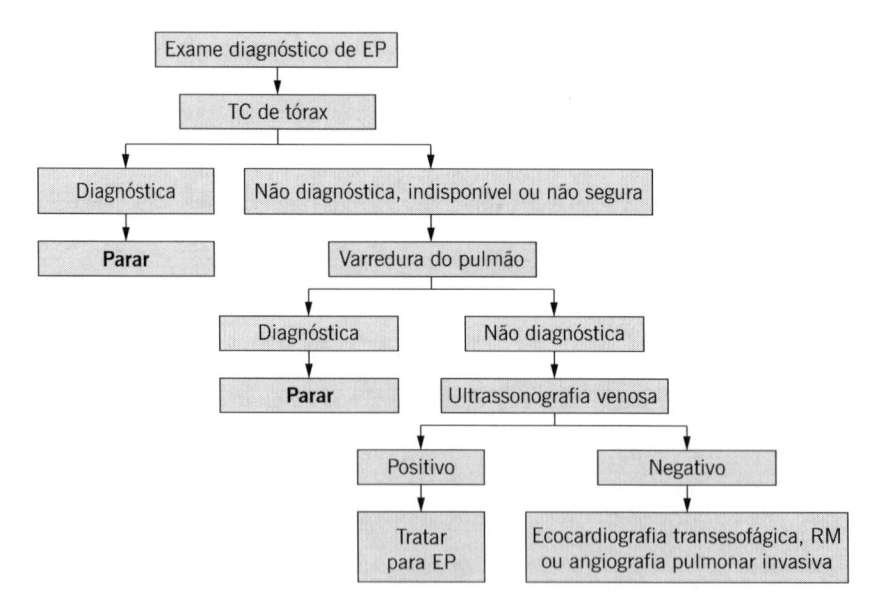

Figura 37.1 Algoritmo diagnóstico para pacientes com suspeita de embolia pulmonar. (Modificado, com permissão, de Braunwald E, Fauci AS, Kasper KL, et al., *Harrison's Principles of Internal Medicine,* 17th ed. New York: McGraw-Hill, 2008: 1655.)

frequente a cada 4 a 6 horas, a HBPM e o fondaparinux têm rápido início de ação, resposta previsível conforme a dose e não costuma ser necessária a monitoração laboratorial.

Depois disso, os pacientes podem começar a receber o antagonista da vitamina K, a **varfarina**, por via oral. A varfarina pode causar inicialmente um estado pró-trombótico paradoxal, de maneira que exige o uso em conjunto com HNF, HBPM ou fondaparinux no início do tratamento. Como o seu efeito biológico é imprevisível, a varfarina exige a monitoração de rotina do tempo de protrombina, padronizado entre os laboratórios como a relação normalizada internacional (**INR**). O objetivo terapêutico da INR costuma ser 2,5. Ao iniciar a terapia com varfarina, o curso habitual é usar HNF, HBPM ou fondaparinux por pelo menos cinco dias em conjunto com a varfarina até que a INR esteja em nível terapêutico por dois dias consecutivos. **A duração do tratamento depende do risco de recorrência**. Um fator analisado em relação ao risco é se a TVP ou EP foi provocada (i. e., ocorreu por um evento prontamente identificável e transitório, como trauma ou cirurgia) ou não. Para a TVP provocada em panturrilha ou extremidade superior, recomendam-se três meses de anticoagulação. Para pacientes com TVP ou EP proximal provocadas, recomendam-se seis meses de tratamento. Para pacientes com TVP ou EP idiopática ou não provocada, ou com fatores de risco continuados, como câncer ou síndrome antifosfolipídeos, a duração do tratamento é controversa, mas pode ser necessária a anticoagulação por prazo indeterminado.

A colocação de filtro em veia cava inferior para prevenção de EP está recomendada quando há sangramento ativo ou outra contraindicação para a anticoagulação, ou quando há TVP ou EP recorrentes, apesar de anticoagulação terapêutica.

QUESTÕES DE COMPREENSÃO

37.1 Mulher de 35 anos queixa-se de dor na panturrilha e de dispneia aguda. A gasometria arterial mostra PO_2 (pressão de oxigênio) de 76 mmHg. Qual dos seguintes é o achado mais comum no exame físico de embolia pulmonar?

   A. Sibilos.
   B. Hiperfonese da segunda bulha no foco pulmonar.
   C. Taquipneia.
   D. Edema da panturrilha.
   E. Estertores pulmonares.

37.2 Homem de 39 anos tem trombose venosa profunda sem qualquer fator de risco. Seu irmão teve EP aos 45 anos, e sua mãe teve "coágulo na perna" aos 30. Qual das seguintes é a provável doença hereditária desse paciente?

   A. Deficiência de proteína S.
   B. Deficiência de antitrombina III.
   C. Mutação do fator V de Leiden.
   D. Síndrome de anticorpo antifosfolipídeos.
   E. Síndrome de tumor maligno familiar.

37.3 Mulher de 54 anos tem câncer de colo de útero e sangramento vaginal significativo, com nível de hemoglobina de 7 g/dL. Sua perna esquerda está edemaciada, e o exame Doppler demonstra trombose venosa profunda. Qual dos seguintes é o melhor tratamento do trombo?
   A. Heparina intravenosa não fracionada.
   B. Heparina subcutânea fracionada.
   C. Heparina subcutânea não fracionada.
   D. Varfarina oral.
   E. Filtro na veia cava.

RESPOSTAS

37.1 **C.** A taquipneia é o sinal físico mais comum em casos de EP.
37.2 **C.** A mutação do fator V de Leiden é a trombofilia hereditária mais comum.
37.3 **E.** O câncer do colo do útero com sangramento vaginal significativo contraindica a anticoagulação. Assim, o filtro na veia cava é a escolha mais apropriada para essa paciente.

DICAS CLÍNICAS

▶ Início súbito de dispneia ou hipoxemia com raio X de tórax normal deve ser considerado EP até prova em contrário.
▶ O diagnóstico de EP geralmente é estabelecido com o uso de exames de imagem, como a TC de tórax, considerados à luz da probabilidade clínica pré-teste.
▶ A terapia primária para TVP ou EP é a anticoagulação, com o objetivo de evitar a recorrência.

REFERÊNCIAS

Goldhaber SZ. Deep venous thrombosis and pulmonary thromboembolism. In: Longo DL, Fauci AS, Kasper DL, et al., eds., *Harrison's Principles of Internal Medicine.* 18th ed. New York, NY: McGraw-Hill; 2012:2170-2177.

Van Belle A, Buller HR, Huisman MV, et al. Effectiveness of managing suspected pulmonary embolism using an algorithm combining clinical probability, D-dimer testing, and computed tomography. *JAMA.* 2006;295:172-179.

Wells PS, Anderson DR, Rodger M, et al. Derivation of a simple clinical model to categorize patients probability of pulmonary embolism: increasing the models utility with the SimpliRED D-dimer. *Thromb Haemost.* 2000;83(3):416-420.

CASO 38

Mulher de 68 anos é levada à emergência depois de expectorar muito sangue. Nos últimos 3 ou 4 meses, ela teve tosse crônica não produtiva, sem febre. Mais recentemente, notou algum escarro com sangue. Na revisão dos sintomas, ela relata fadiga, diminuição do apetite e perda de 12,5 kg de peso nos últimos três meses. Nega dor torácica, febre, calafrios ou sudorese noturna. A paciente fuma um maço de cigarros por dia há 35 anos, e também diariamente bebe dois martinis, mas não tem qualquer doença significativa. Ela trabalhou em uma biblioteca durante 35 anos e não tem história de exposição ocupacional. Não toma qualquer medicamento, exceto um comprimido de ácido acetilsalicílico por dia.

É uma mulher magra, levemente ansiosa, alerta e orientada. A pressão arterial é de 150/90 mmHg, a frequência cardíaca é de 88 bpm, a frequência respiratória é de 16 mpm e a temperatura é de 37,3°C. O exame do pescoço não mostra linfadenopatia, aumento da tireoide ou sopro carotídeo. Nos pulmões, há roncos esparsos bilaterais, sem sibilos ou estertores. O exame cardiovascular mostra ritmo regular sem atritos, galope ou sopros. O abdome está normal, sem hepatosplenomegalia. O exame não mostra cianose, e há baqueteamento digital. O exame neurológico é normal.

▸ Qual deve ser o próximo passo?
▸ Qual é o diagnóstico mais provável?

RESPOSTAS PARA O CASO 38
Hemoptise, câncer de pulmão

Resumo: Fumante de 68 anos expectorou sangue vivo. Nos últimos 3 ou 4 meses, ela tem tosse não produtiva e, mais recentemente, escarro com um pouco de sangue. Relata fadiga, diminuição do apetite e perda de peso nos últimos três meses. Nega febre, calafrios ou sudorese noturna. O exame do pulmão revela roncos bilaterais, sem sibilos e sem estertores. Tem baqueteamento digital.

- **Próximo passo:** Obter imagem do tórax, seja por raio X ou tomografia computadorizada (TC).
- **Diagnóstico mais provável:** Câncer de pulmão.

ANÁLISE

Objetivos

1. Saber realizar o diagnóstico diferencial de hemoptise.
2. Familiarizar-se com os fatores de risco e com o quadro clínico do câncer de pulmão (incluindo síndrome de veia cava superior [SVCS] e síndrome de Horner).
3. Saber a conduta no caso de nódulo pulmonar solitário.
4. Familiarizar-se com os princípios gerais do tratamento do câncer de pulmão.

Considerações

O diagnóstico mais provável nesse caso é câncer de pulmão. No exame físico, há baqueteamento digital, que é definido como alargamento das falanges distais com perda do ângulo do leito ungueal. Em doenças pulmonares, o baqueteamento digital é visto com mais frequência em pacientes com câncer de pulmão ou condições sépticas crônicas, como bronquiectasias ou abscesso pulmonar. A paciente precisará de exames de imagem, como raio X e, provavelmente, uma TC de tórax, além de uma biópsia para estabelecer um diagnóstico histológico se forem vistas anormalidades. Enquanto isso, ela necessita de repouso e supressão da tosse para minimizar a hemoptise, a qual pode ser agudamente ameaçadora à vida em caso de sangramento maciço.

ABORDAGEM À
Hemoptise

DEFINIÇÕES

HEMOPTISE MACIÇA: Mais de 100 a 600 mL de sangue, eliminado pela tosse em 24 horas.

SÍNDROME DE HORNER: Os sintomas são ptose, perda de dilatação pupilar (miose) e deficiência da sudorese no mesmo lado da face (anidrose). Tais sintomas são causados por compressão do gânglio cervical superior, e o resultado é a perda da inervação simpática.

SÍNDROME DA VEIA CAVA SUPERIOR (VCS): Obstrução da drenagem venosa, geralmente causada por compressão externa da VCS, que leva a edema da face, do pescoço e da região superior do tronco e costuma causar formação de veias colaterais na parte superior do tórax.

ABORDAGEM CLÍNICA

Hemoptise é a expectoração de sangue resultante de sangramento no trato respiratório. É um sintoma alarmante porque pode ser manifestação de diagnóstico subjacente grave, como tumor maligno, e porque quantidades maciças de hemoptise podem encher os espaços aéreos alveolares e causar asfixia. A hemoptise, particularmente em grande quantidade ou recidivante, é um evento potencialmente fatal, que exige busca imediata da causa e da localização precisa do sangramento. A hemoptise deve ser diferenciada da hematêmese e do sangramento da nasofaringe.

Atualmente, as causas mais comuns de hemoptise nos Estados Unidos são **bronquite e câncer de pulmão**. Historicamente, as causas mais comuns são tuberculose, abscesso de pulmão e bronquiectasias. A história é um passo diagnóstico importante: escarro purulento com sangue sugere bronquite; **expectoração crônica copiosa sugere bronquiectasias.**

Hemoptise com início agudo de dor pleurítica e dispneia sugere embolia pulmonar. Todo paciente com hemoptise deve fazer raio X ou TC de tórax para procura de lesão de massa, evidência de bronquiectasias ou doença do parênquima. Se o exame de imagem de tórax revelar massa pulmonar, o paciente deve ser submetido à broncoscopia com fibra óptica para localizar o sítio de sangramento e permitir a realização de biópsia da lesão endobrônquica. Os pacientes com hemoptise maciça necessitam de medidas para manter livres as vias aéreas e evitar derramamento de sangue em regiões não acometidas dos pulmões. Eles devem ficar em repouso e ter a tosse suprimida. Se o sangramento for localizado em um pulmão, o lado afetado deve ser colocado em posição mais baixa para que o sangue não flua para o lado contralateral. Os pacientes podem necessitar de intubação endotraqueal e de broncoscopia rígida para melhor controle e aspiração das vias aéreas.

Fatores de risco para câncer de pulmão

O câncer primário de pulmão, ou carcinoma broncogênico, é a principal causa de mortes por câncer em homens e mulheres. Aproximadamente 85% dos casos de câncer de pulmão de todos os tipos celulares estão ligados ao tabagismo. Dos 15% de casos de câncer que não estão relacionados ao tabagismo, a maioria é encontrada em mulheres por razões desconhecidas. A exposição torácica à radiação, bem como a exposição a toxinas ambientais, como asbesto ou radônio, também se associam com risco aumentado de desenvolver câncer de pulmão.

Quadro clínico do câncer de pulmão

Apenas de 5 a 15% dos pacientes com câncer de pulmão estão assintomáticos quando é realizado o diagnóstico. Nesses casos, geralmente um nódulo pulmonar é encontrado incidentalmente em raio X ou TC de tórax.

Os tumores endobrônquicos apresentam-se com tosse ou hemoptise. A dor torácica também é um sintoma possível de câncer de pulmão e sugere envolvimento ou invasão neoplásica da parede torácica. Sintomas de perda ponderal, mal-estar e fadiga geralmente se desenvolvem mais tarde no curso da doença, sendo comum o derrame pleural. A **síndrome de Horner** é causada pela invasão dos nervos simpáticos cervicotorácicos e ocorre em tumores apicais (**tumor de Pancoast**). A invasão do nervo frênico pode causar paralisia do diafragma. A obstrução da VCS é produzida por invasão direta pelo tumor ou por compressão pelos linfonodos vizinhos. A **síndrome da VCS** tem quadro clínico dramático e exige tratamento urgente.

Uma vez que o paciente apresenta sintomas ou achados radiográficos sugestivos de câncer de pulmão, os passos seguintes são:

1. Exame histopatológico para estabelecer o diagnóstico de malignidade e o tipo histológico.
2. Estadiamento para determinar a ressecabilidade ou o potencial de cura.
3. Tratamento do câncer: cirurgia, radioterapia ou quimioterapia.

Classificação do câncer de pulmão

Histologicamente, o câncer primário de pulmão pode ser dividido em duas principais categorias, com importantes implicações terapêuticas: **câncer de pulmão de pequenas células** (CPPC) e **câncer de pulmão não pequenas células** (CPNPC), que constituem 95% dos cânceres primários de pulmão. O CPNPC é subdividido em três tipos histológicos: carcinoma epidermoide, adenocarcinoma e carcinoma de grandes células. O CPNPC é de 3 a 4 vezes mais comum do que o CPPC.

O **carcinoma epidermoide** não costuma metastatizar precocemente. Ele geralmente forma uma lesão central/hilar, com extensão local, que pode apresentar-se com sintomas causados pela obstrução brônquica, como atelectasia ou pneumonia. Ele pode apresentar-se no raio X de tórax como lesão cavitária e **é o câncer que tem mais chance de formar cavitação**. O carcinoma epidermoide também pode produzir um hormônio do tipo PTH (hormônio da paratireoide) e apresentar-se com hipercalcemia. O **adenocarcinoma** e o câncer de grandes células são lesões periféricas. O adenocarcinoma produz metástases precocemente, em especial para o sistema nervoso central (SNC), os ossos e os órgãos suprarrenais. **Ele tem a menor associação com o tabagismo**, mas uma forte relação com cicatriz/fibrose pulmonar. O **câncer de grandes células** geralmente é lesão periférica e tende a metastatizar para o SNC e o mediastino, **causando síndrome da VCS ou rouquidão como consequência da paralisia do nervo laríngeo**.

O **CPCP**, antes chamado avenocelular, é formado por células pouco diferenciadas de origem neuroendócrina. É extremamente agressivo, mas tem mais probabilidade de responder à quimioterapia do que o CPNPC. A lesão primária costuma ser central. Oitenta por cento dos pacientes têm metástases no momento do diagnóstico, de modo que o tratamento costuma ser diferente em relação aos outros cânceres de pulmão, dos quais o CPCP também se difere por nunca causar cavitação. Ele pode desenvolver a síndrome da secreção inapropriada de hormônio antidiurético (SIADH), a produção ectópica de hormônio adrenocorticotrófico (ACTH) e a síndrome de Eaton-Lambert. O Quadro 38.1 lista as características típicas dos vários tipos celulares.

O CPCP é inicialmente muito responsivo ao tratamento com quimioterapia e radioterapia, mas, infelizmente, a maioria tem recidivas. Além disso, o CPCP quase sempre já se espalhou no momento do diagnóstico, de modo que a cirurgia com intenção curativa não é possível. Por outro lado, o CPNPC responde muito menos à quimioterapia e à radioterapia, mas os tumores que estão localizados no momento do diagnóstico podem ser efetivamente tratados com cirurgia ou radioterapia. O CPNPC inclui diferentes subtipos histológicos – carcinoma epidermoide, adenocarcinoma e carcinoma de grandes células –, mas todos eles têm prognósticos semelhantes para os mesmos estágios e são tratados da mesma maneira.

Princípios gerais do tratamento

O tratamento do câncer de pulmão consiste em ressecção cirúrgica, quimioterapia e/ou radioterapia, em diferentes combinações, dependendo do tipo histológico e da extensão da doença, e pode ser feito com o intuito curativo ou paliativo.

O CPCP quase sempre é metastático na ocasião do diagnóstico e, portanto, não tem indicação para ressecção cirúrgica. É estadiado como doença em **estágio limitado**, isto é, doença confinada a um hemitórax, que pode ser tratada com radioterapia,

Quadro 38.1 • Características do câncer de pulmão

	Pequenas células	Epidermoide	Adenocarcinoma	Células grandes
Localização	Central	Central	Periférica	Periférica
Associação com tabagismo	Sim	Sim	Geralmente não	Sim
Cavitação		Nunca	Mais provável	
Metástase	Precoce	Tardia	Precoce	Tardia
Manifestações extrapulmonares	SIADH, ACTH ectópico, Eaton-Lambert, Cushing, neuropatia periférica	Hipercalcemia	Tromboflebite	Síndrome VCS ou rouquidão

ACTH, hormônio adrenocorticotrófico; SIADH, síndrome de secreção inapropriada de hormônio antidiurético; VCS, veia cava superior.

ou doença em **estágio extenso**, ou seja, envolvimento do pulmão contralateral ou com metástases distantes. Os pacientes com câncer de pulmão de pequenas células não tratados têm prognóstico sombrio, com sobrevida medida em semanas. Com o tratamento, a sobrevida pode ser prolongada, e aproximadamente de 20 a 30% dos pacientes com doença em estágio limitado podem ser curados com radio e quimioterapia. O prognóstico para os pacientes com recidiva, no entanto, é muito ruim.

Uma vez feito o diagnóstico de CPNPC, o próximo passo é decidir se o câncer é extirpável e, assim, potencialmente curável. Em pacientes com CPNPC, as principais contraindicações a uma potencial ressecção curativa são:

- Metástases extratorácicas
- Síndrome da VCS
- Paralisia do nervo frênico ou de corda vocal
- Derrame pleural neoplásico
- Tamponamento cardíaco
- Tumor localizado a uma distância de até 2 cm da carina
- Metástases para o pulmão contralateral
- Metástases para os linfonodos supraclaviculares ou linfonodo mediastínico contralateral
- Envolvimento da artéria pulmonar principal

Se o tumor for considerado extirpável, a próxima decisão é se o paciente pode suportar a cirurgia. Pelo fato de muitos cânceres de pulmão ocorrerem em pacientes mais velhos que foram fumantes, frequentemente há doença cardiopulmonar subjacente e necessidade de avaliação pré-operatória, incluindo provas de função pulmonar para prever se há reserva pulmonar suficiente para tolerar lobectomia ou pneumonectomia.

Nódulo pulmonar solitário

O nódulo pulmonar solitário é cercado de parênquima normal. A grande maioria dos nódulos descobertos incidentalmente é benigna, porém a diferenciação entre etiologias benignas e tumores malignos em estágio inicial pode ser um desafio. Seu tratamento adequado depende de vários elementos: idade, fatores de risco, presença de calcificações e tamanho do nódulo. Entre esses fatores, o tamanho é altamente preditivo. As lesões maiores tendem mais a ser malignas do que as lesões menores. Em um estudo, observou-se uma probabilidade de malignidade de 0,2% para nódulos medindo menos de 3 mm; 0,9% para nódulos medindo de 4 a 7 mm; 18% para nódulos de 8 a 20 mm e 50% para nódulos maiores do que 20 mm. Por outro lado, mais de 99% dos nódulos que medem menos de 8 mm são benignos.

A averiguação da presença e do tipo de calcificação em tais nódulos pulmonares pode ser útil. Calcificações semelhantes à "pipoca" e a "olhos-de-boi" sugerem processo benigno, enquanto a ausência de calcificação aumenta a probabilidade de doença maligna. Para lesões de até 8 mm, o exame de TC é considerado uma estratégia aceitável para monitoramento do crescimento. A estabilidade radiológica, que se mantém por um período de pelo menos dois anos, constitui forte evidência de etiologia benigna. Para as lesões de, no mínimo, 1 cm, pode haver indicação para a realização de exames adicionais, como tomografia por emissão de pósitrons (PET) ou obtenção de biópsia com agulha transtorácica, ou ainda avaliação broncoscópica.

QUESTÕES PARA COMPREENSÃO

38.1 Homem de 67 anos, com DPOC, fumante há muito tempo, há três dias tem cefaleia e inchaço pletórico da face e do braço direito. Qual dos seguintes é o diagnóstico mais provável?

  A. Angioedema.
  B. Hipotireoidismo.
  C. Síndrome da VCS.
  D. Triquinose.

38.2 Mulher de 64 anos vai ao seu consultório queixando-se de que tem rouquidão há quatro meses. Ela não tem febre, dor de garganta ou tosse. O exame revela sibilos expiratórios no campo médio esquerdo. Qual é o melhor procedimento?

  A. Prescrever antibióticos para bronquite.
  B. Pedir raio X de tórax.
  C. Aconselhar gargarejo com solução de sal e água.
  D. Prescrever albuterol por inalação.

38.3 Mulher de 33 anos, não fumante, perdeu 15 kg e tem tosse. O raio X de seu tórax mostra massa pulmonar. Qual dos seguintes é o tipo celular mais provável do câncer de pulmão?

  A. Epidermoide.
  B. Adenocarcinoma.
  C. Pequenas células.
  D. Grandes células.

38.4 Homem de 52 anos tem dispneia, e o raio X de tórax mostra massa hilar com derrame pleural ipsilateral. Qual é o melhor próximo passo?

  A. Realizar TC de tórax, crânio e abdome para estadiamento do câncer.
  B. Realizar provas de função pulmonar para avaliar a reserva pulmonar com vistas à pneumonectomia.
  C. Obter diagnóstico tecidual específico por biópsia da massa hilar.
  D. Iniciar radioterapia paliativa, porque o paciente não é candidato à ressecção curativa.

RESPOSTAS

38.1 **C.** O paciente tem características de síndrome da VCS, causada por compressão da veia cava superior, quase sempre por tumor maligno torácico. O diagnóstico urgente e o tratamento são necessários por causa da diminuição da drenagem venosa cerebral e do resultante aumento da pressão intracraniana ou da possibilidade de trombose venosa intracraniana fatal. Angioedema, hipotireoidismo e triquinose causam edema facial, mas não a pletora e o edema do braço.

38.2 **B**. Essa paciente tem rouquidão crônica e sibilos unilaterais. Isso é sugestivo de massa intratorácica que causa obstrução brônquica e disfunção do nervo laríngeo recorrente, com paralisia da corda vocal e, assim, o exame de imagem do tórax é essencial.

38.3 **B**. Noventa por cento dos pacientes com câncer de pulmão de *todos* os tipos histológicos têm história de tabagismo. A forma mais comum de câncer de pulmão em não fumantes, jovens e mulheres é o adenocarcinoma.

38.4 **C**. O diagnóstico tecidual é essencial para o tratamento adequado de qualquer tumor maligno e deve sempre ser o primeiro passo. Uma vez obtido o diagnóstico específico, o câncer é estadiado para prognóstico e planejamento do tratamento, isto é, avalia-se a possibilidade de ressecção curativa. As questões relativas a esse paciente incluem o tipo celular, a localização da disseminação e a verificação de se o derrame pleural é maligno ou não.

DICAS CLÍNICAS

▶ A maioria dos pacientes com hemoptise necessita de avaliação com broncoscopia. Hemoptise maciça pode causar morte por asfixia.
▶ O câncer de pulmão é a principal causa de mortes por câncer tanto de homens quanto de mulheres.
▶ Nódulo pulmonar solitário de até 8 mm pode ser acompanhado radiologicamente. Em casos de lesões maiores, deve ser considerada a obtenção de biópsia, com broncoscopia percutânea ou cirúrgica.
▶ Os passos da conduta em um paciente com suspeita de câncer de pulmão incluem diagnóstico tecidual, estadiamento, avaliação pré-operatória e tratamento com cirurgia, radioterapia ou quimioterapia.
▶ O câncer de pulmão de pequenas células geralmente é metastático na ocasião do diagnóstico e não ressecável. O câncer de pulmão não de pequenas células pode ser curável por ressecção se estiver em estágio inicial e a reserva pulmonar do paciente for suficiente.

REFERÊNCIAS

Horn L, Pao W, Johnson DH. Neoplasms of the lung. In: Longo DL, Fauci AS, Kasper DL, et al., eds. *Harrison's Principles of Internal Medicine*. 18th ed. New York, NY: McGraw-Hill; 2012:737-753.

Kritek P, Fanta C. Cough and hemoptysis. In: Longo DL, Fauci AS, Kasper DL, et al., eds. Harrison's *Principles of Internal Medicine*. 18th ed. New York, NY: McGraw-Hill; 2012:2170-2177.

Libby DM, Smith JP, Altorki NK, et al. Managing the small pulmonary nodule discovered by CT. *Chest*. 2004;125:1522-1529.

Thompson AB, Teschler H, Rennard SI. Pathogenesis, evaluation, and therapy for massive hemoptysis. *Clin Chest Med*. 1992;13:69-82.

CASO 39

Homem de 44 anos tem subitamente calafrios com tremores, febre e tosse produtiva. Estava bem de saúde até uma semana atrás, quando teve congestão nasal leve e dolorimento difuso. Sentia-se bem até a noite anterior, quando ficou cansado, febril e teve tosse com dor pleurítica do lado direito. Nos antecedentes, há história de tabagismo de 15 maços-ano. No consultório, os sinais vitais estão normais, exceto por temperatura de 38,8°C. A saturação de oxigênio em ar ambiente é de 100%. Ele está confortável, exceto quando tosse. Ao exame físico, há som pulmonar claro e estertores crepitantes na base do pulmão direito.

▸ Qual é o diagnóstico mais provável?
▸ Qual deve ser o próximo passo?

RESPOSTAS PARA O CASO 39
Pneumonia adquirida na comunidade

Resumo: Um homem sadio de 44 anos tem subitamente calafrios e tremores, febre e tosse produtiva. Também apresenta dor pleurítica no lado direito do tórax. Ele tem febre de 38,8°C, mas não tem taquipneia e apresenta pressão arterial normal e boa saturação de oxigênio. Ao exame físico, há som pulmonar claro e estertores crepitantes na base do pulmão direito, além de uma consolidação no lobo inferior direito no raio X.

- **Diagnóstico mais provável:** Pneumonia adquirida na comunidade.
- **Próximo passo:** Tratamento com antibióticos orais, alívio da dor, antipiréticos e antitussígenos para alívio dos sintomas. Acompanhamento cuidadoso por 1 a 2 semanas.

ANÁLISE

Objetivos

1. Conhecer os microrganismos causadores da pneumonia adquirida na comunidade e os regimes adequados de tratamento.
2. Compreender os critérios clínicos que indicam tratamento ambulatorial ou hospitalar.
3. Discutir o papel da avaliação radiológica e laboratorial no diagnóstico de pneumonia.
4. Compreender a diferença entre pneumonite por aspiração e pneumonia por aspiração.

Considerações

Esse homem, de 44 anos, previamente sadio, tem evidências clínicas e radiológicas de consolidação focal do pulmão, o que é indicativo de processo bacteriano como uma infecção por *Streptococcus pneumoniae*. O microrganismo causador específico não costuma ser definitivamente estabelecido, de modo que você precisará iniciar tratamento antimicrobiano empírico e estratificar o risco do paciente para determinar se ele pode ser tratado com segurança no ambulatório ou se necessita de internação hospitalar.

ABORDAGEM À
Suspeita de pneumonia

DEFINIÇÕES

PNEUMONIA: Infecção do parênquima pulmonar que pode ser causada por bactérias, vírus, fungos ou, raramente, protozoários.

PNEUMONIA ADQUIRIDA NA COMUNIDADE (PAC): Infecção dos alvéolos, vias aéreas distais e interstício pulmonar que ocorre fora do hospital, acometendo indivíduos de todas as idades.

PNEUMONIA ADQUIRIDA EM ESTABELECIMENTO DE SAÚDE (PAES): Pneumonia que ocorre em paciente não hospitalizado, porém extensivamente exposto ao contato medicoterápico, incluindo um dos seguintes: terapia intravenosa, tratamento de ferida ou quimioterapia intravenosa nos últimos 30 dias, residência em casa de repouso ou outro estabelecimento de permanência prolongada, internação em hospital para terapia aguda durante, pelo menos, dois dias nos últimos 90 dias ou comparecimento ao hospital ou clínica de hemodiálise nos últimos 30 dias.

ABORDAGEM CLÍNICA

A pneumonia é uma infecção do parênquima pulmonar. Os pacientes podem ter qualquer combinação de tosse, febre, dor torácica pleurítica, expectoração, falta de ar, hipoxia e desconforto respiratório. Certos quadros clínicos estão associados a agentes infecciosos específicos. Por exemplo, a pneumonia "típica", por pneumococos, quase sempre é descrita com aparecimento súbito de febre e tosse produtiva, geralmente associada com dor pleurítica, podendo haver **escarro cor de ferrugem**. A **"pneumonia atípica"** é caracterizada por ter **início mais insidioso, com tosse seca**, sintomas extrapulmonares proeminentes, como **cefaleia, mialgia, dor de garganta** e radiografia de tórax que parece muito pior do que os achados auscultatórios. Esse tipo de quadro clínico geralmente é atribuído ao *Mycoplasma pneumoniae*. Embora essas caracterizações tenham algum valor diagnóstico, é muito difícil a distinção confiável entre microrganismos típicos e atípicos como causa de pneumonia em determinado paciente com base na história e no exame físico. Portanto, as pneumonias são geralmente classificadas conforme o estado do sistema imunológico do hospedeiro, os achados radiográficos e o contexto no qual a infecção foi adquirida, na tentativa de identificar o provável microrganismo causador e direcionar o tratamento empírico.

A **pneumonia adquirida na comunidade**, em oposição à pneumonia nosocomial ou adquirida no hospital, é comumente causada por *S. pneumoniae, M. catarrhalis, Haemophilus influenzae, Chlamydia pneumoniae* e vírus respiratórios, como o influenza e o adenovírus. Mesmo com a obtenção de uma história detalhada e a realização de um exame físico abrangente, aliado à investigação laboratorial e radiográfica de rotina, é difícil determinar um patógeno específico na maioria dos casos. Os fatores de risco epidemiológicos podem fornecer alguns indícios: *C. psittaci* (contato com pássaros), coccidioidomicose (viagem para o sudeste americano) e histoplasmose (endêmica, do vale do Mississipi) podem ser a causa. Em pacientes com síndrome da imunodeficiência adquirida (Aids) ou com imunossupressão, o *Pneumocystis jirovecii* deve ser considerado para realizar o diagnóstico diferencial. A tuberculose é uma possibilidade em pacientes com história sugestiva de exposição ou predisposição a essa doença, como no caso de pacientes com Aids.

Os patógenos causadores de PAES incluem *Staphylococcus aureus* resistente à meticilina (MRSA do inglês *methicillin-resistant Staphylococcus aureus*), *Pseudomonas aeruginosa*, espécies de *Acinetobacter* spp. e *Enterobacteriaceae* com resistência a múltiplos fármacos. A terapia antibiótica empírica deve ser dirigida conforme a adequação. Uma vez feito o diagnóstico clínico de pneumonia, o próximo passo é tentar **estratificar o risco** dos pacientes para decidir quais podem ser tratados com segurança no ambulatório, por meio de antibióticos orais, e quais necessitam de internação. Duas das principais ferramentas de estratificação de risco atualmente são utilizadas. O **Índice de Gravidade da Pneumonia (IGP)** usa 20 variáveis para identificar pacientes com baixo risco de morte. Os indivíduos que caem nas duas classes mais inferiores são aqueles para os quais a mortalidade prevista é menor do que 0,6% e o tratamento ambulatorial é adequado. O **CURB-65** consiste num escore do grau de gravidade da doença, que emprega cinco variáveis:

Confusion (confusão) (1 ponto)

Urea (ureia) > 20 mg/dL (1 ponto)

Respiratory rate (frequência respiratória) > 30 mpm (1 ponto)

Blood pressure, sistolic (pressão arterial sistólica) < 90 mmHg (1 ponto)

Idade > **65** anos (1 ponto)

Os pacientes que atingem uma pontuação igual a 0 apresentam uma mortalidade de 30 dias de 1,5% e geralmente podem ser tratados com segurança como pacientes de ambulatório, à base de antibióticos orais. Com uma pontuação igual a 2, a mortalidade é de 9,2% e o paciente deve ser internado.

Embora nos pacientes tratados em ambulatório geralmente o diagnóstico e o tratamento empírico sejam feitos com base nos achados clínicos, nos pacientes internados são necessárias mais avaliações diagnósticas. A radiografia do tórax é importante para tentar definir a causa e a extensão da pneumonia e procurar complicações, como derrame parapneumônico ou abscesso pulmonar. Salvo se o paciente não apresentar uma resposta imune, como na neutropenia grave, ou quando o processo é muito precoce, **todo paciente com pneumonia deve ter infiltrado pulmonar visível.**

O padrão de infiltração pode dar pistas diagnósticas. A infecção por **S. pneumoniae** classicamente se manifesta como um infiltrado lobar denso, frequentemente com uma efusão parapneumônica associada. Infiltrados intersticiais difusos são comuns em caso de pneumonia por *Pneumocystis* e em processos virais. Ao contrário, derrames pleurais quase nunca são vistos em casos de pneumonia por *Pneumocystis*. Infiltrado apical bilateral sugere tuberculose. **Cavitação** sugere infecção necrosante, como por *Staphylococcus aureus*, tuberculose ou microrganismos gram-negativos como *Klebsiella pneumoniae*. Raios X de tórax seriadas nos pacientes internados geralmente são desnecessárias, pois o infiltrado leva muitas semanas para melhorar e, em geral, elas são realizadas se o paciente não estiver clinicamente melhor, ou tiver derrame pleural ou infecção necrosante.

Estudos microbiológicos, como coloração do escarro de Gram ou cultura e hemoculturas, são importantes para a identificação do agente etiológico específico que causa a doença. A coloração de Gram e a cultura do escarro, no entanto, são limitadas em virtude da frequente contaminação pela flora das vias aéreas superiores quando o escarro é coletado. No entanto, se o escarro for purulento e minimamente contaminado (> 25 neutrófilos e < 10 células epiteliais por campo de pequeno aumento), o rendimento diagnóstico é bom. Além disso, as hemoculturas podem ser úteis porque de 30 a 40% dos pacientes com pneumonia por pneumococo têm bacteremia. Estudos sorológicos podem ser feitos para diagnosticar pacientes infectados por microrganismos não facilmente cultiváveis *Legionella, Mycoplasma* e *Chlamydia pneumoniae*.

Por fim, a broncoscopia com fibra óptica e o lavado alveolar com frequência são feitos em pacientes gravemente enfermos ou imunocomprometidos, ou naqueles que não respondem ao tratamento, na tentativa de obter amostra do trato respiratório baixo para coloração rotineira de Gram e cultura, assim como para exames mais sofisticados, como teste de anticorpos por imunofluorescência direta para vários microrganismos como, *Legionella*.

Inicialmente, o tratamento empírico é feito com base nos microrganismos mais comuns em relação ao quadro clínico. No tratamento ambulatorial da **pneumonia adquirida na comunidade**, os antibióticos macrolídeos, como **azitromicina,** ou as **quinolonas** antipneumocócicas, como moxifloxacina ou levofloxacina, são boas alternativas, quando se tratar de infecção por *S. pneumoniae*, *Mycoplasma* e outros microrganismos comuns. Os **pacientes hospitalizados** com pneumonia adquirida na comunidade geralmente são tratados com **cefalosporinas de terceira geração mais um macrolídeo por via intravenosa**, ou com uma quinolona antipneumocócica. Em pacientes imunocompetentes com pneumonia adquirida no hospital ou relacionada à ventilação mecânica invasiva, as causas podem ser qualquer um dos microrganismos que levam à pneumonia adquirida na comunidade, *Pseudomonas aeruginosa* ou *S. aureus*, bem como outras bactérias entéricas gram-negativas e anaeróbios orais. Assim, a cobertura antibiótica inicial é mais ampla e inclui um betalactâmico antipseudomonas, como piperacilina ou cefepime, mais um aminoglicosídeo. Quando a presença de MRSA é considerada, a linezolida é usada com frequência.

Duas outras síndromes pulmonares que podem causar confusão merecem menção. **Pneumonite por aspiração** é uma lesão química dos pulmões causada por aspiração de conteúdo ácido-gástrico. Em virtude da alta acidez, o conteúdo gástrico normalmente é estéril e, assim, esse não é um processo infeccioso, mas uma lesão química que causa resposta inflamatória intensa, proporcional ao volume do aspirado e ao grau de acidez. A resposta inflamatória pode ser profunda e pode produzir desconforto respiratório e infiltrado pulmonar, que aparece em 4 a 6 horas, melhorando, em geral, em 48 horas. A aspiração de conteúdo gástrico é mais provável em pacientes com diminuição do nível de consciência, como aqueles sob anestesia, com superdosagem de drogas, intoxicação ou em estado pós-convulsivo.

A **pneumonia por aspiração**, no entanto, é um processo infeccioso causado por inalação de secreção orofaríngea colonizada por bactérias patogênicas. Deve-se notar que muitos adultos sadios com frequência aspiram pequenos volumes de secreção orofaríngea durante o sono (essa é a via primária de entrada de bactérias no pulmão), mas geralmente o material é eliminado pela tosse, pelo transporte ciliar e pelas defesas imunológicas normais, de modo que não há infecção clínica. No entanto, qualquer processo que aumente o volume ou a carga de bactérias na secreção ou que diminua os mecanismos normais de defesa pode produzir pneumonia clinicamente aparente. Isso é mais comum em pacientes idosos com disfagia, como vítimas de acidente vascular encefálico, que podem aspirar grandes volumes de secreções orais, e naqueles com má higiene dentária. O lobo pulmonar acometido depende da posição do paciente: no paciente em decúbito dorsal, é mais comum serem afetados os segmentos posteriores dos lobos superiores, bem como os segmentos apicais dos lobos inferiores. Ao contrário da pneumonite por aspiração, em que a aspiração de vômito pode ser testemunhada, a aspiração de secreção oral normalmente é silenciosa e deve ser considerada quando o paciente diagnosticado com disfagia apresenta sintomas respiratórios e infiltrado pulmonar em um segmento pulmonar em posição dependente.

O tratamento antibiótico da pneumonia por aspiração é semelhante ao de outras pneumonias, isto é, deve cobrir os patógenos respiratórios típicos, como *S. pneumoniae* e *H. influenzae*, bem como microrganismos gram-negativos e anaeróbios orais. O tratamento da pneumonite por aspiração, que em geral não é infecciosa, é principalmente de suporte. Com frequência, os antibióticos são utilizados quando há suspeita de infecção bacteriana secundária, principalmente quando não há melhora em 48 horas, ou quando há suspeita de que o conteúdo gástrico tenha sido colonizado devido à supressão ácida ou à obstrução intestinal.

QUESTÕES DE COMPREENSÃO

39.1 Fumante de 65 anos com história de hipertensão e insuficiência cardíaca congestiva leve vai à emergência com piora da tosse (que se tornou produtiva, ficando rapidamente pior), febre e dispneia em repouso. A doença começou há 1 semana com febre, dor muscular, dor abdominal e diarreia. Tratamento para qual microrganismo atípico deve ser considerado nesse caso?

A. *Chlamydia pneumoniae.*
B. *Mycoplasma pneumoniae.*
C. *Legionella pneumophila.*
D. Coccidioidomicose.
E. *Aspergillus fumigatus.*

39.2 Residente em casa de longa permanência com 85 anos e história de insuficiência cardíaca tem demência, necessitando de assistência em todas atividades diárias. Ela tem história de três dias de febre e tosse produtiva. O raio X de tórax mostra consolidação do lobo médio direito. Qual das seguintes é a melhor opção antibiótica inicial?

A. Amoxicilina oral.
B. Linezolida intravenosa.
C. Cefepime intravenoso.
D. Azitromicina oral.

39.3 Homem de 56 anos é levado à emergência intoxicado com álcool. Ele teve vários episódios de vômito e foi encontrado sufocado. O exame do pulmão mostra alguns estertores na base direita. Qual dos seguintes é o manejo mais apropriado?

A. Iniciar azitromicina.
B. Iniciar tratamento com corticosteroide.
C. Iniciar tratamento com haloperidol.
D. Observar com radiografia de acompanhamento.

RESPOSTAS

39.1 **C.** *Legionella* normalmente causa mialgia, dor abdominal, diarreia e pneumonia grave.

39.2 **C.** O caso dessa residente em casa de longa permanência deve ser considerado pneumonia nosocomial em vez de adquirida na comunidade, com uma incidência maior de infecção por gram-negativos. Sua idade e comorbidades colocam-na em maior risco, necessitando de hospitalização para aplicação de antibióticos intravenosos, como as cefalosporinas de terceira geração.

39.3 **D.** O tratamento antibiótico geralmente não é iniciado na pneumonite por aspiração, mas os pacientes devem ser observados quanto à possibilidade de deterioração clínica.

DICAS CLÍNICAS

▶ É difícil distinguir clinicamente com segurança as causas típicas e atípicas de pneumonia. Por conseguinte, o diagnóstico e o tratamento empírico de pneumonia são feitos com base no contexto em que ela foi adquirida (PAC ou PAES) e no estado imunológico do hospedeiro.
▶ Critérios clínicos, como idade, sinais vitais, condição mental e função renal, podem ser usados para estratificar o risco dos pacientes com pneumonia e decidir quem pode ser tratado no ambulatório e quem necessita de internação.
▶ Embora o tratamento antibiótico inicial seja empírico, o agente etiológico frequentemente pode ser identificado com base no raio X de tórax, em hemoculturas ou na coloração do escarro de Gram e cultura do escarro.
▶ A pneumonite por aspiração é uma "queimadura" química não infecciosa causada por inalação de conteúdo ácido-gástrico por pacientes com diminuição do nível de consciência, como em casos de convulsões ou superdosagens.
▶ A pneumonia por aspiração é a infecção pulmonar causada por aspiração de secreções colonizadas da orofaringe e é vista em pacientes com disfagia, como vítimas de acidente vascular encefálico (AVE).

REFERÊNCIAS

Halm EA, Teirstein AS. Management of community-acquired pneumonia. *N Engl J Med.* 2002;347:2039-2045.

Mandell LA, Wunderink R. Pneumonia. In: Longo DL, Fauci AS, Kasper DL, et al., eds. *Harrison's Principles of Internal Medicine.* 18th ed. New York, NY: McGraw-Hill; 2012:2130-2141.

Marik P. Aspiration pneumonitis and aspiration pneumonia. *N Engl J Med.* 2001; 344:665-671.

CASO 40

Mulher de 58 anos vai ao consultório depois de quase desmaiar há um dia. Ela estava jogando tênis quando vomitou e se sentiu tonta. Passou o resto do dia deitada com dor abdominal difusa leve e náusea, mas não teve febre ou diarreia. Relata fadiga progressiva há vários meses, dor abdominal leve, intermitente e generalizada, além de perda de apetite, tendo diminuído seu peso em 5 a 7,5 kg. Ela tem hipotireoidismo, para o qual toma levotiroxina, mas não toma qualquer outro medicamento. Ao exame, sua temperatura é de 37,7°C, a frequência cardíaca é de 102 bpm, e a pressão arterial é de 89/62 mmHg, com frequência respiratória normal. Ela novamente sente-se tonta; e a frequência cardíaca aumenta para 125 bpm e a pressão sistólica cai para 70 mmHg quando ela fica de pé. Está alerta, bronzeada e com os sulcos das mãos hiperpigmentados. Os pulmões estão limpos, e o coração taquicárdico, mas regular. No exame do abdome, há ruídos hidroaéreos normais e dor difusa leve à palpação, sem defesa. Os pulsos são rápidos e finos. Não tem edema periférico. Os exames laboratoriais iniciais mostram níves de Na de 121 mEq/L, de K de 5,8 mEq/L e de HCO_3 de 16 mEq/L, além de glicemia de 52 mg/dL e creatinina de 1 mg/dL.

▶ Qual é o diagnóstico mais provável?
▶ Qual deve ser o próximo passo?

RESPOSTAS PARA O CASO 40
Insuficiência suprarrenal

Resumo: Mulher de 58 anos tem hipotensão ortostática, dor abdominal crônica intermitente e sintomas gerais, como fadiga e perda de peso não intencional. Ela também tem hiponatremia, hipercalemia, acidose e hipoglicemia. Todas as características clínicas dessa paciente são indicativas de insuficiência suprarrenal aguda. A causa mais comum de insuficiência suprarrenal é a destruição autoimune idiopática.

- **Diagnóstico mais provável:** Insuficiência suprarrenal primária.
- **Próximo passo:** Depois de medir o nível de cortisol, administrar imediatamente soro fisiológico com glicose por via intravenosa e dose de estresse de corticosteroide.

ANÁLISE

Objetivos

1. Conhecer o quadro clínico de insuficiência suprarrenal primária e secundária e de crise suprarrenal.
2. Saber as causas mais comuns de insuficiência suprarrenal primária e secundária.
3. Aprender o tratamento de insuficiência suprarrenal.

Considerações

Essa paciente tem febre baixa, que pode ser característica de insuficiência suprarrenal ou significar infecção, que pode precipitar uma crise suprarrenal ou produzir um quadro clínico semelhante. É importante diagnosticar e tratar qualquer infecção subjacente. Por causa da insuficiência suprarrenal e da deficiência de aldosterona, ela tem depleção de volume e hipotensão. Assim, é fundamental a reposição intravenosa com soro fisiológico.

ABORDAGEM À
Suspeita de insuficiência suprarrenal

DEFINIÇÕES

DOENÇA DE ADDISON: Funcionamento insuficiente em longo prazo do córtex suprarrenal, causando produção deficiente de corticosteroides.

TESTE DE ESTIMULAÇÃO COM ACTH: Exame para avaliar o nível de cortisol após uma injeção intravascular (IV) de hormônio adrenocorticotrófico (ACTH). Um indivíduo normal deve ter um aumento no cortisol, enquanto pacientes com insuficiência suprarrenal não terão resposta, ou essa será limitada.

ABORDAGEM CLÍNICA

Etiologia

A insuficiência suprarrenal primária (**doença de Addison**) é a causada por destruição ou por infiltração das glândulas suprarrenais. **A causa mais comum da doença em todo o mundo é adrenalite tuberculosa**, mas nos Estados Unidos, por exemplo, é a **destruição autoimune**. Outras causas incluem infecções granulomatosas crônicas (como histoplasmose e coccidioidomicose), hemorragia suprarrenal bilateral (geralmente quando há sepse com coagulação intravascular disseminada [CIVD]), metástases suprarrenais (comumente de tumores do pulmão, da mama ou do estômago) ou adrenoleucodistrofia ligada ao cromossomo X, uma doença genética com manifestações suprarrenais e neurológicas. Pacientes com síndrome da imunodeficiência adquirida (Aids) frequentemente têm envolvimento suprarrenal como resultado de infecção por citomegalovírus (CMV) ou por *Mycobacterium avium-intracellulare*. Na insuficiência suprarrenal primária, as próprias glândulas são destruídas, de modo que o paciente fica deficiente em cortisol e em aldosterona. A insuficiência suprarrenal primária é uma doença relativamente incomum na prática clínica. Deve haver **alto nível de suspeita** em indivíduos com sinais e sintomas sugestivos ou que são suscetíveis em decorrência de doenças autoimunes associadas ou que tenham tumor maligno. Sintomas inespecíficos podem não ser notados durante anos até que um estresse fisiológico leve a uma crise e à morte.

A **insuficiência suprarrenal secundária** é a insuficiência suprarrenal causada por falta de estímulo de hormônio adrenocorticotrófico (ACTH) pela hipófise. Essa doença pode ser causada por lesões autoimunes, infiltrativas e metastáticas da hipófise. A **causa mais comum, no entanto, é a administração exógena crônica de corticosteroides**, que podem suprimir todo o eixo hipotálamo-hipófise-suprarrenal. Por causa do uso disseminado de corticosteroides, a insuficiência suprarrenal secundária é relativamente comum, tendo como característica, geralmente, a capacidade de o sistema renina-angiotensina manter níveis de aldosterona quase normais, de modo que o paciente é deficiente apenas em cortisol.

Características clínicas

O quadro clínico depende da deficiência relativa de glicocorticoides e de mineralocorticoides, do excesso de ACTH e de outras doenças associadas. A **insuficiência suprarrenal aguda,** ou crise de Addison, pode manifestar-se com **fraqueza, náusea, vômito, dor abdominal, febre, hipotensão e taquicardia.** Os achados laboratoriais podem **incluir hiponatremia, hipercalemia, acidose metabólica** e azotemia como consequência da deficiência de aldosterona, além de hipoglicemia e eosinofilia como consequência da deficiência de cortisol. Os pacientes com insuficiência suprarrenal podem entrar em crise quando expostos ao estresse por infecção, traumatismo ou cirurgia.

As **características clínicas podem ser idênticas ao choque séptico**: as únicas possíveis indicações de que sua causa pode ser doença suprarrenal são hipoglicemia (a glicemia normalmente é alta na sepse) e **hipotensão profunda, que pode ser refratária à administração de vasopressores**, mas que é quase imediatamente reversível com a administração de esteroides.

A **insuficiência suprarrenal crônica** tem características clínicas inespecíficas, como **mal-estar, perda de peso, fadiga crônica e sintomas gastrintestinais, como anorexia, náuseas e vômito**. O paciente pode ter hipoglicemia e hipotensão postural como resultado de depleção de volume. **Hiperpigmentação** é vista ao longo do tempo em pacientes com insuficiência suprarrenal primária, e é causada pelo aumento da produção de hormônio estimulante de melanócitos pela hipófise, como produto colateral dos altos níveis de ACTH. Geralmente é uma hiperpigmentação generalizada da pele e das mucosas, sendo mais intensa nas regiões expostas ao sol e nas áreas de pressão, como cotovelos e joelhos, e é mais evidente nas dobras da pele. Na insuficiência suprarrenal secundária, os pacientes têm deficiência de cortisol por causa da falta de ACTH da hipófise, mas a produção de aldosterona é mantida pelo sistema renina-angiotensina. Portanto, a depleção de volume e a hipercalcemia não estão presentes, e o paciente não tem a típica hiperpigmentação.

Diagnóstico

Os níveis de cortisol sofrem variação diurna: são altos de manhã e baixam ao longo do dia, elevando-se em situações de estresse ao organismo, como doença aguda, cirurgia ou traumatismo. O **nível plasmático matinal de cortisol ≤ 5 µg/dL** em paciente seriamente doente é evidência definitiva de insuficiência suprarrenal. Por outro lado, o nível aleatório de cortisol > 20 µg/dL geralmente é interpretado como evidência de função suprarrenal intacta. Assim como em outros estados de deficiência endócrina, o teste diagnóstico nesse caso é um teste de estimulação (ao contrário, nos estados de excesso endócrino, o teste diagnóstico frequentemente é um teste de supressão). O **teste de estímulo com ACTH** é usado para confirmação de insuficiência suprarrenal primária. O ACTH sintético 250 µg é administrado por via intravenosa, e o nível sérico de cortisol é medido no tempo 0' e depois aos 30 e aos 60 minutos. Um aumento de 7 µg/dL no nível de cortisol ou o nível máximo estimulado acima de 18 µg/dL são considerados normais e indicam função suprarrenal intacta. Se o teste de estímulo com ACTH sintético indicar provável insuficiência suprarrenal, o nível de ACTH pode ser medido para distinção entre insuficiência suprarrenal primária (ACTH alto) e secundária (ACTH baixo).

O teste de tolerância insulina-glicose é o padrão-ouro para teste de todo o eixo hipotálamo-hipófise, baseando-se no princípio de que, se for induzida uma situação de estresse (nesse caso, hipoglicemia), o nível de ACTH deve subir com consequente aumento nos níveis de cortisol. A tomografia computadorizada (TC) e a imagem de ressonância magnética (RM) são úteis na avaliação de doença da suprarrenal e da hipófise depois da confirmação bioquímica.

Tratamento

O tratamento da crise addisoniana inclui **soro glicofisiológico a 5% por via intravenosa**, para corrigir a depleção de volume e a hipoglicemia, e administração de **corticoste-**

roides. A hidrocortisona em geral é administrada por via intravenosa em doses de 100 mg a cada 6 ou 8 horas ou em forma de bolo seguido por infusão contínua. Em altas doses, a hidrocortisona fornece atividade glicocorticoide e mineralocorticoide. Deve-se medir o nível de cortisol antes do tratamento para confirmar o diagnóstico. Causas de crise aguda devem ser identificadas e tratadas, especialmente **infecções**.

O tratamento a longo prazo de pacientes com insuficiência suprarrenal primária inclui doses de reposição de glicocorticoides (p. ex., 25-30 mg/dia de hidrocortisona) e mineralocorticoide (p. ex., 0,1-0,2 mg/dia de fludrocortisona). Os pacientes com insuficiência suprarrenal secundária ainda produzem aldosterona, como antes mencionado, de modo que há necessidade somente de reposição relativa a glicocorticoides. Em ambos os casos, para evitar complicações a longo prazo relativas a excesso de glicocorticoides (diabetes, hipertensão, obesidade, osteoporose, catarata), os pacientes nunca devem ser excessivamente tratados. Doses de reforço de esteroides devem ser administradas em casos de doenças intercorrentes. Os pacientes devem usar um bracelete com alerta médico.

QUESTÕES DE COMPREENSÃO

40.1 Qual das seguintes é a causa mais comum de insuficiência suprarrenal secundária?
   A. Processo autoimune.
   B. Excisão cirúrgica.
   C. Choque hemorrágico.
   D. Corticosteroides exógenos.
   E. Insuficiência de ACTH por pan-hipopituitarismo.

40.2 Mulher de 30 anos que toma 15 mg/dia de prednisona para lúpus eritematoso sistêmico é internada para colecistectomia. Qual das seguintes é a intervenção mais importante para ela?
   A. Administrar hidrocortisona via intravenosa antes da cirurgia e a cada seis horas por 24 horas.
   B. Dobrar a prednisona na noite anterior e suspender os esteroides no dia da cirurgia.
   C. Usar ciclofosfamida no lugar dos corticosteroides durante duas semanas após a cirurgia para promover cicatrização da incisão.
   D. Cancelar a cirurgia e usar litotripsia para quebrar os cálculos.

40.3 Mulher de 30 anos que deu à luz há 12 semanas tem insuficiência suprarrenal e bronzeado muito acentuado, embora raramente saia de casa. Qual das seguintes é a etiologia mais provável?
   A. Uso de esteroides a longo prazo.
   B. Síndrome de Sheehan (insuficiência hipofisária).
   C. Tumor cerebral.
   D. Destruição autoimune da suprarrenal.

40.4 Qual é o melhor teste diagnóstico para um paciente com suspeita de síndrome de Cushing (adenoma produtor de ACTH)?

A. Nível de cortisol aleatório.
B. Teste de estimulação com ACTH.
C. Teste de supressão *overnight* com 1 mg de dexametasona.
D. Imagem de RM da hipófise.

RESPOSTAS

40.1 **D.** O uso de esteroides a longo prazo, com supressão secundária da secreção hipofisária de ACTH, é a causa mais comum de insuficiência suprarrenal secundária. A adrenalite autoimune é a causa mais comum de insuficiência suprarrenal primária.

40.2 **A.** Dose de estresse de corticosteroide é importante para evitar insuficiência suprarrenal antes da cirurgia.

40.3 **D.** A hiperpigmentação ocorre como resultado do aumento do fator estimulante de melanócitos, uma consequência do ACTH que ocorre na insuficiência suprarrenal primária. Causas secundárias de insuficiência suprarrenal, como a síndrome de Sheehan, resultam em baixos níveis de ACTH e não causam a aparência bronzeada.

40.4 **C.** Níveis elevados de cortisol, acima de 5 μg/dL, na manhã seguinte à noite em que a dose de dexametasona foi administrada indicam uma produção autônoma de ACTH (falha em ser suprimida com dexametasona). O teste de estimulação com ACTH é destinado à insuficiência suprarrenal. Os níveis de cortisol variam ao longo de todo o dia e são úteis apenas quando estão aumentados, para excluir a hipótese de insuficiência suprarrenal. A maioria dos tumores hipofisários produtores de ACTH mede menos de 5 mm e pode não ser detectada por RM.

DICAS CLÍNICAS

▶ A insuficiência suprarrenal primária manifesta-se com fraqueza, fadiga, dor abdominal com vômitos, hiperpigmentação e hiponatremia com hipotensão, a qual pode ser refratária a vasopressores.
▶ O tratamento da crise suprarrenal é a administração imediata de sal (soro fisiológico), açúcar (glicose) e esteroides (hidrocortisona).
▶ As causas mais comuns de insuficiência suprarrenal primária nos Estados Unidos são destruição autoimune, metástases e infecção (p. ex., CMV na Aids avançada). A causa mais comum em todo o mundo é a tuberculose.
▶ A insuficiência suprarrenal secundária é a forma mais comum da doença e geralmente é resultado de supressão do eixo hipotálamo-hipófise por corticosteroides exógenos.

REFERÊNCIAS

Arlt W. Disorders of the suprarrenal cortex. In: Longo DL, Fauci AS, Kasper DL, et al., eds. *Harrison's Principles of Internal Medicine.* 18th ed. New York, NY: McGraw-Hill; 2012:2940-2961.

Aron DC, Findling JW, Tyrrell B, et al. Glucocorticoids and suprarrenal androgens. In: Greenspan FS, Gardner DG, eds. *Basic and Clinical Endocrinology.* 6th ed. New York, NY: Lange Medical Books/McGraw-Hill; 2001:334-377.

Oelkers W. Suprarrenal insufficiency. *N Engl J Med.* 1996;335:1206-1212.

CASO 41

Homem de 57 anos vai à clínica queixando-se de mal-estar há várias semanas. Relata que não se sente bem há algum tempo, com fadiga e depressão; perdeu apetite e emagreceu cerca de 10 kg. Além disso, queixa-se de prurido generalizado na pele, para o qual usou loções hidratantes e cremes, sem obter melhora. Nega febre, dor abdominal, náusea, vômito ou diarreia, mas acha que as fezes recentemente estão mais claras. Não tem outra história médica e não toma medicamentos, exceto um polivitamínico. Bebe álcool ocasionalmente e fuma charuto.

No exame está afebril, com frequência cardíaca de 68 bpm e pressão arterial de 128/74 mmHg. Ele tem aspecto descuidado e afeto embotado, além de icterícia da pele e das escleras. Os pulmões estão limpos e o ritmo cardíaco é normal, sem sopros. O abdome está flácido e indolor, com ruídos hidroaéreos normais, o fígado tem 10 cm e está sem esplenomegalia ou massas. A pele tem algumas escoriações nos braços e no dorso, sem exantema ou telangiectasias.

Foi coletado sangue para análise laboratorial, e os resultados chegaram no dia seguinte. A albumina sérica é de 3,1 g/dL, a fosfatase alcalina é de 588 UI/L, a bilirrubina total é de 8,5 mg/dL, a bilirrubina direta é de 6 mg/dL, a ALT é de 175 UI/L, a AST é de 140 UI/L e a hemoglobina é de 13,5 g/dL. O tempo de protrombina (TP) é de 15 segundos, e o de tromboplastina parcial (TTP) é de 32 segundos.

▶ Qual é o diagnóstico mais provável?
▶ Qual deve ser o próximo passo?

RESPOSTAS PARA O CASO 41
Icterícia indolor, câncer pancreático

Resumo: Homem de 57 anos com prurido, perda de peso, fezes claras e icterícia, com grande aumento de fosfatase alcalina e hiperbilirrubinemia conjugada. Tudo isso aponta para colestase. As fezes claras ou acólicas sugerem que a colestase seja causada por obstrução biliar. A ausência de dor abdominal torna improvável a presença de cálculos biliares.

- **Diagnóstico mais provável:** Obstrução biliar, provavelmente causada por tumor maligno.
- **Próximo passo:** Exame de imagem do sistema biliar, ultrassonografia ou tomografia computadorizada (TC).

ANÁLISE
Objetivos

1. Saber as causas de hiperbilirrubinemia não conjugada e como avaliar o paciente.
2. Em paciente com hiperbilirrubinemia conjugada, ser capaz de distinguir entre doença hepatocelular e obstrução biliar.
3. Compreender a avaliação do paciente com colestase.
4. Conhecer o tratamento e as complicações da obstrução biliar.

Considerações

Em pacientes com icterícia, deve-se tentar distinguir entre doença hepática e biliar. Em paciente com suspeita de obstrução biliar, sem a dor normalmente associada com cálculos biliares, deve-se suspeitar de tumor maligno ou de estenose. No presente caso, o quadro clínico é preocupante quanto à possibilidade de causa maligna para a obstrução biliar, como câncer pancreático.

ABORDAGEM À
Icterícia indolor

DEFINIÇÕES

COLESTASE: Fluxo deficiente de bile que pode resultar de doença intra-hepática ou de obstrução extra-hepática.

BILIRRUBINA CONJUGADA (BILIRRUBINA DIRETA): Bilirrubina que entrou no fígado e foi ligada enzimaticamente ao ácido glicurônico, formando as bilirrubinas monoglicuronato e diglicuronato.

ICTERÍCIA: Aspecto amarelado da pele ou do branco dos olhos, indicando hiperbilirrubinemia.

BILIRRUBINA NÃO CONJUGADA (BILIRRUBINA INDIRETA): Bilirrubina que não foi enzimaticamente ligada ao ácido glicurônico pelo fígado e está no soro, ligada à albumina de forma reversível e não covalente.

ABORDAGEM CLÍNICA

A icterícia é a manifestação visível da **hiperbilirrubinemia** e em geral pode ser notada no exame físico quando a bilirrubina sérica exceder de 2 a 2,5 mg/dL. O ensino tradicional relativo ao paciente ictérico divide o mecanismo de hiperbilirrubinemia em pré (excesso de produção de bilirrubina), intra e extra-hepático (como na obstrução biliar). Na maioria dos pacientes com icterícia, talvez seja clinicamente mais útil pensar em doença hepática ou biliar que cause hiperbilirrubinemia conjugada (direta), porque isso representa a maioria das causas clinicamente importantes de icterícia.

O termo **hiperbilirrubinemia não conjugada (indireta)** é usado quando a bilirrubina conjugada (ou fração direta) não excede 15% da bilirrubina total, o que quase sempre é causado por hemólise ou por síndrome de Gilbert. Nessas doenças, a bilirrubina sérica é quase sempre < 5 mg/dL e geralmente não há outros sinais clínicos de hepatopatia. Além disso, não deve haver bilirrubinúria (somente a bilirrubina conjugada pode ser filtrada e excretada pelos rins). A **hemólise**, com frequência, é clinicamente aparente, como na anemia falciforme ou na anemia hemolítica autoimune. A **síndrome de Gilbert** é uma doença benigna causada por deficiência de conjugação enzimática hepática da bilirrubina, que resulta em hiperbilirrubinemia não conjugada intermitente. A concentração de bilirrubina total normalmente é < 4 g/dL e a condição, em geral, é precipitada por eventos como estresse, jejum e doença febril. Ela não está associada à disfunção hepática e não necessita de tratamento.

A **hiperbilirrubinemia conjugada (direta)** quase sempre reflete doença hepatocelular ou obstrução biliar. Essas duas condições clínicas podem ser diferenciadas pelo padrão de elevação das enzimas hepáticas. A elevação dos níveis séricos de AST e de ALT é característica de lesão hepatocelular resultante de inflamação/destruição dos hepatócitos e de liberação das enzimas no sangue. O nível sérico de fosfatase alcalina aumenta na colestase como consequência de inflamação, de destruição ou de obstrução dos ductos biliares intra e extra-hepáticos, poupando relativamente os hepatócitos. Os níveis séricos de AST e ALT podem estar levemente aumentados na colestase, mas em geral não até os níveis observados na lesão hepatocelular aguda primária. Outros exames, como albumina sérica e TP, comumente refletem a capacidade de os hepatócitos sintetizarem proteínas, como os fatores de coagulação. Quando são anormais, geralmente refletem doença hepatocelular. O Quadro 41.1 resume os padrões das provas de função hepática vistos em várias categorias de doenças hepatobiliares.

O paciente discutido neste caso tem indícios de colestase e o **primeiro exame diagnóstico em um paciente com colestase geralmente é a ultrassonografia.** Ela

Quadro 41.1 • Padrões de provas de função hepática em doenças hepatobiliares

Tipo de distúrbio	Bilirrubina	Amino-transferases	Fosfatase alcalina	Albumina	Tempo de protrombina
Hemólise/ síndrome de Gilbert	Normal a 5 mg/dL; 85% de fração indireta. Sem bilirrubinúria.	Normal	Normal	Normal	Normal
Necrose hepatocelular aguda (hepatite viral e por fármacos, hepatotoxinas, insuficiência cardíaca aguda)	Ambas as frações podem estar elevadas. O pico geralmente segue as transaminases. Bilirrubinúria.	Altas, frequentemente > 500 UI/L; ALT > AST.	Normal a < 3 vezes a elevação normal	Normal	Geralmente normal se > 5 vezes acima do controle e não corrigido com vitamina K; sugere mau prognóstico.
Doença hepatocelular crônica (p. ex., cirrose, câncer)	Ambas as frações podem estar elevadas. Bilirrubinúria.	Altas, mas geralmente < 300 UI/L.	Normal a < 3 vezes o limite normal	Frequentemente diminuída	Frequentemente prolongado. Não é corrigido com vitamina K parenteral.
Colestase intra e extra-hepática (icterícia obstrutiva)	Ambas as frações podem estar elevadas. Bilirrubinúria.	Normal a moderadamente elevada. Raramente > 500 UI/L.	Elevada, geralmente > 4 vezes o limite normal	Normal, a não ser que seja crônica	Normal; se prolongado, é corrigido com vitamina K parenteral.
Doenças infiltrativas (tumor, granuloma); obstrução parcial de ducto biliar	Geralmente normal	Normal a levemente elevada	Elevada, frequentemente > 4 vezes o limite normal. Fracionada, ou confirmar origem hepática com 5' – nucleotidase ou gamaglutamil-transpeptidase	Normal	Normal

(Reproduzido, com permissão, de Braunwald E, Fauci AS, Kasper KL, et al, eds. Harrison´s Principles of Internal Medicine. 17th ed. New York, NY: McGraw-Hill, 2008:1926.)

não é invasiva e é muito sensível na detecção de cálculos na vesícula e de dilatação biliar intra e extra-hepática. A **causa mais comum de obstrução biliar nos Estados Unidos são cálculos biliares**, que podem alojar-se no ducto biliar comum. No entanto, cálculos obstrutivos que causam icterícia normalmente estão associados à dor epigástrica em cólica ou no quadrante superior direito. Dilatação extra-hepática sem evidência de cálculos exige análise com TC ou colangiopancreatografia retrógrada endoscópica (CPRE) para detectar cálculos ocultos ou estenoses e excluir causas malignas de obstrução do ducto biliar comum e do ducto pancreático, incluindo colangiocarcinoma, câncer de pâncreas e câncer da ampola (ampola de Vater).

Outras causas possíveis são estenoses, que podem resultar de cirurgia biliar anterior, doenças inflamatórias prévias, como pancreatite (raramente), doenças inflamatórias da árvore biliar ou infecção, no caso de pacientes com Aids. As duas doenças primárias mais importantes são colangite esclerosante primária e cirrose biliar primária, cujas características são comparadas no Quadro 41.2.

As complicações da obstrução biliar incluem colangite aguda, como resultado de infecção ascendente, ou cirrose hepática secundária, se a obstrução for crônica ou recidivante. No caso citado, o paciente tem icterícia indolor, enzimas hepáticas, que indicam processo colestático, e fezes claras, que sugerem obstrução do fluxo de bile para o intestino. Em virtude de ele não ter história de cirurgia abdominal ou biliar que poderiam causar estenose, tumor maligno é a causa mais provável da obstrução biliar. O tumor maligno mais comum que se manifesta desse modo é o **câncer pancreático**. O paciente com tal quadro clínico deve ser submetido a um exame de imagem do abdome, que inclui ultrassonografia do quadrante superior direito, para avaliar a árvore biliar, assim como **TC** ou imagem de ressonância magnética (RM), para visualização do pâncreas. A ultrassonografia endoscópica com aspiração por agulha fina é altamente precisa no estabelecimento de diagnóstico histológico.

O câncer pancreático é a quinta causa de morte por câncer nos Estados Unidos. O pico da incidência é na sétima década da vida, com dois terços dos casos ocorren-

Quadro 41.2 • Comparação de colangite esclerosante primária e cirrose biliar primária

	Homens mais jovens	Mulheres mais velhas
Doença	Colangite esclerosante primária	Cirrose biliar primária
Localização da doença	Grandes ductos intra e extra-hepáticos	Pequenos ductos intra-hepáticos
Condições associadas	Colite ulcerativa	Doenças autoimunes, como artrite reumatoide
Marcadores sorológicos	Nenhum	Anticorpo antimitocondrial (AAM)
Complicações	Estenose; infecção (colangite); colangiocarcinoma	Cirrose

do em pessoas com idade acima de 65 anos. Há uma leve predominância masculina e incidência mais alta na população negra. A média de sobrevida é de nove meses, sendo que apenas 3% dos doentes sobrevive por cinco anos. Metástases clinicamente aparentes são encontradas em 80% dos pacientes na ocasião do diagnóstico. Em pacientes sem metástases óbvias, a melhor esperança de cura é a ressecção cirúrgica por duodenopancreatectomia (cirurgia de Whipple) que, em mãos experientes, tem mortalidade perioperatória de < 5%. O índice de recidiva do câncer é alto, mesmo que o tumor seja considerado ressecável, e muitos programas de tratamento incluem quimioterapia neoadjuvante. Tratamento paliativo alternativo inclui colocação de *stent* em ducto pancreático e biliar comum para aliviar a obstrução.

QUESTÕES DE COMPREENSÃO

Para as Questões de 41.1 a 41.4, combine os seguintes diagnósticos (A-F) com a situação clínica mais provável.

A. Hemólise
B. Hepatite alcoólica
C. Doença de Gilbert
D. Câncer de pâncreas
E. Cálculos biliares
F. Colangite esclerosante primária

41.1 Homem de 38 anos com história de ingestão de 12 latas de cerveja por dia tem icterícia, ascite e urina escura. Os resultados de laboratório são AST 350 U/mL, ALT 150 U/mL, fosfatase alcalina 120 U/mL, bilirrubina total 25 mg/dL, bilirrubina direta 12 mg/dL e albumina 2,1 g/dL.

41.2 Mulher moderadamente obesa de 40 anos tem dor abdominal depois de comer e icterícia leve de escleróticas. Os resultados de laboratório são AST 200 UI/L, ALT 150 UI/L, fosfatase alcalina 355 UI/L, bilirrubina total 3,5 mg/dL, bilirrubina direta 1,8 mg/dL e albumina 3,5 g/dL.

41.3 Homem de 25 anos tem, há três dias, icterícia de escleróticas, mas sente-se bem. Os resultados de laboratório são AST 45 UI/L, ALT 48 UI/L, fosfatase alcalina 100 UI/L, bilirrubina total 3,2 mg/dL, bilirrubina direta 0,2 mg/dL e albumina 3,5 g/dL. O hemograma completo e os níveis de desidrogenase láctica (LDH) estão normais.

41.4 Homem de 32 anos com história de cinco anos de diarreia sanguinolenta episódica e dor abdominal em cólicas tem icterícia de escleróticas e febre. Os resultados de laboratório são AST 100 UI/L, ALT 125 UI/L, fosfatase alcalina 550 UI/L, bilirrubina total 5,5 mg/dL, bilirrubina direta 3 mg/dL e albumina 2,9 g/dL.

RESPOSTAS

41.1 **B.** Os exames mostram hiperbilirrubinemia conjugada com evidência de lesão hepatocelular (hipoalbuminemia, ascite). AST e ALT mostram relação 2:1 consistente com lesão hepática relacionada com álcool.

41.2 **E.** Os exames mostram hiperbilirrubinemia conjugada consistente com padrão obstrutivo. A paciente tem fatores de risco de cálculos biliares (meia-idade, mulher e obesa) e apresenta sintomas de dor abdominal pós-prandial.

41.3 **C.** Os exames mostram hiperbilirrubinemia não conjugada sem outra anormalidade. Ele é sadio, sem sintomas de doença sistêmica ou anemia. Nenhum tratamento é necessário.

41.4 **F.** Os exames mostram hiperbilirrubinemia conjugada com padrão obstrutivo. A história é consistente com doença inflamatória intestinal, que se associa à colangite esclerosante primária. A avaliação inicial deve incluir ultrassonografia para excluir cálculos biliares e, se negativa, a CPRE pode confirmar o diagnóstico demonstrando estenoses múltiplas dos ductos biliares extra-hepáticos. As opções de tratamento são colocação de *stent* nas estenoses dos ductos biliares maiores e imunossupressão para retardar a progressão da doença.

DICAS CLÍNICAS

▶ A hiperbilirrubinemia não conjugada (indireta) em geral é causada por hemólise ou por síndrome de Gilbert.
▶ A hiperbilirrubinemia conjugada (direta) normalmente é causada por lesão hepatocelular, com elevação de AST e ALT, ou por obstrução biliar, com elevação de fosfatase alcalina.
▶ Exame de imagem, como ultrassonografia, é a escolha inicial em paciente com colestase para avaliação de obstrução biliar intra ou extra-hepática.
▶ As causas mais comuns de obstrução biliar são cálculos, que podem ser dolorosos, se obstrutivos, e estenoses ou neoplasias, frequentemente indolores.
▶ O câncer de pâncreas inicialmente é diagnosticado e estadiado por TC; a melhor esperança de cura é a ressecção por duodenopancreatectomia (cirurgia de Whipple).

REFERÊNCIAS

Brugge WR, Dam JV. Medical progress: pancreatic and biliary endoscopy. *N Engl J Med.* 1999;341:1808-1916.

Kosuri K, Muscarella P, Bekaii-Saab TS. Updates and controversies in the treatment of pancreatic cancer. *Clin Adv Hematol Oncol.* 2006;4:47-54.

Pratt DS, Kaplan MM. Evaluation of liver function. In: Longo DL, Fauci AS, Kasper DL, et al., eds., *Harrison's Principles of Internal Medicine.* 18th ed. New York, NY: McGraw-Hill; 2012:2527-2531.

Wolkoff AW. The hyperbilirubinemias. In: Longo DL, Fauci AS, Kasper DL, et al., eds., *Harrison's Principles of Internal Medicine.* 18th ed. New York, NY: McGraw-Hill; 2012:2531-2537.

CASO 42

Observando pacientes de seu preceptor, você tem a oportunidade de conhecer e examinar uma de suas antigas pacientes, mulher de 52 anos que se apresenta para seu exame físico anual. Ela está bem e não tem queixas no dia do exame. Ela tem hipertensão limítrofe e obesidade moderada. No ano passado, seu perfil lipídico foi aceitável para alguém sem riscos conhecidos de doença arterial coronariana. Sua mãe e seu irmão mais velho têm diabetes e hipertensão. Nas consultas anteriores, você vê que seu preceptor prescreveu dieta com baixas calorias, baixos teores de gordura e recomendou que ela iniciasse um programa de exercícios. No entanto, a paciente diz que não seguiu nenhuma das recomendações. Com o emprego em tempo integral e três crianças, ela acha difícil fazer exercícios e admite que sua família come fora frequentemente. Hoje, sua pressão arterial é de 140/92 mmHg. Seu índice de massa corporal (IMC) é de 29 kg/m^2. No exame físico, há *acantose nigricans* no pescoço, e o restante é normal. É feito um exame de Papanicolaou e pedida mamografia. A paciente ainda não se alimentou hoje e, com recomendação do seu preceptor, é solicitada glicemia de jejum, cujo resultado é 140 mg/dL.

▶ Qual é o diagnóstico?
▶ Qual deve ser o próximo passo?

RESPOSTAS PARA O CASO 42
Diagnóstico e tratamento de diabetes tipo 2

Resumo: Mulher de 46 anos se apresenta para seu exame anual. Ela tem hipertensão limítrofe e obesidade moderada, além de história familiar de diabetes e hipertensão. A paciente não fez as mudanças recomendadas no estilo de vida. Hoje, a pressão arterial é de 140/92 mmHg, e seu IMC é de 27 kg/m². No exame físico, verifica-se *acantose nigricans* no pescoço, sugerindo resistência à insulina. A glicemia de jejum é de 140 mg/dL, que indica diabetes melito.

- **Diagnóstico mais provável:** Dada a obesidade, a história familiar e o achado de *acantose nigricans*, essa paciente mais provavelmente tem diabetes tipo 2. Os critérios diagnósticos para o diabetes definidos pela American Diabetes Association incluem (1) sintomas de diabetes e (2) glicemia de jejum ≥ 126 mg/dL.
- **Próximo passo:** Verificar os níveis de hemoglobina A_{1C}.

ANÁLISE

Objetivos

1. Saber os critérios diagnósticos de diabetes tipo 2.
2. Compreender o manejo clínico inicial do diabetes.
3. Compreender a modificação do risco cardiovascular nos pacientes diabéticos.
4. Compreender a prevenção de complicações microvasculares do diabetes.

Considerações

Se o diagnóstico de diabetes for confirmado nessa paciente, ela vai necessitar de orientações específicas, modificação no estilo de vida e tratamento médico para evitar complicações agudas e crônicas do diabetes. O controle estrito da glicemia pode diminuir a incidência de complicações microvasculares, como retinopatia e nefropatia. Além disso, pacientes com diabetes estão entre os de risco mais elevado para doença cardiovascular, de modo que modificações de fator de risco, como deixar de fumar e baixar o colesterol, são essenciais. **Em pacientes com diabetes, o risco de eventos coronarianos, como infarto agudo do miocárdio, é o mesmo dos pacientes com doença arterial coronariana (DAC) estabelecida.** Assim, nessa paciente, a pressão arterial-alvo deve ser < 130/80 mmHg, e o alvo de lipoproteínas de baixa densidade (LDL) < 100 mg/dL.

ABORDAGEM À
Suspeita de diabetes melito

DEFINIÇÕES

DIABETES TIPO 1: Destruição autoimune das células betapancreáticas e completa perda de produção de insulina endógena. O quadro clínico desse tipo de diabetes geralmente é agudo, com hiperglicemia e acidose metabólica. Os pacientes são dependentes de insulina exógena.

DIABETES TIPO 2: Síndrome heterogênea de resistência à insulina causada por fatores genéticos e/ou obesidade e relativa deficiência de insulina. Medicação oral para aumentar a produção de insulina endógena ou para melhorar a sensibilidade à insulina é útil. A insulina exógena pode ser usada quando os medicamentos orais não são mais suficientes para controle glicêmico adequado.

ABORDAGEM CLÍNICA

A incidência de diabetes tipo 2 aumenta à medida que aumenta o índice de obesidade na população americana. Noventa por cento de todos os casos novos de diabetes diagnosticados nos Estados Unidos são do tipo 2, estimando-se que a doença acometa aproximadamente 7% da população com idade acima de 45 anos. **O diabetes é a principal causa de cegueira, insuficiência renal e amputações não traumáticas dos membros inferiores**. Além disso, é um dos principais fatores de risco para DAC, doença arterial periférica e acidente vascular encefálico (AVE).

Em contraste com o observado no diabetes de tipo 1, os pacientes com diabetes de tipo 2 passam por uma **fase assintomática prolongada**. Durante esses anos de hiperglicemia assintomática, começam a ocorrer lesões orgânicas. Por conseguinte, várias organizações recomendam rastreamento da população que apresenta fatores de alto risco. Os principais **fatores de risco** para diabetes são a obesidade ou sobrepeso (IMC > 25 kg/m^2); outros sinais de síndrome de resistência à insulina ou síndrome "metabólica" – como hipertensão ou lipoproteínas de alta densidade (HDLs) baixas e nível de triglicerídeos > 250 mg/dL; parente de primeiro grau com diabetes; história de diabetes gestacional ou ser membro de um grupo étnico de alto risco, incluindo afro-americanos, hispânicos, índios americanos, americanos asiáticos e habitantes das ilhas do Pacífico. **O rastreamento deve começar aos 45 anos e ser repetido a cada três anos ou, nos casos de sobrepeso com IMC > 25** kg/m^2**, em menos de três anos.**

A maioria dos pacientes com diabetes melito (DM) tipo 2 permanece com resistência à insulina e hiperinsulinemia durante anos, antes de manifestar o diabetes. Esses indivíduos são capazes de manter glicemia normal durante longo tempo, desenvolvem primeiro hiperglicemia pós-prandial e, mais tarde, hiperglicemia pós-prandial e de jejum (hiperglicemia persistente). Assim, o **teste de tolerância à glicose** para detectar hiperglicemia pós-prandial seria o exame mais sensível para

DM, mas toma muito tempo e é difícil de ser feito na prática clínica. A **glicose plasmática de jejum** é o teste mais específico. A **hemoglobina A_{1c} (HbA_{1c}) > 6,5% atualmente também é considerada um critério diagnóstico aceitável** (Quadro 42.1). Na ausência de sintomas evidentes de hiperglicemia, o diagnóstico de diabetes deve ser confirmando posteriormente, com repetição da quantificação, assim como do teste para fins de confirmação. Entretanto, havendo dois testes diferentes (p. ex., glicose de jejum e HbA_{1C}) disponíveis e concordantes para o diagnóstico de diabetes, torna-se desnecessário realizar outro teste adicional.

Usando esses exames, os pacientes podem ser classificados em três categorias: (1) normal, (2) com intolerância à glicose/glicemia de jejum alterada ("pré-diabético") e (3) diabético. O aumento do risco de complicações microvasculares da hiperglicemia ocorre com glicose de jejum > 126 mg/dL ou HbA_{1C} > 6,5% (ver Quadro 42.1). Uma vez diagnosticado o diabetes, o tratamento é instituído com o objetivo de prevenir:

1. Complicações agudas de hiperglicemia (p. ex., cetoacidose diabética ou hiperglicemia hiperosmolar não cetótica) ou hipoglicemia.
2. Complicações de hiperglicemia a longo prazo, por exemplo, doença microvascular, como retinopatia ou nefropatia.
3. Complicações de doença macrovascular a longo prazo, por exemplo, doença cardiovascular ou cerebrovascular.

A base do tratamento do diabetes é a **modificação na dieta e no estilo de vida**. Exercícios e até mesmo pequenas perdas de peso podem reduzir a pressão arterial e melhorar o controle da glicose. Os pacientes devem receber instruções relativas à dieta e ser estimulados a mudar o estilo de vida sedentário. Entretanto, a maioria dos diabéticos eventualmente requer terapia médica, sendo que muitos pacientes acabam necessitando de uma combinação de pelo menos dois medicamentos. Por causa da dificuldade para alcançar e manter as metas glicêmicas, bem como para conseguir uma perda de peso significativa, a American Diabetes Association (ADA) recomenda iniciar um curso de **metformina** concomitantemente à intervenção no estilo de vida do paciente, já no momento do diagnóstico. **As metas glicêmicas devem ser níveis de HbA_{1C} < 7%, leituras de glicose pré-prandial entre 70 e 130 mg/dL ou pico de glicose**

Quadro 42.1 • Exames para diagnóstico de diabetes

Exame	Normal	Glicemia de jejum alterada/ diminuição da tolerância à glicose ("pré-diabetes")	Diabetes
Glicose plasmática de jejum	< 100 mg/dL	100-125 mg/dL	> 126 mg/dL
Hemoglobina A_{1C}	<5,6%	5,75-6,4%	>6,5%
Teste de tolerância à glicose de 2h (carga de 75 g)	< 140 mg/dL	140-199 mg/dL	> 200 mg/dL

pós-prandial < 180 mg/dL. Se os pacientes falharem em alcançar essas metas com a terapia inicial, inclusive com a introdução da modificação do estilo de vida e adição do curso de metformina, as opções terapêuticas são a adição de um segundo agente oral ou injetável, incluindo a insulina, ou a mudança para monoterapia com insulina. Uma lista de agentes terapêuticos para o diabetes é fornecida no Quadro 42.2.

Quando o diabetes é diagnosticado, outros fatores de risco cardiovascular devem ser avaliados. A pressão arterial e os níveis de lipídeos devem ser medidos. Com relação ao tratamento para redução de lipídeos, o risco cardiovascular no diabetes é equivalente ao dos pacientes com sabida DAC, de modo que **a meta desejada de LDL é < 100 mg/dL.** Os pacientes com LDL mais alto devem fazer modificações na dieta ou iniciar estatina.

Quadro 42.2 • Medicamentos disponíveis nos Estados Unidos para tratamento de diabetes tipo 2

Medicamento	Mecanismo de ação/indicações	Considerações especiais	Custo relativo
Insulina	↑ utilização da glicose, ↓ produção hepática de glicose	Ganho de peso, risco de hipoglicemia, necessidade de monitorar constantemente a glicose em casa	$-$$$
Sulfonilureias (glimepirida, glipizida, gliburida)*	Aumenta a produção de insulina do paciente, agindo nas células beta-pancreáticas	Pode causar hipoglicemia, acumular-se na lesão renal e causar hipoglicemia prolongada. Melhor para pacientes jovens com glicemia de jejum < 300 mg/dL	$-$$
Metformina	Diminui a gliconeogênese no fígado e a resistência à insulina	Risco de acidose láctica em pacientes com lesão renal ou disfunção hepática	$
Inibidores de alfaglicosidas (acarbose)	Inibe a quebra de carboidratos complexos no trato gastrintestinal	Pode causar desconforto gastrintestinal; flatulência; hepatotoxicidade dependente da dose	$$
Tiazolinidinedionas (pioglitazona; rosiglitazona)	Promove captação de glicose no músculo esquelético e diminui a resistência à insulina	Hepatotoxicidade; edema; risco cardiovascular	$$-$$$
Agonistas de GLP-1 (exenatida, liraglutida)	↑ insulina, ↓ glucagon, retarda o esvaziamento gástrico	Injeção, náusea, risco de pancreatite	$$$$
Inibidores de DPP-4 (saxagliptina, sitagliptina)	Prolonga a ação da GLP-1 endógena	Sem hipoglicemia, nem ganho de peso; diminui a dose em casos de lesão renal	$$$$

* N. de R.T. No Brasil, a sulfonilureia mais utilizada é a glibenclamida.

A **meta desejável de pressão arterial é < 130/80 mmHg**. Vários estudos randomizados mostraram o **benefício dos inibidores da enzima conversora da angiotensina (ECA)** e dos **bloqueadores do receptor de angiotensina (BRAs)** na prevenção da progressão de proteinúria e nefropatia. Os pacientes que já têm insuficiência renal ou proteinúria maciça (> 1 a 2 g/dia) têm uma pressão arterial-alvo ainda mais baixa: 120/75 mmHg.

Outros cuidados rotineiros nos pacientes diabéticos incluem consultas médicas frequentes – pelo menos a cada 3 a 6 meses, dependendo do controle da glicemia – pelo menos um exame oftalmológico anual para rastreamento de retinopatia e exame anual de urina para detecção de microalbuminúria. A HbA_{1c} deve ser verificada pelo menos a cada 3 a 6 meses, dependendo do controle da glicemia do paciente. Esse exame permite ao médico fazer o controle geral da glicemia ao longo dos 2 a 3 meses precedentes. Os pacientes sem neuropatia devem fazer exame anual dos pés para detecção de qualquer alteração neuropática; no entanto, aqueles com neuropatia devem ser examinados a cada três meses e instruídos a fazer autoexame diário e prevenção de ferimentos.

QUESTÕES DE COMPREENSÃO

42.1 Paciente apresenta-se para exame de glicemia de jejum. Em duas ocasiões, os resultados foram 115 mg/dL e 120 mg/dL. Qual dos seguintes é o próximo passo mais adequado?

   A. Tranquilizar o paciente, explicando que essas glicemias são normais.
   B. Recomendar perda de peso, dieta da ADA e exercícios.
   C. Diagnosticar diabetes melito e começar tratamento com uma sulfonilureia.
   D. Recomendar teste de esforço cardíaco.
   E. Coletar gasometria arterial e níveis séricos de cetonas.

42.2 Hispânica obesa de 45 anos apresenta-se para acompanhamento do diabetes. Atualmente toma 1.000 mg de metformina duas vezes por dia, e a glicemia de jejum é em torno de 170 a 200 mg/dL. Sua última HbA_{1c} foi de 7,9. Ela afirma que segue rigorosamente a dieta e que faz caminhadas de 30 minutos a 1 hora por dia. Qual é o próximo passo mais adequado no seu tratamento?

   A. Encaminhar a um endocrinologista para tratamento com bomba de insulina.
   B. Interromper a metformina e iniciar o curso de glimepirida.
   C. Adicionar uma injeção diária de insulina-glargina (Lantus).
   D. Internar com urgência.

42.3 Mulher de 75 anos, diabética há cerca de 20 anos, com retinopatia diabética e nefropatia diabética com creatinina de 2,2 mg/dL, é levada à sua clínica pela filha para acompanhamento. A paciente toma atualmente uma sulfonilureia para o diabetes e um inibidor da ECA para a proteinúria. A filha relata que em três ocasiões nas últimas duas semanas sua mãe teve sudorese, tremores e ficou confusa. Tais sintomas desapareceram depois que lhe foi dado um pouco de suco de laranja. Qual das seguintes condições tem maior probabilidade de causar esses episódios?

A. Excesso de ingestão calórica.
B. Interação entre o inibidor da ECA e a sulfonilureia.
C. Piora da função renal.
D. Amnésia hiperglicêmica.

RESPOSTAS

42.1 **B.** Pelos critérios diagnósticos, essa paciente apresenta diminuição de tolerância à glicose. Embora ela ainda não preencha os critérios para diabetes, tem risco aumentado de desenvolver a doença no futuro e ter complicações macrovasculares. Modificações intensivas do estilo de vida (dieta e exercício por 30 minutos/dia, durante 5 dias/semana) podem diminuir ou retardar o desenvolvimento de diabetes. Os pacientes devem ser monitorados anualmente, a fim de rastrear a progressão para diabetes.

42.2 **B.** Quando os pacientes falham em alcançar a meta glicêmica (HbA$_{1C}$ < 7%) com o uso de metformina aliada à modificação do estilo de vida, o próximo passo consiste em adicionar ao regime uma injeção diária de insulina basal (insulina de ação duradoura, como NPH, glargina ou detemir) ou uma sulfonilureia. Mudar de uma classe de agente oral para outra com potência similar não acrescentará nenhum benefício.

42.3 **C.** As sulfonilureias têm meia-vida longa e podem causar hipoglicemia em idosos, assim como naqueles com **insuficiência renal**. Outro método, como insulina, pode ser mais adequado nessa paciente, assim como controle menos intensivo, visando a uma HbA$_{1c}$ de 8%, em vez de 7%.

DICAS CLÍNICAS

▶ O diabetes tipo 2 tem um estágio assintomático longo durante o qual pode ocorrer doença microvascular – por exemplo, retinopatia e nefropatia. Os médicos devem estar atentos e rastrear os pacientes com fatores de risco.
▶ A modificação do estilo de vida e o uso de metformina constituem a terapia inicial para a maioria dos pacientes inicialmente diagnosticados com diabetes de tipo 2.
▶ A principal causa de morbidade e mortalidade em pacientes com DM tipo 2 é a doença macrovascular, incluindo DAC, AVE e doença arterial periférica. Por isso, é essencial diminuir agressivamente os fatores de risco cardiovascular.
▶ As metas glicêmicas são HbA$_{1c}$ < 7%, glicose pré-prandial entre 70 e 130 mg/dL ou glicose pós-prandial < 180 mg/dL. A pressão arterial deve ser < 130/80 e os níveis de colesterol LDL devem ser < 100 mg/dL.

REFERÊNCIAS

American Diabetes Association. Standards of medical care for patients with diabetes 2010. *Diabetes Care.* 2010;33 (suppl 3): S11-S61.

Powers AC. Diabetes mellitus. In: Longo DL, Fauci AS, Kasper DL, et al., eds., *Harrison's Principles of Internal Medicine.* 18th ed. New York, NY: McGraw-Hill; 2012: 2968-3003.

CASO 43

Jovem de 18 anos é levada à emergência pela mãe porque ficou confusa e está se comportando estranhamente. Sua mãe relata que ela sempre foi sadia e não tem história médica significativa, mas perdeu 10 kg de maneira não intencional recentemente e se queixa de fadiga há 2 ou 3 semanas. A paciente atribuiu a fadiga a distúrbio do sono, pois ultimamente se levanta várias vezes à noite para urinar. Na manhã da consulta ela se queixou de dor abdominal e vomitou. Além disso, estava tão confusa que não sabia que era dia de ir à escola.

Ao exame, a paciente é magra, e está deitada na maca com os olhos fechados, mas respondendo às perguntas. Está afebril, a frequência cardíaca é de 118 bpm, a pressão arterial é de 125/84 mmHg, e ela respira profundamente, com frequência de 24 mpm. Ao ficar de pé, a frequência cardíaca aumenta para 145, e a pressão arterial cai para 110/80 mmHg. O exame de fundo de olho é normal, a mucosa oral está seca, e as veias do pescoço estão planas. Os pulmões estão limpos, e o coração é taquicárdico, de ritmo normal e sem sopros. O abdome está flácido, com ruídos hidroaéreos, e ela sente leve dor difusa à palpação, sem defesa ou dor à descompressão súbita. O exame neurológico não mostra déficits focais.

Os exames de laboratório mostram Na de 131 mEq/L, K de 5,3 mEq/L, Cl de 95 mEq/L, CO_2 de 9 mEq/L, ureia de 75 mg/dL, creatinina de 1,3 mg/dL e glicemia de 475 mg/dL. A gasometria arterial mostra pH de 7,12 com Pco_2 de 24 mmHg e Po_2 de 95 mmHg. A pesquisa de drogas e o teste de gravidez na urina são negativos. O exame de urina não mostra hematúria nem piúria, mas 3+ de glicose e 3+ de cetonas. As radiografias de tórax e de abdome estão normais.

▶ Qual é o diagnóstico mais provável?
▶ Qual deve ser o próximo passo?

RESPOSTAS PARA O CASO 43
Cetoacidose diabética

Resumo: Jovem tem perda de peso não intencional, noctúria e poliúria com hiperglicemia que, provavelmente, representa diabetes melito de tipo 1 recente. Ela está hipovolêmica por causa da diurese osmótica e tem acidose metabólica com aumento do hiato aniônico, primariamente causada por cetoacidose. O estado mental e a dor abdominal provavelmente são manifestações da acidose metabólica e da hiperosmolaridade.

- **Diagnóstico mais provável:** Cetoacidose diabética (CAD).
- **Próximo passo:** Hidratação agressiva para melhorar a hipovolemia e tratamento com insulina para resolver a cetoacidose.

ANÁLISE

Objetivos

1. Saber como diagnosticar pacientes com acidose metabólica com aumento do hiato aniônico.
2. Ser capaz de diferenciar cetoacidose diabética, hiperglicemia hiperosmolar não cetótica e cetoacidose alcoólica.
3. Compreender os princípios do tratamento da CAD: restauração de volume, reposição de eletrólitos, resolução da cetose e controle da hiperglicemia.
4. Aprender as complicações da cetoacidose diabética e o manejo inadequado.

Considerações

A CAD ocorre como resultado de deficiência grave de insulina e pode ser o quadro clínico inicial do diabetes melito, como no caso dessa paciente. Em todos os pacientes com CAD, deve-se estar alerta para fatores precipitantes, como infecção, gravidez ou estresses fisiológicos intensos, como infarto agudo do miocárdio. O tratamento cuidadoso e a monitoração intensiva são necessários para correção dos déficits de fluidos e de eletrólitos e para evitar complicações como hipocalemia e edema cerebral.

ABORDAGEM À
Suspeita de CAD

DEFINIÇÕES

CETOACIDOSE DIABÉTICA: Síndrome de hiperglicemia, acidose metabólica com aumento do hiato aniônico e corpos cetônicos no soro causada por níveis insuficientes de insulina.

RESPIRAÇÃO DE KUSSMAUL: Respiração profunda e rápida para causar hiperventilação, o que é uma tentativa de gerar alcalose respiratória para compensar a acidose metabólica.

ABORDAGEM CLÍNICA

A cetoacidose diabética (CAD) é uma síndrome clínica que ocorre quando está presente a **tríade de acidose metabólica com aumento do hiato aniônico, hiperglicemia e cetose**, sendo causada por deficiência significativa de insulina. É uma emergência médica, com taxa global de mortalidade < 5% se os pacientes receberem tratamento médico imediato e apropriado. A maioria dos episódios é evitável, assim como muitas mortes, se for dada a atenção adequada aos detalhes durante o tratamento.

Fisiopatologia

No estado fisiológico normal, há um equilíbrio tênue entre hormônios anabólicos e catabólicos. Quando o indivíduo está alimentado, as ações anabólicas da insulina predominam. Glicogênese, lipogênese e síntese de proteínas aumentam. Isso resulta em armazenamento de reservas energéticas na forma de triglicerídeos e glicogênio.

Em jejum, a insulina serve para inibir lipólise, cetogênese, gliconeogênese, glicogenólise e proteólise. Esses efeitos são fundamentais no controle do ritmo de degradação dos depósitos de energia sob a influência de hormônios catabólicos, **entre os quais o glucagon é o mais importante**. Em jejum, ele mantém normais os níveis de glicose, estimulando a gliconeogênese hepática e a glicogenólise.

Diabetes é a situação de deficiência relativa ou absoluta de insulina. Quando há grande deficiência de insulina e excesso relativo de glucagon, a lipólise aumenta, causando liberação de ácidos graxos livres. A oxidação dos ácidos graxos produz cetonas, como aceto-acetato e beta-hidroxibutirato, que são ácidos orgânicos, frequentemente chamados de **cetoácidos**. O excesso desses cetoácidos pode produzir acidose metabólica que ameaça a vida. Além disso, a hiperglicemia produz diurese osmótica, que causa intensa depleção de volume e deficiência de eletrólitos pela retirada de sódio, potássio, magnésio, fosfato e água extracelular do organismo. A combinação de acidose, hipovolemia e deficiência de eletrólitos pode causar **colapso cardiovascular, a causa mais comum de morte na CAD**.

Quadro clínico

Os pacientes com diabetes têm deficiência básica do metabolismo da glicose e, quando sofrem estresses metabólicos, têm aumento das necessidades de insulina. Se forem incapazes de satisfazer essas necessidades, podem ter CAD. **Os eventos precipitantes mais comuns são infecções**, como pneumonia ou infecção urinária, doenças vasculares, como infarto agudo do miocárdio, e outros fatores de estresse, como traumatismos. Ela também pode ser a primeira manifestação do diabetes, além de comumente ocorrer em pacientes com diabetes estabelecido que não estão usando insulina por um motivo qualquer ou por estarem utilizando também outros medicamentos (p. ex., glicocorticoides) que interferem na ação da insulina.

O episódio de CAD evolui em curto período de tempo, normalmente < 24 horas. O paciente com CAD tem sinais e sintomas de hiperglicemia, acidose e desidratação. Poliúria, polidipsia, perda de peso, turvação da visão e diminuição da consciência são relacionadas com a hiperglicemia e a diurese osmótica. Náusea, vômito, dor abdominal, fadiga, mal-estar e dispneia podem ser consequência de acidose.

Os sinais típicos de CAD incluem diminuição da elasticidade da pele, mucosas secas, hipotensão e taquicardia relacionadas com a depleção de volume. A **respiração de Kussmaul**, respiração rápida e profunda, causa hiperventilação, o que é uma tentativa de gerar alcalose respiratória para compensar a acidose metabólica. Também é possível haver hálito com odor de frutas, típico da cetose.

Diagnóstico laboratorial

Os exames laboratoriais mostram hiperglicemia (geralmente > 250 mg/dL), acidose (pH < 7,3), aumento do hiato aniônico (geralmente > 15 mmol/L) e cetonemia. Os parâmetros laboratoriais mais importantes são o grau de acidose, o valor do hiato aniônico e o nível sérico de potássio.

Pacientes com pH muito baixo (< 7) estão gravemente acidóticos e têm pior prognóstico. O pH mais baixo é resultado da concentração mais alta de cetoácidos, que são estimados por meio do hiato aniônico. O primeiro passo na avaliação do paciente com acidose metabólica deve ser o cálculo do hiato aniônico. Esse conceito tem base no princípio de neutralidade elétrica, isto é, todos os cátions devem igualar todos os ânions. O hiato aniônico estima essas partículas com carga negativa, que não são rotineiramente medidas, e pode ser calculado a partir da seguinte fórmula:

$$\text{hiato aniônico} = [Na] - [Cl + HCO_3]$$

O hiato aniônico normal é de 10 a 12 mmol/L. Quando está alto, há excesso de ânions não medidos, o que geralmente ocorre por uma das quatro causas listadas no Quadro 43.1.

A acidose láctica pode ser resultado de hipoxia tecidual grave, como no choque séptico ou no envenenamento por monóxido de carbono, ou de insuficiência hepática e subsequente incapacidade de metabolizar lactato. A cetoacidose é mais comum como complicação aguda de diabetes descompensado, mas também pode ser observada na inanição e no alcoolismo, que serão discutidos mais adiante neste capítulo. As toxinas ingeridas podem ser ácidos orgânicos, como ácido salicílico, ou ter metabólitos ácidos, como ácido fórmico, a partir do metanol. A insuficiência renal causa incapacidade de excretar ácidos orgânicos e inorgânicos, como fosfatos (frequentemente sem hiato aniônico).

Em pacientes com CAD, os depósitos totais de potássio são depletados por causa das perdas urinárias, e sua reposição sempre é necessária. Inicialmente, os níveis de potássio podem ser altos, apesar do déficit de potássio corporal total, porque a acidose causa saída do mineral do compartimento intracelular para o compartimento extracelular. Quando a acidose é corrigida com a administração de insulina, que leva o potássio para dentro da célula, **os níveis séricos caem rapidamente**.

O nível sérico de sódio pode ser variável. A hiperglicemia faz a água sair da célula, causando hiponatremia. Do mesmo modo, os níveis de fosfato podem ser variáveis quando houver déficits nos depósitos com o movimento extracelular de fosfato causado pelo estado catabólico. Os níveis de ureia e creatinina estão altos, refletindo a desidratação. O acetoacetato sérico pode causar falsa elevação da creatinina sérica por causa de interferência com o ensaio.

Tratamento

O objetivo do tratamento é restaurar a homeostase metabólica a partir da correção dos eventos precipitantes e dos déficits bioquímicos, e consiste em:

1. Reposição das perdas de fluidos com melhora do volume circulatório.
2. Correção da hiperglicemia e, em consequência, da osmolaridade plasmática.
3. Reposição de perdas de eletrólitos.
4. Eliminação dos corpos cetônicos séricos.
5. Identificação e tratamento da causa precipitante e das complicações.

O monitoramento atento do paciente é importante, assim como o registro contínuo de sinais vitais, fluidos administrados e eliminados, dose de insulina e progresso metabólico. A glicose sérica deve ser medida a cada hora, e os eletrólitos séricos e o fosfato devem ser avaliados a cada 3 a 5 horas. Exame de urina, cultura de sangue e urina, ECG e raio X de tórax devem ser feitos para identificação de fatores precipitantes e complicações. Outros exames devem ser feitos conforme o aparecimento de os sintomas e sinais.

Fluidos

Todos os pacientes com CAD apresentam depleção de volume em consequência da diurese osmótica e de outras perdas, como vômitos. A hidratação melhora a per-

---

Quadro 43.1 • Causas de acidose metabólica com hiato aniônico elevado

Acidose láctica
Cetoacidose
• Diabética
• Alcoólica
• Por inanição
Toxinas
• Etilenoglicol
• Metanol
• Salicilatos
Lesão renal (aguda ou crônica)

(Reproduzida, com permissão, de DuBose TD. Acidosis and alkalosis. In: Braunwald E, Fauci AS, Kasper KL, et al., eds. Harrison´s Principles of Internal Medicine. 16th ed. New York, NY: McGraw-Hill, 2005:265.)

fusão renal e o débito cardíaco, facilitando a excreção de glicose. A reidratação também pode diminuir a resistência à insulina pela diminuição dos níveis de hormônios contrarregulatórios e da hiperglicemia. A diminuição súbita da hiperglicemia pode causar colapso vascular, com entrada da água nas células. Para evitar isso, a reposição inicial de fluidos deve ser feita com solução salina isotônica (K) para corrigir o déficit do volume circulatório. **Na primeira hora, deve ser infundido de 1 a 2 litros de SF.** Depois, o déficit total de água deve ser corrigido no ritmo de 250 a 500 mL/h, dependendo do estado de hidratação. A composição do fluido deve ser acertada conforme os níveis de sódio e cloro séricos.

A hidratação deve ser mais lenta em pacientes com insuficiência cardíaca ou renal porque eles podem facilmente ter sobrecarga de fluidos.

Insulina

O objetivo do tratamento é diminuição da glicose em cerca de 80 a 100 mg/dL/h. O uso de infusão intravenosa contínua de pequenas doses de insulina é recomendado, porque diminui episódios de hipoglicemia e de hipocalemia e permite diminuição mais bem-controlada da glicose e da osmolaridade sérica. As vias intramuscular e subcutânea podem ser usadas se a perfusão tecidual for adequada.

O tratamento com insulina pode ser iniciado como **fluidos intravenosos em bolo de 0,1 a 0,15 U/kg** e deve ser seguido por **infusão contínua de 0,1 U/kg/h com reavaliação do nível de glicose sérica de hora em hora.** Se esse não diminuir no ritmo desejado, o estado de volume deve ser reavaliado, e a infusão de insulina deve ser aumentada. O ritmo de infusão deve ser diminuído para 0,05 U/kg/h quando o nível de glicose sérica diminuir para 250 a 300 mg/dL. **Os níveis de glicose caem mais rapidamente do que os de cetonas.** A insulina é necessária para resolução da cetoacidose e pode ser administrada juntamente com infusão de glicose até que se normalize o hiato aniônico. Solução de dextrose a 5 a 10% deve ser adicionada à solução de hidratação quando a glicose plasmática é < 300 mg/dL. Pode-se considerar a cetoacidose resolvida quando a taxa de bicarbonato é > 18 mEq/L, o hiato aniônico é < 12, o paciente sentir-se melhor e os sinais vitais estiverem estabilizados. **Medidas seriadas da cetonemia não são clinicamente úteis** na avaliação da resposta ao tratamento. Os exames de laboratório medem o acetoacetato e a acetona, mas não o beta-hidroxibutirato. Com a administração de insulina, o beta-hidroxibutirato é primeiro oxidado a acetoacetato, de modo que o nível de cetonas pode, na realidade, aumentar com o tratamento eficaz. Deve-se considerar a normalização do hiato aniônico na decisão relativa ao ritmo de infusão de insulina. Além disso, deve ser administrada insulina subcutânea aproximadamente 30 minutos antes da suspensão da infusão de insulina, para evitar rebote da acidose.

Bicarbonato

O tratamento com bicarbonato é controverso e não deve ser feito em pacientes cetoacidóticos, exceto se o **pH arterial for menor que 7** ou houver outras indicações, como instabilidade cardíaca ou hipercalemia intensa. O tratamento com bicarbonato pode piorar a hipocalemia e causar acidose paradoxal do SNC e demora na eliminação das cetonas.

Eletrólitos

Na CAD, há déficits de potássio, fosfato e magnésio corporal total. Os pacientes frequentemente têm hipercalemia resultante de acidose, deficiência de insulina e hipertonicidade, que causam saída do potássio da célula. Durante o tratamento, a concentração plasmática de potássio cai à medida que as anormalidades metabólicas são corrigidas. O potássio deve ser adicionado aos fluidos intravenosos iniciais se o seu nível sérico for < 5 mEq/L. Uma vez estabelecida a diurese adequada, deve-se adicionar de 20 a 40 mEq de potássio em cada litro de fluido – o objetivo é manter o potássio na faixa de 4 a 5 mEq/L. A monitoração cardíaca é recomendada quando houver hipocalemia ou hipercalemia.

A reposição de fosfato deve ser feita em pacientes com nível de fosfato sérico menor do que 1 mg/dL e naqueles com hipofosfatemia moderada e concomitante hipoxia, anemia ou comprometimento cardiorrespiratório. Em caso de administração de fosfato, é necessária a monitoração cuidadosa do nível de cálcio sérico.

Magnésio e cálcio podem ser suplementados, se necessário.

Causas precipitantes

É importante corrigir os fatores precipitantes para restaurar o equilíbrio metabólico. Fontes identificáveis de infecção devem ser agressivamente tratadas. Possível presença de isquemia e infarto deve ser avaliada e tratada apropriadamente com auxílio de especialista, se necessário.

Complicações

Edema cerebral, síndrome do desconforto respiratório agudo, tromboembolismo, sobrecarga de fluidos e dilatação aguda do estômago são complicações raras, mas graves, da CAD.

Prevenção

Os principais fatores precipitantes da CAD são tratamento insulínico inadequado e infecções. Esses eventos podem ser evitados pela conscientização do paciente e pela comunicação efetiva com a equipe de saúde. Deve-se fazer controle diário da dosagem de insulina, monitoração da glicemia e evitar jejum prolongado e desidratação. Há barreiras socioeconômicas que contribuem para os altos índices de internação por CAD, por isso é necessária a alocação adequada dos recursos de saúde relativos às estratégias preventivas.

Outras complicações do desarranjo do metabolismo de carboidratos também merecem menção. A primeira é o **coma diabético hiperosmolar não cetótico**, que ocorre principalmente em pacientes com diabetes tipo 2, os quais ficam intensamente desidratados por causa da diurese osmótica. Esses pacientes, no entanto, têm ação residual de insulina suficiente para evitar o desenvolvimento de cetoacidose. Eles podem ter níveis de glicose > 1.000 mg/dL, osmolaridade sérica maior do que 320 a 370 Osm e sintomas neurológicos, variando de confusão mental a convulsões e coma. Em comparação com pacientes com CAD, eles têm déficit de fluidos muito maior, e o tratamento é antes de tudo, restauração de volume com SF. Insulina também é usada para reverter a hiperglicemia, mas geralmente em doses menores do que a necessária para correção da cetose na CAD.

A **cetoacidose alcoólica** ocorre em alcoólicos crônicos desnutridos, com depleção de reserva de glicogênio, e geralmente é observada quando há ingesta abusiva de álcool, que pode alterar a relação entre a nicotinamida-adenina dinucleotídeo em sua forma reduzida (NADH) e a nicotinamida-adenina dinucleotídeo (NAD), inibindo a gliconeogênese. Esses pacientes têm acidose metabólica com aumento do hiato aniônico resultante de cetoacidose e de acidose láctica. Além disso, têm os mesmos sintomas de acidose que os pacientes com CAD, por exemplo, dor abdominal, náusea e vômito, mas com níveis de glicose baixos, normais ou levemente elevados (em contraste com a CAD, em que a glicose geralmente é muito alta). O tratamento é a administração de volume na forma de SF e de solução de glicose. A administração de insulina é desnecessária.

QUESTÕES DE COMPREENSÃO

43.1 Qual das seguintes condições tem maior probabilidade de causar acidose sem aumento do hiato aniônico?

   A. Diarreia.
   B. Acidose láctica.
   C. Cetoacidose diabética.
   D. Ingestão de etilenoglicol.

43.2 Jovem de 18 anos tem cetoacidose diabética com pH de 7,20 e glicemia de 400 mg/mL. Qual das seguintes afirmações é a mais acurada em relação aos níveis de potássio desse paciente?

   A. O nível de potássio provavelmente é < 3 mEq/L.
   B. O nível de potássio provavelmente é > 5 mEq/L.
   C. Provavelmente há déficit de potássio total, independentemente do nível sérico.
   D. O nível sérico provavelmente vai aumentar com a correção da acidose.

43.3 Qual dos seguintes é o primeiro passo mais importante no tratamento da cetoacidose diabética?

   A. Reposição de potássio.
   B. Reposição de fluidos por via intravenosa.
   C. Reposição de fósforo.
   D. Tratamento antibiótico.

43.4 Um homem de 59 anos de idade, com história de diabetes com insuficiência renal crônica decorrente de nefropatia diabética, é examinado na clínica para avaliação dos resultados dos exames laboratoriais de rotina. Ele é assintomático, mas apresenta níveis de glicose elevados, de 258 mg/dL; e os demais valores bioquímicos são os seguintes: sódio em 135 mEq/L, potássio em 5,4 mEq/L, cloreto igual a 108 mEq/L e bicarbonato igual a 18 mEq/L. Sua concentração de creatinina permanece estável em 2,1 mg/dL. Qual é a causa mais provável de acidose?
A. Cetoacidose diabética
B. Acidose láctica
C. Acidose tubular renal de tipo 4
D. Superdosagem acidental de salicilato

RESPOSTAS

43.1 **A.** A diarreia causa perda de bicarbonato e geralmente não altera o hiato aniônico.
43.2 **C.** O potássio total em geral está depletado independentemente do nível sérico.
43.3 **B.** As bases do tratamento da CAD são fluidos intravenosos, insulina para controlar a glicemia, correção dos distúrbios metabólicos e identificação da etiologia de base.
43.4 **C.** Os resultados dos exames laboratoriais são consistentes com uma acidose metabólica não associada ao hiato aniônico. Os pacientes com doença renal crônica decorrente do diabetes são propensos a sofrer uma expansão de volume mínima e a apresentar baixa atividade de renina plasmática, com consequente desenvolvimento de hipoaldosteronismo. Como a aldosterona é o principal hormônio promotor de excreção de potássio, a hipercalemia é a anormalidade eletrolítica primária. O distúrbio, em geral, está associado a uma acidose metabólica leve (concentração de bicarbonato normalmente > 17 mEq/L). As outras doenças causam acidose relacionada ao hiato aniônico.

DICAS CLÍNICAS

▶ Todos os pacientes com CAD têm depleção de volume e necessitam de reposição significativa com solução salina e, mais tarde, água livre na forma de solução de glicose.
▶ Apesar de algumas vezes haver aumento na concentração de potássio, todos os pacientes com CAD têm déficit total do mineral e necessitam de sua reposição substancial.
▶ Os níveis de glicose caem mais rapidamente do que os de cetonas. O tratamento com insulina contínua é necessário para resolução da cetoacidose e pode ser feito juntamente com infusão de glicose, até que o hiato aniônico seja corrigido.
▶ A correção muito rápida da hiperglicemia ou a administração rápida de fluidos hipotônicos podem resultar em edema cerebral.
▶ A ocorrência de CAD tem uma causa precipitante: deficiência de insulina ou estressores fisiológicos, como infecções.

REFERÊNCIAS

Delaney MF. Diabetic ketoacidosis and hyperglycemic hyperosmolar nonketotic syndrome. *Endocrinol Metab Clin North Am.* 2000;129:683-705.

Kitabchi AE. Management of hyperglycemic crises in patients with diabetes. *Diabetes Care.* 2001;24:131-153.

Magee MF. Management of decompensated diabetes. *Crit Care Clin.* 2001;117:75-107. Powers AC. Diabetes melito. In: Longo DL, Fauci AS, Kasper DL, et al., eds., *Harrison's Principles of Internal Medicine.* 18th ed. New York, NY: McGraw-Hill; 2012: 2968-3003.

Quinn L. Diabetes emergencies in the patient with type 2 diabetes. *Nurs Clin North Am.* 2001;136:341-359.

CASO 44

Mulher de 37 anos, previamente sadia, vai à sua clínica por causa de emagrecimento não intencional. Nos últimos três meses, perdeu aproximadamente 7,5 kg sem mudar a dieta ou o nível de atividades. Exceto isso, sente-se muito bem. Tem apetite excelente, não tem queixas gastrintestinais – a não ser ocasionalmente fezes amolecidas –, tem bom nível de energia e não se queixa de fadiga. Nega intolerância a frio ou calor. Ao exame, a frequência cardíaca é de 108 bpm, a pressão arterial é de 142/82 mmHg, e ela está afebril. Ela olha fixamente para você, e seus olhos estão um tanto protuberantes. Você nota uma glândula tireoide grande, lisa e indolor, um sopro de ejeção sistólico 2/6 no exame cardíaco e a pele quente e seca. Há tremor suave em repouso.

- Qual é o diagnóstico mais provável?
- Como poderia confirmá-lo?
- Quais são as opções de tratamento?

RESPOSTAS PARA O CASO 44
Tireotoxicose/doença de Graves

Resumo: Mulher de 37 anos tem emagrecimento sem anorexia, taquicardia, hipertensão limítrofe, exoftalmia e bócio liso indolor.

- **Diagnóstico mais provável**: Tireotoxicose/doença de Graves.
- **Confirmação do diagnóstico**: Hormônio tireoestimulante (TSH) baixo no soro e aumento de tiroxina (T_4) livre com esse quadro clínico são confirmatórios. Outras características que podem ajudá-lo a definir a etiologia são imunoglobulinas estimulantes de tireoide ou captação difusamente aumentada de iodo radioativo na cintilografia da tireoide.
- **Opções de tratamento**: Medicações antitireoidianas, ablação com iodo radioativo ou, menos comumente, remoção cirúrgica da tireoide.

ANÁLISE
Objetivos

1. Compreender o quadro clínico da tireotoxicose.
2. Ser capaz de discutir as causas de hipertireoidismo, incluindo doença de Graves e nódulo tóxico.
3. Aprender quais são as complicações da tireotoxicose, incluindo crise tireotóxica.
4. Saber avaliar o paciente com nódulo na tireoide.
5. Conhecer as opções de tratamento disponíveis para doença de Graves e os resultados do tratamento.

Considerações

Essa mulher de 37 anos tem emagrecimento, fezes amolecidas e pele quente. Esses são sintomas de hipertireoidismo. Sua tireoide tem aumento difuso de tamanho e não está dolorosa. A paciente tem exoftalmia (olhos protuberantes), que é indício de doença de Graves, uma doença sistêmica com muitas complicações que acometem todo o organismo, incluindo osteoporose e insuficiência cardíaca. O tratamento pode incluir eliminação do excesso de hormônio da tireoide, mas o manejo definitivo pode necessitar de ablação radiativa (ou, menos comumente, cirúrgica).

ABORDAGEM AO Hipertireoidismo

DEFINIÇÕES

HIPERTIREOIDISMO: É a situação hipermetabólica que resulta de quantidades excessivas de hormônios da tireoide produzidos pela própria glândula. Sendo quase todos os casos de tireotoxicose causados por hiperprodução da tireoide, esses termos quase sempre são usados como sinônimos.

TIREOTOXICOSE: Termo geralmente utilizado para definir manifestações de excesso de hormônios da tireoide, independentemente da fonte, que pode ser, por exemplo, ingestão exógena.

ABORDAGEM CLÍNICA

O hipertireoidismo acomete vários sistemas.

Sistema neuromuscular: Nervosismo, tremores e reflexos vivos são comuns. Incapacidade de concentração, fraqueza de musculatura proximal, labilidade emocional e insônia podem estar presentes.

Sistema cardíaco: Em geral há aumento do diferencial de pressão arterial, sopros cardíacos e taquicardia. A fibrilação atrial aparece em 10 a 20% dos pacientes. Em longo prazo, a tireotoxicose pode causar cardiomegalia e resultar em insuficiência cardíaca de alto débito.

Sistema gastrintestinal: Apesar do aumento da ingestão de alimentos, o emagrecimento é comum. Geralmente há hiperdefecação em virtude do aumento da motilidade gastrintestinal, mas diarreia é rara.

Olhos: A retração da pálpebra superior como consequência do aumento do tônus simpático confere ao paciente um "olhar esbugalhado". O retardo da pálpebra pode ser verificado no exame físico (a esclerótica pode ser vista acima da íris à medida que o paciente olha para baixo). A exoftalmia é característica da doença de Graves.

Pele: A pele é quente, úmida e aveludada, com pelos finos e alopecia. Normalmente há sudorese por causa da vasodilatação e da dissipação de calor.

Sistema reprodutor: O hipertireoidismo diminui a fertilidade em mulheres e pode causar oligomenorreia. Em homens, há diminuição da contagem de espermatozoides. Impotência e ginecomastia também podem ocorrer.

Metabolismo: O emagrecimento é muito comum, especialmente em pacientes mais velhos que têm anorexia. Muitos pacientes têm aversão ao calor e preferência por temperaturas frias.

Hipertireoidismo apático: Pacientes mais velhos com hipertireoidismo podem não ter as características adrenérgicas típicas. Em vez disso, têm depressão ou apatia, perda de peso e fibrilação atrial, piora da angina de peito ou da insuficiência cardíaca congestiva.

Crise tireotóxica

É uma situação perigosa de tireotoxicose descompensada. O paciente tem **taquicardia** (> 140 bpm), **febre** (40 a 41°C), **agitação, *delirium*, inquietude ou psicose, vômito e/ou diarreia.** Geralmente ela resulta de hipertireoidismo grave negligenciado por muito tempo, ao qual se acrescenta uma complicação (doença intercorrente – infecção, cirurgia, traumatismo ou carga de iodo). O tratamento inclui medidas de suporte com fluidos, antibióticos, se necessários, e tratamento específico dirigido ao hipertireoidismo:

- Grandes doses de medicações antitireoidianas para bloquear a nova síntese de hormônios
- Solução de iodo para suprimir a liberação de hormônio tireoidiano
- Propranolol para controlar os sintomas induzidos pelo aumento do tônus adrenérgico
- Glicocorticoides para diminuir a conversão de T_4 a T_3

Etiologia da tireotoxicose

A **doença de Graves** é a causa mais comum de hipertireoidismo (80%) e em geral é vista em mulheres, especialmente com idade entre 30 e 50 anos. É uma doença autoimune causada por autoanticorpos que ativam o receptor de TSH da célula folicular da tireoide, estimulando a síntese e a secreção de hormônios e causando crescimento da glândula. Esses anticorpos cruzam a placenta e podem causar tireotoxicose neonatal. A doença pode evoluir com remissões e recidivas.

A **doença de Graves** é marcada por **bócio** (aumento da glândula tireoide), sopro na tireoide, **hipertireoidismo, oftalmopatia e dermopatia.** A presença dessas características é variável. A oftalmopatia é caracterizada por inflamação de músculos extraoculares, gordura orbital e tecido conectivo, resultando em proptose (exoftalmia), algumas vezes com diminuição da função dos músculos oculares e edema periorbital. A oftalmopatia pode progredir mesmo depois do tratamento da tireotoxicose. A dermopatia de Graves é caracterizada por pápulas elevadas e hiperpigmentadas com textura de casca de laranja sobre as pernas (mixedema pré-tibial). O baixo nível de TSH confirma o diagnóstico. O grau de elevação de tiroxina (T_4) livre sérica e de triiodotironina (T_3) livre pode estimar a intensidade da doença. Outros dados possivelmente úteis no estabelecimento da etiologia da tireotoxicose são níveis de imunoglobulina tireoestimulante (TSI), que estão altos na doença de Graves; anticorpos dirigidos contra a tireoperoxidase (anti-TPO), que são marcadores de autoimunidade tanto na doença de Graves como na tireoidite de Hashimoto, e **a cintilografia da tireoide, que revelará uma captação de iodo difusamente elevada nessa paciente.**

As opções de tratamento da doença de Graves são medicamentos, iodo radioativo ou cirurgia. Entre os medicamentos estão os **betabloqueadores**, como o propranolol (usados para alívio dos sintomas) e as **medicações antitireoidianas**, como **metimazol e propiltiouracil (PTU)**. As medicações antitireoidianas agem principalmente diminuindo a produção de hormônio da tireoide. Elas podem ser usadas a curto prazo (antes do tratamento com iodo radioativo ou cirurgia) ou a longo prazo (1 a 2 anos), quando a chance de remissão passa a ser de 20 a 30%. Os efeitos colaterais podem ser exantema, reações alérgicas, artrite, hepatite e agranulocitose. O **iodo radioativo** é o tratamento de escolha nos Estados Unidos. Ele é administrado como solução oral sódica de I^{131}, que é rapidamente concentrado no tecido tireoideano, causando lesão que resulta em ablação da tireoide, em 6 a 18 semanas, dependendo da dose. Pelo menos 30% dos pacientes ficam com hipotireoidismo no primeiro ano depois do tratamento, e 3%, a cada ano depois disso, necessitando de suplementação de hormônio tireóideo. O iodo radioativo está contraindicado durante a gestação, e mulheres em idade fértil são aconselhadas a adiar a gravidez por 6 a 12 meses depois do tratamento. As pacientes gestantes com doença de Graves podem ser tratadas com PTU, que apresenta pouca transferência placentária. A oftalmopatia de Graves pode ser exacerbada pelo tratamento com iodo radioativo, de modo que, em determinados pacientes, podem ser usados corticosteroides para evitar que isso aconteça.

A **tireoidectomia subtotal** geralmente é reservada para bócios grandes com sintomas obstrutivos (dispneia, disfagia). As complicações podem incluir lesão de nervo laríngeo e hipoparatireoidismo (por causa de remoção das paratireoides ou comprometimento de sua irrigação).

Nessa paciente, o tratamento com iodo radioativo ou com medicamentos antitireoideanos parece ser mais adequado, devendo-se discutir tais opções terapêuticas com o paciente depois da confirmação do diagnóstico.

Outras causas de tireotoxicose são as seguintes:

Bócio multinodular tóxico: É observado principalmente em idosos e em pessoas de meia-idade. O tratamento consiste em iodo radioativo ou cirurgia. A captação de iodo radioativo é de normal a alta, e a cintilografia mostra lobos tireoideanos irregulares e padrão heterogêneo.

Adenoma hiperfuncionante autônomo ("nódulo quente" ou doença de Plummer): Geralmente não há hipertireoidismo, exceto se o nódulo exceder 3 cm. A cintilografia com iodo assemelha-se à bandeira do Japão: mostra o nódulo quente com captação aumentada (escuro) e o resto da glândula com captação suprimida (branca). **Os nódulos quentes quase nunca são malignos.** Já os nódulos frios (sem aumento de produção de hormônio tireóideo e sem demonstração de captação local, se for feita a cintilografia) têm de 5 a 10% de risco de malignidade, de modo que aspiração com agulha fina, remoção cirúrgica ou acompanhamento com ultrassonografia são necessários.

Tireoidite: É causada por destruição do tecido tireoidiano e por liberação de hormônio pré-formado do coloide. A tireoidite subaguda (de de Quervain) é uma doença inflamatória viral com dor e hipersensibilidade da tireoide. A fase de hipertireoidismo dura de várias semanas a meses, seguida por recuperação, mas alguns pacientes então desenvolvem hipotireoidismo. O tratamento com medicações anti-inflamatórias não esteroides e betabloqueadores geralmente é suficiente, mas em casos graves deve-se usar glicocorticoides. Outras formas de tireoidite incluem pós-irradiação, pós-parto, subaguda (tireoidite indolor) e tireoidite induzida por amiodarona. Na tireoidite, a captação de iodo é invariavelmente diminuída.

Medicamentos: Ingestão excessiva de hormônio de tireoide (factícia ou iatrogênica), amiodarona e carga de iodo.

Outras causas, como tumor hipofisário secretor de TSH, mola hidatiforme, coriocarcinomas com secreção secundária de gonadotrofina coriônica humana (hCG), teratomas ovarianos e carcinoma folicular de tireoide metastático, são causas raras de tireotoxicose.

QUESTÕES DE COMPREENSÃO

44.1 Mulher de 44 anos tem nervosismo e intolerância ao calor. Sua tireoide está difusamente aumentada de volume, indolor e com sopro audível. Seu nível de TSH é muito baixo. Qual das seguintes é a etiologia mais provável?

   A. Tireoidite linfocítica.
   B. Tireoidite de Hashimoto.
   C. Doença de Graves.
   D. Bócio multinodular tóxico.

44.2 Qual dos seguintes sintomas distingue hipertireoidismo de crise tireotóxica?

   A. Taquicardia de até 120 bpm.
   B. Perda de peso.
   C. Febre e *delirium*.
   D. Bócio grande.

44.3 Mulher de 58 anos tem doença de Graves e bócio pequeno. Qual dos seguintes é o melhor tratamento?

   A. Propranolol a longo prazo.
   B. Propiltiouracil (PTU) oral por toda a vida.
   C. Ablação com iodo radioativo.
   D. Tireoidectomia.

RESPOSTAS

44.1 **C.** A doença de Graves é a causa mais comum de hipertireoidismo nos Estados Unidos e geralmente inclui as características descritas nessa questão, além dos achados oculares específicos.

44.2 **C.** A crise tireotóxica caracteriza-se pela potencialização dos sintomas do hipertireoidismo, com taquicardia extrema (frequência cardíaca > 140 bpm), febre e disfunção do sistema nervoso central, como confusão ou coma. É uma emergência médica com alto risco de morte.

44.3 **C.** O iodo radioativo é o tratamento definitivo da doença de Graves. A cirurgia é indicada quando há sintomas obstrutivos ou durante a gravidez.

> ### DICAS CLÍNICAS
>
> ▶ A causa mais comum de tireotoxicose é a doença de Graves. Nenhum outro diagnóstico é provável se o paciente tiver proptose bilateral e bócio.
> ▶ Em pacientes com doença de Graves, os sintomas tireotóxicos podem ser tratados com medicação antitireoideana, ablação da tireoide por iodo radioativo ou cirurgia, mas a oftalmopatia pode não melhorar.
> ▶ A doença de Graves pode entrar em remissão ou recidivar; em pacientes tratados com medicações, entre um terço e metade ficam assintomáticos em 1 a 2 anos.
> ▶ Depois da ablação com iodo radioativo, a maioria dos pacientes com doença de Graves tem hipotireoidismo e necessita de suplementação de hormônio tireóideo.
> ▶ Nódulos hiperfuncionantes na tireoide (produção excessiva de hormônio tireoideano, supressão de TSH, considerados "quentes" na cintilografia) quase nunca são malignos.
> ▶ A maioria dos nódulos "frios" não é maligna, mas deve ser usada aspiração com agulha fina para avaliação da necessidade de excisão cirúrgica.

REFERÊNCIAS

Davies DF, Larsen TF. Thyrotoxicosis. In: Wilson JD, Foster DW, Kronenberg HM, et al, eds. *Williams Textbook of Endocrinology.* 9th ed. Philadelphia, PA: WB Saunders; 2003:372-421.

Hershman JM. Hypothyroidism and hyperthyroidism. In: Lavin N, ed. *Manual of Endocrinology and Metabolism.* Boston, MA: Little Brown; 2002:396-409.

Jameson LJ, Weetman AP. Disorders of the thyroid gland. In: Longo DL, Fauci AS, Kasper DL, et al., eds., *Harrison's Principles of Internal Medicine.* 18th ed. New York, NY: McGraw-Hill; 2012: 2911-2939.

McDermott MT. Thyroid emergencies. In: *Endocrine Secrets.* Philadelphia, PA: Hanley and Belfus; 2002:302-305.

Singer PA. Thyroiditis. In: Lavin N, ed. *Manual of Endocrinology and Metabolism.* Boston, MA: Little Brown; 2002:386-395.

CASO 45

Mulher de 32 anos vai à emergência queixando-se de que tem tosse produtiva, febre e dor torácica há quatro dias. Ela foi examinada há dois dias na clínica do seu médico com as mesmas queixas. Foi feito diagnóstico clínico de pneumonia, e ela foi mandada para casa, com prescrição para administração de azitromicina por via oral. Desde então, a tosse diminuiu em quantidade, mas a febre não regrediu. Ela ainda tem dor do lado esquerdo do tórax, a qual piora quando tosse ou respira fundo. Além disso, a paciente começou a sentir falta de ar quando anda em volta da casa. Não tem outra história médica. Não fuma e nem tem história de exposição ocupacional. Não viajou para fora do país e não tem contato com doentes.

No exame físico, verifica-se que a temperatura é de 39,7°C, o pulso é de 116 bpm, a pressão arterial é de 128/69 mmHg, a frequência respiratória é de 24 mpm, com respiração curta, e a oximetria de pulso é 94% em ar ambiente. No pulmão esquerdo, há diminuição do murmúrio vesicular na região posterior da base, com macicez à percussão até o campo médio, onde há alguns estertores. A ausculta do pulmão direito indica normalidade. O coração está taquicárdico, mas sinusal e sem sopros. A Figura 45.1 mostra o raio X do tórax.

▶ Qual é o diagnóstico mais provável?
▶ Qual deve ser o próximo passo?

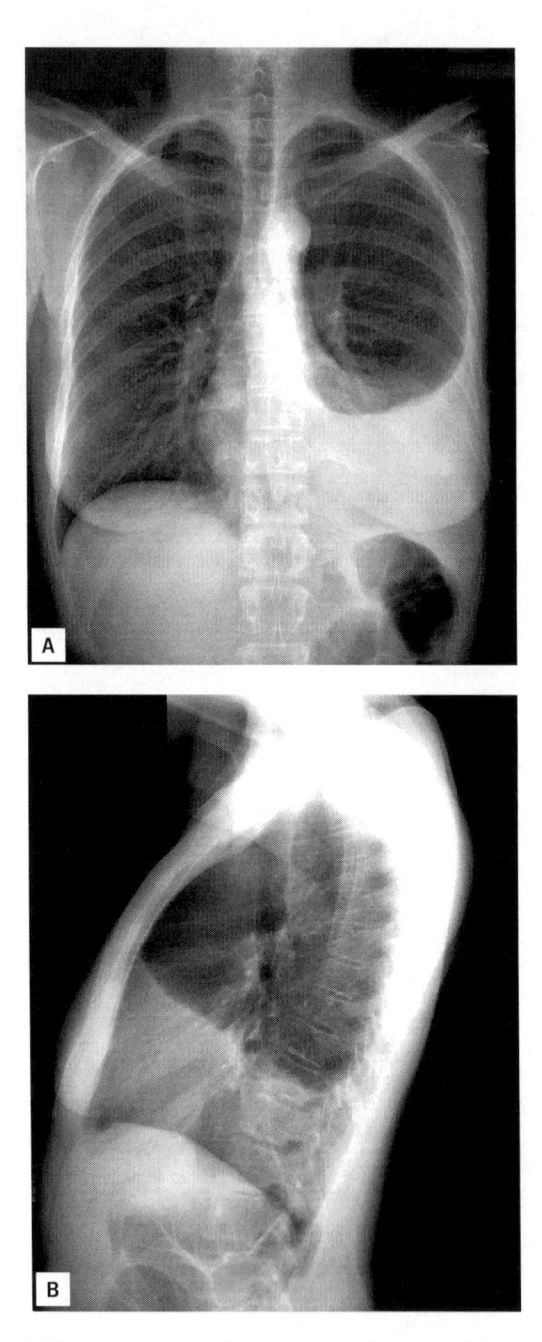

Figura 45.1 (A). O filme posteroanterior revela um derrame pleural no lado esquerdo. **(B)**. Imagem lateral do mesmo paciente. (Cortesia do Dr. Jorge Albin.)

RESPOSTAS PARA O CASO 45
Derrame pleural parapneumônico

Resumo: Mulher previamente sadia de 32 anos tem diagnóstico clínico de pneumonia adquirida na comunidade, que não melhorou com o tratamento ambulatorial. Ela tem diminuição do murmúrio vesicular e macicez na base esquerda, sugerindo grande derrame pleural, que é confirmado pela radiografia. O derrame provavelmente foi causado por infecção no parênquima pulmonar adjacente e pode ser a causa da não melhora com os antibióticos.

- **Diagnóstico mais provável:** Derrame parapneumônico como complicação de pneumonia.
- **Próximo passo:** Toracocentese diagnóstica para auxiliar na identificação da causa do derrame e determinar a necessidade de drenagem.

ANÁLISE

Objetivos

1. Compreender o uso dos critérios de Light para distinção entre transudato e exsudato como guia para a etiologia do derrame.
2. Aprender quais características do derrame pleural são sugestivas de derrame parapneumônico complicado ou de empiema e quando há necessidade de drenagem.
3. Conhecer o tratamento de derrame parapneumônico complicado que não melhora depois de toracocentese.

Considerações

Nessa paciente, o derrame é grande e flui livremente, como comprova a radiografia lateral em decúbito, de modo que a toracocentese pode ser feita com facilidade. É importante determinar se o derrame é de fato causado pela pneumonia e, se for o caso, se é possível que ele melhore apenas com antibióticos, ou se haverá necessidade de drenagem com toracostomia.

ABORDAGEM AO
Derrame pleural

DEFINIÇÕES

EXSUDATO: Derrame causado por eventos inflamatórios ou malignos e que geralmente apresenta níveis altos de proteínas e de desidrogenase láctica (LDH).

DERRAME PLEURAL: Acúmulo de líquido no espaço pleural.

TRANSUDATO: Derrame causado por alteração de pressão oncótica, geralmente com níveis baixos de proteínas e de LDH.

ABORDAGEM CLÍNICA

A toracocentese diagnóstica deve ser considerada em todos os pacientes com evidências radiográficas de derrame pleural de causa desconhecida. Possivelmente a única exceção a essa regra é o paciente sabidamente com insuficiência cardíaca congestiva (ICC) que tem derrame pleural bilateral ou derrame muito pequeno, isto é, com menos de 10 mm, verificado na radiografia lateral em decúbito. Se o derrame da ICC não melhorar significativamente depois de indução de diurese, pode-se fazer uma punção diagnóstica. O Quadro 45.1 mostra as correlações do aspecto do líquido pleural. Cerca de 50 mL de líquido são necessários para que o derrame seja visível na radiografia lateral em decúbito (mais confiável na detecção de pequenos derrames), e volumes maiores que 500 mL geralmente obscurecem todo o hemidiafragma.

Indicações de toracocentese:

- Derrame pleural desigual ou unilateral.
- Evidência de infecção, por exemplo, tosse produtiva, febre e pleurisia.
- Silhueta cardíaca normal (sem insuficiência cardíaca).
- Sinais alarmantes, por exemplo, emagrecimento significativo, hemoptise e hipoxia.
- Necessidade de avaliação do parênquima pulmonar adjacente.

Uma toracocentese simples "diagnóstica" pode ser feita, mas se o derrame tem tamanho significativo e o paciente estiver dispneico, especialmente em repouso, a toracocentese "terapêutica" também pode ser feita com remoção segura de até 1.500 mL. Com retirada de mais líquido, o paciente tem risco de ter edema pulmonar por reexpansão.

Quadro 45.1 • Aspecto do líquido pleural	
Amarelo-claro	Transudato, por exemplo, secundário à ICC, cirrose, síndrome nefrótica
Francamente purulento	Processos infecciosos, empiema
Sanguinolento	Se o hematócrito (Hct) do líquido pleural for > 1/2 Hct do sangue periférico: um *hemotórax* – secundário a traumatismo, mas também decorrente de ruptura de vaso sanguíneo, ou ainda visto em tumores malignos – exigiria a colocação de um tubo de toracotomia. Se o Hct < 50% do sangue periférico: câncer, embolia pulmonar, tuberculose.
Leitoso, turvo	Quilotórax, com > 110 mg/dL de triglicerídeos como resultado de rompimento do ducto torácico, derrame de colesterol
Verde-escuro	Biliotórax

Transudato versus *exsudato*

Apreciar a fisiopatologia da formação de transudato e de exsudato é compreender as diferenças de cada categoria. Cerca de 10 mL de líquido pleural são formados diariamente pela pleura visceral e absorvidos pela pleura parietal (capilares e linfáticos). Processos que perturbam esse "equilíbrio" levam ao acúmulo de líquido. Situações clínicas nas quais há aumento de pressão hidrostática, por exemplo em casos de ICC e pericardite constritiva, diminuição de pressão oncótica, como na síndrome nefrótica e na cirrose, e diminuição da pressão intrapleural, por exemplo na atelectasia, levam à formação de "transudato". Por outro lado, "exsudatos" são resultados de inflamação local que causa extravasamento de proteína no espaço pleural. Com menor frequência, a diminuição de drenagem linfática, como no quilotórax, e a disseminação linfática de tumor maligno também podem causar exsudação. A embolia pulmonar pode causar tanto transudato quanto exsudato. Ver os Quadros 45.2 e 45.3 que descrevem as etiologias de transudato e exsudato, respectivamente.

Líquido pleural – critérios de Light: Os critérios de uso mais amplo para distinção entre transudato e exsudato são os de Light, descritos em 1997. Para ser definido como **exsudato**, o fluido deve satisfazer **pelo menos um dos seguintes critérios** (os transudatos não satisfazem nenhum desses critérios):

1. Relação entre proteína no líquido pleural e proteína no soro > 0,5.
2. Relação entre LDH no líquido pleural e LDH no soro > 0,6.
3. LDH no líquido pleural > 2/3 do limite normal da LDH sérica.

A LDH pleural relaciona-se com o grau de **inflamação pleural** e, juntamente com **a proteína no líquido**, sempre deve ser solicitada na avaliação inicial.

Derrames parapneumônicos e empiemas

O derrame pleural ocorre em 40% dos casos de pneumonia bacteriana. A maioria regride com tratamento antibiótico apropriado, mas se as características do líquido

Quadro 45.2 • Causas de derrame pleural transudativo

Transudato	Características clínicas ou radiográficas
ICC	Mais comumente bilateral e simétrico, às vezes com derrame isolado no lado direito
Síndrome nefrótica	Bilateral e subpulmonar
Cirrose com ascite	O paciente costuma ter ascite significativa
Mixedema	Incomum, normalmente acompanha a ascite, sinaliza a insuficiência cardíaca no hipotireoidismo avançado
Embolia pulmonar	Também pode ser exsudativo ou sanguinolento; raramente é grande
Síndrome nefrótica	Devido à hipoalbuminemia, terceiro espaço

Quadro 45.3 • Causas de derrame pleural exsudativo	
Exsudato	Comentário
Infecção	Pneumonia bacteriana, etiologia viral, infecção fúngica, envolvimento parasitário (eosinofílico); abscessos subdiafragmáticos
Tuberculose	Um terço tem envolvimento do parênquima pulmonar; linfócitos > 80%; adenosina-deaminase > 43 U/L; proteína total > 4,0 g/dL; rendimento diagnóstico por meio de encontro de bacilo álcool-ácido resistente no líquido < 10%; a biópsia pleural aumenta a probabilidade de diagnóstico para 80 – 90%
Tumor maligno	Com predomínio linfocítico e ocasionalmente sanguinolento; exame citológico positivo em > 50% dos casos; geralmente indicativo de mau prognóstico
Doença do tecido conectivo	Pleurite reumatoide: glicose muito baixa, título de fator reumatoide > 1:320 e > que o título sérico e LDH > 1.000 UI/L; mais comum em homens
	Pleurite lúpica: células LE positivas; fator antinuclear líquido/soro > 1; geralmente responde ao tratamento com esteroides
Pancreatite	Aumento de amilase pancreática; amilase salivar vista em ruptura de esôfago com pH baixo
Quilotórax	Triglicerídeos > 110 mg/dL
Exposição ao asbesto	O espectro de doenças varia da presença de placas pleurais a derrame e malignidade; também geralmente eosinofílico

sugerirem derrame **parapneumônico "complicado"**, a drenagem torácica urgente é indicada para evitar formação de fibrose, que pode necessitar de decorticação cirúrgica.

As seguintes características do líquido sugerem a necessidade de drenagem torácica:

- Empiema (pus no espaço pleural).
- Coloração de Gram ou cultura positiva do líquido.
- Presença de septos.
- pH < 7,10.
- Glicose < 60 mg/dL.
- LDH > 1.000 UI/L.

Se o paciente não satisfizer os critérios para drenagem imediata, é indicado tratamento de 1 semana com antibióticos e reavaliação cuidadosa quando não houver resposta ou ocorrer piora clínica.

Se houver necessidade de drenagem por toracostomia, coloca-se um dreno tubular até que a taxa de drenagem caia abaixo de 50 mL/dia. Deve-se fazer radiografia para confirmar a drenagem completa do líquido e avaliar a necessidade de colocação de um segundo dreno, se o fluido não tiver sido adequadamente drenado (como muitas vezes ocorre se o derrame for septado). A esterilização completa da cavidade, com 4 a 6 semanas de antibióticos, é aconselhável no tratamento do empiema, assim como a completa obliteração do espaço pleural pela expansão pulmonar. Os empiemas septados são tratados com adição de agentes fibrinolíticos, como estreptoquinase ou uroquinase, por meio do dreno torácico. Cirurgia por videotoracoscopia é outra opção para tentar romper as aderências fibrinosas.

QUESTÕES DE COMPREENSÃO

45.1 Homem de 55 anos com ICC tem derrame pleural bilateral. Quais são as características mais prováveis do líquido pleural se for feita toracocentese?
   A. LDH de 39 no líquido pleural, relação de LDH de 0,2, relação de proteínas de 0,7.
   B. LDH de 39 no líquido pleural, relação de LDH de 0,2, relação de proteínas de 0,1.
   C. LDH de 599 no líquido pleural, relação de LDH de 0,9, relação de proteínas de 0,1.
   D. LDH de 599 no líquido pleural, relação de LDH de 0,9, relação de proteínas de 0,7.

45.2 Homem de 39 anos tem derrame pleural moderado com fluxo livre depois de pneumonia no lobo inferior esquerdo. A toracocentese mostra fluido cor de palha com diplococos gram-positivos na coloração de Gram, pH de 6,9, glicose de 32 mg/dL e LDH de 1.890. Qual dos seguintes é o próximo passo mais adequado?
   A. Enviar o líquido para cultura.
   B. Continuar o tratamento com antibióticos para infecção pneumocócica.
   C. Realizar toracostomia para drenar o derrame.
   D. Programar um raio X de tórax de acompanhamento em duas semanas para documentar a resolução do derrame.

45.3 Homem de 69 anos que se queixa de piora progressiva da dispneia e de tosse incomodativa ao longo dos últimos três meses mas não apresenta febre tem derrame pleural do lado direito que, puncionado, é extremamente sanguinolento. Qual dos seguintes é o diagnóstico mais provável?
   A. Derrame parapneumônico.
   B. Tumor maligno no espaço pleural.
   C. Ruptura de dissecção de aorta no espaço pleural.
   D. Embolia pulmonar com infarto de pulmão.

RESPOSTAS

45.1 **B.** Na ICC, é comum derrame pleural bilateral, que são transudatos consequentes da alteração nas forças de Starling. O melhor tratamento do derrame da insuficiência cardíaca é o tratamento dessa, por exemplo com diuréticos, não havendo, em geral, necessidade de toracocentese.

45.2 **C.** A coloração de Gram positiva, o pH baixo, a glicose baixa e a LD muito elevada sugerem que esse derrame parapneumônico é "complicado", isto é, provavelmente não vai melhorar com tratamento antibiótico e produzirá bolsas de pus que necessitarão de intervenção cirúrgica. A drenagem por toracocentese seriada ou por toracostomia é essencial.

45.3 **B.** As causas mais comuns de derrame pleural sanguinolento são tumores malignos, embolia pulmonar e tuberculose. A embolia pulmonar seria sugerida por dispneia aguda e dor pleurítica, em vez desse quadro subagudo. Do mesmo modo, a ruptura da aorta pode causar hemotórax, mas seria aguda, com dor e comprometimento hemodinâmico.

DICAS CLÍNICAS

▶ Os transudatos não preenchem *nenhum* dos seguintes critérios (os exsudatos preenchem pelo menos um): (a) Relação proteína no líquido pleural/proteína no soro > 0,5; (b) LDH no líquido pleural/LDH no soro > 0,6; (c) LDH no líquido pleural maior do que dois terços do limite superior normal.
▶ Toracostomia ou drenagem mais agressiva de derrame parapneumônico geralmente é necessária quando há pus (empiema), coloração de Gram ou cultura positivas, glicose < 60 mg/dL, pH < 7,10 e septação.
▶ A causa mais comum de derrame pleural é ICC, que normalmente é transudato bilateral e simétrico, mais bem-tratado com diuréticos.
▶ As causas mais comuns de derrame pleural sanguinolento (na ausência de traumatismo) são tumor maligno, embolia pulmonar com infarto e tuberculose.

REFERÊNCIAS

Colice, GL, Curtis A, Deslauriers J, et al. Medical and surgical treatment of parapneumonic effusions: an evidence-based guideline. *Chest.* 2000;118:1158-1171.

Light RW. Diorders of the pleura and mediastinum. In: Longo DL, Fauci AS, Kasper DL, et al., eds., *Harrison's Principles of Internal Medicine.* 18th ed. New York, NY: McGraw-Hill; 2012:2178-2182.

Light RW. Pleural effusion. *N Engl J Med.* 2002;346:1971-1977.

CASO 46

Homem de 25 anos vai à sua clínica para exame geral e rastreamento de hipercolesterolemia. Ele nega problemas médicos e não toma medicamentos regularmente. Trabalha como programador de computador, faz exercícios regulares em academia, não fuma nem usa drogas ilícitas. Bebe duas a três cervejas no fim de semana. Seu pai teve o primeiro infarto agudo do miocárdio aos 36 anos e morreu por causa de complicações do segundo, aos 49 anos. O irmão mais velho do paciente recentemente teve diagnóstico de "colesterol alto".

Sua pressão arterial é de 125/74 mmHg, com frequência cardíaca de 72 bpm. Ele tem 1,72 m de altura e pesa 82,5 quilos. O exame físico é normal.

Foi coletado sangue para dosagem de lipídeos em jejum. No dia seguinte, você recebe os resultados: colesterol total de 362 mg/dL, triglicerídeos de 300 mg/dL, lipoproteína de alta densidade (HDL) de 36 mg/dL e lipoproteína de baixa densidade (LDL) de 266 mg/dL.

▸ Qual é o diagnóstico mais provável?
▸ Qual deve ser o próximo passo?
▸ Quais são as possíveis complicações se não for feito tratamento?

RESPOSTAS PARA O CASO 46
Hipercolesterolemia

Resumo: Homem sadio de 25 anos apresenta-se para exame físico e tem altas taxas de colesterol total, colesterol-LDL e triglicerídeos, com colesterol-HDL baixo. O exame físico é normal. Está normotenso, não fuma, mas tem significativa história familiar de hipercolesterolemia e de doença arterial coronariana (DAC) aterosclerótica prematura.

- **Diagnóstico:** Hipercolesterolemia familiar.
- **Próximo passo:** Aconselhamento sobre modificação no estilo de vida, com dieta com baixos teores de gordura e exercícios, além de tratamento com um inibidor da HMG-CoA (beta-hidroxi-beta-metilglutaril coenzima A) redutase.
- **Complicações, se não tratada:** Desenvolvimento de doença arterial aterosclerótica, incluindo DAC.

ANÁLISE

Objetivos

1. Conhecer os fatores de risco para desenvolvimento de DAC e aprender como estimar o risco de problemas coronarianos usando o escore de risco de Framingham.
2. Familiarizar-se com as recomendações para o rastreamento de dislipidemia e para o tratamento de pacientes com risco baixo, intermediário e alto.
3. Compreender como as diferentes classes de agentes hipolipemiantes alteram os níveis lipídicos e seus efeitos colaterais potenciais.
4. Saber as causas secundárias de hiperlipidemia.

Considerações

Jovem vai à clínica para exame de rotina e tem níveis marcadamente altos de colesterol total (normal < 200 mg/dL) e LDL (normal < 100 mg/dL), assim como níveis baixos de HDL (normal > 45 mg/dL). Não há qualquer causa secundária aparente de dislipidemia nem sinais e sintomas de doença vascular. Ele tem significativa história familiar de hipercolesterolemia e de morte prematura causada por infarto agudo do miocárdio (IAM). As decisões relativas ao método e à intensidade do tratamento hipolipemiante têm base na **estimativa do risco de o paciente ter eventos coronarianos importantes em 10 anos**. Por causa de seus altos níveis lipídicos e da história familiar, ele é um paciente de alto risco e, assim, deve ser orientado para tratamento hipolipemiante. Na ausência de causas secundárias, os níveis muito altos de colesterol em paciente jovem levam à suspeita de hipercolesterolemia familiar, doença causada por defeito ou ausência de receptores de superfície de LDL e subsequente incapacidade de metabolizar suas partículas. Acima de tudo, a importância da modificação no estilo de vida deve ser enfatizada.

ABORDAGEM À
Hiperlipidemia

DEFINIÇÕES

HIPERLIPIDEMIA: Excesso de gorduras ou lipídeos no sangue, principalmente por elevação de colesterol ou triglicerídeos.

ATEROSCLEROSE: Deposição de placas ateromatosas que contêm colesterol e lipídeos na camada mais interna das paredes das artérias de médio e grande calibre.

ESTATINAS: Classe de agentes que reduzem o colesterol pela inibição da HMG-CoA redutase, que é uma enzima-chave na síntese do colesterol.

ABORDAGEM CLÍNICA

A DAC aterosclerótica é a **principal causa de morte em homens e mulheres** nos Estados Unidos. Por causa da associação com a hipercolesterolemia e o desenvolvimento de doença cardíaca aterosclerótica, a maioria das autoridades recomenda seu rastreamento de rotina em indivíduos com risco médio no mínimo a cada cinco anos. Os laboratórios clínicos geralmente medem colesterol total, HDL e triglicerídeos. O colesterol-LDL pode ser calculado com a fórmula:

$$LDL = colesterol\ total - HDL - (triglicerídeos/5)$$

As medidas devem ser feitas em jejum, se possível, mas a verificação de colesterol total e de HDL ainda é confiável em amostras colhidas sem jejum. Já os triglicerídeos e os níveis calculados de LDL são alterados por ingestão recente de alimentos, por isso devem ser coletados em jejum.

Aproximadamente 25% dos adultos americanos têm nível de colesterol total > 240 mg/dL, que é considerado alto pelas diretrizes do National Cholesterol Education Program (NCEP). O tratamento de pacientes com hipercolesterolemia envolve avaliação de outros riscos ateroscleróticos para estimativa do risco de complicações coronarianas em 10 anos, como infarto do miocárdio fatal e não fatal. O objetivo relativo aos níveis de LDL é a estimativa do risco de problemas cardiovasculares, conforme descrito no Adult Treatment Panel III (ATP III) de 2002.

Os pacientes com risco mais alto já têm **DAC estabelecida** ou outras **doenças vasculares ateroscleróticas**: seu risco de futuras complicações coronarianas em 10 anos é maior do que **20%**. A presença de **diabetes é atualmente considerada um risco equivalente ao da DAC**, já que o risco de doença vascular e o índice de mortalidade por IAM são mais altos do que em pacientes não diabéticos. Nos indivíduos com alto risco, o **nível de LDL almejado é < 100 mg/dL**, de acordo com o ATP III. A intensidade da redução dos lipídeos para prevenção secundária de DAC em pacientes com aterosclerose estabelecida é controversa e está em constante mudança. Com base em estudos adicionais publicados após o ATP III, alguns autores propuseram alvos mais baixos (**LDL < 70 mg/dL**) para pacientes na **categoria de "risco muito alto": aqueles com DAC estabelecida MAIS múltiplos fatores de risco, como diabetes OU fatores de risco graves ou inadequadamente controlados, como tabagismo, OU uma complicação coronariana aguda recente.**

O nível de LDL objetivado em indivíduos sem DAC ou doenças equivalentes à DAC estabelecidas (diabetes ou doenças vasculares, como AVE, doença vascular periférica ou aneurisma de aorta abdominal) tem como base um processo de **estratificação de risco**. Primeiro, o número de fatores de risco para DAC é contado (Quadro 46.1). O risco absoluto em 10 anos para pacientes com dois ou mais fatores de risco pode ser estimado usando-se um sistema de pontuação com base em dados do estudo cardíaco de Framingham (Figura 46.1). Os pacientes com múltiplos fatores de riscos são então designados como de alto risco (> 20%), de risco intermediário (10 a 20%) ou de baixo risco (< 10%). Aqueles na categoria de risco intermediário devem ter nível-alvo de **LDL < 130 mg/dL, e os de risco mais baixo devem ter nível-alvo de LDL < 160 mg/dL.**

Deve-se excluir causa secundária de dislipidemia por avaliação clínica ou laboratorial. As causas subjacentes mais comuns de dislipidemia são o hipotireoidismo e o diabetes melito. Outras condições a serem consideradas são a hepatopatia obstrutiva, insuficiência renal crônica/síndrome nefrótica e efeitos colaterais de medicamentos (progestogênios, esteroides anabolizantes, corticosteroides). Níveis muito altos de colesterol em pacientes jovens na ausência de causa secundária sugerem hipercolesterolemia familiar, doença causada por defeito ou ausência dos receptores de superfície de LDL e subsequente incapacidade de metabolizar partículas de LDL. Indivíduos homozigotos podem desenvolver doença aterosclerótica na infância e geralmente necessitam de tratamento hipolipemiante intensivo.

Quadro 46.1 • Fatores de risco para doença arterial coronariana

Tabagismo
Hipertensão (verificada por pressão arterial alta observada ou por ser o paciente usuário de anti-hipertensivos)
HDL baixo (< 40 mg/dL)
História familiar de doença arterial coronariana prematura (em homens < 55 anos ou em mulheres < 65 anos)
Idade do paciente (homens > 45 anos, mulheres > 55 anos)
Diabetes melito

A diminuição do nível sérico de colesterol reduz o risco de problemas coronarianos importantes e de morte nos pacientes hipercolesterolêmicos sem história anterior de DAC (**prevenção primária**), assim como a mortalidade geral e por doença coronariana em pacientes com doença cardiovascular estabelecida (**prevenção secundária**). Todos os pacientes devem antes ser orientados em relação às mudanças no estilo de vida. Elas incluem dieta com baixos teores de gordura saturada (< 7% das calorias totais diárias) e baixos teores de colesterol (< 200 mg/dia), assim como realização de exercícios, o que pode ajudar a reduzir o colesterol.

Quando as modificações no estilo de vida são insuficientes para atingir o nível de LDL ideal, podem ser utilizadas diversas medicações hipolipemiantes. O Quadro 46.2 relaciona suas ações nos lipídeos e seus **possíveis efeitos colaterais**. As **estatinas** geralmente são bem toleradas, mas seu efeito colateral mais comum é a **miopatia**, que pode manifestar-se com dor muscular e níveis altos de creatinofosfoquinase (CPK). As mialgias de baixo grau ocorrem em < 10% dos pacientes, porém a miopatia grave é relatada em 0,5% dos pacientes tratados com estatina. Em alguns casos, **aumento de enzimas hepáticas** e hepatite grave foram relatados. Quando são utilizadas essas medicações, é aconselhável a monitoração rotineira, clínica e laboratorial, desses efeitos colaterais. Uma vez iniciado o curso de estatina, os níveis de LDL colesterol devem ser verificados depois de seis semanas e, subsequentemente, a cada 6 a 12 meses ou conforme a indicação da situação clínica.

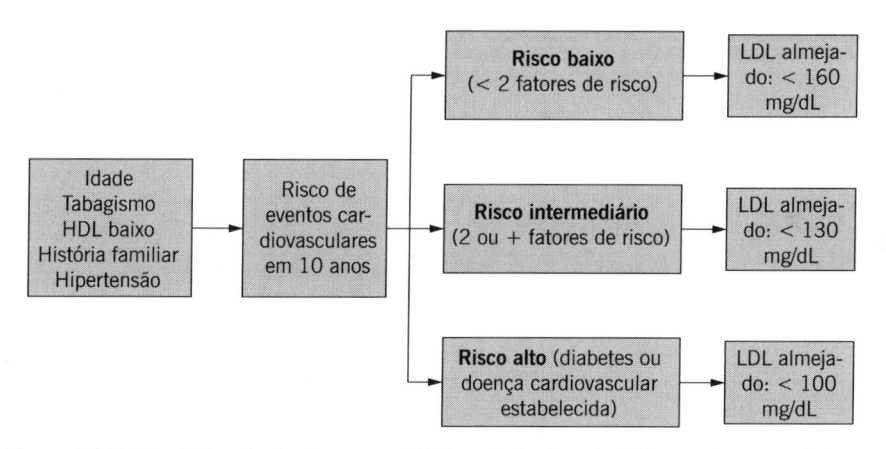

Figura 46.1 Estratificação de risco para DAC e níveis-alvo de LDL com base nos fatores de risco.

Quadro 46.2 • Fármacos para hiperlipidemia

Classe de fármaco	Efeitos terapêuticos	Efeitos colaterais	Monitoramento
Inibidores de HMG-CoA redutase ("estatinas")	**Diminuem LDL em 25-60%** Diminuem TG em 10-25% Aumentam HDL em 5-10%	Mialgias, possível hepatotoxicidade	Monitorar PFH e CPK
Ácido nicotínico (p. ex., niacina)	Diminui TG em 25-35% Diminui LDL em 15-25% **Aumenta HDL em 15-30%**	Rubor, taquicardia, intolerância à glicose, ↑ ácido úrico	O rubor pode ser aliviado com ácido acetilsalicílico
Resinas de ácido biliar (colestiramina, colestipol)	**Diminuem LDL em 20-30%** Aumentam HDL em 5%	Constipação, náusea, desconforto GI	Ligam-se a vitaminas lipossolúveis, distensão abdominal pelo acúmulo de gases, constipação
Derivados de ácido fíbrico (gemfibrozil, fenofibrato)	**Diminuem TG em 25-40%** Aumentam HDL em 5-15%	Cálculos biliares, náusea, aumento de PFH	Dispepsia, cálculos biliares, mialgias (cuidado se usados com estatinas)
Inibidor da absorção de colesterol (ezetimibe)	**Diminui LDL em 15%**	Diarreia, desconforto GI	Monitorar as PFHs; não há evidências de que ↓ risco CV

GI, gastrintestinal; HDL, lipoproteína de alta densidade; LDL, lipoproteína de baixa densidade; PFH, provas de função hepática; TG, triglicerídeos.
(Dados de Rader DJ, Hobbs HH. Disorders of lipoprotein metabolism. In: Braunwald E, Fauci AS, Kasper KL, et al., eds., Harrison's Principles of Internal Medicine. *17th ed. New York, NY: McGraw-Hill; 2008:2428.)*

QUESTÕES DE COMPREENSÃO

46.1 Homem de 35 anos sem história de doença cardíaca ou outras doenças vasculares pergunta com que frequência deve fazer dosagem de colesterol. Qual das seguintes é a melhor resposta?

A. A cada três meses.
B. Anualmente.
C. A cada cinco anos.
D. A cada 7 a 10 anos.

46.2 Um homem de 38 anos vai à sua clínica para fazer acompanhamento de níveis de colesterol porque lhe disseram que estavam altos. Ele faz dieta, joga tênis, faz exercícios 3 a 5 vezes por semana e parece estar bem de saúde. Não fuma e não tem história familiar de doença cardiovascular. Seu perfil é de 202 mg/dL de colesterol total, 45 mg/dL de HDL, 128 mg/dL de LDL e 145 mg/dL de triglicerídeos. Fazendo uma revisão do perfil desse paciente, qual das seguintes alternativas você recomendaria?

   A. Administração de gemfibrozil.
   B. Administração de inibidor de HMG-CoA redutase.
   C. Administração de niacina em doses baixas, aumentando gradativamente até atingir 3 g por dia.
   D. Sugerir que continue a dieta atual e o programa de exercícios.

46.3 Qual dos seguintes pacientes é o melhor candidato para modificação apenas no estilo de vida, em vez de usar medicações hipolipemiantes?

   A. Homem de 60 anos diabético e tabagista com infarto do miocárdio recente: colesterol = 201 mg/dL, HDL = 47 mg/dL e LDL = 138 mg/dL.
   B. Diabético de 62 anos: colesterol = 210 mg/dL, HDL = 27 mg/dL e LDL = 146 mg/dL.
   C. Mulher assintomática de 57 anos: colesterol = 235 mg/dL, HDL = 92 mg/dL e LDL = 103 mg/dL.
   D. Homem de 39 anos com síndrome nefrótica: colesterol = 285 mg/dL, HDL = 48 mg/dL, LDL = 195 mg/dL.

RESPOSTAS

46.1 **C.** O intervalo recomendado para controle de colesterol nessa população de adultos sadios é de cinco anos. Os níveis de colesterol não mudam rapidamente ao longo da vida. Uma mudança rápida deve ser prontamente investigada quanto à causa subjacente secundária.

46.2 **D.** O único fator de risco para DAC nesse paciente de 38 anos é o sexo masculino e, assim, o risco de alguma complicação em 10 anos é < 10%. O colesterol total mal chega aos limites mais altos, estando bem próximo do nível desejado, o nível de LDL é < 130, e o de HDL é aceitável.

46.3 **C.** O paciente A tem maior risco de eventos futuros, porque tem DAC estabelecida e diabetes, fuma e teve IAM recentemente. Seu nível-alvo de LDL é < 70 mg/dL. O paciente B tem diabetes, um equivalente da DAC. Além das modificações no estilo de vida, ele deve receber medicações para reduzir o LDL e aumentar o HDL. O paciente C tem HDL muito alto, o que lhe confere proteção, e provavelmente contribui para seu colesterol total elevado. O paciente D tem síndrome nefrótica que causa hiperlipidemia, a qual pode ser tratada por redução da proteinúria pelo uso de inibidores da enzima conversora de angiotensina (ECA), mas geralmente exige terapia medicamentosa, como as estatinas.

> ### DICAS CLÍNICAS
>
> ▶ A intensidade do tratamento hipolipemiante tem base na estimativa do risco em 10 anos para complicações coronarianas: o nível-alvo de LDL em casos de alto risco é < 100 mg/dL, naqueles com risco intermediário < 130 mg/dL e em relação àqueles com baixo risco < 160 mg/dL.
> ▶ Os pacientes com risco mais alto são aqueles com DAC estabelecida ou outra doença vascular aterosclerótica, como acidente vascular encefálico ou doença arterial periférica, ou diabetes, que é considerado um equivalente da DAC. O nível de LDL almejado para esses pacientes de risco muito alto pode ser < 70 mg/dL.
> ▶ A LDL é o alvo primário do tratamento hipolipemiante, que diminui o risco de problemas coronarianos e de morte em pacientes com e sem DAC estabelecida.
> ▶ Os principais efeitos colaterais das estatinas são miopatia e lesão hepatocelular.

REFERÊNCIAS

Expert Panel on Detection, Evaluation, and Treatment of High Blood Cholesterol in Adults. Executive summary of the third report of the National Cholesterol Education Program Expert Panel on Detection, Evaluation, and Treatment of High Blood Cholesterol in Adults (Adult Treatment Panel III). *JAMA*. 2001;285:2486-2497.

Grundy SM, Cleeman JI, Merz CN, et al. Implications of recent trials for the National Cholesterol Education Program Adult Treatment Panel III guidelines. *Circulation*. 2004;110:227-239.

Libby P. The pathogenesis, prevention, and treatment of atherosclerosis. In: Longo DL, Fauci AS, Kasper DL, et al., eds., *Harrison's Principles of Internal Medicine*. 18th ed. New York, NY: McGraw-Hill; 2012:1983-1992.

Rader DJ, Hobbs HH. Disorders of lipoprotein metabolism. In: Longo DL, Fauci AS, Kasper DL, et al., eds., *Harrison's Principles of Internal Medicine*. 18th ed. New York, NY: McGraw-Hill; 2012:3145-3161.

CASO 47

Homem de 72 anos é internado por causa de estabelecimento súbito de paralisia do lado direito da face, fraqueza no braço direito e alguma dificuldade para falar. Esses sintomas começaram há seis horas, quando ele estava sentado tomando o café. Não teve cefaleia, diminuição da consciência e nenhum movimento involuntário anormal. Há duas semanas, teve perda transitória de visão, sem dor, no olho esquerdo, que regrediu espontaneamente em algumas horas. Ele tem hipertensão há bastante tempo e teve infarto agudo do miocárdio (IAM) há quatro anos, o qual foi tratado com angioplastia percutânea. Ele toma ácido acetilsalicílico, metoprolol e sinvastatina diariamente e não fuma. Quando você o vê na emergência cinco horas depois, os sintomas praticamente desapareceram. Está afebril, a frequência cardíaca é de 62 bpm e a pressão arterial é de 135/87 mmHg. O ângulo direito da boca está caído, com ligeiro achatamento do sulco nasolabial direito, mas ele é capaz de levantar completamente as pálpebras. A força é 4/5 no braço e na mão direitos, e o restante do exame neurológico está normal. O paciente também não tem sopro carotídeo, o ritmo cardíaco é sinusal, sem sopros, mas com galope B_4. O restante do exame físico está normal. Os exames laboratoriais, incluindo provas de função renal, função hepática, perfil lipídico e hemograma, estão normais. Em algumas horas, todos os sintomas desapareceram.

▶ Qual é o diagnóstico mais provável?
▶ Qual deve ser o próximo passo?

RESPOSTAS PARA O CASO 47
Ataque isquêmico transitório

Resumo: Homem de 72 anos é internado por causa de quadro agudo de fraqueza na face direita e no braço direito e de alguma dificuldade para falar, o que melhorou em algumas horas. Ele nega cefaleia, diminuição da consciência ou movimentos involuntários anormais. Há duas semanas teve perda de visão transitória indolor no olho esquerdo, a qual melhorou espontaneamente em poucas horas. Não tem sopro carotídeo, mas tem doença aterosclerótica conhecida.

- **Diagnóstico mais provável:** Ataque isquêmico transitório (AIT) causado por ateroembolismo a partir da artéria carótida interna esquerda.
- **Próximo passo:** Exame de tomografia computadorizada (TC) de crânio sem contraste.

ANÁLISE

Objetivos

1. Conhecer os mecanismos mais comuns de acidente vascular encefálico (AVE) isquêmico: estenose carotídea, cardioembolismo e doenças de pequenos vasos.
2. Compreender a avaliação de um paciente com AVE com o objetivo de prevenção secundária.
3. Saber quais pacientes são clinicamente mais bem tratados e quais se beneficiam de endarterectomia de carótida.

Considerações

Pacientes com déficits neurológicos focais de instalação súbita exigem uma avaliação rápida para suspeita de AVE. A **TC de crânio sem contraste** é necessária para diferenciar AVEs isquêmico e hemorrágico, o que é clinicamente difícil de se fazer. Se a TC não mostrar hemorragia nem um AVE muito grande (> 1/3 do território da artéria cerebral média [ACM]), os pacientes com diagnóstico clínico de ataque isquêmico agudo podem receber **trombolíticos** (ativador do plasminogênio tecidual recombinante endovenoso), desde que a medicação possa ser administrada **em até três horas** depois do início dos sintomas, o que reduz o risco de morte e de incapacidade.

Esse homem de 72 anos foi examinado mais de seis horas após o início dos sintomas e tem resolução dos déficits neurológicos, o marco dos AITs. Ele tem doença aterosclerótica coronariana estabelecida, mas nenhuma doença arterial carotídea conhecida. Nega cefaleia, que é importante, porque a enxaqueca pode associar-se a déficits neurológicos; seria raro um homem idoso ter pela primeira vez enxaqueca. Várias doenças neurológicas, como esclerose múltipla, são caracterizadas por resolução completa dos déficits neurológicos, mas os sintomas geralmente duram mais de 24 horas. Ele não tem atividade motora anormal, o que sugeriria doença convulsiva.

Sua avaliação será focada na prevenção secundária de novos eventos cerebrovasculares, talvez mais devastadores.

Após a realização de uma TC de crânio sem contraste para exclusão da hipótese de patologia intracraniana, a prevenção de futuros eventos isquêmicos incluirá um exame não invasivo de imagem das carótidas para determinação da extensão da estenose. Com esses sintomas, se houver estenose > 70% da carótida interna esquerda, a possibilidade de endarterectomia deve ser discutida.

ABORDAGEM AO Ataque isquêmico transitório/AVE

DEFINIÇÕES

AMAUROSE FUGAZ: Cegueira monocular transitória, quase sempre descrita como sombra cinzenta que evolui pelo campo visual de cima para baixo, causada por isquemia da artéria da retina.

ACIDENTE VASCULAR ENCEFÁLICO (AVE): Estabelecimento súbito de déficit neurológico focal devido a infarto ou hemorragia cerebral.

ATAQUE ISQUÊMICO TRANSITÓRIO (AIT): Déficit neurológico transitório, secundário à isquemia em um território vascular definido, que dura < 24 horas (a maioria dura < 1 hora).

ABORDAGEM CLÍNICA

O *AIT,* geralmente referido como "mini-AVE", refere-se ao estabelecimento súbito de déficit neurológico focal, com resolução espontânea em até 24 horas (geralmente na primeira hora). No entanto, nem todos os eventos neurológicos focais transitórios realmente representam isquemia. O diagnóstico diferencial inclui enxaqueca clássica, paralisia pós-ictal, convulsões, hemorragia cerebral e até processos intracranianos de evolução lenta, como hematoma subdural, abscesso e tumores, que podem subitamente produzir sintomas por causa de edema, hemorragia ou convulsões. No entanto, a avaliação clínica e os exames de imagem do cérebro devem ser suficientes para exclusão da maioria ou de todos esses diagnósticos.

Os **sintomas neurológicos focais** produzidos pela isquemia dependem da **área da circulação cerebral** envolvida e podem incluir (1) amaurose fugaz, (2) hemiparesia, (3) hemianestesia, (4) afasia e (5) tontura/vertigem como resultado de insuficiência vertebrobasilar. A importância do AIT não está nos sintomas que produz, porque, por definição, ele melhora espontaneamente, mas no risco de eventos futuros que anuncia. **Os pacientes com maior risco de ter AVE são aqueles com eventos isquêmicos prévios, como AIT**, isto é, eles podem ser vistos como sinal de alerta para um desastre potencial iminente.

Os AITs são produzidos por isquemia temporária de um território vascular, geralmente por trombose ou embolia, e menos comumente por vasculite e doenças hematológicas, com anemia falciforme e vasoespasmo. As causas mais comuns de AVE ou AIT são **aterosclerose das carótidas** (doença de grandes vasos), **cardioembolismo**, geralmente ocluindo ramos da artéria cerebral média (doença de vasos de tamanho médio) e a **lipo-hialinose**, que afeta pequenas artérias lentículo-estriadas (doença de pequenos vasos). O Quadro 47.1 relaciona as etiologias de AIT/AVE.

A avaliação do AIT começa com a história e o exame físico. Fatores pertinentes da história incluem estabelecimento, evolução e duração dos sintomas, fatores de risco aterosclerótico e antecedentes médicos relevantes (fibrilação atrial). O exame físico deve começar com pressão arterial nos quatro membros e incluir exame de fundo de olho. Nesse paciente, o primeiro sintoma foi amaurose fugaz causada por êmbolos de colesterol, chamados placas de Hollenhorst, os quais frequentemente estão alojadas na artéria da retina. Deve-se procurar sopros carotídeos e cardíacos, avaliar o ritmo cardíaco, procurar evidências de eventos embólicos em outras regiões do organismo e fazer exame neurológico completo.

Quadro 47.1 • Causas de AVE isquêmico ou AIT

Embólicas
Cardioembólicas
- Fibrilação atrial
- Miocardiopatia dilatada, trombo mural
- Endocardite bacteriana
- Trombose de válvula artificial
    – Êmbolo paradoxal (defeito de septo atrial, forame oval patente)

Embolia artério-arterial
- Arco aórtico
- Bifurcação carotídea
- Dissecação da artéria carótida ou vertebral

AVE trombótico
Trombose aguda de artérias de grande a médio calibre (p. ex., carótida interna, cerebral média), decorrente de doença aterosclerótica

AVE em vaso de pequeno calibre
Obstrução aterotrombótica ou lipo-hialinótica de pequenas artérias penetrantes
Mais comumente devido à hipertensão (80-90%) ou ao diabetes
Localização subcortical (gânglios basais, tálamo, cápsula interna)

Outras causas incomuns
Distúrbios hipercoaguláveis (deficiência de proteína S, homocisteinemia)
Arterite de células gigantes (arterite temporal, arterite de Takayasu)
Anemia falciforme
Trombose de seio venoso
Vasculite infecciosa (sífilis neurovascular, doença de Lyme, meningite bacteriana e fúngica, meningite tuberculosa)
Doença de Moyamoya
Relacionado a fármacos

As análises laboratoriais que sempre devem ser realizadas são hemograma completo, perfil lipídico em jejum e glicemia. Outros dados, como velocidade de hemossedimentação (VHS) em idosos para avaliação de arterite temporal, devem ser ajustados para o paciente.

Em geral, deve-se fazer uma ECG de 12 derivações para verificação de fibrilação atrial. A ecocardiografia pode ser útil para avaliação de trombo valvular ou mural. **Uma TC de crânio sem contraste também deve ser feita imediatamente**. Ela é muito sensível na detecção de hemorragia cerebral aguda, mas é relativamente insensível em casos de AVEs isquêmicos agudos, particularmente quando a região do acidente vascular tem < 5 mm de diâmetro, ou está na região do tronco cerebral, ou tem < 12 horas de evolução. Outros exames de imagem com ressonância magnética podem ser considerados.

Por fim, um exame de imagem do sistema vascular extracraniano para detecção de **estenose carotídea é essencial para guiar o futuro tratamento preventivo de AVE**. A ultrassonografia Doppler das carótidas e a angiografia com ressonância magnética são exames de imagem não invasivos e eficientes que são considerados ferramentas diagnósticas de primeira linha.

A prevenção do AVE começa com **tratamento antiplaquetário**, e o ácido acetilsalicílico deve ser usado em todos os casos, salvo se houver contraindicação. O uso de **clopidogrel** ou da combinação de **ácido acetilsalicílico e dipiridamol** pode ter leve vantagem sobre o uso de ácido acetilsalicílico para prevenção do AVE, embora tenha um custo muito mais alto. Não foi demonstrado que o tratamento com ácido acetilsalicílico combinado com clopidogrel forneça maior benefício na prevenção de AVE, mas comprovadamente produz uma taxa maior de sangramentos. Em pacientes com AIT/AVE como consequência de aterosclerose das carótidas, o tratamento clínico inclui administração de agentes antiplaquetários, **minimização agressiva dos fatores de risco** com controle da pressão arterial, tratamento para hiperlipidemia e cessação do tabagismo.

Em pacientes com AVE cardioembólico resultante de **fibrilação atrial**, é recomendada a **anticoagulação a longo prazo com varfarina**. O inibidor direto de trombina de uso oral dabigatran recentemente foi aprovado para uso no tratamento de pacientes com fibrilação atrial e é comparável à varfarina em termos de eficácia. Em pacientes com doença de pequenos vasos que produz infartos lacunares, o controle da pressão arterial e os agentes antiplaquetários formam a base do tratamento.

A **endarterectomia cirúrgica nos casos de estenose grave de carótida diminui efetivamente o risco a longo prazo de AVE em pacientes sintomáticos e assintomáticos.** O North American Symptomatic Carotid Endarterectomy Trial (NASCET) mostrou que, em pacientes com AIT ou AVE e com **estenose da carótida ipsilateral > 70%**, a endarterectomia diminuiu o índice de AVE de 26 para 9% ao longo de dois anos em comparação com o tratamento clínico-padrão. O ensaio Asymptomatic Carotid Artery Stenosis (ACAS) também mostrou benefício da endarterectomia da carótida em **estenose de carótida assintomática (sem AIT ou AVE) > 60%**. No entanto, a diminuição do risco foi menor do que nos pacientes sintomáticos, de 11 para

5% ao longo de cinco anos, em comparação com o tratamento clínico. Deve notar-se também que a cirurgia não é desprovida de riscos e, na realidade, pode causar AVEs. Em ambos os ensaios, foi estipulado que, para diminuir o risco, **a cirurgia deve ser feita em um Centro com morbidade e mortalidade cirúrgicas muito baixas**. Em pacientes assintomáticos, os benefícios do procedimento não começam a exceder a morbidade perioperatória por pelo menos dois anos, de modo que ele deve ser visto como um "investimento em longo prazo" em pacientes com relativamente pouca comorbidade e com uma grande expectativa de vida.

A **angioplastia carotídea** com colocação de *stents* é outro procedimento bastante adequado pacientes com estenose carotídea, mas, como a endarterectomia, também tem risco de embolização e AVE. Não foi provado que a angioplastia seja superior à endarterectomia cirúrgica, e seu papel exato não está definido. Ela pode ser considerada uma alternativa à cirurgia em pacientes sintomáticos, com prévio AIT ou AVE, cujo risco cirúrgico seja considerado muito alto ou quando o risco de nova estenose é elevado. Não é recomendada para pacientes com estenose carotídea assintomática.

QUESTÕES DE COMPREENSÃO

47.1 Homem sadio de 65 anos sem história de AVE ou AIT é examinado em virtude de sua avaliação física anual. Observa-se que ele tem sopro na carótida direita. Na ultrassonografia Doppler, tem estenose de 75% da artéria carótida direita. Qual dos seguintes é o melhor tratamento?

  A. Ácido acetilsalicílico.
  B. Varfarina.
  C. Endarterectomia da carótida.
  D. Observação e tranquilização.

47.2 Há 1 ano, mulher de 24 anos teve episódio de diplopia com duração de duas semanas. Os sintomas melhoraram completamente. Atualmente, ela queixa-se de fraqueza no braço esquerdo, mas não tem cefaleia. Qual dos seguintes é o diagnóstico mais provável?

  A. AITs recorrentes.
  B. Hemorragia subaracnóidea.
  C. Enxaqueca complicada.
  D. Esclerose múltipla.

47.3 Mulher de 67 anos com doença cerebral aterosclerótica extensa queixa-se de tontura e vertigem. Qual das seguintes artérias tem maior probabilidade de estar afetada?

  A. Vertebrobasilar.
  B. Carótida.
  C. Aorta.
  D. Cerebral média.

47.4 Um homem de 62 anos, que trabalha na linha de montagem de veículos de uma fábrica, percebeu que, nos últimos meses, está sentindo dor, fadiga e entorpecimento no braço direito durante o trabalho. Nesta manhã, ele sentiu tontura, vertigem e então perdeu a consciência durante alguns segundos. A pressão arterial medida no braço direito está 30 mmHg abaixo da pressão arterial medida no braço esquerdo. Qual é o diagnóstico mais provável?

A. AVE na artéria cerebral média esquerda.
B. Infarto lacunar envolvendo a cápsula interna direita.
C. Estenose da artéria subclávia direita decorrente de aterosclerose.
D. Esclerose múltipla.

RESPOSTAS

47.1 **C.** Nesse paciente assintomático, a endarterectomia da carótida pode ser considerada em caso de estenose grave, desde que possa ser feita em uma instituição com morbidade e mortalidade cirúrgicas muito baixas e que o paciente tenha expectativa de vida suficiente para justificar o risco perioperatório.
47.2 **D.** Déficits neurológicos múltiplos, separados no espaço e no tempo, em paciente jovem são sugestivos de esclerose múltipla.
47.3 **A.** Vertigem e tontura podem ser vistas na insuficiência vertebrobasilar.
47.4 **C.** Esse paciente provavelmente tem roubo subclávio: um fenômeno de fluxo reverso junto à artéria vertebral ipsilateral a uma estenose hemodinamicamente significativa na artéria subclávia. Os sintomas neurológicos podem ser causados por isquemia vertebrobasilar.

DICAS CLÍNICAS

▶ As causas mais comuns de infarto cerebral são estenose aterosclerótica da carótida, cardioembolismo e doença de pequenos vasos, como lipo-hialinose.
▶ Infarto cerebral, AIT e amaurose fugaz podem ser sintomas de estenose de carótida.
▶ Em pacientes sintomáticos com estenose grave > 70%, a endarterectomia da carótida é superior ao tratamento clínico na prevenção de AVE, desde que o risco cirúrgico seja baixo (< 3%).
▶ Em outros pacientes, a prevenção de AVE consiste principalmente no uso de agentes antiplaquetários (ácido acetilsalisílico, clopidogrel) e na modificação dos fatores de risco, por exemplo, controle da pressão arterial e da hipercolesterolemia e cessação do tabagismo.

REFERÊNCIAS

Brott TG, Brown RD Jr, Meyer FB, et al. Carotid revascularization for prevention of stroke: carotid endarterectomy and carotid artery stenting. *Mayo Clin Proc.* 2004; 79:1197-1208.

Furie KL, Kasner SE, Adams RJ, et al. Guidelines for the prevention of stroke in patients with stroke or transient ischemic attack: a guideline for healthcare professionals from the American Heart Association/American Stroke Association. *Stroke.* 2011;42(1):227.

Pulsinelli WA. Ischemic cerebrovascular disease. In: Goldman L, Bennett JC, eds. *Cecil's Textbook of Medicine,* 21st ed. Philadelphia, PA: WB Saunders; 2000:2099-2109.

Smith WS, English JD, Johnston SC. Cerebrovascular diseases. In: Longo DL, Fauci AS, Kasper DL, et al., eds., *Harrison's Principles of Internal Medicine,* 18th ed. New York, NY: McGraw-Hill; 2012: 3270-3299.

CASO 48

Homem de 25 anos vai ao ambulatório queixando-se de ter febre baixa e dor de garganta, tendo recebido uma injeção intramuscular de penicilina para suposta faringite estreptocócica. Ele é sadio e não toma qualquer medicamento regularmente. Em 20 minutos, começa a apresentar adema da face e tem dificuldade para respirar. Está dispneico e amedrontado. A frequência cardíaca é de 130 bpm, a pressão arterial é de 90/47 mmHg e a respiração é superficial, com frequência 28 mpm. A face e os lábios estão edemaciados, e ele mal pode abrir os olhos por causa do edema. Ele tem sibilos difusos e lesões urticariformes na pele. Uma ambulância é chamada.

- Qual é o diagnóstico mais provável?
- Qual deve ser o próximo passo?

RESPOSTAS PARA O CASO 48
Anafilaxia/reação a fármacos

Resumo: Um homem de 25 anos apresenta edema facial e dificuldade para respirar minutos após uma injeção de penicilina. Está taquipneico, taquicárdico e com hipotensão limítrofe. Tem sibilos difusos, o abdome não está distendido, mas tem ruídos hidroaéreos hiperativos. Sua pele está quente e apresenta múltiplas lesões elevadas de urticária.

- **Diagnóstico mais provável:** Anafilaxia resultante de hipersensibilidade à penicilina.
- **Próximo passo:** Administração imediata de epinefrina intramuscular, juntamente com corticosteroides e bloqueadores H_1 e H_2. Também deve ser feita observação cuidadosa das vias aéreas e da oxigenação, com possível intubação endotraqueal se elas estiverem comprometidas.

ANÁLISE
Objetivos

1. Conhecer o quadro clínico e o tratamento de emergência da anafilaxia.
2. Compreender o diagnóstico e as complicações da doença do soro.
3. Ser capaz de reconhecer e tratar eritema multiforme menor e maior.

Considerações

Esse jovem teve manifestações de hipersensibilidade imediata com urticária, angioedema facial e broncoespasmo. A penicilina é razoavelmente alergênica e leva à liberação de histamina e outros componentes vasoativos por intermédio da imunoglobulina E (IgE). A epinefrina é o fármaco adequado a casos de anafilaxia aguda, e os anti-histamínicos também podem ajudar. Como as vias aéreas podem estar comprometidas em virtude de edema grave, a intubação para sua proteção é, algumas vezes, indicada.

ABORDAGEM À
Suspeita de anafilaxia

DEFINIÇÕES

ANGIOEDEMA: Edema de lábios, região periorbital, face, mãos ou pés.

REAÇÃO ANAFILACTOIDE: Quadro clínico semelhante ao da anafilaxia, mas não causado por mecanismos imunológicos.

ANAFILAXIA: Síndrome com mecanismos, quadros clínicos e gravidade variados que resulta de uma reação de hipersensibilidade de tipo I: **ativação de mastócitos mediada por IgE.** A **degranulação dos mastócitos** resulta na liberação de histamina, interleucinas e outros mediadores inflamatórios. Trata-se de uma reação aguda que ameaça a vida.

ABORDAGEM CLÍNICA

Causas comuns de anafilaxia incluem fármacos, picadas de himenópteros (vespas, abelhas), contraste radiográfico (anafilactoide), derivados de sangue, látex em produtos médicos, injeções de alérgenos em imunoterapia e alimentos. A **causa mais comum de anafilaxia relacionada com fármacos são os antibióticos betalactâmicos, como a penicilina.** Já em relação aos alimentos, a causa mais comum é o **amendoim**, em parte por causa da frequência com que os derivados de amendoim são incluídos em outros tipos de alimentos. No entanto, é importante notar que quase qualquer agente que ative mastócitos e basófilos pode causar reação anafilática. Aproximadamente um terço de todos os casos de anafilaxia é idiopático.

O quadro clínico nas reações anafiláticas varia muito, mas há algumas regras básicas. Os sintomas, por exemplo, geralmente aparecem de 5 a 60 minutos depois da exposição, embora seja possível uma reação retardada (veja lista dos diversos possíveis sintomas no Quadro 48.1). O fator-chave a ser lembrado é que **a verdadeira reação anafilática ameaça a vida.** O angioedema pode ocorrer com ou sem urticária, mas não é anafilático, salvo se a reação for associada a outros processos que ameaçam a vida, como hipotensão e edema de laringe.

O tratamento da anafilaxia começa com a avaliação das vias aéreas, da respiração e da circulação. Se for necessária a intubação, ela não deve ser retardada. Em segundo lugar, **a epinefrina** deve ser administrada para ajudar no controle dos sintomas e da pressão arterial. A epinefrina por via intramuscular injetada na região anterolateral da coxa causa picos mais rápidos e mais altos do que a injeção subcutânea ou intramuscular no deltoide. Medidas adicionais de tratamento incluem colocação

Quadro 48.1 • Manifestações clínicas de anafilaxia

Prurido
Rubor, urticária e angioedema
Diaforese
Espirros, rinorreia, congestão nasal
Rouquidão, estridor, edema de laringe
Dispneia, taquipneia, sibilos, broncorreia, cianose
Taquicardia, bradicardia, hipotensão, parada cardíaca, arritmias
Náusea/vômito, diarreia, cólica abdominal
Tontura, fraqueza, síncope
Sensação de morte iminente
Convulsões

do paciente em posição deitada, elevação das pernas, administração de oxigênio conforme a necessidade, reposição de volume com soro fisiológico e/ou vasopressores, se necessário, e administração de 50 mg de difenidramina por via oral ou intravenosa a cada quatro horas, conforme a necessidade (Quadro 48.2).

Para o diagnóstico diferencial de anafilaxia, é importante a identificação de eritema multiforme maior e menor. O **eritema multiforme menor** geralmente ocorre depois de infecção pelo vírus do herpes simples (HSV), ou depois de outras infecções, e se manifesta com urticária ou lesões bolhosas na pele. O achado patognomônico é a **lesão em alvo**, que se trata de uma inflamação central, cercada por pele menos inflamada. O tratamento inclui manejo da causa de base, quando conhecida, suspensão de fármacos, quando se suspeita que sejam os causadores, e aciclovir, se houver suspeita de HSV. O **eritema multiforme maior** (síndrome de Stevens-Johnson [SSJ]) é semelhante ao eritema multiforme menor, mas é mais grave e envolve duas ou mais superfícies mucosas. Também tem maior probabilidade de ser induzido por fármacos como sulfonamidas ou anti-inflamatórios não esteroides (AINEs) do que o eritema multiforme menor. Os achados cutâneos podem incluir petéquias, vesículas e bolhas e podem resultar em alguma descamação da pele. Se o descolamento epidérmico envolver < 10% da pele, é considerada SSJ. Se o descolamento da pele envolver > 30%, é considerada **necrólise epidérmica tóxica** (NET). Outros possíveis sintomas são febre, cefaleia, mal-estar, artralgia, úlcera de córnea, arritmia, pericardite, anormalidades de eletrólitos, convulsões, coma e sepse. O tratamento envolve suspensão do agente que se suspeita ser o causador, cura de infecções concomitantes, administração agressiva de fluidos e tratamento de suporte semelhante ao de queimaduras. O uso de corticosteroides é controverso, mas geralmente prescrito.

A maioria das erupções ocasionadas por fármacos é maculopapular e ocorre vários dias depois do início do tratamento. De forma geral, essas erupções não se associam a outros sinais e sintomas e melhoram vários dias depois da suspensão do fármaco. A **doença do soro**, por outro lado, é uma reação alérgica que ocorre 7 a 10 dias depois da administração primária ou 2 a 4 dias depois da administração secun-

---

Quadro 48.2 • Sugestão de tratamento para anafilaxia

Verificação de vias aéreas, respiração, circulação; intubar, se necessário
Epinefrina em solução intravenosa (0,1-0,3 mL da solução 1:1.000 em 10 mL de soro fisiológico, durante vários minutos) ou intramuscular (0,3-0,5 mL da solução 1:1.000 a cada cinco minutos, conforme a necessidade)
Oxigênio conforme a necessidade
Colocação do paciente em posição deitada com elevação das pernas
Reposição de volume com soro fisiológico e/ou vasopressores, se necessário
50 mg de difenidramina por via oral ou intravenosa a cada quatro horas, conforme a necessidade
Outras medidas:
- Ranitidina ou outro bloqueador de H_2
- Albuterol ou levalbuterol para o broncoespasmo
- Glucagon, se o paciente estiver tomando betabloqueadores
- Esteroides sistêmicos para evitar reações tardias

dária de soro exógeno ou fármaco (proteína heteróloga ou fármaco não proteico). Caracteriza-se por febre, poliartralgia, urticária, linfadenopatia e, algumas vezes, glomerulonefrite sendo geralmente autolimitada. É uma reação de hipersensibilidade do tipo III, causada pela formação de **imunocomplexos** de IgG e antígeno. O tratamento é feito com base na sintomatologia. Pode incluir anti-histamínicos, ácido acetilsalicílico ou AINEs e manejo da doença associada.

Por fim, há vários outros tipos de reação a fármacos não incluídos nas categorias citadas. Dois dos mais importantes são a alergia ao iodo e a hipersensibilidade a fármacos anticonvulsivos. A "alergia ao iodo" geralmente está associada aos **contrastes radiográficos** que, por serem hiperosmolares, causam degranulação de mastócitos e basófilos, não sendo uma verdadeira reação alérgica. Essa reação pode ser evitada por pré-tratamento com difenidramina, bloqueadores H_2 e corticosteroide 12 horas antes do procedimento. Não há evidência de que uma história de alergia a frutos do mar se relacione com complicações adversas causadas por substâncias de contraste. A **fenitoína e outros agentes anticonvulsivantes aromáticos foram associados à síndrome da hipersensibilidade**, que é caracterizada por uma grave reação idiossincrática, com erupção e febre, muitas vezes, associada à hepatite, a artralgias, à linfadenopatia ou a anormalidades hematológicas. As manifestações cutâneas podem variar da erupção cutânea à NET. Ela não é mediada por IgE, e o mecanismo exato ainda não está claro. O tratamento é de suporte e consiste na suspensão do agente.

QUESTÕES DE COMPREENSÃO

48.1 Contador de 55 anos tem edema de face e de língua. Ele relata que recentemente começou a usar um novo sabonete de banho. Sua história médica inclui osteoartrose e hipertensão, para as quais toma paracetamol e lisinopril, respectivamente. Qual das seguintes é a etiologia mais provável?

    A. Lisinopril.
    B. Hipersensibilidade ao sabonete.
    C. Hipotireoidismo.
    D. Paracetamol.
    E. Alergia relacionada com alimentos.

48.2 Jovem de 18 anos com epilepsia controlada por medicamentos tem febre, linfadenopatia, exantema maculopapular generalizado, elevação de transaminases e artralgia. Ele foi picado por carrapato quando trabalhava no quintal. Qual das seguintes é a etiologia mais provável?

    A. Dermatite grave por hera venenosa.
    B. Reação a medicamento anticonvulsivante.
    C. Infecção aguda pelo vírus da imunodeficiência humana (HIV).
    D. Doença de Lyme.

48.3 Homem de 34 anos é levado à emergência por causa de reação alérgica grave causada por picadas de formiga-de-fogo. Ele é tratado com epinefrina intramuscular e corticosteroides intravenosos. A saturação de oxigênio cai para 80% e ele fica apneico. Qual dos seguintes é o melhor próximo passo?

A. Difenidramina por via intravenosa.
B. Epinefrina por via intravenosa.
C. Oxigênio por cânula nasal.
D. Intubação endotraqueal.
E. Cardioversão elétrica.

48.4 Mulher de 57 anos com insuficiência cardíaca congestiva tem teste de esforço positivo. O cateterismo cardíaco é necessário para avaliação de enxerto coronariano. Ela afirma que é alérgica ao iodo. Qual dos seguintes é o próximo passo mais adequado?

A. Dessensibilização com doses crescentes de iodo por via oral.
B. Infusão de difenidramina durante o procedimento.
C. Cancelamento do procedimento e realização de cirurgia.
D. Difenidramina e corticosteroides na noite anterior ao procedimento.

RESPOSTAS

48.1 **A.** Os inibidores da ECA frequentemente estão associados com angioedema.
48.2 **B.** Esse é o quadro clínico típico de síndrome da hipersensibilidade associada ao uso de agentes anticonvulsivantes (fenitoína, carbamazepina, fenobarbital). A hera venenosa não está associada à febre e linfadenopatia.
48.3 **D.** Ele teve obstrução de vias aéreas por reação anafilática. Necessita de intubação e ventilação com pressão positiva para manter a oxigenação.
48.4 **D.** O pré-tratamento com difenidramina, bloqueadores H_2 e corticosteroides 12 horas antes do procedimento diminui muito a reação ao contraste.

DICAS CLÍNICAS

▶ A anafilaxia é caracterizada por desconforto respiratório causado por broncoespasmo, manifestações cutâneas, como urticária ou angioedema e hipermotilidade gastrintestinal. Os pacientes podem morrer em consequência do comprometimento das vias aéreas ou da hipotensão e do colapso vascular causados por vasodilatação generalizada.
▶ O tratamento da anafilaxia é a administração imediata de epinefrina e anti-histamínicos, a proteção das vias aéreas e o suporte da pressão arterial, conforme a necessidade. Os corticosteroides podem ajudar na prevenção de recidiva tardia dos sintomas.
▶ A doença do soro é mediada por imunocomplexos e pode incluir febre, erupção cutânea, linfadenopatia, artrite e glomerulonefrite. Geralmente é autolimitada, mas o tratamento pode ser necessário nas complicações renais.
▶ O eritema multiforme menor é caracterizado por urticária ou erupções bolhosas, frequentemente com lesões em alvo e após infecção por HSV. O eritema multiforme maior (síndrome de Stevens-Johnson) geralmente é causado por fármacos e inclui envolvimento cutâneo e mucoso.

REFERÊNCIAS

Austen KF. Allergies, anaphylaxis, and systemic mastocytosis. In: Longo DL, Fauci AS, Kasper DL, et al., eds., *Harrison's Principles of Internal Medicine*, 17th ed. New York, NY McGraw-Hill; 2012:2707-2718.

Gruchalla RS, Pirmohamed M. Antibiotic allergy. *N Engl J Med*. 2006;354:601-609. Roujeau JC, Stern RS, Wintroub BU. Cutaneous drug reactions. In: Kasper DL, Braunwald E, Fauci AS, et al., eds. *Harrison's Principles of Internal Medicine*, 17th ed. New York, NY: McGraw-Hill; 2008:343-349.

Sampson HA. Peanut allergy. *N Engl J Med*. 2002;346:1294-1299.

Vittorio CC, Muglia JJ. Anticonvulsant hypersensitivity syndrome. *Arch Intern Med*. 1995;155:2285-2290.

CASO 49

Filha de uma mulher de 68 anos notou que a mãe tem perda de memória e confusão, além de estar apresentando declínio cognitivo progressivo há um ano. A mãe viveu por conta própria durante muitos anos, mas recentemente começou a ficar incapaz de cuidar de si. A filha afirma que a mãe ficou ausente e perdeu interesse em suas atividades habituais, como jardinagem e leitura. A paciente sempre foi uma dona-de-casa dedicada, mas recentemente notou-se que ela usa as mesmas roupas durante vários dias e que a casa está suja e desarrumada. Ela parece ansiosa e confusa, chamando a filha várias vezes durante o dia por causa dos vizinhos, antes bons amigos, que estariam espiando-a. Nega incontinência fecal ou urinária e não apresenta cefaleia ou instabilidade de marcha. Em geral, a paciente tem boa saúde, fazendo tratamento apenas com hidroclorotiazida para hipertensão. Ela não fuma e bebe álcool apenas raramente. No exame físico, a pressão arterial é de 116/56 mmHg, a frequência cardíaca é de 78 bpm, a temperatura é de 37°C, e a frequência respiratória é de 18 mpm. A paciente pesa 80 kg, tem 1,60 m de altura, é uma mulher com boa compleição, mas com afeto embotado. É orientada em relação a pessoas e espaço, mas não a datas. O exame da cabeça, do pescoço, do sistema cardiovascular e do abdome está normal. Os membros não têm edema, cianose ou baqueteamento. O exame neurológico mostra que os nervos cranianos estão intactos, e os exames motor e sensitivo estão dentro dos limites normais. O exame da atividade cerebelar está normal, assim como a marcha. O Miniexame do Estado Mental (MEEM) revela um escore de 24 em 30.

▶ Qual é o diagnóstico mais provável?
▶ Quais são os próximos passos diagnósticos?
▶ Qual é o melhor tratamento para essa doença?

RESPOSTAS PARA O CASO 49
Demência de Alzheimer

Resumo: Mulher de 68 anos tem perda de memória, confusão e fadiga. Apresenta mais afastamento social e tem afeto embotado. Está orientada em relação a pessoas e espaço, mas não em relação ao tempo. O restante do exame físico, incluindo o neurológico, está normal, exceto por baixa pontuação no MEEM.

- **Diagnóstico mais provável:** Demência de Alzheimer.
- **Próximo passo diagnóstico:** Avaliação de depressão e de causas reversíveis de demência.
- **Tratamento provável:** Inibidor de acetilcolinesterase.

ANÁLISE

Objetivos

1. Conhecer algumas das causas comuns e a avaliação de demência.
2. Compreender o quadro clínico e o diagnóstico da demência de Alzheimer.
3. Aprender que os inibidores da acetilcolinesterase podem retardar a progressão da demência.

Considerações

Trata-se de uma mulher idosa com declínio lentamente progressivo da memória e da cognição, e a demência por doença de Alzheimer é o diagnóstico mais provável. Como em outras causas de falência de órgãos (coração e rins), a demência (falência cerebral) deve ser investigada quanto a causas tratáveis e reversíveis antes de se estabelecer um diagnóstico como doença de Alzheimer, que é incurável e progressiva e para a qual não existe tratamento altamente efetivo (Quadro 49.1).

Quadro 49.1 • Breve investigação de demência

Hemograma completo, considerando velocidade de hemossedimentação (VHS)
Painel bioquímico
Nível de hormônio tireoestimulante (TSH)
Venereal Disease Research Laboratory (VDRL)
Teste para vírus da imunodeficiência humana (HIV)
Exame de urina
Níveis de vitamina B_{12} e folato
Radiografia do tórax
Eletrocardiografia (ECG)
Tomografia computadorizada (TC) ou imagem de ressonância magnética (RM) de crânio

ABORDAGEM À
Demência

DEFINIÇÕES

DEMÊNCIA: Prejuízo da memória e de pelo menos mais uma função cognitiva (p. ex., linguagem, orientação visuoespacial, julgamento) sem alteração na consciência, representando um declínio a partir do nível prévio de capacidade e interferindo nas atividades diárias e na vida independente.

DOENÇA DE ALZHEIMER: A principal causa de demência, responsável por metade dos casos envolvendo idosos, relacionando-se com atrofia cortical difusa, atrofia do hipocampo e aumento ventricular. As alterações patológicas no cérebro de pacientes com doença de Alzheimer incluem emaranhados neurofibrilares com deposição de amiloide anormal.

DEMÊNCIA MULTI-INFARTOS: Demência no contexto de doença cerebrovascular que ocorre após vários infartos cerebrais, grandes ou pequenos (lacunares).

ABORDAGEM CLÍNICA

Ao avaliar o paciente com demência, o médico deve tentar responder a três questões: (1) Qual é o diagnóstico mais provável? (2) Alguma condição tratável ou reversível está contribuindo para o declínio cognitivo do paciente? (3) Quais intervenções estão disponíveis para preservar o nível de independência do paciente e diminuir a sobrecarga dos cuidadores?

Para responder à primeira questão, a investigação mais importante é a história dos sintomas. Se o paciente tem início agudo ou subagudo de confusão ou um nível de consciência flutuante, o diagnóstico mais provável é *delirium* resultante de infecção, intoxicação ou efeito adverso de medicações, ou alterações metabólicas como hiponatremia, hipercalcemia ou hipoglicemia.

Se o declínio cognitivo ocorre com alterações proeminentes de humor, deve-se considerar **depressão** ou pseudodemência. A distinção sobre o que começou antes costuma ser difícil porque muitos pacientes idosos com declínio cognitivo e nível decrescente de independência sofrem de depressão reativa. A história sobre o início dos sintomas fornecida por familiares envolvidos ou um histórico de depressão, ou de outra doença psiquiátrica, pode ajudar a estabelecer o diagnóstico, podendo-se considerar um tratamento empírico com antidepressivos.

Se o paciente tiver uma história de declínio irregular e em etapas no nível de independência, especialmente se tiver apresentado sintomas de AVE ou de eventos isquêmicos transitórios, ou apresentar doença cardiovascular conhecida ou fibrilação atrial, a **demência multi-infartos** é o diagnóstico mais provável. Esse tipo de demência vascular é a segunda causa mais comum do problema nos Estados Unidos, respondendo por 10 a 20% dos casos. Outros pacientes com doença cerebrovascular, especialmente como resultado de hipertensão de longa data, podem desenvolver alterações difusas na substância branca subcortical, as quais são vistas no exame de imagem, e ter um declínio mais insidioso em vez de em etapas na função cognitiva. Essa condição é conhecida como *doença de Binswanger*.

Outras causas comuns de demência incluem declínio cognitivo resultante de **alcoolismo** de longa data ou demência associada com **parkinsonismo**. Ambas as condições subjacentes são prontamente evidenciadas pela história clínica.

Etiologias menos comuns de demência incluem condições clínicas como encefalopatia de Wernicke, resultante de deficiência de tiamina (vitamina B_1), deficiência de vitamina B_{12}, resultante de anemia perniciosa, **hipotireoidismo** não tratado, infecções crônicas como a infecção pelo **HIV** ou **neurossífilis**. Uma variedade de doenças primárias do sistema nervoso central (SNC) pode causar demência, incluindo a doença de Huntington, a esclerose múltipla, as doenças neoplásicas, como tumores primários ou metastáticos (embora eles mais comumente causem convulsões ou déficits focais em vez de demência), ou a disseminação leptomeníngea de vários tipos de câncer.

A **hidrocefalia de pressão normal** é uma forma potencialmente reversível de demência, na qual os ventrículos cerebrais aumentam lentamente de tamanho em virtude de distúrbios na reabsorção de líquido cerebrospinal. A **tríade clássica é demência, alteração de marcha e incontinência urinária ou intestinal**. O alívio da hidrocefalia por meio da colocação de derivação ventriculoperitoneal pode reverter o declínio cognitivo. Descrições de doenças neurológicas primárias associadas com disfunção cognitiva estão listadas no Quadro 49.2.

Quando os diagnósticos prováveis estiverem estabelecidos por história e exame físico, deve-se investigar causas tratáveis ou reversíveis. A escolha dos exames laboratoriais ou de imagem não é fácil em função das numerosas causas, ainda que incomuns, de demência reversível, de modo que os exames têm pouca chance de ter resultados positivos. Os testes que podem ser considerados para a avaliação de demência estão listados no Quadro 49.1. A American Academy of Neurology recomenda a realização de rotina dos exames de função da tireoide, do nível de vitamina B_{12} e de um exame de neuroimagem (TC ou RM de crânio).

Para pacientes com doença de Alzheimer, a expectativa média de vida após o diagnóstico é de 7 a 10 anos. O curso clínico caracteriza-se por declínio progressivo de funções cognitivas (memória, orientação, atenção e concentração) e pelo desenvolvimento de sintomas psicológicos ou comportamentais (perambulação, agressividade, ansiedade, depressão e psicose – Quadro 49.3). Os objetivos do tratamento na doença de Alzheimer são (1) melhorar a função cognitiva, (2) reduzir os sintomas comportamentais e psicológicos e (3) melhorar a qualidade de vida. **Donepezil, rivastigmina e galantamina são inibidores da colinesterase que melhoram a função cognitiva e o estado clínico geral. Os antagonistas dos receptores de N-metil-D-aspartato (NMDA),** como a **memantina**, são efetivos no tratamento da demência moderada a grave. A risperidona reduz os sintomas psicóticos e a agressividade em pacientes com demência.

Quadro 49.2 • Causas de demência

Doença	Características clínicas	Tratamento
Doença de Alzheimer	Declínio lento das capacidades cognitiva e comportamental; patologia: emaranhados neurofibrilares, aumento dos ventrículos e atrofia cerebrais	Inibidores da colinesterase, como donepezil, rivastigmina, galantamina; adicionar memantina em casos mais avançados de demência
Hidrocefalia de pressão normal	Distúrbio da marcha, demência, incontinência; aumento dos ventrículos cerebrais sem atrofia	Derivação ventricular
Demência multi-infartos	Déficits focais, perda da função em etapas; múltiplas áreas de infarto, geralmente subcorticais	Tratamento dos fatores de risco aterosclerótico, além de identificação e tratamento de trombos
Doença de Parkinson	Sinais extrapiramidais (tremor, rigidez), estabelecimento lento	Agentes dopaminérgicos
Infecção por HIV	Envolvimento sistêmico; fatores de risco de aquisição; sorologia positiva para o HIV	Terapia antirretroviral
Neurossífilis	Atrofia óptica, pupilas de Argyll-Robertson, distúrbios da marcha, sorologia positiva no líquido cerebrospinal	Altas doses de penicilina por via intravenosa
Demência frontotemporal (p. ex., doença de Pick)	Déficits comportamentais e de linguagem, com preservação da memória; atrofia frontotemporal à imagem de RM; inclusões intraneuronais (corpúsculos de Pick)	Tratamento de suporte, sem terapia para retardar a progressão nem melhorar os sintomas
Doença de Creutzfeldt-Jakob (DCJ)	Mioclônus e deterioração mental de progressão rápida, com morte do paciente em < 1 ano após a manifestação	Sem terapia efetiva; doença por príon não transmissível, que dispensa precauções especiais

Quadro 49.3 • Evolução clínica da doença de Alzheimer

Estágio clínico	Manifestações
Inicial	Leve perda de memória, má concentração, funções razoavelmente boas, negação, desorientação ocasional
Intermediário MEEM 21-26	Déficits drásticos na memória recente; pode viajar para locais familiares; desconfiado, ansioso, mas ciente de sua confusão
Tardio MEEM 10-20	Não se lembra dos nomes dos membros da família e de amigos próximos; pode ter delírios ou alucinações, agitação, agressividade, vagar a esmo, desorientação no tempo e no espaço, necessidade de cuidado substancial
Avançado MEEM <10	Totalmente incapacitado e desorientado, incontinente, apresentando mudanças emocionais e na personalidade; por fim, todas as habilidades verbais e motoras deterioram, levando à necessidade de cuidados totais

Outros problemas incluem insônia, caminhadas noturnas e sem objetivo, agressões, incontinência e depressão. Um ambiente previamente estruturado e a realização judiciosa de tratamento farmacológico, com inibidores seletivos de recaptação da serotonina (ISRSs) para depressão ou trazodona para insônia, por exemplo, são úteis. O cuidador costuma estar sobrecarregado e precisa de apoio. A Alzheimer Association (www.alz.org) é uma organização norte-americana desenvolvida para dar apoio aos familiares.

QUESTÕES DE COMPREENSÃO

49.1 Mulher de 78 anos tem diagnóstico de doença de Alzheimer em estágio inicial. Qual dos seguintes agentes tem maior probabilidade de ajudar na manutenção da função cognitiva?

A. Haloperidol.
B. Tratamento de reposição com estrogênio.
C. Donepezil.
D. Injeções de vitamina B_{12} em altas doses.

49.2 Homem de 74 anos tinha excelentes funções cognitivas e motoras há 12 meses. Sua mulher notou que há seis meses essas funções deterioraram-se notavelmente e que há dois meses ocorreu novamente uma piora considerável nesse sentido. Qual dos seguintes exames tem maior probabilidade de revelar a etiologia desse declínio funcional?

A. Teste de anticorpo anti-HIV.
B. Ressonância magnética cerebral.
C. VDRL no líquido cerebrospinal.
D. TSH sérico.

49.3 A família de um homem de 55 anos nota que ele tem tido esquecimento e ficou desorientado. Ele também tem dificuldade para ir ao banheiro a tempo e se queixa de sentir-se como se "estivesse andando bêbado". Qual dos tratamentos tem maior probabilidade de melhorar sua doença?

A. Penicilina intravenosa por 21 dias.
B. Rivastigmina.
C. Tratamento com fluoxetina por 9 a 12 meses.
D. Derivação ventriculoperitoneal.
E. Matrícula nos Alcoólicos Anônimos.

49.4 Qual dos seguintes achados é comumente visto na imagem do cérebro de pacientes com doença de Alzheimer?

A. Ventrículos cerebrais normais e atrofia do tecido cerebral.
B. Aumento dos ventrículos cerebrais e atrofia do tecido cerebral.
C. Aumento dos ventrículos cerebrais sem atrofia do tecido cerebral.
D. Ventrículos e tecido cerebrais normais e deficiência de acetilcolina.

RESPOSTAS

49.1 **C.** Os inibidores da colinesterase ajudam na manutenção das funções cognitivas na doença de Alzheimer e podem retardar um pouco sua progressão.

49.2 **B.** O declínio em etapas na função é típico da demência multi-infartos, que é diagnosticada pela visualização de múltiplas áreas de infarto cerebral.

49.3 **D.** A tríade clássica de hidrocefalia com pressão normal é demência, incontinência e distúrbio de marcha. Nesse caso, um tratamento eficaz é a derivação do líquido cerebrospinal.

49.4 **B.** Na doença de Alzheimer há, normalmente, aumento dos ventrículos cerebrais e atrofia cerebral, enquanto na hidrocefalia de pressão normal há aumento dos ventrículos sem atrofia cerebral.

DICAS CLÍNICAS

▶ A doença de Alzheimer é o tipo mais comum de demência, seguida por demência multi-infartos (vascular).
▶ Aproximadamente 5% das pessoas com mais de 65 anos e 20% com mais de 80 anos têm alguma forma de demência.
▶ Depressão e causas reversíveis de demência devem ser consideradas na avaliação do paciente com perda de memória e declínio funcional.
▶ Os inibidores de colinesterase são efetivos na melhora da função cognitiva e no estado clínico geral do paciente com doença de Alzheimer. O antagonista de receptor de NMDA é adicionado quando a doença atinge um estágio mais avançado.

REFERÊNCIAS

Geldmacher DS, Whitehouse PJ. Evaluation of dementia. *N Engl J Med.* 1996; 335:330-336.

Knopman DS, DeKosky ST, Cummings JL, et al. Practice parameter: diagnosis of dementia (an evidence-based review). *Neurology.* 2001;56:1143-1153.

Seeley WW, Miller BL. Dementia. In: Longo DL, Fauci AS, Kasper DL, et al., eds., *Harrison's Principles of Internal Medicine.* 18th ed. New York, NY: McGraw-Hill; 2012:3300-3316.

CASO 50

Mulher de 59 anos vai à sua clínica porque está preocupada com a possibilidade de ter um tumor cerebral. Ela tem sofrido de cefaleia relativamente intensa nas últimas três semanas (pontuação 8 em uma escala de 1 a 10). Descreve a dor como constante, ocasionalmente pulsátil, mas quase sempre intensa e localizada no lado direito da cabeça. Ela acha que a dor piora à noite, especialmente quando se deita com esse lado da cabeça no travesseiro. Não tem náusea, vômito, fotofobia ou outros distúrbios visuais. Já teve cefaleias antes, mas elas eram principalmente occipitais e frontais, atribuídas ao estresse, e regrediam com paracetamol. Na sua história consta que tem hipertensão controlada com hidroclorotiazida e "artrite" no pescoço, nos ombros e nos quadris, para a qual toma ibuprofeno quando sente rigidez e dor. No momento do exame físico, a temperatura é de 38°C, a frequência cardíaca é de 88 bpm, a pressão arterial é de 126/75 mmHg, e a frequência respiratória é de 12 mpm. A acuidade visual é normal, os campos visuais estão intactos e na fundoscopia há estreitamento arteriolar, sem papiledema ou hemorragia. Ela tem hipersensibilidade no lado direito da cabeça, sem lesões óbvias do couro cabeludo. Os pulmões estão limpos e o coração tem ritmo normal, com B_1 e B_2 normais, porém tem galope B_4. O abdome está normal. Ela não tem déficits focais no exame neurológico, não tem edema nem deformidade articular, mas a palpação é dolorosa nos ombros, nos quadris e nas coxas.

▸ Qual é o diagnóstico mais provável?
▸ Como confirmar o diagnóstico?

RESPOSTAS PARA O CASO 50
Cefaleia/arterite temporal

Resumo: Mulher de 59 anos queixa-se de cefaleia intensa no lado direito da cabeça há três semanas, a qual piora à noite, quando ela deita com esse lado da cabeça sobre o travesseiro. Nos antecedentes, há hipertensão arterial e "artrite" do pescoço, dos ombros e dos quadris, para a qual toma ibuprofeno. Sua temperatura é de 38°C, e os exames ocular e neurológico estão normais. A paciente tem hipersensibilidade moderada do lado direito da cabeça, sem lesões óbvias do couro cabeludo.

- **Diagnóstico mais provável:** Arterite de células gigantes (temporal) (ACG).
- **Próxima etapa diagnóstica mais adequada:** Velocidade de hemossedimentação (VHS).

ANÁLISE

Objetivos

1. Familiarizar-se com as características clínicas que ajudam na distinção entre cefaleia benigna e a que representa doença grave subjacente.
2. Conhecer as características clínicas e os exames diagnósticos para ACG.
3. Conhecer as características clínicas da enxaqueca, da cefaleia em salvas e da hemorragia subaracnóidea.

Considerações

Embora a cefaleia seja uma queixa muito comum, essa paciente tem características preocupantes: estabelecimento súbito, idade mais avançada, intensidade grave e diferença em relação às cefaleias anteriores. Esses são 3 dos 9 fatores de preocupação para patologia subjacente significativa relacionados no Quadro 50.1. Ela está muito preocupada com a cefaleia, temendo que seja um tumor cerebral. Não tem sinais me-

---

Quadro 50.1 • Sinais de alerta para distúrbios com cefaleias secundárias

Mudança fundamental ou progressão no padrão de cefaleia
Primeira cefaleia intensa e/ou pior cefaleia
Crises agudas, incluindo as que fazem acordar
Exame físico anormal (geral ou neurológico)
Sintomas neurológicos durando > 1 hora
Cefaleia nova em indivíduo com menos de 5 anos ou mais de 50 anos
Cefaleia nova em paciente com câncer, imunossupressão, gravidez
Cefaleia associada à alteração ou perda de consciência
Cefaleia desencadeada por esforço, atividade sexual ou manobra de Valsalva

níngeos, e o exame neurológico não apresenta sinais focais. Ela também tem rigidez e dor nos ombros e na cintura pélvica. Juntos, esses fatores fazem do diagnóstico de ACG uma forte possibilidade. A ACG geralmente surge em pacientes (mais em mulheres do que em homens) com 50 anos ou mais e envolve inflamação dos vasos de médio e pequeno calibre. A febre baixa e as dores generalizadas podem representar polimialgia reumática, que é estreitamente associada à ACG. O diagnóstico pode ser sugerido pela elevação da VHS ou ser confirmado por biópsia da ACG. Embora a ACG não seja uma causa comum de cefaleia, os pacientes não tratados com frequência progridem para perda permanente da visão em consequência do envolvimento da artéria oftálmica, de modo que é necessário um alto índice de suspeição para iniciar a investigação. Se a VHS estiver alta, há necessidade de outros exames diagnósticos, como biópsia de artéria temporal. Enquanto isso, corticosteroides empíricos podem ajudar a evitar complicações.

ABORDAGEM À
Cefaleia

DEFINIÇÕES

ARTERITE TEMPORAL (ACG): Também conhecida como arterite de células gigantes (ACG), a ACG é uma forma comum de vasculite sistêmica que ocorre em pacientes com mais de 50 anos. São acometidos os vasos de médio e grande calibre, especialmente a artéria temporal superficial.

ANEURISMA SACULAR: Uma formação pequena semelhante a uma amora que classicamente ocorre no ponto em que uma artéria cerebral parte da artéria circular (polígono de Willis) na base do cérebro. Ele pode romper e causar hemorragia subaracnóidea.

ABORDAGEM CLÍNICA

A cefaleia é uma das queixas mais comuns no mundo ocidental, afetando periodicamente 90% dos adultos; quase 25% têm cefaleia intensa recorrente. Assim como muitos sintomas comuns, há uma grande variedade de doenças, desde triviais até as que ameaçam a vida, que podem ser responsáveis pela cefaleia. **A maioria dos pacientes com cefaleia tem o tipo tensional, enxaqueca ou em salvas,** e menos de 1 em 20 tem doença subjacente significativa. Em virtude de a cefaleia ser pouco acompanhada por outros achados físicos, incluindo alterações nos exames laboratoriais, o clínico depende muito da história completa e do exame físico geral e neurológico como abordagem inicial. Um interrogatório cuidadoso e um exame físico meticuloso considerando as características das cefaleias (Quadro 50.1) são muito importantes para o clínico. A diferenciação entre causas subjacentes graves e causas benignas pode ser difícil. O Quadro 50.2 relaciona algumas características típicas de causas graves de cefaleia.

Uma das causas secundárias mais catastróficas de cefaleia é a **hemorragia subaracnóidea**, geralmente secundária à ruptura de aneurisma sacular. Na emergência, até 4% dos pacientes com cefaleia intensa ou com "a pior de todas as cefaleias" têm sangramento subaracnóideo. A hemorragia inicial pode ser fatal, pode resultar em déficit neurológico grave ou apenas produzir poucos sintomas, como cefaleia. É necessário um alto índice de suspeição, porque, no início, podem não estar presentes sinais neurológicos, e o paciente que mais se beneficia da intervenção geralmente é aquele que tem os sintomas mais leves. O primeiro exame diagnóstico deve ser uma tomografia computadorizada (TC) sem contraste com cortes finos de imagem na região da base do cérebro. Esse estudo é positivo em mais de 90% dos casos no primeiro dia, com diminuição da sensibilidade ao longo dos dias seguintes. Se houver suspeita de hemorragia e a TC for negativa, deve-se fazer punção lombar o mais cedo possível para avaliar a presença de eritrócitos ou de xantocromia (líquido cerebrospinal [LCS] amarelado); esse achado indica a presença de bilirrubina e diferencia hemorragia subaracnóidea de traumatismo de punção.

A arterite de células gigantes (ACG), ou **arterite temporal**, é uma vasculite crônica de vasos de médio e grande calibre que geralmente envolve os ramos cranianos das artérias originárias do arco aórtico. Os critérios clínicos para diagnóstico incluem idade de estabelecimento acima de 50 anos, novo estabelecimento ou novo padrão de cefaleia, hipersensibilidade ou diminuição de pulsação da artéria temporal, aumento da VHS e achados anormais na biópsia da artéria temporal. A presença de três ou mais critérios tem sensibilidade > 90% para o diagnóstico. A ACG é estreitamente relacionada com a **polimialgia reumática** (PR), uma doença inflamatória caracterizada por dor e rigidez bilateral do pescoço, do tronco, dos ombros ou coxas, com VHS significativamente aumentada. Ambas as doenças são provavelmente poligênicas, nas quais vários fatores ambientais e genéticos influenciam a suscetibilidade e a gravidade. Também pode ocorrer claudicação mandibular, e a complicação mais preocupante é a perda permanente ou parcial da visão em um ou ambos os olhos, que pode ocorrer como manifestação precoce em até 20% dos pacientes. A biópsia da artéria temporal é recomendada em todos os pacientes com suspeita de ACG, podendo haver necessidade de excisão de longos segmentos da artéria para achar áreas típicas de inflamação segmentar. Os corticosteroides são as medicações de escolha para tratar PR e ACG, com doses diárias de 10 a 20 mg de prednisona para a PR, e de 40 a 60 mg para a ACG. Os esteroides podem evitar, mas geralmente não revertem, a perda visual. A dose de esteroide é diminuída lentamente, mas a recidiva é comum, assim como as complicações do tratamento com corticosteroide.

A **enxaqueca** é muito mais comum que a ACG, mas tem apresentação mais variável. É o motivo mais comum de consultas iniciais por cefaleia devido à frequência, às características incapacitantes e à associação com sintomas em múltiplos órgãos. Mais comum em mulheres, a crise de enxaqueca pode ou não ter aura precedente, e pode ser unilateral ou bilateral; a dor pode ou não ser pulsátil e incluir o pescoço. Pode haver características autonômicas cranianas, como lacrimejamento ou congestão nasal, levando ao diagnóstico errôneo de sinusite. Várias diretrizes com base em evidências estão disponíveis para orientar o tratamento da enxaqueca, que, em geral, é preventivo e inclui antidepressivos tricíclicos e betabloqueadores. O tratamento dos episódios agudos baseia-se no uso de anti-inflamatórios não esteroides (AINE), seguidos de di-hidroergotamina ou sumatriptano, se os sintomas persistirem.

A **cefaleia em salvas** episódica é menos comum, mas mais facilmente diagnosticável pelos seus padrões distintos de crises agrupadas de dor periorbital unilateral, intensa, com lacrimejamento e coriza com duração de minutos a horas, mas recorrendo durante várias semanas ou meses. As crises agudas podem ser tratadas com oxigênio ou sumatriptano subcutâneo.

Quadro 50.2 • Causas de cefaleias

Doença	Características clínicas	Achados diagnósticos
Meningite	Rigidez de nuca, cefaleia, fotofobia e prostração; pode não ser febril	Punção lombar é diagnóstica
Hemorragia intracraniana	Rigidez de nuca e cefaleia; pode não ter diminuição da consciência ou convulsões	Hemorragia pode não ser vista na TC; punção lombar mostra líquido cerebrospinal com sangue que não clareia no último tubo; hemorragia recente pode não ser xantocrômica
Tumor cerebral	Pode manifestar-se com cefaleia pulsátil associada com náusea e vômito; deve ser suspeitado em "enxaqueca" nova, intensa e progressiva que invariavelmente é unilateral	TC ou imagem de ressonância magnética (RM)
Arterite temporal	Pode manifestar-se com cefaleia unilateral pulsátil; início geralmente em pacientes mais velhos ($\leq$ 50 anos) e frequentemente associada a alterações visuais	A VHS é o melhor exame de rastreamento, estando em geral muito elevada (> 50 mm/h); o diagnóstico definitivo pode ser feito por biópsia arterial
Glaucoma de fechamento de ângulo agudo	Normalmente consiste em dor ocular intensa; pode haver náusea e vômito; o olho em geral está doloroso e vermelho; a pupila pode estar parcialmente dilatada	Aumento de pressão intraocular
Enxaqueca	Cefaleia unilateral pulsátil com aura precedente, fotofobia e náusea, aliviada com o sono	Cefaleia *com características associadas* (fotofobia, náusea, aura, unilateral, latejante, piora com o movimento)
Cefaleia em salvas	Predominância masculina; precipitada por álcool; ocorre com rinorreia e lacrimejamento	
Cefaleia tensional	Cefaleia occipital-frontal; constante; "em forma de faixa"; aliviada com relaxamento	Cefaleia *sem* características associadas

(Adaptado, com permissão, de Raskin NH. Headache. In: Braunwald E, Fauci AS, Kasper KL, et al., eds. Harrison´s Principles of Internal Medicine, 16th ed. New York, NY: McGraw-Hill, 2005:86.)

QUESTÕES DE COMPREENSÃO

Combine o tipo de cefaleia (A até E) com o quadro clínico descrito nas Questões 50.1 a 50.3.

- A. Enxaqueca
- B. Cefaleia tensional
- C. Cefaleia em salvas
- D. Hemorragia subaracnóidea
- E. Meningite

50.1 Homem de 42 anos com doença policística de rim que se queixou de cefaleia súbita e depois perdeu a consciência.

50.2 Estudante universitário de 22 anos com febre, cefaleia, fotofobia e 25 leucócitos por campo de grande aumento, sem eritrócitos ou xantocromia no LCS.

50.3 Mulher de 31 anos com história longa de cefaleia latejante unilateral e intermitente com duração de horas a dias, associada com náusea e fotofobia, sem sintomas precedentes e sem distúrbios visuais, que ocorre de 1 a 2 vezes/mês.

RESPOSTAS

50.1 **D.** O estabelecimento súbito de cefaleia intensa com diminuição do nível de consciência é clássico de hemorragia subaracnóidea. Esse paciente provavelmente teve ruptura de aneurisma de artéria cerebral, que é associado com doença policística do rim.

50.2 **E.** A presença de leucócitos sem eritrócitos no LCS é indicativa de inflamação meníngea, cuja causa mais comum é infecção viral.

50.3 **A.** A história da paciente é fortemente sugestiva de enxaqueca, dado o caráter unilateral e latejante, e está associada a sintomas de náusea ou fotofobia. A maioria dos pacientes com cefaleia incapacitante tem enxaqueca. Na cefaleia tensional, nenhum desses aspectos é observado.

DICAS CLÍNICAS

▶ A ACG geralmente envolve 1 ou mais ramos da artéria carótida e quase sempre ocorre em pacientes com mais de 50 anos. O diagnóstico é sugerido por aumento da VHS e confirmado por biópsia da artéria temporal.

▶ A perda de visão é uma complicação comum da ACG e pode ser evitada com a administração de altas doses de corticosteroides quando há suspeita do diagnóstico.

▶ A hemorragia subaracnóidea tipicamente se apresenta com cefaleia intensa e súbita, sendo diagnosticada por visualização de sangue na TC ou pelo achado de eritrócitos ou xantocromia na punção lombar.

▶ A enxaqueca é o tipo de cefaleia mais comum na clínica. É essencialmente uma cefaleia com características associadas, diferente da cefaleia tensional, que usualmente não apresenta nenhuma característica associada.

REFERÊNCIAS

Edlow J, Caplan L. Avoiding pitfalls in the diagnosis of subarachnoid hemorrhage. *N Engl J Med.* 2000;342:29-36.

Goadsby PJ, Raskin NH. Headache. In: Longo DL, Fauci AS, Kasper DL, et al., eds., *Harrison's Principles of Internal Medicine*, 18th ed. New York, NY: McGraw-Hill; 2012:3300-3316.

Kaniecki R. Headache assessment and management. *JAMA.* 2003;289:1430-1433. Salvarani C, Cantini F, Boiardi L, et al. Polymyalgia rheumatica and giant cell arteritis. *N Engl J Med.* 2002;347:261-278.

Snow V, Weiss K, Wall E, et al. Pharmacologic management of acute attacks of migraine and prevention of migraine headache. *Ann Intern Med.* 2002;137: 840-852.

CASO 51

Mulher branca de 75 anos vai à emergência com dor no punho direito depois de uma queda em casa. Ela escorregou e caiu no momento em que preparava o jantar. A paciente relata que tentou evitar a queda com a mão direita estendida, então ouviu um "estalo" e teve dor imediata. Nos antecedentes, há três gestações normais, menopausa aos 50 anos e hipertensão bem-controlada com diuréticos. Fuma 50 maços-ano, pesa 50 kg e mede 1,70 m. No exame físico, constata-se que os sinais vitais estão normais. Há deformidade e edema na região distal do antebraço e do punho, com limitação de movimentos por causa da dor, pulsos radiais normais e enchimento capilar normal nos leitos ungueais direitos. Uma radiografia confirma fratura da cabeça do rádio direito, e o radiologista também nota osteopenia.

▶ Qual é o provável fator de risco de fratura nessa paciente?
▶ Quais são as causas dessa doença?
▶ O que o médico pode fazer para evitar fraturas futuras?

RESPOSTAS PARA O CASO 51
Osteoporose

Resumo: Mulher branca de 75 anos tentou evitar uma queda com a mão direita estendida, ouviu um "estalo" e teve dor imediata. Nos antecedentes, há menopausa aos 50 anos e hipertensão bem-controlada com diuréticos; é tabagista de 50 maços-ano. A paciente tem deformação e edema na região distal do antebraço direito e limitação de movimento por dor, pulsos radiais normais e enchimento capilar normal nos leitos ungueais direitos. Uma radiografia confirma fratura da cabeça do rádio direito, e o radiologista nota osteopenia.

- **Fator de risco para fratura:** Osteoporose.
- **Causas dessa doença:** Diminuição da força óssea resultante de desmineralização e aumento do *turnover* ósseo em consequência da diminuição dos níveis de esteroides sexuais (estrogênios e testosterona), de medicamentos, de outras alterações hormonais e de doenças que causam a diminuição da absorção de cálcio.
- **Medidas preventivas:** Há vários medicamentos que aumentam a densidade óssea, diminuindo o risco de fraturas. O médico também pode orientar a paciente a evitar quedas, limitando medicamentos desnecessários que possam causar instabilidade, fazendo mudanças na casa e avaliando a marcha, a acuidade visual e o sistema sensorial periférico. A paciente também deve ser aconselhada a parar de fumar.

ANÁLISE

Objetivos

1. Compreender a fisiopatologia da osteoporose.
2. Conhecer os fatores de risco que predispõem homens e mulheres à osteoporose.
3. Familiarizar-se com os exames usados para avaliar a densidade óssea.
4. Saber quais são as opções de tratamento da osteoporose.

Considerações

Essa mulher de 75 anos provavelmente teve a fratura depois da queda por causa da densidade óssea diminuída. Seus fatores de risco são sua etnia, o tabagismo, o climatério sem tratamento de reposição hormonal e biotipo magro. A osteoporose coloca a paciente em risco de futuras fraturas com morbidade substancial, como as vertebrais dolorosas por compressão e as de quadril incapacitantes. Ela necessita de intervenção para diminuir o risco de fraturas e de quedas.

ABORDAGEM À
Osteoporose

DEFINIÇÕES

BIFOSFONADOS: Compostos sintéticos de carbono e fosfato (alendronato, risedronato, ibandronato) que agem na formação óssea se ligando à pirofosfatase no osso e inibindo a reabsorção óssea pelos osteoclastos.

OSTEOPENIA: Escore T entre –1 e –2,5 desvios-padrão (DP) abaixo da média.

OSTEOPOROSE: Diminuição na massa óssea que resulta no aumento da fragilidade óssea e predispõe a fraturas de quadril, vértebras e ossos longos, com densidade mineral óssea (DMO) > 2,5 DP, abaixo da média para adultos jovens sadios.

ESCORE T: Comparação da densidade mineral óssea com adultos jovens sadios (em DP da média).

ABORDAGEM CLÍNICA

A osteoporose é um problema de saúde importante, porque as fraturas ósseas dela resultantes causam grande morbidade, com dor crônica, perda de independência e de função, assim como aumento na mortalidade. Os fatores de risco de osteoporose incluem baixo pico de densidade esquelética na fase de adulto jovem, idade, perda/diminuição da produção de hormônios esteroides (menopausa ou hipogonadismo), tabagismo, deficiências nutricionais e baixa densidade óssea genética. Aproximadamente 14% das mulheres brancas e 3 a 5% dos homens brancos desenvolvem osteoporose durante a vida. A prevalência é mais baixa em afro-americanos e maior em asiáticos.

A osteoporose pode ser idiopática ou ser uma manifestação de outra doença. Provavelmente a causa mais comum de **osteoporose secundária** é o **excesso de glicocorticoides**, geralmente iatrogênico, por uso de esteroide em doenças inflamatórias, como artrite reumatoide. Os pacientes com artrite reumatoide, homens e mulheres, são suscetíveis à perda óssea acelerada até mesmo com pequenas doses de glicocorticoides. **Deficiência gonadal** é outra causa comum, vista fisiologicamente em mulheres na menopausa, mas patologicamente em mulheres com amenorreia, por exemplo, em atletas como ginastas e corredoras de maratona, ou como consequência da hiperprolactinemia. Homens com insuficiência gonadal por qualquer motivo também têm tendência a desenvolver osteoporose.

A osteoporose é uma característica comum a várias endocrinopatias. Os pacientes com **hiperparatireoidismo** têm osteoporose por causa do aumento da mobilização de cálcio ósseo. O **hipertireoidismo** de longa duração, que ocorre naturalmente na doença de Graves ou como resultado de reposição excessiva de levotiroxina em pacientes com hipotireoidismo, também leva à aceleração de perda óssea. Desnutrição e deficiências nutricionais também são causas e costumam ser vistas em pacientes com má-absorção; por exemplo, a maioria dos pacientes – tanto homens quanto mulheres – com **doença celíaca** tem osteoporose. Certos medicamentos, como ciclosporina, antiepilépticos, heparina e inibidores de hormônio liberador de gonadotrofina (GnRH), entre outros, podem acelerar a perda óssea.

O pico de densidade óssea ocorre em adultos jovens sob influência da produção de hormônios sexuais esteroides. Outros fatores de influência incluem os genéticos, que podem ser responsáveis por 80% da densidade óssea total, a ingesta adequada de cálcio e o nível de atividade física, especialmente **atividade de suporte de peso**. O tipo de crescimento ósseo nessa fase é chamado *modelação*. Depois da maturidade esquelética, o crescimento ósseo entra em uma nova fase, chamada *remodelação*, na qual são feitos reparos no osso lesado, o osso preexistente é reforçado, e o cálcio é liberado para manutenção dos níveis séricos sob influência de estrogênios, andrógenios, hormônio paratireóideo, vitamina D e várias citocinas e outros hormônios. A atividade dos osteoclastos é próxima à dos osteoblastos, de modo que a densidade óssea geral permanece estável. Depois dos 35 anos, no entanto, a reabsorção óssea começa a exceder a reposição, aumentando **muito após a menopausa** em consequência do **aumento da atividade dos osteoclastos**.

Abordagem diagnóstica

Os benefícios e os custos do rastreamento universal para osteoporose são incertos. Em vez disso, defende-se uma abordagem dirigida. Os pacientes com história familiar ou outros fatores de risco devem fazer rastreamento, assim como aqueles em tratamento crônico com fármacos (esteroides) que possam levar à osteoporose. **Atualmente, recomenda-se a todas as mulheres com idade acima de 65 anos ou que tiveram fratura antes de 65 anos que façam exame de DMO**. A densitometria óssea é a técnica usada para definir limiares diagnósticos; no entanto, não está claramente estabelecido qual é o melhor local para rastreamento, se quadril, coluna ou antebraço. Os resultados da densitometria óssea podem ser expressos como escore Z, que compara a DMO do paciente com a de pessoas da mesma idade, e em escore T, que a compara com a variação em adultos jovens sadios. **Os escores T são mais úteis na previsão de risco de fratura.** Cada diminuição de 1 DP na DMO abaixo da média duplica o risco de fratura. Como foi mencionado, a osteoporose é definida como escore T de −2,5 DP.

Outras avaliações laboratoriais também devem ser rotineiramente consideradas em pacientes com osteoporose. Os **níveis séricos de cálcio, de fósforo e de fosfatase alcalina devem ser normais** em pacientes com osteoporose, embora o nível de fosfatase alcalina algumas vezes esteja levemente alto na presença de fratura em consolidação. As anormalidades laboratoriais devem prontamente levar à consideração de diagnósticos alternativos para a doença óssea: hipercalcemia no hiperparatireoidismo, e hipocalcemia na osteomalácia.

Se o paciente tiver fratura patológica, isto é, fratura diante de traumatismo mínimo, devem ser excluídos outros diagnósticos. A **osteomalácia**, que pode coexistir com a osteoporose, é a mineralização defeituosa da matriz óssea com acúmulo de osteoide não mineralizado, quase sempre causado por deficiência de vitamina D ou de fosfato.

Os pacientes com osteomalácia frequentemente têm hipersensibilidade e dor óssea difusa, fraqueza na musculatura proximal e anormalidades laboratoriais, como aumento de fosfatase alcalina e cálcio de baixo a normal. Na ausência de fratura, os pacientes com osteoporose não devem ter dor óssea nem anormalidades laboratoriais. Uma doença óssea menos comum é a **doença de Paget**, caracterizada pela remodelação óssea desorganizada e pelos altos níveis de fosfatase alcalina, que causa alargamento e enfraquecimento ósseo com deformidades esqueléticas. Outras causas importantes de fratura patológica a serem consideradas são **tumores malignos**, como mieloma múltiplo, metástases e osteomielite vertebral.

Tratamento

O tratamento da osteoporose tem múltiplas faces: **ingesta adequada de cálcio** (1.000 a 1.200 mg/dia para mulheres na pré-menopausa e homens adultos e 1.500 mg com 400 a 800 UI de **vitamina D** por dia para mulheres após a menopausa, para diminuir a incidência de fraturas); reposição de estrogênios (que também aumenta a densidade óssea e diminui o risco de fraturas); uso de **bifosfonados** (os quais podem causar **esofagite grave** e por isso devem ser usados com cuidado em indivíduos com refluxo gástrico: precisam ser administrados por via oral com o estômago vazio, acompanhados de grandes quantidades de água, e o paciente deve ficar em posição ereta durante pelo menos 30 minutos) e uso de bisfosfonados intravenosos, atualmente disponíveis para infusão trimestral ou anual. Existe uma certa preocupação com os efeitos produzidos pelos bisfosfonados a longo prazo, inclusive o risco de osteonecrose mandibular e fragilidade óssea paradoxal, que acarreta fraturas femorais subtrocantéricas atípicas. Muitos especialistas recomendam incluir uma pausa farmacológica após cinco anos de tratamento, em casos de pacientes com DMO estabilizada. Os **estrogênios** mostraram-se benéficos em termos de prevenção da perda óssea e diminuição do risco de fraturas, contudo, o estudo da Women's Health Initiative demonstrou que o uso de estrogênio equino está associado a um risco aumentado de tromboembolia venosa e eventos cardiovasculares. Em consequência, o estrogênio não é comumente prescrito na pós-menopausa com essa indicação. Os modificadores de receptor de estrogênio seletivos (raloxifeno, tamoxifeno) também são usados no tratamento da osteoporose.

Além disso, uma **atividade com suporte de peso** diminui a perda óssea e melhora a coordenação e a força muscular, o que pode evitar quedas. O risco de fraturas pode ainda ser diminuído com a averiguação de que os pacientes enxergam bem e usam bengala ou andador, se necessário, além da retirada de tapetes, instalação de barras para apoio no chuveiro e no banheiro e uso de protetores de quadril.

QUESTÕES DE COMPREENSÃO

51.1 Qual dos seguintes pacientes tem maior probabilidade de ser candidato a exame de densitometria óssea?

A. Mulher branca, magra, de 65 anos, fumante, com menopausa há 15 anos.
B. Mulher branca, de 40 anos, que faz exercícios diários e ainda menstrua.
C. Homem branco sadio, sedentário, de 75 anos.
D. Mulher afro-americana de 60 anos e com sobrepeso.
E. Mulher asmática com 35 anos, que tomou 40 mg de prednisona por dia durante duas semanas até a semana passada.

51.2 Em qual das seguintes épocas da vida da mulher o acúmulo de massa óssea é maior?

A. 15-25 anos.
B. 25-35 anos.
C. 35-45 anos.
D. 45-55 anos.

51.3 Mulher de 60 anos traz os resultados da densitometria óssea: escore T –1,5 DP no quadril e –2,5 na coluna. Como interpretar esses resultados?

A. Ela tem osteoporose na coluna e osteopenia no quadril.
B. Ela tem osteoporose em ambas as regiões.
C. O exame é normal.
D. Tem osteoporose no quadril e osteopenia na coluna.
E. Você precisa do escore Z.

51.4 Você atende uma mulher de 70 anos no consultório para exame de rotina e pede uma densitometria por óssea para rastreamento de densidade mineral óssea. O escore T é –2,5 DP na coluna e –2,6 no quadril. Qual das seguintes afirmativas é a mais precisa?

A. A paciente tem osteopenia.
B. Deve ser iniciado tratamento de reposição de estrogênio com previsão de reconstituição da massa óssea para quase normal em 1 ano.
C. A natação ajuda na reconstrução óssea.
D. Os bifosfonados devem diminuir o risco de fratura de quadril em 30 a 50%.

RESPOSTAS

51.1 **A.** Entre as alternativas, essa mulher é a única com fatores de risco. Os fatores de risco incluem etnia branca, idade, pós-menopausa, tabagismo, história familiar positiva, desnutrição e tratamento crônico com fármaco que sabidamente predispõe à perda óssea.

51.2 **A.** A adolescência é a época de maior acúmulo de massa óssea em mulheres.

51.3 **A.** O escore T é o número de desvios-padrão da densidade óssea da paciente em relação à média de mulheres brancas adultas jovens. É a medida-padrão da densidade mineral óssea usada pela Organização Mundial da Saúde. Escore – 2,5 DP é a definição de osteoporose. O escore Z é o número de desvios-padrão em relação à média da densidade mineral óssea do mesmo grupo etário da paciente.

51.4 **D.** O estrogênio, em princípio, inibe a perda de massa óssea, mas também pode ajudar um pouco em sua formação, embora também possa estar associado ao aumento dos risco trombótico e cardiovascular. Realizar exercícios com suporte de peso, e não nadar, é importante para a prevenção de osteoporose. Os bifosfonados diminuem a incidência de fratura de quadril em 30 a 50%.

> **DICAS CLÍNICAS**
>
> ▶ O rastreamento da densidade mineral óssea deve ser feito em pacientes com fatores de risco para osteoporose e em todas as mulheres com idade acima de 65 anos.
> ▶ A diminuição de 1 em relação à média da densidade óssea de adultos jovens duplica o risco de fratura. A osteoporose é definida por escore T – 2,5 DP.
> ▶ Os pacientes com osteoporose devem ter cálcio, fósforo e fosfatase alcalina normais. Anormalidades laboratoriais indicam a necessidade de pesquisar diagnóstico alternativo.
> ▶ As fraturas podem ter um efeito devastador na qualidade de vida, e os pacientes com risco devem ter abordagem multidisciplinar, com orientação nutricional, melhorias na casa, estabilização da marcha com bengala ou andador, intervenções médicas para melhorar a visão e medicamentos para melhorar a densidade óssea.
> ▶ Em pacientes com fratura patológica, a osteoporose é diagnóstico de exclusão: devem também ser consideradas osteomalácia, doença de Paget e metástases.

REFERÊNCIAS

Lindsay R, Cosman F. Osteoporosis. In: Longo DL, Fauci AS, Kasper DL, et al., eds., *Harrison's Principles of Internal Medicine*. 18th ed. New York, NY: McGraw-Hill; 2012:2527-2531.

Mauck KF, Clarke BL. Diagnosis, screening, prevention, and treatment of osteoporosis. *Mayo Clin Proc*. 2006;81:662-672.

Rosen CJ. Clinical practice: postmenopausal osteoporosis. *N Engl J Med*. 2005;353: 595-603.

CASO 52

Homem de 57 anos foi internado há dois dias após um acidente de automóvel, tendo sofrido múltiplas contusões e fratura de fêmur tratada cirurgicamente há 24 horas. Também teve laceração na região frontal, sendo feita TC de crânio na internação, a qual não mostrou sangramento intracraniano. A evolução hospitalar não foi complicada, e sua única medicação atual é morfina para a dor, conforme a necessidade, e enoxaparina subcutânea para profilaxia de trombose venosa profunda. Esta tarde ele ficou agitado e combativo, arrancando o acesso intravenoso (IV). Ofendeu as enfermeiras e tentou sair da cama para deixar o hospital. Quando você o vê, ele está febril, com temperatura de 38,2°C; a frequência cardíaca é de 122 bpm, a pressão arterial é de 168/110 mmHg, e a frequência respiratória é de 28 mpm, com saturação de oxigênio 98% em ar ambiente. Está alerta, inquieto, olhando em volta nervosamente. Além disso, está desorientado no tempo e no espaço, parece estar com alucinações auditivas e também raspa objetos imaginários dos braços. Durante o exame, você verifica que o ferimento da cabeça está com curativo, as pupilas estão dilatadas e reativas, e ele tem ritmo sinusal. Os sons pulmonares são claros à ausculta, o coração tem ritmo sinusal, o abdome, normal, e ele está trêmulo. Você consegue contatar membros da família pelo telefone. Eles confirmam que, antes do acidente de automóvel, o paciente não tinha problemas clínicos, demência ou doença psiquiátrica, e trabalhava como advogado. Relatam que o paciente não toma medicamentos em casa, não fuma nem usa drogas ilícitas, mas bebe, no mínimo, 3 a 4 drinques todos os dias após o trabalho, às vezes, até mais no fim de semana.

▶ Qual é o diagnóstico mais provável?
▶ Qual deve ser o próximo passo?

RESPOSTAS PARA O CASO 52
Delirium/abstinência alcoólica

Resumo: Homem de 57 anos foi internado por dois dias por causa de contusões múltiplas e cirurgia de fratura de fêmur ocorrida há 24 horas em virtude de acidente de automóvel. Tem tomografia computadorizada (TC) de crânio normal. Seus únicos medicamentos são morfina e enoxaparina subcutânea. Esta tarde ele esteve agitado, combativo e tentando deixar o hospital. A temperatura é de 38,2°C, a frequência cardíaca é de 122 bpm, a pressão arterial é de 168/110 mmHg, e a frequência respiratória é de 28 mpm, com saturação de oxigênio de 98% em ar ambiente. Está alerta, inquieto, desorientado e parece ter alucinações auditivas e táteis. Suas pupilas estão dilatadas, ele tem diaforese leve e está trêmulo. Os familiares confirmam que o paciente não tem problemas clínicos, demência ou doença psiquiátrica. Ele também não toma medicamentos, não fuma, não usa drogas ilícitas, mas bebe 3 a 4 drinques todos os dias após o trabalho.

- **Diagnóstico mais provável:** *Delirium* resultante de doença clínica aguda ou possivelmente de abstinência alcoólica.
- **Próximo passo:** Procurar causas clínicas subjacentes graves ou reversíveis para o *delirium*. Se não forem identificados outros problemas clínicos, com base no uso diário de álcool, um diagnóstico possível é a síndrome de abstinência alcoólica.

ANÁLISE

Objetivos

1. Ser capaz de reconhecer *delirium* em paciente internado.
2. Aprender as causas mais comuns de *delirium*.
3. Compreender o tratamento de paciente agitado e delirante.
4. Conhecer as considerações especiais aplicáveis a paciente idoso demente com *delirium*.
5. Aprender os estágios, o tratamento e as complicações da síndrome de abstinência alcoólica.

Considerações

Esse homem de 57 anos tinha estados físico e mental normal antes da internação. Teve mudança aguda no estado mental, com consciência e orientação flutuantes, características de *delirium*. Há muitas causas possíveis para *delirium*: embolia pulmonar, distúrbios eletrolíticos agudos, infecção oculta ou do sistema nervoso central (SNC), hemorragia, intoxicação ou abstinência de fármacos. Elas exigem investigação antes da atribuição dos sintomas à abstinência alcoólica, porque são potencialmente mais graves e até fatais. Além disso, é necessária investigação posterior para quantificar a ingestão de álcool.

ABORDAGEM AO
Delirium

DEFINIÇÕES

DELIRIUM: Estado confusional agudo que é uma das causas mais comuns de distúrbios mentais observados em pacientes hospitalizados ou descompensados de alguma condição clínica.

DEMÊNCIA: Perda significativa das habilidades intelectuais, como a capacidade de memorização, de maneira suficientemente grave para interferir na desenvoltura social ou ocupacional, geralmente durante um longo período de tempo.

ABORDAGEM CLÍNICA

O *Manual Diagnóstico e Estatístico de Transtornos Mentais*, 4ª edição (*DSM-IV*), define *delirium* com as seguintes características:

- Distúrbio da consciência com diminuição da atenção.
- Mudança na cognição ou aparecimento de distúrbios da percepção, por exemplo, alucinações.
- Sintomas que surgem em período curto de tempo.
- Evidência de que as características anteriores são causadas por doença clínica, medicamentos ou intoxicações.

Um dos primeiros sinais de distúrbios de consciência é a incapacidade de focalizar ou de manter a atenção, que pode apresentar-se como distração na conversação. Geralmente há também distúrbios do ciclo de vigília e de sono. Na abstinência do álcool, os sinais de hiperatividade autonômica predominam, e os pacientes podem se tornar hipervigilantes e agitados. À medida que os sintomas progridem, os pacientes ficam letárgicos ou até torporosos (despertáveis apenas com estímulo doloroso).

Em relação às mudanças na cognição ou na percepção, os pacientes podem ter problemas com a memória, a orientação e a fala. É importante saber, junto aos familiares, se esses distúrbios são crônicos, como no caso de demência, ou se surgiram subitamente. Os pacientes delirantes podem ter alucinações ou a crença vaga de que correm perigo, mas as alucinações não são uma característica impreterível. O *delirium* é um processo agudo, e seus **sintomas surgem em um período de horas a dias**. Além disso, o estado mental do paciente flutua, com os sintomas frequentemente ficando mais graves à tarde e à noite. Não é incomum pacientes internados estarem relativamente lúcidos na visita da manhã, especialmente se o estado mental for avaliado superficialmente, e somente o pessoal do turno da noite relatar confusão e agitação.

Por fim, o *delirium* é uma manifestação de doença clínica de base. Algumas vezes, a doença de base é aparente. Outras vezes, especialmente em idosos dementes, o *delirium* pode ser o primeiro e único sinal de doença aguda, de descompensação grave ou de complicação de doença estável. O Quadro 52.1 relaciona as doenças que devem ser consideradas como causas de *delirium*. Delas, as mais comuns são intoxicação por fármacos (especialmente anticolinérgicos, sedativos e narcóticos em idosos), infecção, distúrbios eletrolíticos (mais comumente hiponatremia e hipoglicemia), abstinência de álcool e outros sedativos.

Independentemente da etiologia, o *delirium* produz distúrbio profundo da função cerebral, e todas as etiologias são graves e potencialmente fatais. *O delirium* **deve ser considerado uma emergência clínica**. Uma história detalhada, profundamente investigada, é necessária e, em virtude de as respostas do paciente não serem confiáveis, informações da família, dos amigos e de outros assistentes são essenciais. Deve ser feito um exame físico completo com ênfase no estado neurológico, na clareza da fala, no nível de consciência e de atenção, na presença de paralisia facial e na fraqueza de membros feito porque as alterações devem ser avaliadas cuidadosamente e com frequência. Os exames laboratoriais básicos devem focalizar-se nas anormalidades bioquímicas (glicose, creatinina, bilirrubinas, sódio sérico) e na hipoxia. As duas situações ameaçadoras e potencialmente reversíveis com facilidade, a hipoxia e a hipoglicemia, devem ser imediatamente investigadas e tratadas.

Na população idosa, o *delirium* pode ser manifestação de doença aguda, com incidência de até 10% na internação e de até 30% durante a hospitalização. As causas de *delirium* em idosos incluem pneumonia, infecção urinária, infarto do miocárdio, hemorragia gastrintestinal, traumatismo e possivelmente qualquer fator que preci-

---

Quadro 52.1 • Causas clínicas de *delirium*

Presença de lesões discretas no SNC
Trauma craniano; acidente vascular encefálico ou hemorragia intracraniana
Infecção: meningite, meningoencefalite, abscesso cerebral
Lesão de massa: hematoma, tumor
Convulsões, estado pós-ictal
Sem lesões discretas no SNC
Encefalopatia metabólica
- Anoxia: de qualquer causa, insuficiência cardíaca ou respiratória, embolia pulmonar, apneia do sono, etc.
- Encefalopatia hepática
- Encefalopatia urêmica
- Hipo, hiperglicemia
- Hiponatremia/hipercalcemia
- Hipo-, hipertermia

Encefalopatia tóxica
- Abstinência de drogas, especialmente álcool e benzodiazepínicos, inibidores seletivos da recaptação da serotonina (ISRSs)
- Toxicidade por drogas (p. ex. fenitoína)
- Abuso de substâncias
- Infecções, especialmente pneumonia, infecção urinária, infecção intra-abdominal, bacteremia, todas mais frequentes nos idosos

pite internação aguda. Isso é um problema ainda maior depois de cirurgia de grande porte; quase metade dos indivíduos (geralmente idosos) que tem fratura de fêmur tem *delirium* no período pós-operatório.

Pessoas em qualquer estágio de demência podem apresentar *delirium* durante qualquer doença aguda, ferimento ou uso de agente(s) farmacêutico(s) adicional(is). Além disso, o *delirium* agudo pode "desmascarar" uma demência inicial subjacente e não detectada. No paciente idoso, confuso e desorientado, não se pode simplesmente descartar as possibilidades de demência e de *delirium*, e a história, da qual depende o diagnóstico, deve ser concentrada em quaisquer mudanças no comportamento do paciente desde o evento agudo.

O tratamento inicial do *delirium* consiste principalmente na identificação e no tratamento da doença aguda subjacente. Hidratação adequada, oxigenação, bons cuidados de enfermagem e supervisão contínua sempre são as medidas iniciais. O tratamento da agitação e do comportamento destruidor é o aspecto mais desafiador na assistência ao paciente delirante. Se não for identificado qualquer problema tratável, deve-se usar restrição física como último recurso. Tranquilização e orientação frequentes por parte dos familiares, ou supervisão constante de enfermeiro ou técnico em enfermagem são de extrema importância. **A agitação com sintomas psicóticos (alucinações e delírios) pode ser tratada com um neuroléptico, como haloperidol, em baixas doses**. Os pacientes mais velhos têm maior probabilidade de ter efeitos colaterais extrapiramidais, de modo que antipsicóticos atípicos mais novos, como **risperidona**, podem ser usados. Os benzodiazepínicos têm ação rápida, mas podem piorar a confusão e a sedação.

Abstinência alcoólica

A abstinência alcoólica manifesta-se como um espectro de sintomas, variando de mínimo tremor e insônia até a forma mais grave, ***delirium tremens*** **(DT)**, caracterizado por *delirium*, tremor e hiperatividade autonômica. A gravidade da abstinência pode ser avaliada com o uso de uma ferramenta confiável, a escala do Clinical Institute Withdrawal Assessment (CIWA). Os fatores de risco para desenvolvimento de *DT* incluem história de consumo sustentado de bebidas alcoólicas, sintomas anteriores de abstinência, idade > 30 anos e doença concomitante. A abstinência pode coexistir ou simular outras doenças, como infecção, sangramento intracraniano, insuficiência hepática, sangramento gastrintestinal e superdosagem de drogas. O DT é um diagnóstico de exclusão; devem ser excluídos outros diagnósticos graves antes de atribuir o estado mental do paciente e os sinais autonômicos à abstinência (Quadro 52.1).

É importante compreender a evolução temporal do espectro das síndromes de abstinência de álcool (Quadro 52.2).

Em caso de abstinência alcoólica, os benzodiazepínicos são as medicações ideais para combater o *delirium*. Em pacientes com alto risco (história prévia de DT ou convulsões na abstinência), eles podem ser administrados em esquema fixo para evitar sintomas de abstinência. Se os sintomas já apareceram, podem ser utilizados

Quadro 52.2 • Sintomas de abstinência alcoólica	
Estágio	Sintomas
Tremores	Os sintomas iniciais ocorrem em seis horas de abstinência, sendo causados por hiperatividade simpática e do SNC e frequentemente chamados de "tremedeiras", que podem ocorrer mesmo que o paciente tenha nível significativo de álcool no sangue. Além dos tremores típicos de 6 a 8 Hz, que podem ser violentos ou sutis, podem ocorrer insônia, ansiedade, distúrbios gastrintestinais, diaforese e palpitações. Os tremores geralmente diminuem em 48 a 72 horas, mas a ansiedade e o fácil sobressalto podem persistir por duas semanas.
Convulsões por abstinência	São geralmente convulsões tônico-clônicas generalizadas. Com frequência, ocorrem em salvas de dois a seis episódios e quase sempre entre 6 e 48 horas de abstinência. São vistas em pacientes com longa história de alcoolismo crônico.
Alucinações alcoólicas	Normalmente aparecem dentro de 12 horas depois da abstinência e melhoram em 48 horas. As alucinações quase sempre são visuais (p. ex., insetos, elefantes cor-de-rosa), mas podem ser auditivas e táteis. Quando auditivas, em geral, são vozes humanas malignas ou repressivas. Apesar das alucinações, os pacientes mantêm o sensório relativamente intacto.
Delirium tremens (DTs)	Forma mais dramática e grave de abstinência alcoólica; ocorre somente em 5% dos pacientes com sintomas de abstinência. O DT começa geralmente de 48 a 72 horas depois da última bebida e pode durar vários dias, frequentemente com resolução tão abrupta quanto no início. É caracterizado por alucinações, agitação, tremores, insônia e sinais de hiperatividade simpática: pupilas dilatadas, febre baixa, taquicardia, hipertensão, diaforese e hiperventilação. O DT é grave, com mortalidade hospitalar de 5 a 10%, geralmente por arritmia ou infecção, as quais costumam não ser aparentes.

conforme uma de duas estratégias. Os **benzodiazepínicos de longa duração, como diazepam ou clordiazepóxido**, podem ser administrados em altas doses até que cessem os sintomas de abstinência; depois disso, deve ocorrer sua lenta eliminação para evitar novos sintomas de abstinência. Alternativamente, pode-se administrar agentes de curta duração, como **lorazepam, conforme a necessidade**, somente quando o paciente tiver sintomas. Ambas as estratégias são eficazes. De qualquer forma, a chave do sucesso do tratamento é o aumento acentuado da dose inicial até que o paciente fique bastante sedado, mas responsivo, seguindo-se a diminuição rápida à medida que a agitação diminui, geralmente em 48 a 72 horas. Medidas de apoio também são importantes, como hidratação adequada, reposição de eletrólitos (como o magnésio) e suplementação de tiamina e de outras vitaminas do complexo B, em alcoolistas crônicos desnutridos, para evitar a encefalopatia de Wernicke.

QUESTÕES DE COMPREENSÃO

52.1 Qual dos seguintes agentes tem ação mais parecida com a do álcool no cérebro?

A. Anfetaminas.
B. Maconha.
C. Cocaína.
D. Benzodiazepínico.
E. Paracetamol.

52.2 Em comparação com a demência, qual das seguintes é característica do *delirium*?

A. Nível de consciência oscilante.
B. Estabelecimento lento.
C. Deficiências de tiamina ou cianocobalamina.
D. Diminuição da memória.

52.3 Homem de 34 anos é levado à emergência por causa de tremores intensos e de alucinações auditivas. Qual das seguintes afirmações provavelmente é a mais correta?

A. As alucinações auditivas são exclusivas de abstinência alcoólica e não podem ser causadas por tumor cerebral.
B. Se o nível sérico de álcool for maior do que os limites legais de intoxicação, esses sintomas não podem ser causados por abstinência alcoólica.
C. Esse paciente deve receber glicose por via intravenosa por possível hipoglicemia.
D. Se o paciente também tiver febre, hipertensão e taquicardia, a probabilidade de morte é de 5 a 10%.

RESPOSTAS

52.1 **D.** Álcool e benzodiazepínicos interagem com o sistema de ácido gama-aminobutírico (GABA) e, assim, os benzodiazepínicos são as medicações de escolha para tratar abstinência aguda de álcool.

52.2 **A.** A oscilação do nível de atenção e consciência é típica do *delirium*.

52.3 **D.** O DT com instabilidade autonômica e hiperatividade simpática associa-se com mortalidade de 5 a 10%. Podem ocorrer alucinações auditivas devido ao uso de vários agentes ilícitos e até devido a tumores cerebrais. A queda do nível sérico relativo de álcool, e não do nível absoluto, pode induzir sintomas de abstinência. O indivíduo que abusa de álcool deve receber primeiro tiamina, antes da glicose, para evitar encefalopatia de Wernicke aguda.

DICAS CLÍNICAS

▶ O *delirium* é caracterizado por estabelecimento agudo de diminuição da atenção e da cognição e por níveis flutuantes de consciência, geralmente com hiperatividade psicomotora e autonômica.
▶ O *delirium* exige investigação urgente para procura de causas graves subjacentes, sistêmicas ou metabólicas.
▶ Tranquilização, orientação e observação constantes são úteis no tratamento de paciente delirante agitado. Baixas doses de haloperidol podem ser usadas para o controle da agitação e dos sintomas psicóticos. A contenção física deve ser usada como último recurso.
▶ O *delirium tremens* (DT) é a forma mais grave e dramática de abstinência alcoólica, com estabelecimento abrupto em 2 a 4 dias após a suspensão da bebida, com resolução súbita alguns dias mais tarde e mortalidade de 5 a 10%.
▶ O tratamento da síndrome de abstinência alcoólica inclui benzodiazepínicos, hidratação, reposição de eletrólitos e vitaminas do complexo B para evitar encefalopatia de Wernicke.

REFERÊNCIAS

Inouye SK. Delirium in older persons. *N Engl J Med.* 2006;354:1157-1165.

Josephson SA, Miller BL. Confusion and delirium. In: Longo DL, Fauci AS, Kasper DL, et al., eds., *Harrison's Principles of Internal Medicine.* 18th ed. New York, NY: McGraw-Hill; 2012:196-201.

Kosten TR, O'Connor PG. Management of drug and alcohol withdrawal. *N Engl J Med.* 2003;348:1786-1795.

Shuckit MA. Alcohol and alcoholism. In: Longo DL, Fauci AS, Kasper DL, et al., eds., *Harrison's Principles of Internal Medicine.* 18th ed. New York, NY: Mcraw-Hill; 2012:3546-3556.

CASO 53

Mulher de 66 anos apresenta-se para exame físico de rotina. Ela diz que sua menopausa foi aos 51 anos e que atualmente toma um comprimido de estrogênio e um de progestogênio por dia. Nos antecedentes, não há nada digno de nota. Sua história familiar inclui uma prima materna com câncer de ovário. Ao exame, tem pressão arterial de 120/70 mmHg, frequência cardíaca de 70 bpm e temperatura de 36,6°C. Ela pesa 70 kg e tem 1,60 m de altura. A tireoide é normal à palpação. O exame das mamas não mostra massas nem secreção. Os exames do coração, dos pulmões e do abdome estão normais. O exame ginecológico mostra colo normal multíparo, útero de tamanho normal, sem massas anexiais. A paciente fez mamografia há três meses e diz que realiza regularmente o exame de Papanicolaou, sendo o último realizado há cerca de 1 ano, com resultado normal.

▶ Qual deve ser o próximo passo?
▶ Qual é a mais provável causa de morte dessa paciente?

RESPOSTAS PARA O CASO 53
Manutenção da saúde

Resumo: Mulher de 66 anos apresenta-se para exame rotineiro de saúde. Há três meses foi feita mamografia.

- **Próximo passo:** Os seguintes exames devem ser feitos: esfregaço de Papanicolaou, exame de fezes para sangue oculto ou colonoscopia ou sigmoidoscopia, vacina contra pneumococo, vacina contra influenza, vacina antitetânica (se não tiver feito nos últimos 10 anos), rastreamento de dislipidemia e glicemia de jejum.
- **Causa mais provável de morte:** Doença cardiovascular.

ANÁLISE
Objetivos

1. Saber quais estudos de manutenção da saúde devem ser feitos em uma paciente com mais de 65 anos.
2. Conhecer as causas mais comuns de morte de mulheres nessa faixa etária.
3. Compreender que a manutenção preventiva consiste em imunizações, rastreamento de câncer e de doenças comuns.

Considerações

A abordagem à manutenção da saúde deve ocorrer em três partes: (1) rastreamento de câncer, (2) imunizações e (3) abordagem de doenças comuns no grupo particular do paciente. Para uma mulher de 66 anos, isso inclui mamografia anual para rastreamento de câncer de mama, exame de fezes anual para sangue oculto, colonoscopia ou sigmoidoscopia periódicos para verificar se há câncer de colo, reforço de vacina antitetânica a cada 10 anos, vacina contra pneumococo e imunização anual contra influenza. Também é recomendado rastreamento de dislipidemia a cada cinco anos até os 75 anos e de níveis de glicemia de jejum a cada três anos. A causa mais comum de morte nessa faixa etária é doença cardiovascular. O rastreamento para câncer de colo uterino pode ser suspenso aos 65 ou 70 anos, se todos os exames anteriores de Papanicolaou tiverem sido normais.

ABORDAGEM À
Manutenção da saúde

DEFINIÇÕES

CUSTO-EFETIVIDADE: Comparação entre os recursos gastos em uma intervenção e seu benefício, que pode ser medida em anos de vida ou em anos de vida ajustados para a qualidade.

PREVENÇÃO PRIMÁRIA: Identificação e modificação dos fatores de risco em indivíduos que nunca tiveram a doença em questão.

EXAME DE RASTREAMENTO: Ferramenta usada para identificação de doença assintomática na esperança de que a detecção precoce leve a melhores desfechos. O exame de rastreamento ideal tem sensibilidade e especificidade altas, é barato e de fácil execução.

PREVENÇÃO SECUNDÁRIA: Ações tomadas para diminuir a morbidade ou a mortalidade uma vez diagnosticada a doença.

ABORDAGEM CLÍNICA

Quando o paciente não tem doença aparente, nem queixas, o objetivo da intervenção médica é a prevenção de doenças. Uma forma de focalizar as doenças a serem pesquisadas é por meio da idade do paciente. Por exemplo, a causa mais comum de morte aos 16 anos é acidente de trânsito; então o paciente adolescente se beneficia se o médico estimulá-lo a usar cinto de segurança e a evitar intoxicação por álcool quando dirigir. Já uma mulher de 56 anos tem maior probabilidade de morrer de doença cardiovascular, de modo que o médico poderia focalizar-se nos exercícios e no emagrecimento, além de fazer rastreamento de dislipidemia.

Adicionalmente, os médicos devem tentar identificar comportamentos de alto risco de maneira isenta de julgamentos, promovendo a modificação do estilo de vida. Os pacientes devem ser rastreados em relação a uso de tabaco, álcool e drogas ilícitas. Eles devem ser aconselhados a abandonar o tabagismo e limitar o consumo de álcool a uma dose por dia para mulheres e duas doses ao dia para homens. O uso de agentes farmacológicos adjuvantes, incluindo bupropiona e vareniclina, tem mais sucesso na cessação do tabagismo. Os pacientes com história de uso de drogas intravenosas devem realizar testes para vírus de imunodeficiência humana (HIV) e hepatite C. O rastreamento de doenças sexualmente transmissíveis (DSTs) deve ser realizado conforme os fatores de risco. A investigação anual para gonorreia e clamídia é recomendado para todas as mulheres sexualmente ativas com idade até 25 anos. Pacientes com sobrepeso (índice de massa corporal [IMC] > 25) e obesidade (IMC > 30) devem ser aconselhados a perder peso com modificações na dieta e exercícios. A obesidade pode causar várias complicações, inclusive diabetes, hipertensão, doença cardíaca, irregularidades menstruais, osteoartrite, apneia do sono, dificuldades respiratórias e hiperlipidemia.

A US Preventive Services Task Force (USPSTF) estabeleceu recomendações para a realização do rastreamento baseado em evidências (Quadro 53.1). Essas recomendações são diretrizes baseadas na população, sendo importante considerar a história familiar e a história social para identificar indivíduos que apresentam riscos especiais.

Há sempre algum grau de controvérsia em torno das diretrizes para rastreamento baseado na população. A **mamografia anual**, por exemplo, **não é mais recomendada para mulheres na faixa etária de 40 a 49 anos**, principalmente por causa

Quadro 53.1 • Recomendação da USPSTF: rastreamento com base na idade				
	13-18 anos	19-39 anos	40-64 anos	65 anos ou mais
Rastreamento de câncer	Esfregaço de Papanicolaou 3 anos após o início da atividade sexual	Esfregaço de Papanicolaou anual, a partir dos 21 anos, ou decorridos 3 anos da iniciação da vida sexual (o que ocorrer primeiro)	Esfregaço de Papanicolaou anual; Aos 50 anos: pesquisa de sangue oculto nas fezes, sigmoidoscopia flexível a cada 5 anos, ou colonoscopia a cada 10 anos	Exame de fezes anual para sangue oculto; sigmoidoscopia flexível a cada 5 anos, ou colonoscopia a cada 10 anos; mamografia bianuais após os 50 anos de idade
Imunizações	Reforço contra tétano uma vez entre os 11 e 16 anos; vacina contra HPV até os 26 anos	Tétano a cada 10 anos	Tétano a cada 10 anos; Idade 50: vacina anual contra influenza	Tétano a cada 10 anos; vacina contra pneumococo; vacina anual contra influenza
Outras doenças	Depressão; armas de fogo	Doenças cardiovasculares; rastreamento de dislipidemia a cada 5 anos, começando aos 35 anos (homens)	Rastreamento de colesterol a cada 5 anos, a partir dos 45 anos (mulheres)	Osteoporose em mulheres com idade > 65 anos; Aneurisma aórtico abdominal em homens com história de tabagismo e idade > 65 anos
Causas de mortalidade idade-específicas, por faixa etária	1. Acidentes com veículos motorizados; 2. Homicídio; 3. Suicídio	1. Acidentes com veículos motorizados; 2. Câncer; 3. Doença cardiovascular	1. Câncer; 2. Doença cardiovascular; 3. Acidentes	1. Doença cardiovascular; 2. Câncer; 3. Doença cerebrovascular

The US Preventive Services Task Force Guide to Clinical Preventive Services 2007, American Cancer Society Screeming Guidelines, 2008.

da baixa incidência de câncer nesse grupo. Além disso, o teste de antígeno específico da próstata (PSA) para rastreamento do câncer de próstata não é mais recomendado pela USPSTF, embora ainda seja recomendado por outros grupos, como a American Cancer Society.

Além dessas diretrizes, existem outras recomendações que podem guiar a prática clínica. Por exemplo, o Centers for Disease Control and Prevention (CDC) e o Advisory Committee on Immunization Practices (ACIP) recomendam uma única dose de **vacina contra zóster para adultos com idade > 60 anos**, mas essa prática ainda não foi abordada pela USPSTF. Diante do avanço da idade e da menor expectativa de vida, é razoável cessar algumas atividades de rastreamento, embora haja dados limitados sobre quando isso deve ser feito. Em geral, recomenda-se, por exemplo, que os exames de Papanicolaou sejam descontinuados após os 65 anos em mulheres cujos últimos exames de Papanicolaou tenham resultado negativos. Dependendo das comorbidades e da expectativa de vida, é possível reavaliar a necessidade da realização de rastreamento para câncer de mama ou de colo após os 75 anos.

QUESTÕES DE COMPREENSÃO

53.1 Mulher de 59 anos é atendida para uma consulta de manutenção de saúde. Ela não consulta há 10 anos. Foi submetida a uma histerectomia total por miomas uterinos há 12 anos. A paciente faz suplementação de cálcio. O médico solicita glicemia de jejum, perfil lipídico, mamografia, colonoscopia e esfregaço do fundo de saco vaginal. Qual das seguintes afirmações é mais acurada em relação ao rastreamento dessa paciente?

A. O esfregaço vaginal é desnecessário.
B. Em geral, o rastreamento de câncer de colo deve ser iniciado aos 60 anos, mas essa paciente não consulta periodicamente e, assim, é razoável solicitar a colonoscopia.
C. Como a paciente toma cálcio suplementar, não é necessária uma densitometria óssea.
D. Deve ser recomendada a vacinação contra pneumococo.

53.2 Homem de 63 anos tem feito consultas para manutenção de saúde anualmente e tem seguido todas as recomendações de seu médico, que o aconselha a fazer a vacina contra varicela-zóster. Qual das seguintes afirmações é a mais acurada sobre essa vacina?

A. A vacina está recomendada para pacientes com 65 anos ou mais.
B. A vacina não está recomendada se o paciente já teve herpes zóster.
C. A vacina é feita com vírus vivo atenuado.
D. A vacina tem possibilidade de reação cruzada com o vírus herpes simples e oferece alguma proteção contra ele.

53.3 Jovem de 18 anos faz consulta para manutenção de saúde. Ela nunca realizou esfregaço de Papanicolaou e toma anticoncepcional oral. A paciente começou a ter relações sexuais há seis meses. Qual das seguintes afirmações é a mais acurada em relação à manutenção de saúde para essa paciente?

A. O esfregaço de Papanicolaou não deve ser realizado nesse momento.
B. A vacina para HPV deve ser administrada apenas se ela tiver história de verrugas genitais.
C. A causa mais comum de mortalidade para essa paciente seria o suicídio.
D. A vacinação para hepatite C deve ser realizada nessa paciente.

RESPOSTAS

53.1 **A.** A citologia cervical do fundo de saco vaginal é desnecessária quando a histerectomia foi realizada por causas benignas (e não por displasia ou câncer cervical) e quando não há história de exames prévios anormais. O rastreamento para câncer de colo geralmente inicia aos 50 anos. A densitometria óssea para verificar a existência de osteoporose é recomendada para as mulheres a partir dos 65 anos ou antes para mulheres com risco aumentado de fratura. A vacina contra o pneumococo é geralmente realizada aos 65 anos.

53.2 **C.** A vacina contra varicela-zóster é feita com vírus vivo atenuado, sendo recomendada para indivíduos de 60 anos ou mais, e tendo demonstrado reduzir grandemente a incidência de herpes zóster e a gravidade e probabilidade da nevralgia pós-herpética. Ela não tem eficácia contra o vírus herpes simples.

53.3 **A.** A citologia cervical deve ser postergada até a idade de 21 anos ou até três anos após o início das relações sexuais. Isso se deve ao fato de que as adolescentes muitas vezes eliminam a infecção por HPV, o que normaliza um esfregaço previamente anormal. O ACIP recomenda que a **vacina para HPV seja indicada para homens e mulheres entre 9 e 26 anos de idade**. A causa mais comum de mortalidade para mulheres adolescentes são os acidentes com veículos motorizados. A vacina para hepatite C não está disponível atualmente, mas espera-se que esteja dentro de alguns anos.

DICAS CLÍNICAS

▶ A abordagem básica à manutenção de saúde inclui imunização apropriada e rastreamento de câncer e de doenças comuns, conforme a idade do paciente.
▶ A causa mais comum de morte de mulheres com menos de 20 anos são os acidentes com veículos motorizados.
▶ As duas causas principais de morte de homens e mulheres com 40 anos ou mais são a doença cardiovascular e o câncer.
▶ Mulheres com mais de 65 anos devem passar por rastreamentos para osteoporose, cardiopatia, câncer de mama e depressão.
▶ A obesidade é uma grande preocupação e tem várias complicações, incluindo diabetes, dislipidemia, cardiopatia, apneia do sono e dificuldades respiratórias.
▶ O tabagismo deve ser pesquisado em cada consulta, e os pacientes devem ser insistentemente aconselhados a parar de fumar; a terapia farmacológica está associada com maiores taxas de sucesso.

REFERÊNCIAS

Martin GJ. Screening and prevention of disease. In: Longo DL, Fauci AS, Kasper DL, et al., eds., *Harrison's Principles of Internal Medicine*, 18th ed. New York, NY: McGraw-Hill; 2012:29-33.

US Preventive Services Task Force. Guide to Clinical Prevention Services, 2010-2011. Available at: *http://www.ahrq.gov/clinic/pocketgd1011/*. Accessed January 20, 2012.

CASO 54

Você está no plantão no hospital quando o residente da emergência lhe chama para uma nova admissão. Ele descreve uma paciente de 84 anos com Alzheimer que foi trazida pela ambulância da casa de cuidados de longa permanência onde mora por aumento de confusão, agressividade e febre. Nos antecedentes, há doença de Alzheimer e hipertensão bem-controlada. O residente afirma que a paciente está confusa e agressiva com os funcionários, o que, segundo a família, não é seu estado mental normal. Sua temperatura é 38°C, o pulso é de 130 bpm, a pressão arterial é de 76/32 mmHg, a frequência respiratória é de 24 mpm, com saturação de oxigênio de 95% em ar ambiente. Ao examiná-la, você verifica que está letárgica, mas agita-se quando incomodada. As veias do pescoço estão planas, os campos pulmonares estão limpos e o coração tem ritmo normal, sem sopro ou galope. O exame do abdome está normal, e as extremidades estão quentes e róseas.

Depois da administração de 2 L de soro fisiológico, em 30 minutos a pressão arterial passou a 95/58 mmHg, e chegam os exames de laboratório. A contagem de leucócitos é de 14.000/mm^3, com 67% de neutrófilos, 3% de bastonetes e 24% de linfócitos. Não foram notadas outras anormalidades. As radiografias de tórax feitas na emergência são normais. O exame de urina mostra 2+ de esterase leucocitária, nitrito negativo e traços de sangue. A microscopia mostra de 20 a 50 leucócitos por campo de grande aumento, 0 a 3 eritrócitos e muitas bactérias.

▶ Qual é o diagnóstico mais provável?
▶ Qual deve ser o próximo passo?

RESPOSTAS PARA O CASO 54
Urossepse no idoso

Resumo: Mulher de 84 anos, residente em casa de cuidados de longa permanência, com doença de Alzheimer, é levada à emergência por agitação e confusão, estando febril, taquicárdica e hipotensa. O exame mostra veias do pescoço planas, campos pulmonares limpos, nenhum sopro ou galope, e as extremidades estão quentes e bem-perfundidas. O estado hemodinâmico melhora com infusão rápida de fluido. Os exames de laboratório mostram evidências de infecção do trato urinário (ITU).

- **Diagnóstico mais provável:** Choque, provavelmente como consequência de urossepse.
- **Próximo passo:** Administração continuada de suporte de pressão arterial com fluidos intravenosos (IV) e vasopressores, se necessário. Antibióticos de amplo espectro devem ser administrados assim que possível.

ANÁLISE

Objetivos

1. Aprender a diagnosticar ITU.
2. Conhecer os tratamentos eficazes para ITU.
3. Reconhecer e saber tratar bacteriúria assintomática.
4. Reconhecer e saber tratar choque séptico.

Considerações

Nessa paciente com choque, isto é, hipotensão causando perfusão tecidual inadequada, é essencial tentar determinar a causa subjacente e assim fazer o tratamento apropriado. Ela não tem história de hemorragia ou de grande perda de volume, de modo que o choque hipovolêmico é improvável. As veias do pescoço estão planas, e os campos pulmonares, limpos, sugerindo que não há insuficiência cardíaca direita ou esquerda, respectivamente, de maneira que o choque cardiogênico (p. ex., após infarto do miocárdio) também parece improvável. Além disso, o choque hipovolêmico e o choque cardiogênico causam intensa vasoconstrição periférica, resultando em extremidades frias e pegajosas. As extremidades dessa paciente estão quentes e bem-perfundidas (embora de modo inapropriado) apesar da hipotensão, o que sugere forma distributiva de choque. Com a contagem alta de leucócitos com formas imaturas e com os achados na urina, é mais provável choque séptico como consequência de ITU.

ABORDAGEM À Suspeita de urossepse

DEFINIÇÕES

BACTERIÚRIA ASSINTOMÁTICA: Situação na qual a coloração Gram e a cultura de urina são positivas, mas não há sinais e sintomas de infecção.

CHOQUE: Síndrome clínica decorrente de perfusão tecidual inadequada. A hiperperfusão resulta em disfunção celular, liberação de mediadores inflamatórios e, por fim, insuficiência de múltiplos órgãos. As causas mais comuns são: hipovolêmica, cardiogênica e séptica.

SEPSE: Síndrome clínica decorrente de infecção grave, caracterizada por febre, taquicardia, taquipneia e leucocitose. Quando uma síndrome clínica idêntica agrava uma agressão não infecciosa, é denominada **síndrome da resposta inflamatória sistêmica (SRIS).**

ABORDAGEM CLÍNICA

As ITUs são comuns nos idosos, acometendo tanto adultos debilitados como adultos sadios. De fato, entre as infecções mais comuns em pacientes com mais de 65 anos, as ITUs são superadas apenas pelas infecções respiratórias. Os fatores de risco que contribuem para a alta incidência de ITU nos idosos e nos pacientes institucionalizados incluem incontinência, história de ITU prévia, déficits neurológicos, imunossupressão, desnutrição e doenças associadas. Esses fatores podem causar anormalidades funcionais no trato urinário ou alterar as defesas contra infecções. Além disso, a hospitalização frequente expõe esses pacientes a patógenos nosocomiais e à instrumentação invasiva, como sondas de demora.

As ITUs geralmente são diagnosticadas com base em uma combinação de sintomas e de achados urinários. Em pacientes sintomáticos, geralmente são encontradas bactérias em altas concentrações na urina, sendo recuperadas **mais de 10^5 unidades formadoras de colônia (UFCs)/mL a partir de uma amostra colhida em condições normais**. Se a amostra for obtida **por sondagem, o achado de > 10^2 UFCs/mL** é considerado significativo. **Em mulheres com sintomas de cistite aguda**, frequentemente não são feitas culturas de urina, mas o tratamento empírico pode ser iniciado com base **nos achados do exame com fita reagente relativos à esterase leucocitária** (usada como marcador de piúria) **ou a nitrito** (usado como marcador de bacteriúria).

A maioria das ITUs ocorre como uma de três síndromes clínicas: **cistite aguda não complicada** (infecção do trato baixo), **pielonefrite aguda não complicada** (infecção do trato alto) e **ITU associada ao cateterismo** (em pacientes internados ou residentes de casas de repouso). Os sintomas de cistite refletem irritação da bexiga e, em geral, incluem disúria, frequência, urgência ou hematúria. Na **pielonefrite** há, normalmente, **sintomas sistêmicos, como febre, calafrios ou náusea, dor no flanco** e achado de cilindros de leucócitos ao exame de urina. A ITU associada ao cateterismo pode ser diagnosticada por febre, dor suprapúbica ou outros sintomas atribuíveis à infecção, aliados a uma cultura de urina positiva, conforme anteriormente definido.

Outro achado clínico comum que merece menção é a **bacteriúria assintomática,** se caracteriza por cultura de urina positiva, sem sintomas clínicos. Salvo na gravidez e em pacientes imunocomprometidos, como receptores de transplante, nenhum resultado clínico adverso foi relatado em bacteriúria assintomática, e não foram demonstrados quaisquer benefícios com o tratamento.

Em pacientes mais jovens, febre, disúria, urgência ou dor no flanco podem ser sintomas de ITU, enquanto pacientes idosos e hospitalizados frequentemente têm sintomas menos óbvios. Esses pacientes podem estar febris ou hipotérmicos e manifestar confusão ou agressividade. **Alterações no estado mental e no comportamento de idosos** devem ser considerados **fortes indicadores de doença grave**, e uma avaliação completa deve investigar outras etiologias além de infecção. Mesmo com sintomas localizados sugestivos de ITU, devem ser excluídas outras fontes de infecção. Além do exame de urina e do hemograma completo, devem ser solicitadas culturas de urina e de sangue, cujos resultados podem levar de 2 a 3 dias. Se o quadro clínico sugerir ITU, o tratamento antibiótico não deve esperar esses resultados e, sim, ser instituído imediatamente. A terapia antimicrobiana empírica pode ser dirigida contra a maioria dos patógenos mais comuns (Quadro 54.1). No caso da cistite sem complicação, o sulfametoxazol-trimetoprim (SMX-TMP) oral, as fluoroquinolonas, como a ciprofloxacina, e a nitrofurantoína são aceitáveis como terapia de primeira linha, sendo normalmente administrados durante três dias. A terapia empírica deve ser guiada pelo conhecimento dos padrões de resistência antibiótica locais. Um tratamento empírico similar pode ser iniciado para a pielonefrite, mas as culturas de urina precisam ser obtidas. O tratamento, então, é guiado pelos resultados da cultura e deve ser mantido por 10 a 14 dias. A ITU associada ao cateterismo somente pode

---

Quadro 54.1 • Etiologias das infecções do trato urinário (ITU)

Cistite aguda sem complicação, pielonefrite
- *E. coli* 75-90%
- *Staphylococcus saprophyticus* 5-15%
- *Klebsiella* spp
- *Proteus* spp
- *Enterococcus* spp

ITU associadas ao cateterismo
- *E. coli*
- *Klebsiella* spp
- *Proteus* spp
- *Citrobacter* spp
- *Morganella* spp
- *Pseudomonas aeruginosa*
- *Enterococcus* spp
- *Candida* spp

ser diagnosticada com resultados de cultura positivos (a amostra deve ser obtida de um cateter novo, ou de uma porta de cateter, e não da bolsa de drenagem), e a terapia antibiótica é ajustada para o patógeno identificado. Quando possível, o cateter deve ser removido ou substituído.

Idosos e pacientes institucionalizados comumente têm infecção por gram-positivos e infecções mistas, de modo que são recomendados antibióticos de amplo espectro enquanto se aguarda a cultura. Em pacientes com quadro clínico de sepse, recomenda-se cobertura com antibióticos de largo espectro contra microrganismos gram-positivos e *gram-negativos, inclusive com atividade antipseudomonas,* até que as culturas estejam disponíveis para orientar o tratamento. A duração do tratamento deve ser ditada pelo estado clínico do paciente. Nos casos em que as ITUs evoluem para bacteremia, é necessário tratamento imediato e agressivo para evitar choque séptico, que é uma situação que ameaça a vida e pode desenvolver-se com pouco aviso em idosos e pacientes institucionalizados com múltiplas comorbidades, como no caso da paciente em questão, que tem hipotensão e alteração do estado mental por causa de infecção, isto é, choque séptico.

Choque é a síndrome clínica que resulta de perfusão tecidual inadequada. Pode ser classificado de várias formas, mas um esquema útil divide as causas em choques hipovolêmico, cardiogênico e distributivo, geralmente causado por septicemia. O **choque hipovolêmico** é a forma mais comum, resultando de hemorragia ou de vômito e de diarreia intensos, com perda de 20 a 40% do volume sanguíneo. O **choque cardiogênico** resulta de lesão cardíaca primária, como infarto do miocárdio, arritmias e estágio final de insuficiência cardíaca, quando o coração não mais bombeia adequadamente. Os choques hipovolêmico e cardiogênico causam grande diminuição do débito cardíaco e podem ser clinicamente semelhantes, com taquicardia, hipotensão e extremidades frias e pegajosas. No entanto, é essencial a distinção entre eles, porque o tratamento é muito diferente. Os pacientes com **choque hipovolêmico** têm **veias do pescoço planas e campos pulmonares limpos,** enquanto aqueles com **choque cardiogênico** têm maior probabilidade de apresentar **aumento de pressão venosa jugular e edema pulmonar.** O tratamento do choque hipovolêmico é a reposição agressiva de volume, com solução cristaloide ou com derivados de sangue, se necessário. O tratamento do choque cardiogênico focaliza a manutenção da pressão arterial com infusão de dopamina ou norepinefrina, alívio do edema pulmonar com diuréticos e diminuição da pós-carga cardíaca, por exemplo, com balão intra-aórtico.

O **choque distributivo**, ao contrário, é caracterizado por **aumento no débito cardíaco**, mas com incapacidade de manter a resistência vascular sistêmica, isto é, há **vasodilatação inapropriada**. Clinicamente, ele é diferente dos outros choques porque, apesar da hipotensão, **as extremidades estão quentes e bem-perfundidas**, pelo menos inicialmente. Se o choque séptico continuar, o débito cardíaco cai em consequência da depressão do miocárdio, começa a disfunção múltipla de órgãos e ocorre **intensa vasoconstrição** na tentativa de manter a pressão arterial, a chamada "fase fria". Esses achados são sinal de mau prognóstico; daí a importância de reconhecimento do choque séptico já na sua fase inicial (quente).

Embora o choque distributivo possa ocorrer no choque neurogênico como consequência de lesão da medula espinal ou de crise suprarrenal, a causa mais comum é o **choque séptico**, mais comumente por **septicemia por gram-negativos**. Os microrganismos gram-negativos podem liberar **endotoxinas**, que causam diminuição da resistência vascular sistêmica e da contratilidade cardíaca. O tratamento inicial é a ressuscitação com fluidos isotônicos para manutenção da pressão arterial. Para o tratamento também é crucial a administração de antibióticos de amplo espectro para atacar a infecção subjacente e eliminar a fonte de infecção. Os pacientes geralmente necessitam de suporte vasopressor (a norepinefrina e a dopamina são os agentes de escolha) e de ventilação mecânica para melhorar a oxigenação tecidual. A hidrocortisona IV é administrada em pacientes com hipotensão refratária à ressuscitação com líquidos e vasopressores. A proteína C ativada (aPC) recombinante pode ser considerada para o tratamento de pacientes com disfunção orgânica sepse--induzida que tenha sido julgada como um fator de alto risco de morte.

A SRIS consiste na resposta inflamatória excessiva a uma causa não infecciosa, como pancreatite aguda, tromboembolia, queimaduras ou cirurgia, e é clinicamente idêntica à sepse (febre, taquicardia, taquipneia e leucocitose), além de também poder progredir para choque e disfunção orgânica.

O choque séptico está associado a altos índices de mortalidade em 30 dias: acima de 50%. O diagnóstico precoce e o tratamento imediato são fundamentais, pois o choque não tratado progride para um ponto irreversível, que é refratário à expansão volêmica e a outros tratamentos clínicos.

QUESTÕES DE COMPREENSÃO

54.1 Qual dos seguintes pacientes assintomáticos mais se beneficiaria com o tratamento do achado de > 10^5 UFC/mL de *Escherichia coli* na cultura de urina?

   A. Uma mulher sexualmente ativa de 23 anos assintomática.
   B. Uma mulher grávida de 33 anos assintomática.
   C. Uma mulher diabética de 53 anos assintomática.
   D. Uma mulher de 73 anos assintomática em casa de cuidados de longa permanência.

54.2 Qual dos seguintes é o melhor tratamento para uma mulher de 39 anos com febre de 40°C, náusea, dor no flanco e > 10^5 UFC/mL de *Escherichia coli* na cultura de urina?

   A. Sulfametoxazol-trimetoprim oral por três dias.
   B. Dose única de ciprofloxacina.
   C. Gatifloxacina por via intravenosa e depois oral por 14 dias.
   D. Ampicilina oral por 21 a 28 dias.

54.3 Um homem de 57 anos tem pressão arterial de 68/50 mmHg, frequência cardíaca de 140 bpm, aumento de pressão venosa jugular, estertores pulmonares e extremidades frias e pegajosas. Qual das seguintes é a etiologia mais provável?

A. Choque séptico.
B. Crise suprarrenal.
C. Choque cardiogênico.
D. Choque hipovolêmico.

54.4 Um homem de 45 anos tem pressão arterial de 80/40 mmHg, frequência cardíaca de 142 bpm e febre de 38,8°C. Seu abdome está doloroso, particularmente no quadrante inferior direito, sendo diagnosticada apendicite aguda. São infundidos 3 L de soro fisiológico 0,9% e administrados antibióticos por via intravenosa enquanto ele é preparado para a cirurgia. A pressão arterial diminui para 70/42 mmHg. Qual dos seguintes é o próximo passo mais apropriado?
A. Administrar betabloqueador para controlar a frequência cardíaca.
B. Verificar o nível de cortisol e administrar corticosteroides.
C. Infundir plasma fresco congelado.
D. Iniciar infusão de norepinefrina por via IV.
E. Administrar morfina IV para controle da dor.

RESPOSTAS

54.1 **B.** Todos esses pacientes são assintomáticos, e nenhum tratamento mostrou redução em ITUs sintomáticas ou em hospitalizações para qualquer dos casos mencionados, exceto para a gravidez. O tratamento é feito para evitar infecção do trato alto, parto prematuro e possível perda fetal.

54.2 **C.** A paciente nesse contexto tem sintomas de infecção do trato alto, por exemplo, pielonefrite, e está moderadamente prostrada, com náusea. Ela necessita de um ciclo de 14 dias de tratamento e pode não ser capaz de tomar antibióticos orais no início, de modo que hospitalização e tratamento com antibióticos IVs serão provavelmente necessários. Dose única e esquemas de três dias somente são úteis em cistite aguda não complicada em mulheres. A *E. coli* frequentemente é resistente à ampicilina.

54.3 **C.** O paciente está hipotenso, com sinais de insuficiência cardíaca esquerda e direita; isto é, provavelmente trata-se de choque cardiogênico. O choque séptico e a crise suprarrenal são formas de choque distributivo que produzem extremidades quentes. No choque hipovolêmico, há achatamento das veias do pescoço, sem edema pulmonar.

54.4 **D.** Quando o choque séptico é refratário a fluidos IVs, a administração de vasopressores, como a dopamina ou a norepinefrina, geralmente é o próximo passo. Os corticosteroides podem ser uma alternativa se a hipotensão for refratária aos vasopressores. A morfina intravenosa pode diminuir a pressão ainda mais. O plasma fresco congelado é usado quando o paciente tem evidências de coagulopatia, como coagulação intravascular disseminada.

> ### DICAS CLÍNICAS
>
> ▶ ITU e pneumonia são as causas mais comuns de sepse em paciente idoso.
> ▶ As infecções do trato urinário podem ser diagnosticadas pela presença de sintomas urinários e $> 10^5$ UFC/mL na amostra coletada em condições normais e $> 10^2$ UFC/mL em amostra coletada com sonda.
> ▶ Em mulheres sadias com sintomas de cistite aguda não complicada, geralmente não são feitas culturas, e o tratamento pode ser iniciado com base nos sintomas e no achado de esterase leucocitária ou de nitritos no exame de urina com fita reativa.
> ▶ A bacteriúria assintomática é um achado comum em idosos e não necessita de tratamento; é rotineiramente tratada na gravidez e em receptores de transplante.
> ▶ A sepse (infecciosa) e a SRIS (não infecciosa) são síndromes caracterizadas por febre, taquicardia, taquipneia e leucocitose. Ambas requerem intervenção rápida e agressiva para prevenção da deterioração clínica e do choque.

REFERÊNCIAS

Fihn SD. Acute uncomplicated urinary tract infection in women. *N Engl J Med.* 2003; 349:259-266.

Hotchkiss RS, Karl IE. The pathophysiology and treatment of sepsis. *N Engl J Med.* 2003;348:138-150.

Maier RV. Approach to the patient with shock. In: Longo DL, Fauci AS, Kasper DL, et al., eds., *Harrison's Principles of Internal Medicine*, 18th ed. New York, NY: McGraw-Hill; 2012: 2215-2222.

Munford RS. Severe sepsis and septic shock. *Curr Opin Crit Care.* 2004;10:354-363In: Longo DL, Fauci AS, Kasper DL, et al., eds. *Harrison's Principles of Internal Medicine.* 18th ed. New York, NY: McGraw-Hill; 2012:2223-2232.

Shortliffe LMD, McCue JD. Urinary tract infection at the age extremes: pediatrics and geriatrics. *Am J Med.* 2002;113: S55- S66.

CASO 55

Um homem de 38 anos de idade, sem história médica significativa, chega ao consultório para uma avaliação. Ele relata uma história de 9 a 12 meses de diarreia intermitente, associada a cólicas leves. Suas fezes costumam ser volumosas, não sanguinolentas e, às vezes, exibem um aspecto gorduroso. O paciente perdeu mais de 9 kg durante esse período, de maneira involuntária, mas afirma que o apetite e a ingesta oral permanecem normais. Nos últimos meses, ele tentou usar um inibidor de bomba de prótons diário, porém o fármaco não melhorou os sintomas. Ele também experimentou parar de consumir laticínios e, mais uma vez, a diarreia não melhorou. O paciente é afebril e não apresenta sintomas constitutivos. Não fuma e bebe cerveja apenas ocasionalmente, nos fins de semana, e não com regularidade. É casado, monogâmico, foi adotado e desconhece sua história médica familiar.

Ao exame, ele está afebril, normotenso e aparenta estar se sentindo confortável. Apresenta certo grau de glossite, mas não há outras lesões orais. O tórax está limpo à ausculta e o coração apresenta frequência e ritmo regulares. Ao exame abdominal, os sons intestinais estão ativos e não há hipersensibilidade, massas nem organomegalia. O exame retal resultou negativo para sangue oculto nas fezes. Ele apresenta algumas lesões papulovesiculares nos cotovelos e joelhos, com algumas escoriações.

- Qual é o diagnóstico mais provável?
- Qual é o melhor exame diagnóstico?

RESPOSTAS PARA O CASO 55
Diarreia crônica

Resumo: Um homem de 38 anos apresenta uma diarreia crônica que, segundo descreve, é não sanguinolenta e, às vezes, gordurosa, sugerindo má-absorção de gordura. Ele apresenta perda de peso não intencional. Não há febre nem outros sintomas sistêmicos sugestivos da existência de um processo infeccioso ou inflamatório. Ao exame, foi encontrada uma glossite que está relacionada a deficiências de ferro, vitamina B_{12} ou outra vitamina do complexo B. As erupções observadas nas superfícies extensoras são consistentes com uma dermatite herpetiforme, que está fortemente associada à doença celíaca.

- **Diagnóstico mais provável:** Diarreia crônica decorrente de doença celíaca.
- **Melhor exame diagnóstico:** Exame endoscópico com biópsia de intestino delgado.

ANÁLISE
Objetivos

1. Conhecer a avaliação inicial e o tratamento da diarreia infecciosa aguda.
2. Conhecer as indicações para tratamento antibiótico da diarreia aguda.
3. Ser capaz de avaliar pacientes com diarreia crônica e compreender os mecanismos fisiopatológicos envolvidos.
4. Entender o diagnóstico, o tratamento e as complicações da doença celíaca.

Considerações

Esse paciente apresenta diarreia crônica com aspectos preocupantes (perda de peso, provável má absorção com deficiência nutricional). É importante distinguir entre as causas funcionais de diarreia crônica (p. ex., síndrome do intestino irritável) e as causas mais significativas de diarreia (p. ex., doenças inflamatórias, má-absorção por causas diversas ou doença sistêmica subjacente) que podem levar ao desenvolvimento de complicações ou sequelas adversas a longo prazo. A doença celíaca é um diagnóstico importante a ser considerado, uma vez que as manifestações clínicas podem ser mínimas. Entretanto, depois que o diagnóstico é estabelecido, a maioria dos pacientes pode ser tratada com modificação da dieta para melhorar os sintomas e prevenir complicações.

ABORDAGEM À Diarreia

DEFINIÇÕES

DIARREIA: Evacuação de fezes anormalmente líquidas ou não formadas, com frequência aumentadas.

DIARREIA AGUDA: Diarreia com duração < 14 dias.

DIARREIA CRÔNICA: Diarreia com duração > 4 semanas (pode ser denominada diarreia persistente, caso os sintomas continuem por 2-4 semanas).

DOENÇA CELÍACA: Distúrbio envolvendo o intestino delgado, cuja etiologia é incerta, caracterizado por sintomas de má-absorção e pela obtenção de uma biópsia de intestino delgado anormal, que se deve à exposição ao glúten contido nos alimentos e melhora com a eliminação do glúten da dieta.

ABORDAGEM CLÍNICA

Diarreia aguda

As doenças diarreicas são muito comuns, afetando anualmente quase 1 em cada 3 indivíduos que vivem nos Estados Unidos. Nos países em desenvolvimento, a diarreia infecciosa aguda é uma das principais causas de mortalidade. No mundo desenvolvido, **90% dos casos de diarreia aguda são infecciosos,** porém a grande maioria dessas doenças é branda e autolimitada. Os grupos de alto risco incluem viajantes, pacientes imunocomprometidos e pacientes internados em hospitais ou instituições assistenciais, contudo, esses grupos estão fora do escopo da presente discussão.

A maioria dos pacientes com doença de branda a moderada dispensa avaliação específica, e seus sintomas podem ser tratados com solução oral de açúcar-eletrólitos ou com agentes antimotilidade (p. ex., loperamida). O subsalicilato de bismuto também é útil para amenizar os sintomas de náusea e diarreia.

Uma doença mais grave é sugerida pela observação de qualquer um dos seguintes achados: diarreia aquosa profusa acompanhada de sinais de hipovolemia; fezes grosseiramente sanguinolentas; febre; sintomas com duração > 48 horas; dor abdominal grave; idade > 70 anos; internação ou uso recente de antibióticos.

Esses pacientes devem ser submetidos a uma avaliação para **distinguir entre causas inflamatórias e não inflamatórias** de diarreia. A avaliação de rotina inclui:

- Teste de detecção de **leucócitos fecais**.
- **Cultura de fezes de rotina** (para *Salmonella*, *Shigella* e *Campylobacter*).

Os testes adicionais podem incluir:

- **Exame de fezes para pesquisa de ovos e parasitas,** que pode ser considerado em casos de diarreia persistente, sobretudo, quando o paciente foi exposto ao contato com bebês no contexto de uma creche (*Giardia, Cryptosporidium*) ou diante de uma epidemia comprovada dessas infecções com transmissão via suprimento de água da comunidade.
- Culturas não rotineiras, como para *E. coli* O157:H7, podem ser realizadas em casos de diarreia sanguinolenta aguda, especialmente na vigência de uma epidemia local comprovada ou se o paciente desenvolver síndrome hemolítico-urêmica (SHU).
- As fezes também devem ser examinadas para detecção da **toxina de *C. difficile*** em casos de pacientes que usaram antibiótico recentemente.

Quando o exame sugere uma **diarreia não inflamatória,** a maioria dos casos é causada por infecção viral (Norwalk, rotavírus), intoxicação alimentar (*S. aureus, B. cereus, C. perfringens*) ou giardíase. As infecções virais e a intoxicação alimentar, em geral, são autolimitadas e passíveis de **tratamento de suporte**. A giardíase é tratada com metronidazol ou tinidazol.

Quando o teste sugere uma **diarreia inflamatória,** geralmente é instituída uma **terapia empírica**, muitas vezes, à base de **quinolonas antibióticas**, como ciprofloxacina ou norfloxacina. Uma exceção a essa estratégia são os pacientes com suspeita de infecção por *E. coli* **entero-hemorrágica (EHEC)**. Não há evidências dos benefícios promovidos pelo uso de antibióticos no tratamento das infecções por EHEC, como no caso da infecção pela cepa O157:H7, e existe uma preocupação com o risco aumentado de desenvolvimento de SHU em decorrência de um aumento da produção de toxina de Shiga associado à administração de antibióticos. Em consequência, **os antibióticos não são recomendados.**

Diarreia crônica

Ao contrário da diarreia aguda, a maioria dos casos de diarreia crônica não é infecciosa. Para avaliar e tratar os pacientes com diarreia crônica, é útil classificá-los quanto ao mecanismo fisiopatológico (Quadro 55.1).

1. **Diarreia secretória:** Causada pela interrupção do transporte de água e eletrólitos através do epitélio intestinal. A diarreia é comumente descrita como volumosa, aquosa, sem dor abdominal significativa e sem evidências de gordura nem leucócitos nas fezes.

   Os tumores produtores de hormônio são incomuns e, todavia, importantes como causa de diarreia secretória. Os tumores **carcinoides** normalmente surgem no intestino delgado e podem se manifestar com diarreia, rubor episódico e sibilos. O diagnóstico é estabelecido pela demonstração de níveis altos de serotonina, em geral, indicados pelo achado de altas concentrações de seu metabólito, o ácido 5-hidroxi-indolacético (5-HIAA) em uma amostra de urina de 24 horas. Os **gastrinomas** são tumores neuroendócrinos, em geral, localizados

Quadro 55.1 • Causas de diarreia crônica

Secretória
Infecções bacterianas (p. ex., cólera)
Tumores produtores de hormônio (carcinoide, VIPoma, câncer de tireoide medular, gastrinoma)
Laxantes estimulantes exógenos
Laxantes endógenos (ácidos di-hidroxibiliares)
Diarreia idiopática secretória
Ressecção, doença ou fístula intestinal (superfície de absorção inadequada)
Defeitos de absorção eletrolítica congênitos
Diarreia colirreica (a entrada de ácidos biliares em excesso no colo estimula a secreção)

Osmótica
Laxantes osmóticos (magnésio, fosfato, sulfato)
Deficiências de lactase
Carboidratos não absorvíveis (sorbitol, lactulose, polietilenoglicol)

Esteatorreia
Pancreatite crônica (insuficiência exócrina)
Fibrose cística
Supercrescimento bacteriano
Doença celíaca
Doença de Whipple
Espru tropical
Mycobacterium avium-intracellulare (pacientes com Aids)
Amiloidose
Obstrução linfática de primeiro ou segundo grau

Causas inflamatórias
Doença inflamatória intestinal (Crohn, colite ulcerativa)
Colite linfocítica e colágena
Gastrenterite eosinofílica
Doença do enxerto *versus* hospedeiro
Infecções (parasitas, vírus e bactérias invasivas, diarreia de Brainerd)
Enterite radioativa

Dismotilidade
Síndrome do intestino irritável
Neuromiopatias viscerais (diarreia diabética)
Hipertireoidismo
Fármacos (agentes pró-cinéticos)

no pâncreas, que secretam gastrina e provocam elevação dos níveis de ácido gástrico. Esses tumores manifestam-se mais frequentemente como úlceras pépticas recorrentes e também costumam causar diarreia. A diarreia crônica pode ser a manifestação observada em 10% dos casos. Os exames diagnósticos iniciais incluem a observação de níveis acentuadamente altos de gastrina em jejum. Os **VIPomas** constituem outro tipo de tumor neuroendócrino pancreático secretor de peptídeo intestinal vasoativo (VIP). Os VIPomas também secretam outros hormônios peptídicos que causam diarreia, às vezes, em massa, acompanhada de uma profunda desidratação e hipocalemia.

2. **Diarreia osmótica:** Ocorre com a ingesta de grandes quantidades de soluto osmoticamente ativo e de absorção precária, que puxa a água para o lúmen intestinal. Entre os solutos comuns, estão os carboidratos não absorvíveis (sorbitol, lactulose ou lactose, em pacientes com deficiência de lactase) e íons bivalentes (magnésio ou sulfato, muitas vezes, usados como laxantes). O débito hídrico fecal é proporcional à carga de soluto, por isso, a diarreia pode ser muito ou pouco volumosa. Um indício clínico importante na distinção entre diarreia osmótica e diarreia secretória está no fato de que **a diarreia secretória persiste por 24 a 48 horas de jejum**, enquanto **a diarreia osmótica deve diminuir com o jejum** ou quando o paciente para de ingerir o soluto pouco absorvido.

    A causa mais comum de diarreia osmótica é, sem dúvida, a **intolerância à lactose,** que afeta a grande maioria da população não branca mundial e cerca de 20 a 30% da população dos EUA. Com o avanço da idade, a maioria das pessoas perde a enzima lactase existente na borda em escova e, na idade adulta, não consegue mais digerir a lactose. O diagnóstico pode ser estabelecido clinicamente, pela história e com um rastreamento de evitação da lactose. Os sintomas são tratados evitando-se o consumo de laticínios ou adotando a suplementação oral de enzima lactase.
3. **Diarreia inflamatória:** É caracterizada por sintomas sistêmicos (p. ex., febre), às vezes com dor abdominal, acompanhados de presença de sangue nas fezes. Os exames de fezes normalmente revelam a presença de leucócitos. As causas mais comuns e importantes são as doenças inflamatórias intestinais, colite ulcerativa e doença de Crohn, que são discutidas na íntegra no Caso 16.
4. **Dismotilidade:** Ocorre mais frequentemente devido à alteração da motilidade intestinal, que é resultado de uma causa secundária (hipertireoidismo, medicações pró-cinéticas). De forma alternativa, pode ser causada por uma desregulação autonômica visceral, como ocorre na diarreia diabética. Um distúrbio de dismotilidade bastante comum, porém precariamente compreendido, é a **síndrome do intestino irritável (SII).** Caracteriza-se por uma dor abdominal crônica e alteração dos hábitos intestinais sem causa orgânica definida. A dor é geralmente aliviada com a defecação, e as fezes, com frequência, apresentam uma secreção mucosa. O paciente tem a sensação de evacuação incompleta. A presença de qualquer um dos seguintes achados **não é característica de SII** e deve conduzir à pronta investigação de uma causa orgânica de diarreia: diarreia volumosa, fezes sanguinolentas, fezes gordurosas, perda de peso significativa, anemia, sangramento gastrintestinal oculto ou evidente ou acordar à noite sentindo dor ou com diarreia.
5. **Má-absorção/esteatorreia:** A má-absorção ou o comprometimento da absorção de nutrientes podem ocorrer por causa da má digestão intraluminal ou em consequência de defeitos no epitélio da mucosa. Nas condições causadoras de má-absorção, a esteatorreia costuma ser avaliada como indicador de má-absorção global primariamente porque o processo de absorção de gorduras é complexo e sensível à interferência de processos patológicos absortivos. A má-absorção de

gorduras significativa produz uma diarreia com odor pútrido e aspecto gorduroso. A hidroxilação pela ação das bactérias intestinais resulta no aumento da concentração intraluminal de ácidos graxos, produzindo um efeito osmótico e aumentando o débito fecal.

A causa mais comum de má digestão intraluminal é a insuficiência pancreática exócrina decorrente de **pancreatite crônica**, que mais frequentemente resulta do consumo abusivo de bebidas alcoólicas. Os pacientes apresentam dor abdominal crônica, esteatorreia e calcificações pancreáticas ao exame de imagem, e, muitas vezes, podem ter diabetes por disfunção pancreática endócrina e deficiência de insulina. O tratamento da má-absorção baseia-se na suplementação oral de enzimas pancreáticas.

A causa mais comum e importante de má-absorção da mucosa é a **doença celíaca**. Originalmente descrita em pacientes pediátricos com diarreia grave e deficiência da deglutição, a doença celíaca hoje é comprovadamente mais comum do que se admitia no passado e afeta cerca de 1% da população, com maior incidência na população branca de descendência norte-europeia. Os pacientes com doença grave podem apresentar as manifestações clássicas da má-absorção: fezes gordurosas, volumosas e com odor pútrido; anemia grave; distúrbios neurológicos, decorrentes de deficiências de vitaminas do complexo B, e osteopenia por deficiência de vitamina D e cálcio. No entanto, esse espectro de achados é relativamente incomum, mesmo na doença mucosa generalizada. **Os pacientes adultos com doença celíaca não diagnosticada raramente apresentam diarreia profusa** e perturbações metabólicas graves. A maioria dos pacientes apresenta sintomas gastrintestinais relativamente leves, que, muitas vezes, mimetizam outros distúrbios mais comuns (p. ex., SII) e podem acompanhar apenas sintomas atribuíveis a uma deficiência nutricional. Por exemplo, nos casos de **anemia ferropriva inexplicável, em especial diante da falha de correção adequada com suplementação de ferro, deve ser considerada a suspeita de doença celíaca.**

A fisiopatologia exata da doença celíaca é incerta e, segundo os conhecimentos atuais, os indivíduos **geneticamente predispostos** podem desenvolver um **distúrbio imunológico** que é deflagrado pela exposição ao **componente gliadina do glúten** (um composto proteico encontrado em alimentos processados à base de trigo e grãos de espécies semelhantes, incluindo cevada e centeio). Entre as alterações mucosas características, estão a atrofia vilosa e a hiperplasia das criptas no intestino delgado proximal. Em casos com **forte suspeita clínica de doença**, recomenda-se realizar a **avaliação endoscópica com biópsia de intestino delgado**, aliada a uma avaliação sorológica. Os **anticorpos IgA antiendomísio e os anticorpos antitransglutaminase tecidual (anti-tTG)** são testes de alta especificidade e sensibilidade razoável para doença celíaca. Em casos com suspeita clínica fraca (< 5%) (sem história familiar, sem evidências clínicas nem laboratoriais de má-absorção), o rastreamento pode ser feito apenas com avaliação sorológica. Uma sorologia negativa exclui com segurança o diagnóstico de doença celíaca nesses pacientes. Notar que **todos os exames devem ser realizados com os pacientes recebendo dieta rica em glúten** com duração mínima de algumas semanas, uma vez que as anormalidades da mucosa podem desaparecer e os títulos sorológicos podem cair após a suspensão da dieta.

A base do tratamento da doença celíaca é a **adesão a uma dieta isenta de glúten**. O encaminhamento a um nutricionista pode ser uma ação adequada, e existem vários alimentos isentos de glúten comercializados. Além disso, as deficiências nutricionais devem ser repletadas, e os pacientes devem ser avaliados quanto à perda óssea com densitometria. Os pacientes com doença celíaca também podem apresentar risco aumentado de desenvolvimento de malignidade (mioma e tumores malignos gastrintestinais), por isso é necessário manter um índice de suspeição maior.

QUESTÕES DE COMPREENSÃO

55.1 Qual dos seguintes achados *não* é consistente com o diagnóstico de SII?

   A. Dor abdominal aliviada por defecação.
   B. Sensação de evacuação incompleta.
   C. Evacuação de muco.
   D. Acordar à noite sentindo dor ou com diarreia.
   E. Hábitos intestinais normais alternados com diarreia ou constipação.

55.2 Qual dos seguintes achados é mais consistente com o diagnóstico de diarreia osmótica em vez de diarreia secretória?

   A. A diarreia persiste, mesmo após 48 horas de jejum.
   B. Osmolalidade fecal = 290 mOsm; [Na] fecal = 95 mOsm; [K] fecal = 15 mOsm.
   C. Diarreia volumosa e aquosa, acompanhada de paroxismos de rubor e sibilos.
   D. Fezes profusas e indolores, do tipo "água de arroz", em paciente que vive em área endêmica de cólera.

55.3 Qual dos seguintes pacientes não é candidato à avaliação para doença celíaca por endoscopia ou por exames sorológicos?

   A. Mulher de 26 anos, que apresenta distensão abdominal por gases intermitente e ausência de diarreia, tendo sido diagnosticada com osteopenia e deficiência de vitamina D.
   B. Homem de 19 anos, calouro da faculdade, apresentando fezes volumosas e flutuantes, com odor pútrido, além de flatulência excessiva e perda de peso (9 kg) não intencional.
   C. Homem magro, de 39 anos, com história familiar de doença celíaca, que aderiu a uma dieta vegetariana isenta de glúten há três anos e agora se queixa de gases e refluxo.
   D. Homem de 42 anos diagnosticado com anemia ferropriva, sem sintomas gastrintestinais, que recentemente passou por uma colonoscopia cujo resultado foi negativo.

RESPOSTAS

55.1 **D.** A diarreia noturna não está normalmente associada à SII e requer pronta investigação com exames adicionais (p. ex., exames de imagem ou colonoscopia). Os demais sintomas listados estão inclusos entre os critérios diagnósticos de SII. É preciso lembrar que a SII é essencialmente um diagnóstico de exclusão, que é estabelecido quando os pacientes apresentam sintomas típicos e diante da exclusão custo-efetiva de outras condições com manifestações clínicas similares.

55.2 **B.** A osmolalidade fecal normal é igual à do plasma – em torno de 290 mOsm. Na diarreia secretória, a maioria das partículas osmoticamente ativas é de eletrólitos e pode ser calculada como 2 × [Na + K]. O tamanho do hiato aniônico (diferença entre as osmolalidades calculada e diretamente medida) equivale à concentração do soluto precariamente absorvido na água fecal. Esse paciente apresenta um hiato osmótico fecal igual a 70 (hiatos > 50 são indicativos de diarreia osmótica). As respostas C e D são sugestivas de síndrome carcinoide e cólera, respectivamente, que são ambas causas de diarreia secretória.

55.3 **C.** Embora por um lado seja razoável investigar os sintomas gastrintestinais apresentados por um paciente com história familiar de doença celíaca, o fato de ele ter adotado uma dieta isenta de glúten por tempo prolongado diminui significativamente a sensibilidade dos exames de endoscopia e sorologia. A osteopenia inexplicável e a deficiência de vitamina D na mulher jovem, a anemia ferropriva inexplicada em qualquer paciente e a manifestação clássica com esteatorreia e perda de peso são todos achados a serem investigados.

DICAS CLÍNICAS

▶ Nos EUA, a maioria dos casos de diarreia infecciosa aguda causa uma doença leve a moderada e não autolimitada, podendo ser tratada com solução de reidratação oral ou com agentes antimotilidade (p. ex., loperamida).
▶ O tratamento empírico com quinolonas geralmente é indicado para casos de diarreia inflamatória aguda. A exceção é a infecção por cepas de EHEC, em que os antibióticos podem aumentar o risco de SHU.
▶ Os sintomas de má-absorção incluem fezes volumosas e gordurosas; perda de peso; anemia; distúrbios neurológicos decorrentes de deficiência de vitaminas do complexo B e osteopenia causada pela deficiência de vitamina D e cálcio.
▶ Os adultos com doença celíaca não diagnosticada, muitas vezes, apresentam sintomas gastrintestinais relativamente brandos e podem exibir apenas uma deficiência nutricional inexplicável (p. ex., anemia ferropriva refratária).
▶ Diante de uma forte suspeita clínica de doença celíaca, os pacientes devem ser submetidos à avaliação endoscópica com exame de uma pequena biópsia de intestino delgado e sorologias para anticorpos IgA antiendomísio e anti-tTG.

REFERÊNCIAS

AGA Institute Medical Position Statement on the Diagnosis and Management of Celiac Disease. *Gastroenterology*. 2006;131(6):1977.

Binder HJ. Disorders of absorption. In: Longo DL, Fauci AS, Kasper DL, et al., eds., *Harrison's Principles of Internal Medicine*, 18th ed. New York, NY: McGraw-Hill; 2012:2460-2476.

Camilleri M, Murray JA. Diarrhea and constipation. In: Longo DL, Fauci AS, Kasper DL, et al., eds., *Harrison's Principles of Internal Medicine*. 18th ed. New York, NY: McGraw-Hill; 2012:308-319.

CASO 56

Mulher de 56 anos vai ao consultório do seu médico queixando-se de aumento progressivo, gradual e indolor das articulações distais da mão esquerda durante um período de nove meses. Ela tem alguma rigidez quando datilografa, mas não no início da manhã. Relata dor no joelho direito, o qual ocasionalmente "trava" e dói após longas caminhadas. No momento do exame, a pressão arterial é de 130/85 mmHg, a frequência cardíaca é de 80 bpm e o peso é de 142,5 kg. O exame mostra somente aumento indolor das articulações interfalângicas distais (IFDs) esquerdas, e o joelho direito tem crepitação e discreta limitação de movimentos. Não há rubor nem edema.

▸ Qual deve ser o próximo passo?
▸ Qual é o diagnóstico mais provável?
▸ Qual é o melhor tratamento inicial?

RESPOSTAS PARA O CASO 56
Osteoartrite/artropatia degenerativa

Resumo: A paciente é uma mulher obesa de 56 anos que se queixa de sintomas articulares relacionados com a movimentação das IFDs esquerdas e do joelho direito. No exame, não há evidências de sinovite.

- **Próximo passo:** Determinar a velocidade de hemossedimentação (VHS) e fazer radiografia simples das mãos e dos joelhos.
- **Diagnóstico mais provável:** Osteoartrite (OA).
- **Melhor tratamento inicial:** Até 4 g/dia de paracetamol.

ANÁLISE
Objetivos

1. Aprender as principais características clínicas da OA.
2. Familiarizar-se com o tratamento da OA.
3. Compreender as principais classes de medicamentos usados em casos de OA.
4. Aprender a diferenciar OA e artrite inflamatória.

Considerações

A história e o exame físico dessa paciente são característicos de OA. Os exames de laboratório – normalmente negativos para artrite inflamatória – e as radiografias confirmarão o diagnóstico. As características mais importantes são o estabelecimento gradual, a falta de sinovite ativa e o fato de que seus sintomas pioram com os movimentos. Se houvesse evidência de inflamação ou de derrame articular, o melhor passo seguinte seria aspirar o líquido da articulação e enviá-lo para vários exames, incluindo coloração Gram e cultura para avaliação de infecção, análise de cristais para avaliação de gota e pseudogota e citologia para avaliar inflamação.

ABORDAGEM À
Osteoartrite

DEFINIÇÕES

NÓDULOS DE BOUCHARD: Proeminência óssea das articulações interfalângicas proximais (IFPs), frequentemente assintomática.

CREPITAÇÃO: Som parecido com o da abertura de fechos de velcro que é produzido pela articulação em movimento. Em geral, indolor.

NÓDULOS DE HEBERDEN: Proeminência óssea das IFDs, geralmente assintomática.

SINOVITE: Inflamação do espaço articular caracterizada por rubor, edema e dor ao toque.

ABORDAGEM CLÍNICA

A OA é a artropatia mais comum em adultos. A doença acomete mais mulheres do que homens, e a incidência aumenta muito na quinta e na sexta décadas de vida. A OA tem início insidioso, progride lentamente e, por fim, pode levar a quedas recorrentes, incapacidade de viver com independência e significativa morbidade.

Os pacientes com OA frequentemente têm rigidez articular, que ocorre com a movimentação ou com períodos de inatividade ("fenômeno gel"), com duração menor do que 15 a 30 minutos. Isso contrasta com a rigidez matinal dos pacientes com artrite inflamatória, como artrite reumatoide (AR), que normalmente dura de 1 a 2 horas e frequentemente necessita de aquecimento, como imersão em banheira quente, para melhorar. No início da doença, não há achados óbvios. Pode haver alguma crepitação (som de velcro) na articulação e, ao contrário da artrite inflamatória, quase sempre o edema está ausente ou é mínimo (exceto na doença muito avançada). Mais tarde, podem ocorrer proeminências ósseas, especialmente nas articulações IFDs/IFPs. A Figura 22.1 mostra o envolvimento típico da OA em relação à AR. O Quadro 56.1 relaciona os padrões de envolvimento articular típico.

Os exames de laboratório em geral não são dignos de nota porque os marcadores inflamatórios, como VHS, creatinofosfoquinase (CPK) e leucocitose, são normais. Do mesmo modo, estudos autoimunes, como fator antinuclear (FAN), fator reumatoide e níveis de complemento também são normais. Se a articulação for puncionada, o exame do líquido sinovial também reflete a falta de inflamação: 2.000/mm^3 de leucócitos, 45 mg/dL < proteína, sem cristais e com glicose igual à do soro. **A avaliação radiológica na OA pode mostrar osteófitos, que são o achado mais específico da doença, mas que podem não aparecer no início.** Outras características observadas na radiografia são o estreitamento do espaço articular, a esclerose do osso subcondral e os cistos subcondrais.

É fundamental a diferenciação da OA de outras doenças que podem ter quadro clínico semelhante. Dor periarticular não reproduzida com a movimentação passiva sugere bursite ou tendinite. Dor prolongada que dura mais que 1 hora aponta para

Quadro 56.1 • Envolvimento articular na osteoartrite

Articulações afetadas na OA (em ordem de envolvimento/frequência)	Articulações poupadas
Mãos (quase sempre assimétrica) • IFD (nódulos de Heberden) • IFP (nódulos de Bouchard) • Metacarpofalângicas (MCF) do polegar	Mãos (todas, exceto IFD/IFP/MCF) Punhos Cotovelos Ombros
Joelhos	Coluna vertebral
Quadris	
Pés (geralmente metatarsofalângica do hálux)	

artrite inflamatória. Inflamação intensa sugere uma das doenças microcristalinas (gota/pseudogota) ou artrite infecciosa. Sintomas gerais, como perda de peso, fadiga, febre, anorexia e mal-estar, indicam doença inflamatória subjacente, como polimialgia reumática, AR, lúpus eritematoso sistêmico ou tumor maligno e geralmente tornam necessária uma avaliação abrangente.

Tratamento

Os exercícios são fundamentais para o paciente manter-se ativo, porque a falta de uso da articulação causa mais imobilidade. Vários períodos curtos de repouso ao longo do dia são mais reconfortantes do que um período grande. Em pacientes com OA que apresentam sobrepeso, uma perda de peso ainda que moderada pode promover a melhora da dor e da função na articulação do membro inferior. Outro método efetivo para aliviar a carga imposta a uma articulação osteoartrítica é o uso de bengala e do andador, que podem diminuir as forças incidentes sobre a articulação no quadril em até 50%.

Equipamentos como bengalas e/ou andadores são úteis para pacientes com doença avançada porque eles são menos estáveis e, como resultado, têm quedas frequentes. A fisioterapia na forma de calor aplicado nas articulações afetadas no início da doença frequentemente é útil. Talvez a intervenção mais importante seja o paciente manter amplitude de movimento total/quase total com exercício regular. A fisioterapia e os exercícios melhoram o resultado funcional e a dor na OA ao melhorarem a flexibilidade e fortalecerem os músculos que sustentam as articulações afetadas. O calor úmido superficial pode elevar o limiar da dor, produzir analgesia ao atuar sobre as terminações nervosas livres e diminuir o espasmo muscular. A terapia com ultrassom aparentemente não promove nenhum benefício comprovado. O resfriamento superficial diminui o espasmo muscular e aumenta o limiar da dor. Os dados existentes sobre a eficácia da estimulação nervosa elétrica transcutânea (TENS, do inglês, *transcutaneous electrical nerve stimulation*) no tratamento de pacientes com OA são conflitantes.

A farmacoterapia no início da doença consiste principalmente em paracetamol, a base do tratamento. Ele é bem tolerado e tão eficaz quanto os medicamentos anti-inflamatórios não esteroides (AINEs). O uso de glicosamina e condroitina no tratamento da OA é controverso, e os resultados obtidos por estudos randomizados são variáveis. A maioria dos achados sugere que a glicosamina e a condroitina proporcionam poucos benefícios aos pacientes com OA. Aparentemente, porém, existem poucos riscos associados ao uso desses agentes, e os pacientes que desejarem usá-los precisam ser informados de sua relativa segurança.

Os AINEs inibem a enzima cicloxigenase (COX) na via de catabolismo da prostaglandina e agem como inibidores da COX-1 ou COX-2. Durante muito tempo os AINEs inibidores de COX-1 foram as medicações mais prescritas para OA; no entanto, eles têm efeitos colaterais bem-documentados de irritação e de sangramento gastrintestinal e de lesão renal. Os AINEs são efetivos na promoção de alívio da dor em pacientes com OA. Também foi demonstrado que a eficácia do paracetamol é superior à do placebo em termos de alívio da dor, embora seja inferior à dos AINEs.

A classe de inibidores da COX-2 tem o mesmo potencial anti-inflamatório, mas com menos efeitos colaterais gastrintestinais. No entanto, evidências recentes sobre o aumento do risco de eventos cardiovasculares em pacientes que usavam inibidores da COX-2 levaram à retirada do rofecoxibe e do valdecoxibe do mercado, e os outros integrantes da classe não devem ser usados em pacientes com doença cardiovascular conhecida ou com múltiplos fatores de risco cardiovasculares. Os inibidores seletivos de COX-2 (p. ex., celecoxibe e etoricoxibe) parecem ser tão efetivos quanto os AINEs inespecíficos tradicionais. Embora estejam associados a uma menor toxicidade gastroduodenal, a preocupação com o risco aumentado de eventos cardiovasculares adversos tem limitado seu uso. Além disso, o uso concomitante ácido acetilsalicílico em doses baixas para promoção de um efeito antitrombótico pode anular os efeitos gastroduodenais-poupadores dos inibidores de COX-2.

Esteroides orais geralmente não são usados para o tratamento de OA. Já os esteroides intra-articulares podem raramente ser úteis no tratamento em longo prazo, uma situação rara, mas podem ajudar em caso de inflamação causada por um fragmento solto de cartilagem, que pode "travar" a articulação.

A cirurgia é reservada somente aos casos mais graves, que seriam pacientes com instabilidade intensa, fragmento solto na articulação, dor intratável na doença avançada ou limitação funcional grave. A colocação de prótese articular é o procedimento típico.

QUESTÕES DE COMPREENSÃO

56.1 Qual dos seguintes sintomas tem maior probabilidade de associar-se com OA avançada?

   A. Incapacidade com quedas recorrentes e impossibilidade de viver só.
   B. Articulações com rubor e derrame.
   C. Melhor resposta com esteroides orais.
   D. Melhora ao longo do dia, depois de uma ou duas horas de "descongelamento" da articulação.

Combine as seguintes doenças (A até F) com os quadros clínicos [56.2 a 56.5].

   A. Artrite gonocócica
   B. Gota
   C. Pseudogota
   D. Osteoartrite
   E. Artrite reumatoide
   F. Lúpus eritematoso sistêmico

56.2 Desvio simétrico ulnar bilateral em ambas as mãos em mulher de 42 anos.
56.3 Homem de 45 anos com articulação metatarsofalângica do hálux dolorosa, edemaciada, com rubor e calor após a ingestão de um bife e camarão.
56.4 Surgimento agudo de edema, calor e dor no cotovelo e de corrimento vaginal em mulher de 25 anos.
56.5 Proeminência óssea unilateral indolor na primeira articulação IFD juntamente com dor à movimentação do lado direito do quadril em mulher de 68 anos.

56.6 Homem de 72 anos queixa-se de dor nas articulações dos quadris e dos joelhos, que você diagnosticou como OA. Qual dos seguintes é o melhor agente para ser prescrito para esse paciente?

A. Naproxeno.
B. Celecoxibe.
C. Prednisona oral.
D. Prednisona intra-articular.
E. Paracetamol.

RESPOSTAS

56.1 **A.** A doença articular degenerativa é uma das principais causas de disfunção em idosos e necessita continuamente de tratamento e de avaliação do médico para tentar melhorar os sintomas e promover a mobilidade. Esteroides orais não são úteis no tratamento dessa doença.

56.2 **E.** A AR causa desvio ulnar dos dedos.

56.3 **B.** A artrite gotosa geralmente acomete a primeira articulação metatarsofalângica e pode ser precipitada por vários alimentos e por álcool.

56.4 **A.** O corrimento vaginal e a articulação inflamada são consistentes com artrite gonocócica, que também pode se manifestar como artrite migratória.

56.5 **D.** A localização e a assimetria do envolvimento articular, a falta de sinais inflamatórios e a piora com o exercício são características da OA.

56.6 **E.** O paracetamol é o agente de primeira escolha no tratamento da OA inicial.

DICAS CLÍNICAS

- A OA é a doença articular mais comum em adultos e acomete mais comumente as articulações IFD > IFP > joelhos > quadris.
- A dor piora com a atividade na OA e não se associa à rigidez matinal.
- Não há qualquer agente disponível que modifique ou interrompa a progressão da doença. O tratamento visa ao alívio dos sintomas.
- O tratamento farmacológico inicial deve ser o paracetamol. A cirurgia de colocação de prótese em OA grave é reservada para pacientes com dor intratável e para aqueles com limitação funcional grave.

REFERÊNCIAS

Felson DT. Osteoarthritis. In: Longo DL, Fauci AS, Kasper DL, et al., eds., *Harrison's Principles of Internal Medicine*. 18th ed. New York, NY: McGraw-Hill; 2012:2828-2836.

Felson DT. Osteoarthritis of the knee. *N Engl J Med*. 2006;354:841-848.

Zhang W, Jones A, Doherty M. Does paracetamol (acetaminophen) reduce the pain of osteoarthritis? A meta-analysis of randomized controlled trials. *Ann Rheum Dis*. 2004;63:901-907.

CASO 57

Homem de 62 anos vai à emergência com desconforto abdominal súbito e relata ter evacuado grande quantidade de fezes negras como piche. Teve sudorese e dor torácica semelhante àquela que teve em seu recente infarto do miocárdio. Há três semanas, teve infarto do miocárdio não complicado sem supradesnivelamento do segmento ST (IMSSST). A angiografia coronariana realizada antes da alta mostrou ausência de estenose arterial coronariana significativa. Teve alta usando ácido acetilsalicílico, clopidogrel, atorvastatina e metoprolol. Ao exame, a frequência cardíaca é de 104 bpm, e a pressão arterial é de 124/92 mmHg deitado, e diminui para 95/70 mmHg em pé. Está pálido, desconfortável e coberto com fina camada de suor. As veias do pescoço são planas, os pulmões estão limpos e o coração tem ritmo normal, com sopro sistólico suave na borda esternal direita e galope B_4. O *ictus* é focal e não está deslocado. O abdome está flácido, com ruídos hidroaéreos e leve dor à palpação do epigástrio, sem defesa e sem massas ou organomegalias. O exame retal mostra fezes negras e pegajosas, fortemente positivas para sangue oculto. O nível de hemoglobina é de 5,9 g/dL, o tempo de protrombina (TP) e o tempo de tromboplastina parcial (TTP) são normais; as provas de função renal e hepática estão normais. O eletrocardiograma (ECG) sinusal sem alterações no segmento ST, mas com inversão da onda T nas derivações precordiais, sem ectopia ventricular. A creatinofosfoquinase (CPK) é de 127 UI/L, com fração CPK-MB (miocárdica) normal, e os níveis séricos de troponina I são normais.

▶ Qual é o diagnóstico mais provável?
▶ Qual deve ser o próximo passo?

RESPOSTAS PARA O CASO 57
Medicina transfusional

Resumo: Homem com infarto do miocárdio recente, mas com ausência de estenose arterial coronariana crítica em uma angiografia coronariana, agora é internado com angina em repouso e alterações no ECG que indicam isquemia cardíaca recidivante. Além disso, ele tem melena e dor epigástrica à palpação, indicando hemorragia digestiva alta, provavelmente causada por agentes antiplaquetários. Está taquicárdico e tem hipotensão ortostática, o que provavelmente indica hipovolemia significativa como resultado de perda de sangue.

- **Diagnóstico mais provável:** Angina instável precipitada por anemia por perda sanguínea aguda através do trato gastrintestinal (GI).
- **Próximo passo:** Transfusão de concentrado de hemácias (CH).

ANÁLISE
Objetivos

1. Compreender as indicações de transfusão de hemácias.
2. Aprender as complicações de transfusão.
3. Estar ciente das alternativas à transfusão.
4. Aprender as indicações para transfusão de plaquetas e de plasma fresco congelado.

Considerações

Esse paciente tem dois problemas urgentes: hemorragia digestiva alta, com perda de sangue suficiente para causar comprometimento hemodinâmico, e angina instável, pois tem dor torácica intensa e prolongada em repouso, mas sem evidência de IAM pelo ECG nem pelos biomarcadores cardíacos. Em vez de ser um problema primário das artérias coronárias, como trombose ou vasoespasmo, a isquemia cardíaca provavelmente é secundária à perda aguda de sangue, com consequente taquicardia e perda de hemoglobina e de sua capacidade de transporte de oxigênio. Ele deve ser tratado com reposição urgente de volume sanguíneo.

ABORDAGEM À
Anemia sintomática

DEFINIÇÕES

ANGINA INSTÁVEL: Angina do peito ou desconforto isquêmico equivalente que ocorre durante o repouso, ou ainda um episódio novo e grave, ou em padrão crescente.

INFARTO DO MIOCÁRDIO SEM SUPRADESNIVELAMENTO DE ST (IMSSST): Características clínicas de angina instável, porém com evidências de necrose miocárdica, observada diante da elevação de biomarcadores cardíacos.

TRALI (Do inglês *Transfusion-related acute lung injury*): Lesão pulmonar aguda relacionada com transfusão, a qual é imunologicamente mediada.

REAÇÃO HEMOLÍTICA AGUDA: Reação transfusional por lise mediada por anticorpos das hemácias transfundidas.

ABORDAGEM CLÍNICA

Os sintomas atribuíveis à anemia são muitos e dependem principalmente do estado cardiopulmonar do paciente e da cronicidade do desenvolvimento da anemia. No desenvolvimento lento, anemia crônica em pacientes com boa reserva cardiopulmonar, os sintomas podem não ser notados até que o nível de hemoglobina seja muito baixo, por exemplo, 3 ou 4 g/dL. Em pacientes com doença cardiopulmonar grave que dependem de adequada capacidade carreadora de oxigênio, as menores quedas dos níveis de hemoglobina podem ser devastadoras. Esse é o caso do homem em questão, que tem complicação cardíaca em consequência da anemia, nesse caso, **angina instável, que é caracterizada por dor torácica em repouso, de início recente ou que ocorre em baixo nível de atividade**. A angina instável é distinguida do **IMSSST** ou do infarto do miocárdio com supradesnivelamento de ST (IMCSST) por não promover elevação dos níveis de biomarcadores cardíacos nem elevação do segmento ST ao ECG. Os pacientes com angina instável ou **IMSSST variam amplamente** quanto ao risco de morte ou infarto recorrente em 30 dias, assim, podem ser beneficiados por uma avaliação de estratificação do risco que oriente seu tratamento e avaliação inicial. Os dados dos estudos Thrombolysis in Myocardial Infarction (TIMI) fornecem um sistema de escores de risco clínico simples e útil. Esse sistema avalia sete fatores de risco independentes: idade > 65 anos, pelo menos três fatores de risco de doença arterial coronariana (DAC), estenose coronariana > 50% à angiografia, desvio de ST, ocorrência de pelo menos dois episódios num período de 24 horas, manifestação de sintomas mesmo com o uso de ácido acetilsalicílico ou níveis elevados de biomarcadores cardíacos. Os pacientes com escores de risco TIMI maiores, muitas vezes, são submetidos a uma terapia antitrombótica mais agressiva ou a uma angiografia coronariana inicial nas primeiras 48 horas de internação, bem como a uma possível revascularização, caso a anatomia coronariana seja favorável.

No caso desse paciente que sofreu um **IMSSST** recente, a angiografia mostrou ausência de estenose arterial coronariana grave evidente, que é observada em 10% dos pacientes com angina instável ou **IMSSST**. **Ele foi tratado com terapia médica, incluindo a terapia antiplaquetária dupla com ácido acetilsalicílico e clopidogrel. Nesse caso, é mais provável que a angina** do paciente seja secundária à queda aguda dos níveis de hemoglobina do que a uma cardiopatia nova.

Nesse caso de angina secundária, a anemia precisa ser corrigida, o que exige compreensão da medicina transfusional. A anemia geralmente é considerada como níveis de hemoglobina < 12 g/dL em mulheres e 13 g/dL em homens. Embora valores mais baixos geralmente sejam tolerados ou as causas subjacentes tratadas, a transfusão de sangue algumas vezes pode ser necessária para salvar a vida. Além do concentrado de hemácias (CH), há outros componentes do sangue total, incluindo plaquetas, plasma fresco congelado (PFC), crioprecipitado e imunoglobulina intravenosa (IgIV). As indicações de uso para cada um desses componentes do sangue são descritas adiante.

As indicações para transfusão de CH são perda de sangue aguda, cirúrgica ou não, anemia com efeitos em órgãos-alvo (p. ex., síncope, angina do peito) ou comprometimento hemodinâmico e, no caso de doença crítica, para melhorar a capacidade de transporte de oxigênio e sua liberação aos tecidos. No entanto, não há diretrizes absolutas ou limiares para transfusão. Muitos acreditam que um nível de hemoglobina de 7 g/dL é suficientemente adequado na ausência de aumento fisiológico claramente definido da demanda de hemoglobina, como na isquemia cardíaca, na qual o hematócrito desejado é de, pelo menos, 30%. Na ausência de sangramento em curso ou de destruição de eritrócitos, normalmente esperamos que **cada unidade de CH resulte em aumento de 1 g/dL na hemoglobina, ou de 3% no nível do hematócrito**.

As transfusões também têm riscos pequenos, mas definidos, incluindo transmissão de infecções e reações do organismo. Os vírus rastreados que podem ser transmitidos são os da hepatite C (1 em 103.000 unidades), de linfócitos T humanos tipos I e II, da imunodeficiência humana (1 em 700.000), da hepatite B (1 em 66.000) e o parvovírus B19. Raramente a contaminação bacteriana (p. ex., *Yersinia enterocolitica*) pode causar febre, septicemia ou morte durante ou logo após a transfusão. Os parasitas (p. ex., malária) são rastreados por meio do questionário feito com o doador ou de entrevista e histórico de viagens.

Também há complicações não infecciosas, mediadas imunologicamente ou não. Com respeito a mecanismos imunológicos, é possível que um receptor tenha anticorpos naturais que causem lise de eritrócitos do doador, os quais são relacionados com os principais tipos sanguíneos, A e/ou B ou O, ou outros antígenos (p. ex., D, Duffy, Kidd). Pode ocorrer hemólise e, por isso, faz-se prova cruzada para testar a compatibilidade do sangue antes da transfusão. A causa mais comum de hemólise, na realidade, é burocrática (erro de rotulagem). **Reações hemolíticas agudas** podem manifestar-se com **hipotensão, febre, calafrios, hemoglobinúria e dor no flanco**. A transfusão deve ser imediatamente suspensa, devendo ser administrados fluidos e diuréticos (ou até realizada diálise) para evitar insuficiência renal por depósito de imunocomplexos. Devem ser feitos exames para diagnóstico de hemólise (desidrogenase láctica [LDH], bilirrubina indireta, haptoglobina), assim como testes relativos à coagulação intravascular disseminada (CIVD). Menos previsíveis, reações hemolíticas tardias leves envolvendo respostas amnésticas do receptor podem acontecer. Reações de transfusão febris e não hemolíticas também podem acontecer, sendo tratadas com antipiréticos. As reações variam de urticária tratada com difenidramina e interrupção da transfusão até anafilaxia, na qual a transfusão deve ser interrompida, havendo necessidade de epinefrina e de corticosteroides. Algumas vezes, é vista a TRALI, em que surgem infiltrados intersticiais bilaterais, representando edema pulmonar não cardiogênico.

Considerando as complicações não imunes, a transfusão fornece 300 mL intravasculares por unidade de CH, de modo que os pacientes podem facilmente ter sobrecarga de volume. O ajuste do volume e da velocidade e o uso de diuréticos evitam essa complicação. Em cada unidade de sangue há 250 mg de ferro. Transfusões múltiplas e frequentes podem causar sobrecarga e deposição de ferro (hemossiderose), levando à cirrose, problemas cardíacos (p. ex., arritmia, insuficiência cardíaca) e diabetes.

As alternativas à transfusão revelaram o papel da **eritropoietina**, um hormônio que estimula a produção de eritrócitos. Ela é comumente usada no tratamento de pacientes com anemia relacionada à **insuficiência renal**. Também pode ser utilizada em pacientes que armazenam transfusão autóloga pré-cirúrgica para acelerar a recuperação dos níveis de hemoglobina antes da cirurgia. Poupadores de células recuperam um pouco das perdas sanguíneas cirúrgicas, que são novamente transfundidas no paciente. Alguns pacientes podem recusar a transfusão de produtos de sangue estranho devido a convicções religiosas. Podemos, nesses casos, aumentar o nível basal de hemoglobina usando eritropoietina e ferro antes da cirurgia, minimizar a flebotomia para exames de laboratório e usar poupadores de células durante a cirurgia. Em última instância, a vontade do paciente competente deve ser respeitada.

A trombocitopenia pode frequentemente ser tratada com transfusão de plaquetas. Quando uma pessoa tem contagem de plaquetas inferior a 50.000/mm^3 e sangramento significativo, ou tem risco de sangramento espontâneo em nível abaixo de 10.000/mm^3, as plaquetas podem ser transfundidas. Cada unidade aumenta a contagem de plaquetas em 5.000 a 10.000/mm^3. Em casos como púrpura trombocitopênica imune (PTI), em que as plaquetas estão sendo destruídas, a transfusão geralmente não é útil, salvo se houver sangramento ativo. A transfusão de plaquetas é contraindicada para pacientes com púrpura trombocitopênica trombótica (PTT), pois pode agravar a trombose microvascular e piorar os sintomas neurológicos ou a insuficiência renal.

O PFC repõe fatores de coagulação e geralmente é usado para reverter a **anticoagulação pela varfarina**. O crioprecipitado de PFC repõe o fibrinogênio e alguns fatores da coagulação, sendo útil em casos de hemofilia A e de doença de von Willebrand.

A IgIV (*pool* de IgG polivalente) é administrada em pacientes com imunodeficiências temporárias que apresentam baixos níveis de anticorpo, bem como em pacientes com autoimunidade mediada por anticorpos, como a púrpura trombocitopênica imune (idiopática), ou como agente imunomodulador na doença de Kawasaki. Deve-se tomar cuidado quanto ao fato de que a deficiência de IgA (1 em 600 indivíduos de origem europeia) pode causar anafilaxia com a administração de IgIV e PFC devido à presença de anticorpos anti-IgA.

QUESTÕES DE COMPREENSÃO

57.1 Homem de 32 anos é levado à emergência depois de um acidente de automóvel. Ele tem choque hipovolêmico, com pressão arterial de 60/40 mmHg e sangramento ativo em fratura de fêmur. O nível de hemoglobina do paciente é de 7 g/dL. A esposa afirma que o tipo de sangue do paciente é A positivo. Qual das seguintes é a transfusão mais adequada?

   A. Sangue AB positivo, sem prova cruzada.
   B. Aguardar sangue A positivo após prova cruzada.
   C. Sangue A positivo sem prova cruzada.
   D. Sangue O negativo sem prova cruzada.

57.2 Mulher de 45 anos tem menorragia intensa durante seis meses e nível de hemoglobina de 6 g/dL. Sente tontura, fraqueza e cansaço, e recebeu três unidades de concentrado de hemácias via intravenosa. Em duas horas de transfusão, ela tem febre de 39,4°C, calafrios e tremores. Qual dos seguintes exames de laboratório provavelmente confirma reação aguda à transfusão?

   A. Nível de desidrogenase láctica (LDH).
   B. Contagem de leucócitos.
   C. Nível de bilirrubina direta.
   D. Nível de glicose.

57.3 Homem de 57 anos tem prótese de válvula aórtica e toma varfarina 10 mg por dia. Ele tem INR de 7 e sangramento com grandes coágulos nas gengivas, no reto e na urina. Qual dos seguintes é o melhor tratamento?

   A. Administração de vitamina D.
   B. Transfusão de plasma fresco congelado.
   C. Administração de imunoglobulina intravenosa (IgIV).
   D. Suspensão da varfarina e observação.

RESPOSTAS

57.1 **D.** Esse paciente necessita de transfusão de sangue imediata evidenciada pela pressão arterial perigosamente baixa. Ele não dispõe dos 45 minutos necessários para fazer a prova cruzada. Mesmo que a esposa esteja "absolutamente segura" em relação ao seu tipo de sangue, a história não é completamente confiável e, em situação de emergência como essa, deve-se administrar sangue sem prova cruzada. Geralmente é administrado sangue O negativo (doador universal).

57.2 **A.** Aumento dos níveis de LDH e de bilirrubina indireta ou diminuição dos níveis de haptoglobina indicariam hemólise.

57.3 **B.** Quando há sangramento que ameaça a vida em face de coagulopatia devida ao uso de varfarina, o tratamento é o plasma fresco congelado. A INR é extremamente alta, consistente com coagulopatia grave. Algumas vezes, a administração de vitamina K pode ser útil se o sangramento não for grave.

> ### DICAS CLÍNICAS
>
> ▶ Os sintomas de anemia estão relacionados com a rapidez ou a cronicidade da instalação da anemia, assim como com as funções cardiopulmonares do paciente.
> ▶ A isquemia ou o infarto do miocárdio podem ser precipitados por fatores não relacionados com as artérias coronárias, como taquicardia ou anemia grave, com perda da capacidade de transporte de oxigênio.
> ▶ A transfusão de sangue tem certos riscos, como reação hemolítica, infecções (como a infecção pelo vírus da imunodeficiência humana [HIV] ou hepatite C) e lesão pulmonar relacionada à transfusão.
> ▶ A transfusão de plaquetas é indicada em casos de trombocitopenia grave com sintomas de sangramento, mas promove benefícios limitados na PTI e está definitivamente contraindicada na PTT.
> ▶ O plasma fresco congelado é usado para correção de coagulopatia por meio do fornecimento de fatores de coagulação.

REFERÊNCIAS

Cannon CP, Braunwald E. Unstable angina and non-ST-elevation myocardial infarction. In: Lonfo DL, Fauci AS, Kasper DL, et al., eds., *Harrison's Principles of Internal Medicine*. 18th ed. New York, NY: McGraw-Hill; 2012:2015-2021.

Dzieczkowski JS, Anderson KC. Transfusion biology and therapy. In: Longo DL, Fauci AS, Kasper DL, et al., eds., *Harrison's Principles of Internal Medicine*. 18th ed. New York, NY: McGraw-Hill; 2012: 951-957.

Goodnough LT, Brecher ME, Kanter MH, et al. Transfusion medicine (part 1). *N Engl J Med*. 1999;340:438-447.

CASO 58

Mulher de 26 anos consulta na emergência em um sábado à tarde com queixas de sangramento nasal e oral desde a noite anterior. Notou manchas pequenas e avermelhadas nos membros inferiores quando saiu da cama de manhã. Ela nega febre, calafrios, náusea, vômito, dor abdominal e dor articular. A paciente relata infecção de vias aéreas superiores há duas semanas, da qual já melhorou, e nega problemas médicos significativos. Sua menstruação é normal, e o último ciclo menstrual foi há cerca de duas semanas. Nega sangramento excessivo no passado, mesmo após o parto. Nunca teve epistaxe, hematomas com pequenos traumatismos ou sangramento nas articulações. Não há história familiar de sangramento anormal, e ela não toma qualquer medicamento.

Ao exame, está alerta e orientada, apenas um pouco ansiosa. A pressão arterial é de 110/70 mmHg, a frequência cardíaca é de 90 bpm e ela está afebril. Não há palidez nem icterícia. Há gotejamento vermelho brilhante no nariz e na gengiva. O exame da pele mostra múltiplas máculas avermelhadas e achatadas com 1 mm de diâmetro nos membros inferiores. O restante do exame é normal. Não há linfadenopatia nem hepatosplenomegalia. O hemograma é normal, exceto por contagem de plaquetas de 18.000/mm^3. O tempo de protrombina (TP) e o tempo de tromboplastina parcial (TTP) estão normais.

- Qual é o diagnóstico mais provável?
- Qual é o melhor tratamento inicial?

RESPOSTAS PARA O CASO 58
Púrpura trombocitopênica imune

Resumo: Mulher de 26 anos é vista na emergência por causa de sangramento nasal persistente. Ela nega sangramento excessivo na menstruação e no parto, epistaxe anterior, hematomas com pequenos traumatismos e sangramento nas articulações. Não há história familiar de sangramento anormal. A paciente não toma medicamentos. O exame físico mostra apenas gotejamento de sangue do nariz e petéquias nas pernas. Não há linfadenopatia ou hepatosplenomegalia. O hemograma mostra trombocitopenia, mas as outras linhagens celulares estão normais.

- **Diagnóstico mais provável:** Púrpura trombocitopênica imune (PTI).
- **Melhor tratamento inicial:** Corticosteroides orais.

ANÁLISE

Objetivos

1. Aprender a abordagem clínica às doenças hemorrágicas, especificamente doenças de plaquetas *versus* doenças da coagulação.
2. Saber realizar o diagnóstico diferencial de trombocitopenia, especificamente de PTI em relação a outras doenças de plaquetas, como púrpura trombocitopênica trombótica (PTT), síndrome hemolítico-urêmica (SHU) ou coagulação intravascular disseminada (CIVD).
3. Conhecer o tratamento da PTI.

Considerações

Essa paciente tem sangramento em mucosas, petéquias e trombocitopenia. Ela não apresenta histórico, sintomas ou achados no exame físico de outras doenças sistêmicas, de modo que seu problema parece ser apenas hematológico. A revisão do hemograma é importante para assegurar que outras linhagens celulares (leucócitos e eritrócitos) estejam normais. Se elas estiverem anormais, devem ser consideradas condições como leucemia aguda ou infiltração da medula óssea. Os exames de coagulação (TP e TTP) também estão normais. Se eles estivessem alterados, suspeitaríamos de uma coagulopatia de consumo causadora de trombocitopenia e de uma doença subjacente grave. O nível atual de trombocitopenia não impõe risco de hemorragia espontânea, mas contagens de plaquetas entre 5.000 e 10.000/mm^3 implicariam um risco de sangramento potencialmente fatal.

ABORDAGEM AO
Paciente com sangramento anormal

DEFINIÇÕES

TROMBOCITOPENIA: Contagem de plaquetas < 150.000/mm³.

PÚRPURA TROMBOCITOPÊNICA IMUNE (PTI): Doença hematológica caracterizada pela destruição de plaquetas devido à presença de autoanticorpos antiplaquetas.

PÚRPURA TROMBOCITOPÊNICA TROMBÓTICA (PTT): Síndrome potencialmente fatal, de etiologia incerta, e que se caracteriza pela pêntade de anemia hemolítica microangiopática, trombocitopenia, anormalidades neurológicas, febre e disfunção renal.

SÍNDROME HEMOLÍTICO-URÊMICA (SHU): Síndrome clínica que consiste em insuficiência renal progressiva associada à anemia hemolítica microangiopática e trombocitopenia.

ABORDAGEM CLÍNICA

Uma história cuidadosa é o modo mais eficaz de determinar a presença e o significado de uma doença hemorrágica. Em pacientes com sangramento anormal, os dados mais importantes da história clínica relacionam-se com episódios prévios de sangramento. Deve-se questionar sobre história de sangramento anormal, epistaxe, menorragia, tempo de sangramento prolongado em pequenos ferimentos, sangramento por trauma mínimo, sangramento prolongado ou profuso após extração dentária, sangramento excessivo após cirurgias maiores ou parto, ou após trauma. Sangramento excessivo de mucosas, como de gengiva, sangramento nasal e petéquias são sugestivos de trombocitopenia ou função anormal de plaquetas, como no caso da doença de von Willebrand. Por outro lado, hemartroses, hematomas profundos e sangramento retroperitoneal provavelmente refletem anormalidade grave da coagulação, como hemofilia ou deficiência de fator VIII ou IX.

A trombocitopenia é definida por uma contagem de plaquetas < 150.000/mm³, embora o sangramento espontâneo normalmente ocorra diante de contagens plaquetárias bem menores.

As causas de trombocitopenia podem ser divididas em (1) diminuição da produção de plaquetas, (2) diminuição da sobrevida de plaquetas, (3) sequestro esplênico (hiperesplenismo) e (4) dilucional. **A diminuição da produção de plaquetas** é causada por **anormalidade na medula óssea**, como infiltração por tumores malignos ou mielofibrose, supressão da medula óssea por produtos químicos, drogas, radiação ou vírus. Nesses casos, a trombocitopenia raramente é vista sem anormalidades em outras linhagens celulares. Portanto, quando a **diminuição da produção de plaquetas** é resultado de anormalidade da medula óssea, também são esperadas anormalidades no número de leucócitos e de eritrócitos. A **diminuição da sobrevida de plaquetas** é outra causa de trombocitopenia. Uma trombocitopenia leve pode ser vista na gestação, e uma muito mais significativa aparece na síndrome HELLP (hemólise, elevação de enzimas hepáticas, diminuição de plaquetas). A diminuição da sobrevida das plaquetas pode ser resultado de aumento de sua **destruição imunomediada** desencadeada por medicações, ou por várias infecções, nas doenças autoimunes, como lúpus eritematoso sistêmico (LES), ou por causas incertas, como no caso da PTI. A diminuição da sobrevida das plaquetas também pode ser devida ao **sequestro esplênico** em pacientes com esplenomegalia de causas diversas (p. ex., hipertensão porta, mielofibrose).

PTI: A PTI aguda é mais comum no início da infância, geralmente após infecção de vias aéreas superiores, e geralmente é autolimitada. Em crianças, a PTI em geral melhora espontaneamente em 3 a 6 meses. A **PTI em adultos** tem mais chances de ser insidiosa ou subaguda, com maior incidência em mulheres com idade entre 20 e 40 anos, e costuma persistir por meses ou anos, sendo **incomum a remissão espontânea**. O paciente tem manifestações clínicas de trombocitopenia, como petéquias e sangramento mucoso sem toxicidade sistêmica e sem linfadenopatia nem esplenomegalia, hemograma e leucograma normais, bem como esfregaço de sangue periférico normal, exceto pela trombocitopenia. Os exames laboratoriais concentram-se na busca de causas secundárias de trombocitopenia, como infecção pelo vírus da imunodeficiência humana (HIV), hepatite C, fator antinuclear (FAN) (para LES) e teste de Coombs direto, para avaliar anemia hemolítica autoimune junto com a PTI (síndrome de Evans). O exame da medula óssea costuma ser realizado em pacientes com idade > 60 anos para excluir mielodisplasia e geralmente revela aumento de megacariócitos, com o restante dos achados normais.

Em 80% das crianças acometidas por PTI ocorrem remissões espontâneas dentro de seis semanas, mas a recuperação espontânea em adultos é menos comum. Muitos médicos optam por tratar os pacientes acometidos, especialmente os adultos, com **esteroides orais**, como a prednisona 1 mg/kg. As transfusões de plaquetas geralmente são desnecessárias e devem ser reservadas para as raras situações que ameaçam a vida, pois a sobrevida das plaquetas transfundidas na PTI pode ser de apenas alguns minutos. Costuma-se usar **imunoglobulina intravenosa (IgIV)** quando as contagens de plaquetas são de menos de 10.000/mm^3, sendo usada em conjunto com os esteroides. Como o baço remove as plaquetas ligadas aos anticorpos, os pacientes que não respondem aos esteroides podem ser candidatos à **esplenectomia**. Os pacientes considerados para esplenectomia devem receber imunizações contra microrganismos encapsulados (p. ex., *Pneumococcus*) antes da cirurgia.

Trombocitopenia fármaco-induzida: Quando o paciente tem trombocitopenia, deve-se considerar qualquer fármaco que esteja sendo usado como possível causa. Fármacos que são causas comuns de trombocitopenia incluem bloqueadores H$_2$, quinina e sulfonamidas. Em geral, o diagnóstico é feito por observação clínica da resposta à suspensão do fármaco. A descontinuação da medicação deve levar a uma melhora na contagem de plaquetas dentro de um espaço de tempo compatível com o metabolismo do fármaco, quase sempre dentro de 7 a 10 dias.

Trombocitopenia induzida por heparina (TIH): A TIH é um distúrbio imunomediado, causado pela formação de anticorpos dirigidos contra o complexo heparina-fator IV plaquetário, em que há **queda da contagem de plaquetas normalmente em 5 a 10 dias após o início do uso de heparina, ocorrendo antes se o paciente estiver sensibilizado pelo uso prévio do medicamento.** A TIH pode ter consequências graves. A TIH difere de outras causas de trombocitopenia induzida por fármacos pelo fato de **não estar associada a sangramentos, mas sim à trombose.** Os quatro Ts constituem uma mnemônica útil para lembrar os critérios diagnósticos da TIH:

- **T**rombocitopenia (nadir raramente < 20.000/mm^3).
- **T**empo decorrido até a queda da contagem de plaquetas (normalmente 5 a 10 dias).
- **T**rombose.
- Ou**T**ras causas de trombocitopenia são improváveis.

O diagnóstico depende de suspeita clínica e utilização de um teste Elisa para os anticorpos da TIH. O tratamento inclui a descontinuação da heparina (não se pode trocar de heparina não fracionada para heparina de baixo peso molecular, pois os anticorpos farão reação cruzada) e o uso de um inibidor direto da trombina, como argatrobana ou lepirudina para tratamento da trombose.

A trombocitopenia também pode ser causada por coagulopatia de consumo, sendo a **coagulação intravascular disseminada (CIVD)** a mais comum. A CIVD geralmente é desencadeada por condições subjacentes graves, como sepse bacteriana, doenças malignas (p. ex., leucemia promielocítica aguda), ou por catástrofes obstétricas, como descolamento prematuro de placenta. Qualquer dessas doenças pode expor o sangue a níveis patológicos de fator tecidual, desencadeando geração descontrolada de trombina, com deposição sistêmica de fibrina na microcirculação. A ativação descontrolada da coagulação resulta em consumo de plaquetas e fatores da coagulação, causando sangramento secundário. Os achados laboratoriais incluem trombocitopenia e elevação de TP e TTP (refletindo a coagulopatia de consumo), além de diminuição de fibrinogênio com elevação de produtos de degradação da fibrina e dímeros D (o que reflete a deposição descontrolada de fibrina). Em geral, a causa da CIVD é óbvia, e o tratamento deve ser dirigido para a correção da causa subjacente, bem como para a reposição de plaquetas e de fatores da coagulação se houver sangramento clinicamente evidente.

PTT: Uma doença menos comum, que pode ser confundida com CIVD. Pode ser desencadeada por infecções como HIV, por medicações como clopidogrel, ou pode ser idiopática. Como originalmente descrita, a PTT tem uma pêntade de achados clínicos: **(1) trombocitopenia; (2) anemia hemolítica microangiopática**, com elevação de desidrogenase láctica (LDH) e esquizócitos no sangue periférico; **(3) febre; (4) déficits neurológicos flutuantes com alteração do estado mental e (e) insuficiência renal.** Os pacientes podem estar agudamente doentes, e o diagnóstico de CIVD pode ser um desafio, exceto pelo fato de que o TP e o TTP estão geralmente normais na PTT, mas elevados na CIVD. A plasmaférese é o tratamento-padrão e tem reduzido muito a mortalidade em relação a essa doença. O Quadro 58.1 compara CIVD, PTT e PTI.

SHU: A manifestação dessa síndrome é bastante semelhante à PTT, com insuficiência renal aguda, anemia hemolítica microangiopática e trombocitopenia. Clinicamente, pode parecer uma "PTT limitada ao rim", porém os mecanismos patogênicos e o tratamento são diferentes dos da PTT. A SHU ocorre com maior frequência em crianças, após uma doença diarreica, muitas vezes produzida pela cepa hemorrágica O157:H7 de *E coli*. O tratamento é de suporte, e a troca de plasma comprovadamente não tem utilidade em casos de SHU.

Quadro 58.1 • Comparação de CIVD, PTT e PTI

	Etiologia	Evolução clínica	Tratamento
Coagulação intravascular disseminada (CIVD)	Secundária a algum outro processo: sepse, trauma, metástases, causas obstétricas.	Pode ter evolução relativamente leve e indolente ou ser um processo grave potencialmente fatal; coagulação continuada e fibrinólise podem causar trombose ou hemorragia; o consumo de fatores da coagulação é observado como prolongamento de TP e TTP.	Tratamento dirigido para a causa subjacente. Não há tratamento específico comprovado para o problema de coagulação: se houver sangramento, repor fatores e fibrinogênio com plasma fresco congelado ou crioprecipitado; se houver coagulação, considerar anticoagulação com heparina.
Púrpura trombocitopênica trombótica (PTT)	Múltiplas causas, muitas aparentemente triviais: fármacos/infecção levam à lesão endotelial e à liberação de fator de von Willebrand, desencadeando formação de trombos microvasculares.	Pode se apresentar com o paciente com aparência de septicemia, com febre, alteração do estado mental, trombocitopenia, anemia hemolítica microangiopática e lesão renal. TP e TTP normais. Mortalidade de vida principalmente ao envolvimento do SNC.	Plasmaférese (retirada do vWF em excesso/anormal), a maioria dos pacientes se recupera. Corticosteroides.
Púrpura trombocitopênica imune (PTI)	Anticorpo antiplaqueta que causa destruição de plaquetas.	Crianças: após doença viral com resolução; em adultos, evolução mais indolente com progressão e raramente resolução espontânea. Trombocitopenia isolada, TP e TTP normais.	Corticosteroides orais; Imunoglobulina intravenosa (IVIg); esplenectomia para casos refratários.

Doença de von Willebrand: Os pacientes com **doença de von Willebrand clinicamente** têm alteração na hemostasia primária (isto é, petéquias, sangramento de pele com trauma mínimo, sangramento em mucosas e menorragia), contagem de plaquetas normal e, todavia, função plaquetária anormal. A doença de von Willebrand é o **distúrbio hemorrágico hereditário mais comum.**

Pode ocorrer em até 1 em cada 1.000 indivíduos. É uma **doença autossômica dominante** que costuma não ser reconhecida por causa dos sintomas hemorrágicos relativamente leves ou porque o sangramento excessivo é atribuído a outras causas, como a menorragia atribuída a miomas uterinos. O fator de von Willebrand (vWF) é uma proteína multimérica complexa grande que tem duas funções principais: permitir a adesão plaquetária ao endotélio em locais de lesão vascular e carrear o fator VIII da coagulação, que estabiliza a molécula. A doença de von Willebrand é um grupo heterogêneo de distúrbios, mas um achado comum é a **deficiência na quantidade ou na função do fator de von Willebrand**. Os achados clínicos são aqueles dos defeitos hemostáticos primários discutidos anteriormente. Os achados laboratoriais típicos são níveis reduzidos e atividade reduzida do vWF, a qual é medida pelo ensaio do cofator ristocetina, além de atividade reduzida do fator VIII. A contagem de plaquetas costuma ser normal, o tempo de sangramento está aumentado e o TTP pode ou não estar prolongado. O tratamento é feito com **acetato de desmopressina (DDAVP)**, que causa liberação do vWF de depósitos endoteliais, ou com o uso de concentrado de fator VIII, que contém grandes quantidades de vWF.

QUESTÕES DE COMPREENSÃO

58.1 Mulher de 28 anos queixa-se de sangramento excessivo nas gengivas e tem petéquias. O hemograma mostra contagem plaquetária de 22.000/mm³, com hemoglobina de 8,9 g/dL e contagem de leucócitos de 87.000/mm³. Qual das seguintes é a etiologia mais provável para a baixa contagem de plaquetas?

A. Púrpura trombocitopênica imune.
B. Lúpus eritematoso sistêmico.
C. Trombocitopenia induzida por fármaco.
D. Leucemia aguda.

58.2 Homem de 50 anos vem sendo tratado para artrite reumatoide há muitos anos. Atualmente está tomando corticosteroides. Ao exame, ele tem estigmas de artrite reumatoide e alguma plenitude na região superior esquerda do abdome. A contagem de plaquetas é levemente baixa, com 105.000/mm³. A contagem de leucócitos é de 3.100/mm³ com neutropenia, e a Hb é de 9 g/dL. Qual das seguintes é a etiologia mais provável da trombocitopenia?

A. Induzida por esteroides.
B. Sequestro esplênico.
C. Destruição autoimune.
D. Tratamento prévio com ouro.

58.3 Mulher de 30 anos com PTI toma doses máximas de corticosteroides e ainda tem contagem de plaquetas de 20.000/mm^3 e frequentes episódios de sangramento. Qual dos seguintes tratamentos ela deve receber antes da esplenectomia?
  A. Transfusão de leucócitos lavados.
  B. Interferon intravenoso.
  C. Vacina antipneumocócica.
  D. Radioterapia da medula óssea.

58.4 Homem de 65 anos tem válvula cardíaca artificial e é internado para cirurgia de prótese de joelho e tratado com heparina IV para anticoagulação antes do procedimento. Ele bebe um copo de vinho no fim de semana e tem diagnóstico de osteoartrite, para a qual toma paracetamol. A contagem de plaquetas era normal, mas agora é de 32.000/mm^3. Qual das seguintes é a causa mais provável da trombocitopenia?
  A. Válvula cardíaca artificial.
  B. Ingesta de álcool.
  C. Paracetamol.
  D. Heparina.

RESPOSTAS

58.1 **D.** A trombocitopenia é vista com outras anormalidades hematológicas, a mais importante sendo a contagem muito alta de leucócitos, sugerindo leucemia aguda.

58.2 **B.** Esse paciente com artrite reumatoide provavelmente tem esplenomegalia, também conhecida como síndrome de Felty. A esplenomegalia de qualquer etiologia pode causar sequestro de plaquetas, levando à trombocitopenia.

58.3 **C.** Os pacientes submetidos à esplenectomia têm risco de infecções por microrganismos encapsulados, como *Streptococcus pneumoniae*, e, assim, devem receber vacina antipneumocócica. Ela geralmente é administrada duas semanas antes da esplenectomia, de modo que o baço possa ajudar na formação de uma resposta imune melhor.

58.4 **D.** O paciente provavelmente tem trombocitopenia induzida por heparina, a qual pode ser confirmada pelo teste de anticorpos para TIH. O tratamento é a suspensão da heparina.

DICAS CLÍNICAS

▶ As doenças da hemostasia primária (trombocitopenia ou doença de von Willebrand) são caracterizadas por sangramento em mucosas e petéquias ou equimoses superficiais.
▶ As doenças da hemostasia secundária (deficiências de fatores de coagulação, como hemofilia) geralmente são caracterizadas por equimoses superficiais, bem como por hematomas profundos e hemartroses.
▶ A PTI é um diagnóstico de exclusão. Os pacientes têm trombocitopenia isolada (sem anormalidades de eritrócitos e de leucócitos), nenhuma causa secundária aparente, como LES, HIV ou trombocitopenia induzida por fármacos, e número normal ou aumentado de megacariócitos na medula óssea.
▶ A hemorragia espontânea pode ocorrer com contagem de plaquetas abaixo de 10.000/mm^3.
▶ A transfusão de plaquetas na PTI costuma ser ineficaz e somente usada quando há sangramento intenso potencialmente fatal.
▶ Os corticosteroides são o tratamento inicial da PTI. Os pacientes com doença mais grave podem ser tratados com IgIV; os casos crônicos refratários são tratados com esplenectomia.

REFERÊNCIAS

Cines DB, Blanchette VS. Immune thrombocytopenic purpura. *N Engl J Med.* 2002; 346:995-1008.

George JN, Raskob GE, Shah SR, et al. Drug-induced thrombocytopenia: a systematic review of published case reports. *Ann Intern Med.* 1998;129:886-890.

Konkle BA. Bleeding and thrombosis. In: Longo DL, Fauci AS, Kasper DL, et al., eds., *Harrison's Principles of Internal Medicine*, 18th ed. New York, NY: McGraw-Hill; 2012:457-464.

Konkle BA. Disorders of platelets and vessel wall. In: Longo DL, Fauci AS, Kasper DL, et al., eds., *Harrison's Principles of Internal Medicine*, 18th ed. New York, NY: McGraw-Hill; 2012:965-973.

CASO 59

Um homem de 65 anos apresenta hipertrofia benigna da próstata e tem tido dificuldade para urinar. Isso o levou a procurar o urologista para se submeter a uma avaliação para ressecção transuretral da próstata. Como parte da avaliação pré-operatória de rotina, foi obtido um hemograma completo que, por sua vez, resultou anormal. O procedimento foi cancelado e ele foi encaminhado à clínica de medicina interna para passar por uma avaliação adicional.

Exceto pelos sintomas prostáticos, o paciente é assintomático. Não apresentou febre recentemente, calafrio, suores noturnos, artralgia nem mialgia. Seu apetite está normal e o peso se manteve estável. Seu nível de atividade física é moderado e ele pratica golfe regularmente. O paciente não notou fadiga nem dispneia ao esforço.

Ao exame, ele está afebril e normotenso. Suas conjuntivas estão anictéricas. Não há palidez na pele nem na mucosa oral. O tórax está limpo à ausculta e o coração está regular, sem nenhum tipo de murmúrio. Ao exame abdominal, o fígado parece normal em toda a sua extensão e o baço não é palpável. Ele não apresenta nenhum tipo de adenopatia inguinal, axilar ou cervical palpável.

Os exames laboratoriais mostraram os seguintes resultados: leucograma de 56.000, contendo 90% de linfócitos maduros e 10% de neutrófilos; hemoglobina igual a 14,8 g/dL; hematócrito de 45% e contagem plaquetária igual a 189.000. Os exames laboratoriais de eletrólitos, creatinina e transaminases estão dentro dos limites normais.

▶ Qual é o diagnóstico mais provável?
▶ Qual deve ser o próximo passo?

RESPOSTAS PARA O CASO 59
Linfocitose/LLC

Resumo: Um homem de 65 anos apresentando bom estado de saúde geral foi incidentalmente diagnosticado com linfocitose marcante (50.000/μL) em um exame laboratorial de rotina. Recentemente, ele não teve febre nem outros sintomas de infecção. O paciente é assintomático e está normal ao exame físico, sem nenhum tipo de palidez, petéquias, adenopatia periférica ou esplenomegalia. No leucograma, sua contagem de linfócitos está elevada, porém as outras linhagens celulares estão normais.

- **Diagnóstico mais provável:** Leucemia linfocítica crônica (LLC).
- **Próximo passo:** A análise por citometria de fluxo do sangue periférico mostrou a existência de uma população de células B monoclonais e confirmou o diagnóstico.

ANÁLISE

Objetivos

1. Ser capaz de avaliar um paciente com leucocitose, a fim de distinguir as formas aguda e crônica de leucemia, bem como as causas não malignas de leucocitose.
2. Conhecer os critérios diagnósticos e o sistema de estadiamento para LLC.
3. Familiarizar-se com as principais complicações da LLC.

Considerações

Em um paciente com leucocitose marcante, a primeira consideração é tentar distinguir entre as causas malignas e não malignas (geralmente infecciosas) da contagem elevada de leucócitos. Esse paciente está afebril e não apresenta nenhum dos sintomas de infecção, por isso as causas infecciosas são improváveis. Como ele é essencialmente assintomático e não tem anemia nem trombocitopenia, a hipótese de leucemia aguda também é improvável. As próximas etapas seriam confirmar o diagnóstico de LLC por meio da análise de citometria de fluxo do sangue periférico, com o objetivo de comprovar que a linfocitose se deve à proliferação monoclonal e, em seguida, estadiar a doença para que seja possível fornecer aconselhamento ao paciente com relação às decisões sobre o tratamento.

ABORDAGEM À
Linfocitose

DEFINIÇÕES

LEUCEMIA LINFOCÍTICA CRÔNICA (LLC): Número aumentado de linfócitos maduros circulantes (em geral > 10.000/μL), que são células B *monoclonais* com expressão do antígeno CD5.

LINFOMA LINFOCÍTICO PEQUENO (LLP): Malignidade de linfócitos B maduros, cuja origem é *monoclonal*. Sinônimo de LLC, é considerado a mesma doença, porém em estágios diferentes. Quando a manifestação clínica é a linfadenopatia sem linfocitose periférica (< 5.000/μL), a doença é denominada LLP.

REAÇÃO LEUCEMOIDE: Leucocitose com neutrofilia e leucograma > 30.000-50.000/μL, com neutrófilos imaturos (mielócitos, metamielócitos, pró-mielócitos), que não são monoclonais.

ABORDAGEM CLÍNICA

Em pacientes que apresentam leucograma significativamente elevado, um problema clínico comum consiste em diferenciar entre malignidade hematológica e leucocitose reativa em resposta à inflamação ou infecção.

Quando no leucograma elevado predominam as células mieloides, o diagnóstico diferencial normalmente considera as hipóteses de **reação leucemoide e leucemia mieloide crônica (LMC)**. Em pacientes com reação leucemoide, o esfregaço periférico pode mostrar a presença de mielócitos, metamielócitos, pró-mielócitos e, às vezes, mieloblastos. Os níveis de **fosfatase alcalina leucocitária (FAL) estão elevados na reação leucemoide**, ao contrário do observado na LMC. As reações leucemoides em si não são perigosas, mas, em geral, representam uma resposta a uma condição patológica subjacente significativa.

Os pacientes com **LMC** normalmente apresentam contagem de leucócitos elevada, com aumento do número de granulócitos maduros e imaturos, basofilia, além de uma possível anemia normocítica branda e contagem de plaquetas aumentada. Os pacientes com trombocitopenia ou anemia significativa devem ser avaliados quanto a um diagnóstico alternativo. No momento do diagnóstico, muitos pacientes com LMC estão assintomáticos ou podem apresentar sintomas leves inespecíficos (p. ex., fadiga), como também podem relatar algum desconforto abdominal ou saciedade inicial em decorrência de esplenomegalia. Havendo suspeita de LMC, o exame diagnóstico de escolha é o ensaio para detecção da translocação **t(9;22) do cromossomo Philadelphia,** por citogenética ou por hibridização *in situ* fluorescente (FISH), ou a reação em cadeia da polimerase (PCR) para detecção do **gene de fusão BCR-ABL**, que codifica uma tirosino quinase constitutivamente ativa. Essa desregulação da atividade da tirosino quinase faz parte da patogênese da LMC. O tratamento inicial dos pacientes durante a fase crônica estável geralmente é feito com um agente alvo-dirigido, o **imatinibe**. Esse fármaco é um inibidor de tirosino quinase (TKI) que bloqueia a transdução de sinal mediada por BCR-ABL e induz apoptose nas células em que há expressão da proteína BCR-ABL.

Em contraste com a manifestação assintomática ou subaguda dos pacientes com LMC, os pacientes com **leucemia aguda** apresentam **leucocitose marcante, porém acompanhada de anemia e trombocitopenia ou pancitopenia.** Os sintomas podem ser fraqueza, fatigabilidade fácil e dispneia decorrente de anemia, infecções devido à neutropenia ou ainda sintomas hemorrágicos, como sangramento gengival, epistaxe ou menorragia. Ocasionalmente, os pacientes apresentam uma massa tumoral extramedular, secundária ao acúmulo de células blásticas. Os pacientes com **hiperleucocitose** (leucograma > 50.000-100.000/mm^3) podem desenvolver **leucostase**, que constitui o estado sintomático produzido pela isquemia microvascular decorrente da presença de tampões de leucócitos; em geral, produz desconforto respiratório ou neurológica e é considerada uma emergência médica. O diagnóstico de **leucemia mieloide aguda (LMA)** é estabelecido pelo **exame de biópsia de medula óssea**, empregando análise morfológica, citogenética e molecular. O tratamento inicial consiste na estabilização e instituição de um tratamento de suporte, em caso de pacientes com doença aguda. O tratamento com **quimioterapia indutiva** é uma tentativa de alcançar a remissão completa (RC).

Linfocitose

O contexto clínico que mais comumente envolve uma contagem de leucócitos elevada é o paciente com **linfocitose**. Para determinar se há linfocitose, é preciso determinar a contagem absoluta de linfócitos (CAL), que é igual ao produto da contagem de leucócitos total pela fração de linfócitos determinada na contagem de leucócitos diferencial: CAL = contagem de leucócitos total (células/µL) × % linfócitos ÷ 100.
A linfocitose está presente se CAL > 4.000/µL.
As causas de linfocitose estão listadas no Quadro 59.1.

A linfocitose é mais frequentemente encontrada nas **infecções virais** e apenas em raros casos de infecção bacteriana, exceto na **coqueluche**. A coqueluche, muitas vezes, está associada a uma CAL de 20.000 a 30.000/µL. Os linfócitos são pequenos e maduros, sendo vistos no esfregaço de sangue periférico. Outras infecções que também podem causar linfocitose são a toxoplasmose, brucelose e, às vezes, sífilis. A infecção viral mais comumente associada à linfocitose é a infecção pelo **vírus Epstein-Barr (EBV)**. A síndrome clínica de mononucleose infecciosa causada pelo EBV, entre as outras infecções virais listadas, caracteriza-se por febre e linfadenopatia, além de poder produzir linfócitos reativos maiores (**linfocitose atípica**).

Leucemia linfocítica crônica

A LLC/LLP é um distúrbio indolente, caracterizado pela proliferação monoclonal de linfócitos B maduros que expressam o antígeno CD5. Pode manifestar-se como

Quadro 59.1 • Causas de linfocitose	
Viral	Mononucleose infecciosa (vírus Epstein-Barr) Síndrome da mononucleose (citomegalovírus, adenovírus de tipo 12, herpes vírus 6) Vírus da imunodeficiência humana-1(HIV-1) Caxumba, catapora, influenza, hepatite, rubéola, roséola Enterovírus, inclusive o poliovírus
Bacteriana	Coqueluche Tuberculose, brucelose, sífilis
Protozoárica	Toxoplasmose
Parasítica	Babesiose
Imunomediada	Fármaco-induzida Doença do soro Artrite reumatoide Timoma
Endócrina	Hipertireoidismo

leucemia ou linfoma, dependendo de o achado predominante ser a linfocitose ou uma linfadenopatia. Os pacientes com LLC ou LLP costumam ser assintomáticos e são descobertos de modo incidental com linfocitose ou adenopatia indolor, respectivamente. Ao exame do esfregaço de sangue periférico de pacientes com LLC, observa-se um número aumentado de linfócitos pequenos e bem-diferenciados, que são frágeis e frequentemente vistos como células quebradas ou **"células-fantasma"**. O diagnóstico de LLC é confirmado por uma análise de **citometria de fluxo do sangue periférico que demonstre a presença de uma população de células B monoclonais apresentando expressão aberrante de um antígeno da célula T (CD5).**

A LLC, em geral, é uma doença indolente, mas seu prognóstico é muito variável e as taxas de sobrevida desde o momento do diagnóstico inicial variam de 2 a 12 anos. O prognóstico depende do estágio da doença, sendo que um sistema de estadiamento comumente usado é o sistema de Rai. Esse sistema parte do princípio de que há um aumento gradual e progressivo da carga corporal de linfócitos leucêmicos, começando no sangue e na medula óssea (linfocitose), com envolvimento progressivo dos linfonodos (linfadenopatia), baço e fígado (organomegalia) e eventual comprometimento da função da medula óssea (anemia e trombocitopenia). O tempo de sobrevida, em média, varia de 12 anos no estágio 0 a 6 a 8 anos no estágio I/II e a 2 anos no estágio III/IV (Quadro 59.2).

Os pacientes com LLC apresentam desequilíbrio dos subgrupos de linfócitos e podem desenvolver respostas imunes alteradas, tais como **anemia hemolítica autoimune (AHA)** e **trombocitopenia autoimune**, bem como infecções bacterianas e virais recorrentes. Em um pequeno percentual dos casos, a LLC pode **transformar-se num linfoma de células grandes agressivo (síndrome de Richter)**, caracterizado por

Quadro 59.2 • Estadiamento de Rai da LLC		
Risco	Estágio	Descrição
Baixo	0	Linfocitose no sangue ou na medula óssea
Intermediário	I II	Linfocitose + linfadenopatia Linfocitose + fígado ou baço aumentado +/– linfadenopatia
Alto	III IV	Linfocitose + anemia +/– linfadenopatia, fígado ou baço aumentado Linfocitose + trombocitopenia +/– anemia ou fígado ou baço aumentado ou linfadenopatia

sintomas constitutivos (febre, suores noturnos), linfadenopatia progressiva e, muitas vezes, envolvimento extranodal (p. ex., fígado).

A LLC é considerada uma doença incurável e muitos pacientes, a princípio, dispensam o tratamento. Esse normalmente é indicado para os casos em que o paciente desenvolve qualquer um dos seguintes sintomas: pancitopenia, AHA, trombocitopenia autoimune, esplenomegalia, adenopatia volumosa sintomática ou síndrome de Richter.

QUESTÕES DE COMPREENSÃO

59.1 Um homem de 21 anos tem história de duas semanas de febre baixa, tosse leve, mal-estar e mialgias. Ao exame físico, constatou-se que seus linfonodos cervicais posteriores estavam aumentados e que havia uma significativa esplenomegalia. O hemograma apontou uma linfocitose com CAL de 10.000/µL, níveis de hemoglobina e contagem de plaquetas normais. O esfregaço de sangue periférico mostra a presença de grandes linfócitos atípicos. Qual é o diagnóstico mais provável?

A. LLA
B. LLC
C. Infecção aguda por HIV
D. Infecção por EBV
E. Coqueluche

59.2 Qual das seguintes afirmativas sobre LMC é verdadeira?

A. O esfregaço de sangue periférico mostra uma contagem de leucócitos elevada, com presença de granulócitos maduros e imaturos, granulação tóxica e escore LAP alto.
B. Costuma manifestar-se inicialmente com esplenomegalia, anemia e trombocitopenia.
C. As translocações cromossômicas, mais frequentemente a t(9;22), são encontradas em 90 a 95% dos pacientes.
D. É uma doença indolente e deve ser monitorada sem tratamento, até os pacientes entrarem na fase acelerada ou blástica.

59.3 Uma mulher de 75 anos, diagnosticada com LLC em estágio 0 há 1 ano e sob monitoramento sem tratamento, queixa-se de fadiga e dispneia. Ela não apresenta adenopatia ou esplenomegalia palpável, nem erupções ou artrite, e seu hemograma mostra uma CAL de 11.000/μL, com níveis de hemoglobina em 6,8 mg/dL e contagem de plaquetas igual a 127.000/μL. Qual é o exame diagnóstico mais adequado?

   A. Teste de antiglobulina direto (Coombs)
   B. Fator antinuclear
   C. Biópsia de medula óssea
   D. Teste de aloanticorpo de Lewis

RESPOSTAS

59.1 **D.** A manifestação clínica de febre, mal-estar, adenopatia e esplenomegalia é consistente com um caso de mononucleose infecciosa que, por sua vez, está mais frequentemente associada à infecção pelo EBV, embora também possa ser causada pela infecção pelo citomegalovírus (CMV), entre outras infecções virais. A ausência de citopenias torna a hipótese de LLA improvável. A linfocitose observada na LLC e na coqueluche consiste em linfócitos pequenos e maduros. A infecção aguda por HIV pode manifestar-se de modo similar à mononucleose, mas não causa a típica esplenomegalia maciça.

59.2 **C.** O diagnóstico definitivo de LMC é estabelecido pela demonstração da presença do cromossomo Philadelphia ou da translocação t(9;22) subjacente, o gene da fusão ou mRNA do produto da fusão BCR-ABL-1, que está presente em quase todos os pacientes. A granulação tóxica e o escore LAP elevado são característicos da reação leucemoide. A esplenomegalia é comum na LMC, mas as citopenias significativas estão ausentes. Antes da disponibilização do imatinibe e outros TKIs, a sobrevida média na LMC era de quatro anos, com progressão para a fase blástica (leucêmica aguda) e morte. O imatinibe e os demais TKIs são indicados como tratamento inicial para pacientes em fase crônica, tendo como metas alcançar a remissão e prevenir a evolução da doença.

59.3 **A.** O diagnóstico mais provável é o de AHA, que pode ser confirmado pela detecção de anticorpos e/ou componentes do complemento na superfície das hemácias, normalmente pelo teste de antiglobulina direto (Coombs). A AHA é uma complicação comum da LLC. O uso de fator antinuclear no rastreamento do lúpus eritematoso sistêmico (LES) está associado a uma baixa probabilidade em mulheres nessa faixa etária, na ausência de outros achados clínicos indicativos de LES. Deve ser considerada a obtenção de uma biópsia de medula óssea para avaliação da falha da medula óssea decorrente de LLC, contudo, uma rápida progressão para o estágio III/IV seria improvável. Os aloanticorpos de Lewis não possuem significado clínico.

DICAS CLÍNICAS

▶ A baixa concentração de LAP e a presença de basofilia são observadas na LMC e ajudam a distingui-la da reação leucemoide (LAP elevada).
▶ O gene da fusão BCR-ABL presente na translocação t(9;22) no cromossomo Philadephia produz uma tirosino quinase desregulada que está implicada na patogênese da LMC e é o alvo da terapia.
▶ As leucemias agudas manifestam-se com sintomas decorrentes de anemia sintomática, sangramento secundário a trombocitopenias, infecção consequente à neutropenia, ou manifestam-se com a hiperleucocitose e síndrome do sistema nervoso central ou isquemia microvascular pulmonar.
▶ A LLC/LLP é uma doença indolente, caracterizada pela proliferação monoclonal de linfócitos B maduros que expressam o antígeno CD5. Em geral, manifesta-se como uma linfocitose assintomática ou linfadenopatia indolor.
▶ As complicações da LLC incluem a AHA ou a trombocitopenia autoimune, infecções recorrente secundárias à disfunção imune ou transformação em linfoma de células grandes mais agressivo.

REFERÊNCIAS

Longo DL. Malignancies of lymphoid cells. In: Longo DL, Fauci AS, Kasper DL, et al., eds., *Harrison's Principles of Internal Medicine.* 178th ed. New York, NY: McGraw-Hill; 2008: 2710-27232012:919-935.

Tsimberidou AM, Wen S, O'Brien S, et al. Assessment of chronic lymphocytic leukemia and small lymphocytic lymphoma by absolute lymphocyte counts in 2,126 patients: 20 years of experience at the University of Texas M.D. Anderson Cancer Center. *J Clin Oncol.* 2007;25(29):4648.

Wetzler M, Marcucci G, Bloomfield CD. Acute and chronic myeloid leukemia. In: Longo DL, Fauci AS, Kasper DL, et al., eds. *Harrison's Principles of Internal Medicine.* 18th ed. New York, NY: McGraw-Hill; 2012:905-918.

CASO 60

Operária hispânica de 42 anos queixa-se de tonturas. Quando interrogada para descrever o que significa "tontura," relata sensação de movimento, mesmo quando está parada. Na primeira vez que isso aconteceu, também sentiu um pouco de náusea, mas não vomitou. Desde então, ela não teve náusea. No serviço, tem que olhar para baixo para dobrar roupas saindo da linha, e a tontura ocorre se olhar para baixo muito rapidamente. Essa tontura dura somente cerca de 1 minuto, mas perturba o trabalho. Os sintomas também ocorrem quando ela está deitada e rola na cama. Não tem antecedentes médicos ou história familiar relacionados. Ao exame, os sinais vitais, o coração, os pulmões e o aparelho digestivo são normais. As pupilas são isocóricas, redondas e reativas à luz e à acomodação. Os movimentos extraoculares são normais e não há nistagmo. O exame dos nervos cranianos é normal. Força muscular, reflexos profundos e marcha são normais.

▶ Qual é seu diagnóstico?
▶ Qual é o melhor tratamento?

RESPOSTAS PARA O CASO 60
Tontura/Vertigem posicional benigna

Resumo: Mulher de 42 anos de idade, previamente sadia, tem vertigem posicional intermitente e exame físico normal.

- **Diagnóstico mais provável:** Vertigem posicional benigna.
- **Melhor tratamento:** Manobra para desalojar os otólitos soltos do canal semicircular, que pode ser feita no consultório, ou medicamentos, como meclizina, podem ser prescritos para tratar os sintomas. Nos sintomas intensos, diazepam ou adesivos de escopolamina transdérmica podem ser prescritos.

ANÁLISE
Objetivos

1. Compreender como classificar os tipos de tontura.
2. Distinguir vertigem posicional "benigna" de causas centrais mais graves de vertigem.
3. Reconhecer os sintomas e sinais relacionados com vertigem posicional.
4. Compreender as opções de tratamento para vertigem.

Considerações

Essa mulher de 42 anos previamente sadia se queixa de "tontura" aguda, especialmente quando movimenta a cabeça rapidamente. Em questionamento posterior, o sintoma de vertigem é estabelecido, isto é, a sensação de movimento quando está parada. Ela não tem sintomas neurológicos, como disfunção de nervos cranianos, cefaleia ou história de traumatismo craniano. O exame neurológico normal também sugere um processo benigno. Provavelmente a paciente tenha vertigem posicional benigna, que é a causa mais comum de vertigem aguda. A fisiopatologia provavelmente são fragmentos nos canais semicirculares da orelha média. Medicamentos anticolinérgicos e manobras posturais com frequência são úteis no tratamento.

ABORDAGEM À
Tontura e vertigem

DEFINIÇÕES

VERTIGEM POSICIONAL BENIGNA: A causa mais comum de vertigem é causada por fragmentos nos canais semicirculares da orelha interna.

MANOBRA DE DIX-HALLPIKE: Manobra postural usada para diagnóstico de vertigem posicional paroxística benigna.

VERTIGEM: Sensação ilusória de movimento ou de giro. A **vertigem periférica** é causada pelo aparelho labiríntico ou pelo nervo vestibular, e a **vertigem central** é causada por lesões no tronco cerebral ou no cerebelo (Quadro 60.1).

ABORDAGEM CLÍNICA

A queixa de tontura é um dos motivos mais comuns de procura de atendimento médico e uma das razões mais comuns para o clínico levantar as mãos em exasperação por causa da imprecisão da queixa. "Tontura" é uma palavra que pode compreender uma miríade de sintomas, incluindo sensação de desmaio iminente, vertigem, "sentir-se mal" até instabilidade na marcha. **O primeiro passo na avaliação de pacientes com essa queixa é fazer perguntas em aberto sobre a sensação ("O que você quer dizer com tontura?")** e ouvir a história do paciente. Fazer perguntas dirigidas ("Você tem sensação de que o quarto está girando?") pode levar à via diagnóstica errada. **A maioria dos pacientes que se queixam de tontura tem um sintoma distinto que pode ser elucidado pela história ou pelo exame físico: pré-síncope, desequilíbrio ou vertigem.**

Pré-síncope é a sensação associada com quase desmaio. Os pacientes podem descrever sensação de desmaio iminente, de esmaecimento da visão ou de estar "quase apagando". Essa sensação normalmente é rápida, durando de segundos a minutos e melhora espontaneamente. As causas desse sintoma são as mesmas da síncope: na maioria, crises vasovagais, hipotensão ortostática ou arritmias cardíacas. A avaliação desses pacientes é a mesma dos pacientes com síncope (ver Caso 15).

Desequilíbrio é sensação de perda de equilíbrio, geralmente ao andar. É uma afecção multifatorial, comumente vista em idosos com diminuição da visão, neuropatia periférica, diminuição da propriocepção e distúrbios musculoesqueléticos, causando instabilidade na marcha. Também pode ser um dos sintomas de pacientes

Quadro 60.1 • Comparação entre causas de vertigem centrais e periféricas

	Etiologia periférica	Etiologia central
Duração da vertigem	Intermitente (minutos, horas), mas recidivante	Crônica
Associação com zumbido, perda de audição	Frequentemente presente	Geralmente ausente
Outros déficits neurológicos (paralisia de nervos cranianos, disartria, fraqueza de membros)	Ausentes	Frequentemente presente

com distúrbios primários dos movimentos, como parkinsonismo. Esses sintomas podem ser exacerbados por medicamentos, particularmente nos idosos; exemplos incluem anti-hipertensivos, antidepressivos e anticolinérgicos, que podem causar hipotensão ortostática ou tontura como efeito colateral.

Vertigem é a sensação ilusória de movimento ou giro e geralmente surge de lesão do sistema vestibular. Nosso sistema de orientação espacial tem três componentes primários. Na orelha interna, os **canais semicirculares** transmitem aceleração angular, e os órgãos otólitos percebem a aceleração linear. Esses sistemas enviam informações por meio de projeções ao cerebelo, à medula espinal, ao córtex cerebral e aos nervos cranianos III, IV e VI. O **reflexo oculovestibular** mantém a estabilidade visual durante os movimentos da cabeça por meio desses mesmos nervos cranianos, assim como de projeções por meio do fascículo longitudinal medial. A integração da orelha interna, do cérebro e dos olhos é a origem do **nistagmo** observado em pacientes durante crises de vertigem. É a assimetria ou discordância entre os estímulos vestibulares oriundos dos dois labirintos ou de suas vias centrais que causa a sensação de vertigem. A vertigem fisiológica inclui o enjoo ao movimento e a sensação de movimento que pode ocorrer quando se assiste a filmes.

Vertigem patológica ocorre quando há lesão em um desses sistemas. A primeira tarefa na avaliação do paciente com vertigem é tentar distinguir causas **periféricas** (labirinto ou nervo vestibular) de causas **centrais** (tronco cerebral ou cerebelo) de vertigem. **Causas centrais, como hemorragia ou infarto cerebelar, podem ameaçar imediatamente a vida ou significar doença subjacente grave e exigem investigação urgente.** As causas periféricas normalmente representam doenças menos graves e podem ser tratadas confortavelmente no ambulatório. Assim, a presença de outras anormalidades neurológicas e de cefaleia e evidências de aumento de pressão intracraniana são fundamentais e devem ter avaliação imediata!

O tipo mais comum de vertigem é chamado **vertigem posicional paroxística "benigna" (VPPB)**, embora os sintomas estejam longe de ser benignos. Em geral, esse tipo de vertigem é precipitado por mudanças na posição da cabeça, como rolar na cama, curvar-se ou olhar para cima. Os pacientes podem não ter todos os sintomas típicos ao mesmo tempo; no entanto, a primeira crise geralmente é abrupta e acompanhada de náusea. Os episódios subsequentes podem ser menos intensos. Supõe-se que a VPPB seja causada por fragmentos soltos flutuantes nos canais semicirculares que aumentam a descarga neurológica do sistema vestibular nesse lado.

Nistagmo durante episódios de vertigem é característico de VPPB. Para confirmação do diagnóstico de VPPB no consultório, pode-se fazer a **manobra de Dix-Hallpike** (Figura 60.1) para desencadear nistagmo e vertigem. Os pacientes viram a cabeça para o examinador e deitam rapidamente com a cabeça um pouco abaixo do corpo. Os olhos são mantidos abertos. O nistagmo típico é uma mistura de movimentos oculares rotatórios e verticais. Há um retardo de 5 a 10 segundos para ocorrência do nistagmo, que é acompanhado pela sensação de vertigem. **Teste de Dix-Hallpike** positivo, juntamente com ausência de outros achados otológicos e neurológicos, torna muito provável o diagnóstico de VPPB.

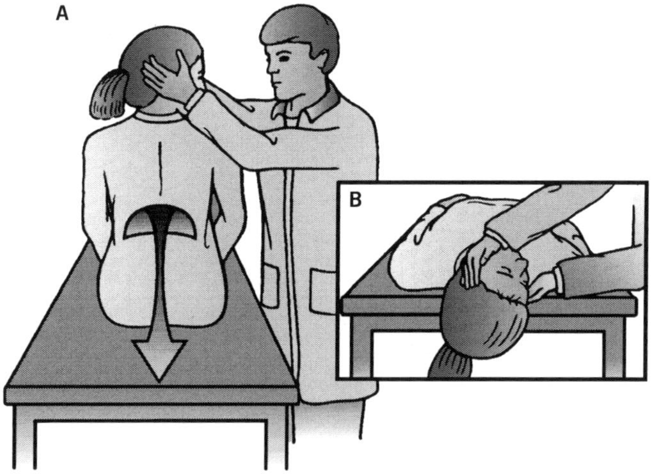

Figura 60.1 Manobra de Dix-Hallpike. O clínico segura a cabeça do paciente e o move rapidamente da posição sentada para uma posição com a cabeça pendente, primeiro com a cabeça para um lado e depois para o outro lado. Indivíduos com vertigem posicional benigna apresentam nistagmo depois de alguns segundos.

A VPPB é uma doença autolimitada que pode recidivar em alguma época no futuro do paciente. Agentes anticolinérgicos, como meclizina ou difenidramina, e benzodiazepínicos podem ajudar na diminuição dos sintomas. Alternativamente, podem ser tentadas manobras posturais no consultório para deslocar o otólito do canal semicircular de volta para o utrículo ou o sáculo, como as **manobras de Epley** (Figura 60.2). O Quadro 60.2 relaciona outras causas de vertigem e o quadro clínico.

Outras causas de vertigem periférica incluem a doença de Ménière e o neuroma acústico. A **doença de Ménière** é causada pelo excesso de líquido endolinfático idiopático. Os pacientes podem apresentar episódios de vertigem com duração de vários minutos a horas, normalmente associados a um zumbido unilateral, perda auditiva e repleção da orelha. Esses pacientes costumam ter perda auditiva sensorioneural de baixa frequência à audiometria. O tratamento inclui anti-histamínicos ou anticolinérgicos durante as crises agudas e diuréticos para diminuição do líquido endolinfático.

Os **neuromas acústicos** são tumores de células de Schwann benignos e de crescimento lento. Por apresentarem crescimento lento, os desequilíbrios mínimos de estimulação vestibular frequentemente são compensados, e os pacientes não apresentam vertigem significativa, mas apenas um leve desequilíbrio. Os sintomas observados normalmente incluem zumbido e perda auditiva unilateral. O tratamento, em geral, é cirúrgico.

Por fim, cerca de 10 a 15% dos pacientes têm **tontura inespecífica**, que não pode ser classificada como vertigem, pré-síncope ou desequilíbrio. Os pacientes não

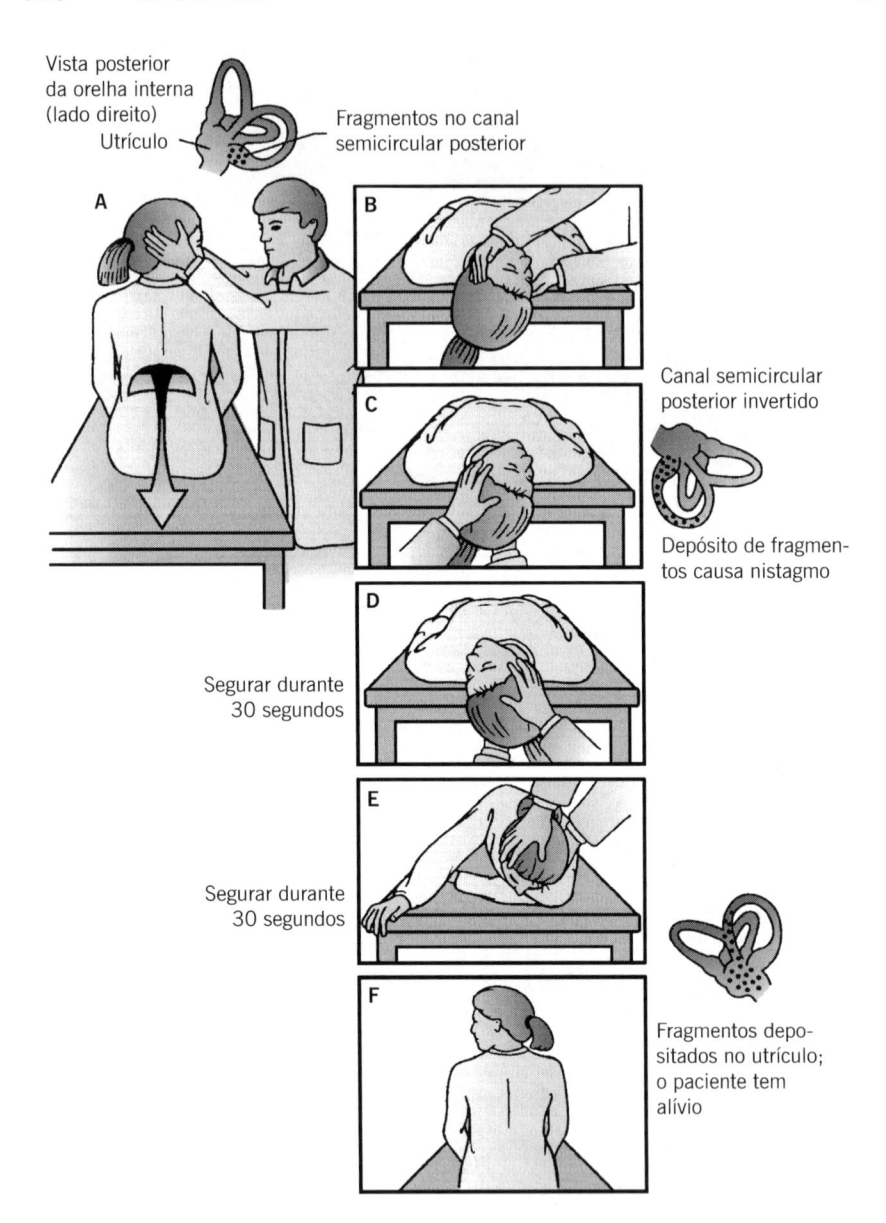

Figura 60.2 Manobra de Epley modificada. Primeiro, é feita a manobra de Dix-Hallpike para identificar a orelha afetada. A cabeça do paciente então é girada sistematicamente, de modo que as partículas soltas deslizem do canal semicircular posterior para o utrículo.

Quadro 60.2 • Causas comuns de vertigem	
Vertigem posicional paroxística benigna	Náusea associada com nistagmo e vertigem com mudança de posição, melhora com o tempo, ausência de outros achados otológicos ou neurológicos e teste de Dix-Hallpike positivo
Doença de Ménière	Ataques intermitentes de vertigem intensa são associados com zumbido e perda auditiva, sensação de "orelha cheia"
Neuroma acústico	Tumor de crescimento lento, de modo que o sistema compensa e com frequência há vertigem leve; geralmente com perda auditiva e zumbido
Insuficiência vertebrobasilar	Vertigem ocorre em associação com sintomas do tronco cerebral, tais como diplopia, disartria ou hipoestesia

são capazes de descrever os sintomas com clareza, dizendo apenas que têm "tontura", sensação vaga ou incomum e têm exame neurológico e vestibular normais. A maioria desses pacientes tem algum **transtorno psiquiátrico** subjacente, como depressão maior, ansiedade generalizada ou transtorno de pânico. Frequentemente, a tontura associa-se com **hiperventilação** e pode ser reproduzida no consultório com *hiperventilação* propositada. O tratamento deve ser dirigido para a **tranquilização** relativa à falta de causas patológicas de tontura e para o tratamento da doença de base com medicamentos como inibidores específicos da recaptação de serotonina ou benzodiazepínicos para transtornos de ansiedade.

QUESTÕES DE COMPREENSÃO

60.1 Uma jovem vai ao seu consultório queixando-se de tontura. Ao pedir para descrever essa sensação, ela dá uma história vaga de sentir que "a cabeça está muito grande". Isso é acompanhado de palpitações, sudorese e nervosismo e é quase constante. O exame, incluindo o neurológico, é completamente normal. Qual dos seguintes é o melhor próximo passo?
   A. Obtenção de imagem de ressonância magnética (RM) do cérebro.
   B. Obtenção de história psicossocial completa.
   C. Manobra de Dix-Hallpike.
   D. Prescrição de meclizina.
   E. Encaminhamento ao neurologista.

60.2 Homem de 75 anos vai à emergência com surgimento súbito de náusea e de vômito. Nos antecedentes, há doença arterial coronariana e hipertensão bem-controlada. Ao exame, ele se recusa a abrir os olhos e movimentar a cabeça, mas, finalmente, quando convencido a sentar-se, imediatamente começa a ter náusea e vômito. Nota-se nistagmo rotacional. Ele não pode andar por causa da tontura e da náusea que isso provoca. A TC sem contraste é normal para a idade. Qual dos seguintes é o melhor próximo passo?

A. Realização de RM/angiografia por RM.
B. Obtenção de história psicossocial completa.
C. Manobra de Dix-Hallpike.
D. Prescrição de meclizina.
E. Encaminhamento ao neurologista.

60.3 Mulher de 65 anos com história de vertigem posicional benigna volta ao seu consultório para seguimento. Embora controláveis, os sintomas de vertigem continuam a recidivar periodicamente. Entre os episódios, ela em geral sente-se bem, embora um pouco "fora de equilíbrio" ocasionalmente. Hoje, o exame neurológico é completamente normal, exceto que o limiar para condução aérea e óssea da vibração de 256 Hz de um diapasão está aumentado no lado esquerdo. Qual dos seguintes é o seu diagnóstico?

A. Vertigem posicional intermitente benigna.
B. Otosclerose.
C. Neuroma acústico.
D. Infarto agudo de artéria basilar.
E. Transtorno de pânico.

60.4 Qual das seguintes é a melhor conduta para o paciente descrito na pergunta 60.3?

A. Prescrição de um ISRS.
B. Encaminhamento para uso de aparelho de surdez.
C. Realização de punção lombar e sorologia para sífilis.
D. Encaminhamento para RM.
E. Tranquilização.

RESPOSTAS

60.1 **B.** Essa jovem não está descrevendo vertigem. A palavra "tonta" pode significar várias coisas, de modo que é muito importante, na obtenção da história, fazer o paciente descrever o melhor que puder o que ele quer dizer com tontura. Pacientes com vertigem geralmente usam descrições de movimento, "o quarto está girando em volta de mim" ou "estou em uma montanha russa". Sensação de desequilíbrio ou experiência "fora do corpo", como essa jovem descreve, não são típicas de vertigem e indicam outro problema. Seria importante saber com que os sintomas são associados; por exemplo, se há tensões no trabalho ou na relação íntima. É transtorno de pânico ou ansiedade?

60.2 **A.** Esse paciente tem sintomas de vertigem central. O surgimento dos sintomas foi abrupto, e eles são intensos. A marcha foi afetada. Se ele fosse capaz de cooperar no exame das funções cerebelares, elas provavelmente seriam anormais. Sua idade e a história de hipertensão e de doença arterial coronariana o colocam em alto risco de infarto ou de hemorragia cerebelar. A tomografia computadorizada não é o exame adequado para o tronco cerebral; a RM é mais precisa. Uma angiografia por RM pode ser útil no delineamento da causa vascular exata dos sintomas.

60.3 **C.** Os neuromas acústicos são tumores de crescimento lento do oitavo nervo craniano. Por causa do crescimento lento, o sistema neurológico frequentemente é capaz de acomodar-se, de modo que os pacientes podem ter apenas sintomas sutis que, no início, podem ser confundidos com os da vertigem posicional benigna. As principais características na história dessa paciente são as sensações leves persistentes de desequilíbrio e o achado de provável perda auditiva neurossensorial no lado esquerdo. Esse achado indica possível problema no oitavo nervo, e uma RM delinearia melhor a anatomia.

60.4 **D.** A RM é o exame de imagem de escolha. Ver a resposta da Questão 60.3.

DICAS CLÍNICAS

▶ Os pacientes usam o termo "tontura" para descrever várias sensações: vertigem, pré-síncope, desequilíbrio e tontura inespecífica geralmente associada com transtornos psiquiátricos.
▶ As causas centrais de vertigem, como hemorragia ou infarto cerebelar, podem imediatamente ameaçar a vida e exigem investigação urgente.
▶ As causas periféricas de vertigem normalmente produzem crises intermitentes, mas intensas, de vertigem e podem estar associadas com zumbido ou com perda de audição, mas não devem estar associadas a outras anormalidades neurológicas.
▶ A vertigem posicional paroxística benigna é a vertigem mais comum e pode ser diagnosticada pela história de sintomas posicionais intermitentes, ausência de outros achados otológicos e neurológicos e teste de Dix-Hallpike positivo.
▶ A vertigem posicional benigna pode ser tratada com manobras para reposição dos otólitos anormais no canal semicircular ou por medicamentos anticolinérgicos, como meclizina.

REFERÊNCIAS

Balch RB. Vestibular neuritis. *N Engl J Med*. 2003;348:1027-1032.

Daroff RB. Dizziness, and vertigo. In: Longo DL, Fauci AS, Kasper DL, et al., eds., *Harrison's Principles of Internal Medicine*, 18th ed. New York, NY: McGraw-Hill; 2012:178-181.

Drachman D, Hart CW. An approach to the dizzy patient. *Neurology*. 1972; 22:323-334.

SEÇÃO III

Lista de casos

Lista por número do caso
Lista por tópico (em ordem alfabética)

LISTA POR NÚMERO DE CASO

CASO	TÓPICO	PÁGINA
1	Infarto agudo do miocárdio	20
2	Insuficiência cardíaca congestiva por estenose aórtica	34
3	Fibrilação atrial, estenose mitral	42
4	Úlcera péptica	50
5	Hiponatremia causada pela síndrome da secreção inapropriada de hormônio antidiurético (SIADH)	58
6	Dissecção de aorta, síndrome de Marfan	66
7	HIV e pneumonia por *Pneumocystis carinii*	74
8	Isquemia de membro (doença vascular periférica)	84
9	Hipertensão, paciente ambulatorial	92
10	Encefalopatia hipertensiva/feocromocitoma	102
11	Hepatite viral, possível hepatotoxicidade por paracetamol	110
12	Oligomenorreia causada por hipotireoidismo e hiperprolactinemia	118
13	Cirrose, provavelmente relacionada com hepatite C	126
14	Pancreatite, cálculos biliares	136
15	Síncope – bloqueio cardíaco	144
16	Colite ulcerativa	152
17	Lesão renal aguda	160
18	Pericardite aguda causada por lúpus eritematoso sistêmico (LES)	170
19	Glomerulonefrite aguda após infecção estreptocócica	178
20	Síndrome nefrótica, nefropatia diabética	186
21	Artrite monoarticular aguda – Gota	194
22	Artrite reumatoide	202
23	Cetoacidose alcoólica	212
24	Lombalgia	220
25	Anemia por deficiência de ferro	228
26	Diverticulite aguda do sigmoide	238
27	Neutropenia febril, infecção associada a cateter vascular	246
28	Crise de falcização	254
29	Meningite bacteriana	260
30	Endocardite (tricúspide)/embolia pulmonar séptica	270
31	Tuberculose (pulmonar), lesões cavitárias pulmonares	278
32	Derrame/tamponamento pericárdico causado por tumor maligno	286
33	Sífilis	292
34	Doença pulmonar obstrutiva crônica (DPOC)	300
35	Tosse crônica/asma	310
36	Hipercalcemia/mieloma múltiplo	318
37	Embolia pulmonar	328

38	Hemoptise, câncer de pulmão	336
39	Pneumonia adquirida na comunidade	344
40	Insuficiência suprarrenal	352
41	Icterícia indolor, câncer pancreático	358
42	Diagnóstico e tratamento de diabetes tipo 2	366
43	Cetoacidose diabética	374
44	Tireotoxicose/doença de Graves	384
45	Derrame pleural parapneumônico	393
46	Hipercolesterolemia	400
47	Ataque isquêmico transitório	408
48	Anafilaxia/reação a fármacos	416
49	Demência de Alzheimer	424
50	Cefaleia/arterite temporal	432
51	Osteoporose	440
52	*Delirium*/abstinência alcoólica	448
53	Manutenção da saúde	456
54	Urossepse no idoso	462
55	Diarreia crônica	470
56	Osteoartrite/artropatia degenerativa	480
57	Medicina transfusional	486
58	Púrpura trombocitopênica imune	494
59	Linfocitose/LLC	504
60	Tontura/vertigem posicional benigna	512

LISTA POR TÓPICO (EM ORDEM ALFABÉTICA)

CASO	TÓPICO	PÁGINA
48	Anafilaxia/reação a fármacos	416
25	Anemia por deficiência de ferro	228
21	Artrite monoarticular aguda – gota	194
22	Artrite reumatoide	202
47	Ataque isquêmico transitório	408
50	Cefaleia/arterite temporal	432
23	Cetoacidose alcoólica	212
43	Cetoacidose diabética	374
13	Cirrose, provavelmente relacionada com hepatite C	126
16	Colite ulcerativa	152
28	Crise de falcização	254
52	*Delirium*/abstinência alcoólica	448
49	Demência de Alzheimer	424
45	Derrame pleural parapneumônico	393
32	Derrame/tamponamento pericárdico causado por tumor maligno	286

42	Diagnóstico e tratamento de diabetes tipo 2	366
55	Diarreia crônica	470
6	Dissecção de aorta, síndrome de Marfan	66
26	Diverticulite aguda do sigmoide	238
34	Doença pulmonar obstrutiva crônica (DPOC)	300
37	Embolia pulmonar	328
10	Encefalopatia hipertensiva/feocromocitoma	102
30	Endocardite (tricúspide)/embolia pulmonar séptica	270
3	Fibrilação atrial, estenose mitral	42
19	Glomerulonefrite aguda, após infecção estreptocócica	178
38	Hemoptise, câncer de pulmão	336
11	Hepatite viral, possível hepatotoxicidade por paracetamol	110
36	Hipercalcemia/mieloma múltiplo	318
46	Hipercolesterolemia	400
9	Hipertensão, paciente ambulatorial	92
5	Hiponatremia causada pela síndrome da secreção inapropriada de hormônio antidiurético (SIADH)	58
7	HIV e pneumonia por *Pneumocystis carinii*	74
41	Icterícia indolor, câncer pancreático	358
1	Infarto agudo do miocárdio	20
2	Insuficiência cardíaca congestiva por estenose aórtica	34
40	Insuficiência suprarrenal	352
8	Isquemia de membro (doença vascular periférica)	84
17	Lesão renal aguda	160
59	Linfocitose/LLC	504
24	Lombalgia	220
53	Manutenção da saúde	456
57	Medicina transfusional	486
29	Meningite bacteriana	260
27	Neutropenia febril, infecção associada a cateter vascular	246
12	Oligomenorreia causada por hipotireoidismo e hiperprolactinemia	118
56	Osteoartrite/artropatia degenerativa	480
51	Osteoporose	440
14	Pancreatite, cálculos biliares	136
18	Pericardite aguda causada por lúpus eritematoso sistêmico (LES)	170
39	Pneumonia adquirida na comunidade	344
58	Púrpura trombocitopênica imune	494
33	Sífilis	292
15	Síncope – bloqueio cardíaco	144
20	Síndrome nefrótica, nefropatia diabética	186
44	Tireotoxicose/doença de Graves	384

60	Tontura/vertigem posicional benigna	512
35	Tosse crônica/asma	310
31	Tuberculose (pulmonar), lesões cavitárias pulmonares	278
4	Úlcera péptica	50
54	Urossepse no idoso	462

ÍNDICE

As letras *f* e *q* que aparecem após alguns números de páginas indicam figuras ou quadros, respectivamente.

A

Abatacept, 207
Abdome, exame do, 5
Abscessos
 cerebral ou epidural, 262
 diverticulite, 240*q*
 pancreático, 139
Absorção de anticorpo treponêmico fluorescente (FTA-ABS), 294-295, 298
Abstinência alcoólica, 448-453
ACG (arterite de células gigantes). *Ver* Arterite temporal
Aciclovir, 265-266
Ácido acetilsalicílico
 FA isolada, 44
 IAM, 20-22
 pericardite idiopática, 171
 prevenção de AVE, 411
Ácido fíbrico, derivados do, 404*q*
Ácido hepatoiminodiacético (HIDA), cintilografia, 140
Ácido nicotínico, 404*q*
Ácido vanilmandélico (VMA), 105
Ácidos biliares, resinas de, 404*q*
Acidose, 165-167, 374-380, 374*q*. *Ver também* Cetoacidose diabética
Acidose láctica, 376, 377*q*
Acidose metabólica, 213
Acidose metabólica com hiato aniônico, 213. *Ver também* Cetoacidose metabólica
Acidose metabólica não AG, 215, 217
Acidose respiratória, 216
Addison, doença de, 352-353
Adenocarcinoma de pulmão, 338-339, 339*q*
Adenoma autônomo hiperfuncionante, 387

Adrenalite autoimune, 356
Adrenoleucodistrofia ligada ao X, 353
ADTs (antidepressivos tricíclicos), 435
Agitação, 451
Aguda, lesão renal. *Ver* Lesão renal aguda
AHA (anemia hemolítica autoimune), 507
AINEs. *Ver* Anti-inflamatórios não esteroides
AIT. *Ver* Ataque isquêmico transitório
Albumina, 360*q*
Alcalose metabólica, 216-217, 218
Alcalose respiratória, 216
Álcool, consumo de
 hepatite crônica, 127
 pancreatite aguda, 137
Alcoolismo, demência relacionada com, 426
Alergias, 3. *Ver também* Anafilaxia
α_1-antitripsina, deficiência de, 127, 127*q*, 301
Alfa e betabloqueadores, 96*q*, 105, 106
Alopurinol, 198
Alucinações, 427*q*
Alucinações alcoólicas, 452*q*
Alucinações auditivas, 448
Alzheimer, doença de, 424-426, 427*q*
Alzheimer, doença intermediária, 427*q*
Alzheimer, doença precoce, 427*q*
Alzheimer, doença tardia, 427*q*
Alzheimer Association, 428
Amaurose fugaz, 409
Amenorreia, 118-119
Amenorreia primária, 119
Amenorreia secundária, 119
American Heart Association, 274
Amilase, 136
Amilase sérica elevada, 138
Amiloidose, 288
Amiodarona, 27

Amora, aneurisma em forma de, 433
Amoxicilina, 274
Ampicilina, 264
Amplitude da distribuição de eritrócitos (RDW), 231
Anafilaxia, 416
   abordagem clínica à, 416
   análise, 416
   causada por ferro parenteral, 233
   definições, 417
   dicas clínicas, 420
   manifestações clínicas, 417q
   tratamento, 418q
Anakinra, 207
Analgesia, 138, 256
Analgésicos narcóticos, 224, 226
Anemia, 153, 228. Ver também Anemia por deficiência de ferro; anemia falciforme; anemia sintomática
Anemia falciforme, 254-259
   abordagem clínica à
      complicações, 255
      epidemiologia, 255
      fisiopatologia, 255
      tratamento, 256
   análise, 254
   definições, 255
   dicas clínicas, 258
Anemia hemolítica autoimune (AHA), 507
Anemia microcítica, 231-234
Anemia por deficiência de ferro, 228
   abordagem clínica à
      avaliação, 229
   análise, 228
   causas de, 230q
   definições, 228-229
   dicas clínicas, 235
   visão geral, 229-230
Anemia sintomática, 487
   abordagem clínica à, 487
   análise, 486
   dicas clínicas, 491
Aneurisma de aorta abdominal (AAA), 66-71

Aneurisma ventricular, 29
Aneurismas
   aórticos, 67, 69f
   de Rasmussen, 280
   em forma de amora, 433
   micóticos, 273
   ventriculares, 29
Aneurismas micóticos, 273
Angina
   critérios para dor, 7
   de peito, 7, 31, 38
   instável, 32, 487
Angina estável, 14, 21, 22q
Angina instável, 20, 21, 22q, 486, 487
Angioedema, 416
Angiografia, 7, 84
Angioplastia, 21, 412
Anlodipina, 96q
Antagonista do receptor de angiotensina, 96q
Antagonista dos canais de cálcio, 96q
Antagonistas dos receptores de NMDA, 426
Antiadrenérgicos, 96q
Antibióticos
   anemia falciforme, 256
   bacteremia relacionada com cateter, 249
   diarreia aguda, 470-472
   diverticulite, 241
   DPOC, 301
   embolia pulmonar séptica, 270
   endocardite, 270
   escolhendo a terapia com, 15
   infecção por *H.pylori*, 50
   infecções do trato urinário, 462
   meningite, 260
   neutropenia, 246
   pneumonia, 344
   pneumonite aspirativa e pneumonia aspirativa, 344
Antibióticos betalactâmicos, 417
Anticoagulação, 66, 328, 333, 411
Anticorpo antimicrossomal, 124
Anticorpo antitireoperoxidase, 124
Anticorpos antipeptídeo citrulinado cíclico (anti-CCp), 205

Anticorpos antitransglutaminase tecidual (anti-tTG), 475
Anti-hipertensivos, 93, 96q
Anti-inflamatórios não esteroides (AINEs)
    artrite gotosa aguda, 194
    artrite reumatoide, 206
    causa de úlceras, 55
    insuficiência pré-renal, 161-162
    lombalgia, 220
    osteoartrite, 482
    pericardite idiopática, 171
    síndrome nefrótica, 187
Antipsicóticos, 451
Antitrombina III, 188
Aorta. *Ver também entradas iniciando com aórtico (a)*
    coarctação da, 98
    dilatações aneurismáticas saculares da, 294
Aórtica, dissecção, 66
    abordagem clínica à, 67
    análise, 66
    apresentação da, 66
    definições, 67
    dicas clínicas, 72
Aórtica, estenose, 38
Aórtica, insuficiência, 24, 66
Aórtica, regurgitação, 68
Aórticos, aneurismas, 67, 69f
Aparência geral do paciente, 4
Apendicite, 240
Apneia obstrutiva do sono, 97
AR. *Ver* Artrite reumatoide
Arginina-vasopressina (AVP), 59
Argyll-Robertson, pupilas de, 294
Arritmias, 146q, 147
Arritmias cardíacas, 146q, 147
Arritmias ventriculares, 26
Artéria pulmonar, obstrução de, 329
Artéria temporal, biópsia de, 433
Artérias. *Ver* Doença vascular periférica
Arteriografia, 88
Arterite de células gigantes (ACG). *Ver* Arterite temporal
Arterite temporal (AT), 432-434, 435q, 436

Artralgias migratórias, 195
Artrite cristalina, 198
Artrite gonocócica, 195, 197, 200, 483
Artrite gotosa aguda, 194, 197
Artrite infecciosa, 195, 200
Artrite monoarticular, 195, 203
    abordagem clínica à, 195
    análise, 194
    definições, 195
    dicas clínicas, 200
Artrite monoarticular aguda, 195
    Ver também artrite monoarticular
Artrite poliarticular, 202
    abordagem clínica à tratamento, 206
    visão geral, 202
    análise, 202
    dicas clínicas, 209
Artrite psoriática, 203
Artrite reumatoide (AR), 202
    abordagem clínica à, 202
    análise, 202
    critérios de classificação, 202
    desvio ulnar, 203, 484
    dicas clínicas, 209
    osteoporose secundária, 441
Artrite reumatoide aguda, classificação de, 202
Artrite séptica não gonocócica, 197
Artrite. *Ver também* Osteoartrite; artrite reumatoide
    gotosa, 194, 197
    poliartrite periférica simétrica, 203
    reativa, 203
    séptica, 195-197
    sinovite, 202
    viral, 203
Artrocentese diagnóstica, 196, 200
Asbesto, exposição ao, 338, 396q
Ascite, 126, 127, 129q, 130
Asma, 310-313, 314q
Asma intermitente leve, 314q
Asma persistente grave, 314q
Asma persistente leve, 314q
Asma persistente moderada, 314q

Aspiração percutânea, 197
Aspirado articular, características, *196q*, 199
Asymptomatic Carotid Artery Stenosis (ACAS), ensaio, 411
Ataque isquêmico transitório (AIT), 409
　abordagem clínica ao, 409
　análise, 408
　causas de, 410*q*
　definições, 409
　dicas clínicas, 413
　síncope, 144
Atenolol, 96*q*
Aterosclerose, 85, 401. *Ver também* Doença vascular periférica
Aterosclerose coronariana, 43
Atividade física com sustentação de peso, 442
ATR, tipo 1, 215-216, 217
ATR, tipo 4, 215
ATR distal, 215-216, 217
Atrial, fibrilação. *Ver* Fibrilação atrial
Atrito de fricção bifásico, 172
Atrito monofásico, 172
Atrito pericárdico, 172
Atrito pré-sistólico, 172
Atrito trifásico, 172
Atropina, 27
Ausência de pulso, 84, 88
Autoinfarto esplênico, 256
Autorregulação cerebral, curva de, 104
Avaliação laboratorial, 6
Avaliação por imagem, 6
AVE, 43, 47, 271, 408
AVE em vasos de pequeno calibre, 410*q*
AVE trombótico, 410*q*
AVEs embólicos, 47-48
Azitromicina, 79, 347
Azotemia, 161

B

Bacilo álcool-ácido-resistente (BAAR), cultura para, 126-267, 300
Baço, autoinfarto do, 256
Bacteremia
　endocardite, 269
　relacionada a cateter, 248, 250-251, 280-283
Bacteriúria, 461-464
Bacteriúria assintomática, 463-465
Baqueteamento, 280, 299, 335-336
Bário, esofagografia com, 312*f*
Batida pericárdica, 288
Beck, tríade de, 287
Benzodiazepínicos, 451, 452-454, 499, 500, 515, 519
β-hidroxi-β-metilglutaril coenzima A (HMG-CoA) redutase, inibidores da, 399-401, 404*q*, 450*q*
β_2-agonistas, 314-315
Betabloqueadores
　cirurgia para feocromocitoma, 103-105
　dissecção aórtica, 66, 68
　doença de Graves, 387
　FA, 142
　hipertensão, 195-197, 198*q*
　IAM, 30, 32-38
　ICC, 34-38
　insuficiência cardíaca, 105
Betabloqueadores intravenosos, 42
Betalactâmicos, 347
Bicarbonato, 378-379
Bicarbonato de sódio IV, 166
Bifosfonados, 320*q*, 323-324, 362-363, 441-444, 487, 489-490
Bilirrubina, 358, 360*q*, 362
Bilirrubina conjugada, 358
Bilirrubina indireta, 358
Bilirrubina não conjugada, 358
Biópsia
　de artéria temporal, 432-433
　de lesões sifilíticas, 294
　de pele, 296
　endomiocárdica, 288
　medula óssea, 506
　renal, 181, 183, 187, 190
　sinovial, 195-197
Binswanger, doença de, 425-426
Bloqueadores do receptor de angiotensina (BRAs), 36-37
Bloqueadores dos canais de cálcio, 43

Bloqueio atrioventricular, 125q, 144, 147, 149
Bloqueio AV de primeiro grau, 127, 144, 147
Bloqueio AV de segundo grau, 127, 144
Bloqueio cardíaco, 144, 148
Bloqueio do fluxo urinário, 161-163
Bócio, 387-388
Bócio multinodular tóxico, 388
Bolhas, 76
Bomba cardíaca, falência de, 26-28
Bomba de prótons, inibidores da, 49-52, 469
Bouchard, nódulos de, 480
Bradiarritmias, 27-28, 147, 149q
Bradicardia, 146-148
Bradicardia sinusal, 30-31
Broncodilatadores, 302, 303, 306, 313
Broncoscopia com fibra óptica, 336-337, 347
Bronquiectasias. *Ver* Hemoptise
Bronquite
    crônica, 330
    hemoptise, 311, 335, 336
Brudzinski, sinal de, 261
Buerger, doença de, 87, 89
Bursite, 202
Bypass arterial, 88

C

CAD. *Ver* Cetoacidose diabética
CAL (contagem absoluta de linfócitos), 506
Cálcio, 167, 189, 440. *Ver também* Hipercalcemia
Cálcio, nível corrigido de, 321
Calcitonina, 321q
Cálculos biliares, 13, 136-141, 358, 361
Campo escuro, microscopia de, 294-295
Canais semicirculares da orelha, 514
Câncer cervical, 165
Câncer de colo, 154q, 155, 456
Câncer de pulmão, 335, 342
    abordagem clínica, 337-338
    classificação, 338-339
    fatores de risco, 337
Câncer de pulmão de grandes células, 337-338, 339q

Câncer de pulmão não de pequenas células (CPNPC), 339, 340
Câncer de tireoide, 121
Câncer pulmonar metastático, 339, 342q
Câncer. *Ver também tipos específicos de câncer pelo nome*
    de colo, 154q, 155
    de tireoide, 121
    estadiamento, 11-13
    hematúria não glomerular, 178-179
    hipercalcemia relacionada ao, 318, 320q, 321, 321q
    infecção associada à neutropenia, 246
    insuficiência renal pós-renal, 160-164, 167
    lombalgia, 220-226
    mieloma múltiplo, 222
    rastreamento, 458, 458q
    síndrome nefrótica, 186
Cânceres gástricos, 51-52
Cancroide, 292-294
Cancros, 295q, 296-297
Candesartana, 96q
Candida spp., 248-250, 272, 272q, 304-305q
Capacidade de difusão pulmonar de monóxido de carbono (DLCO), 305-306
Capacidade ferropéxica (CFP), 228-230
Capacidade pulmonar total (CPT), 304f
Capacidade vital (CV), 303f
Capacidade vital forçada (CVF), 302, 303f
Captopril, 196q
Carcinoide, síndrome, 98
Carcinoma pulmonar de pequenas células (CPCP), 338-339
Carcinoma. *Ver também* Câncer
    adenocarcinoma, 338, 342q
    colectomia total, 155
    epidermoide, 338-339
    hepatocelular, 110-112, 114
Cardiopatia isquêmica (CI), 36q, 43q
Cardiopatia reumática, 45-48
Cardioversão, 62
Cardioversão elétrica, 25q, 27, 43-48
Carótida, estenose de, 408, 411, 413

Carótidas, aterosclerose das, 410, 411
Carotídea, angioplastia, 412
Carvão, 115-116
Carvedilol, 96*q*
Catecolaminas, 105
Cateter com balão, 88
Cateter venoso central (CVC), 247-249
Cateterismo cardíaco, 26, 67
Cauda equina, síndrome da, 221, 224-226
Cavitação, 339*q*, 347
CD4, níveis de, 76, 79
Cefaleia em salvas, 432, 435*q*
Cefaleia tensional, 435*q*
Cefaleias, 432-437
    abordagem clínica às, 433-437
    análise, 432-433
    causas de, 435*q*
    definições, 433
    dicas clínicas, 436
    distúrbios secundários, 432*q*
Cefalosporinas, 261, 274, 347
Ceftriaxona, 197-198, 241, 265*q*, 273
Ceftriaxona intravenosa, 199
Células fantasma, 507
Ceratoconjuntivite *sicca*, 206-207
Cetoácidos, 213-214. *Ver também*
    Cetoacidose diabética
Cetoacidose alcoólica, 212
    abordagem clínica à, 212
        acidose metabólica, 213
        acidose respiratória, 216
        alcalose metabólica, 217
        alcalose respiratória, 216
    análise, 212
    definições, 212
    dicas clínicas, 218
Cetoacidose diabética (CAD), 374
    abordagem clínica, 374-375, 419-421
    análise, 374
    bicarbonato, 378-379, 422-423
    causas precipitantes, 379
    complicações, 379
    definições, 374-375
    diagnóstico laboratorial, 379
    dicas clínicas, 381

    eletrólitos, 379
    fisiopatologia, 375
    fluidos, 377-378
    insulina, 378
    prevenção, 379-380
    tratamento, 377
Cetoacidose. *Ver* Cetoacidose diabética;
    Cetoacidose alcoólica
CFP (capacidade ferropéxica), 228-230
CH (concentrado de hemácias), 486
Chlamydia, 295
Choque, 462-468
Choque cardiogênico, 28-29, 462, 465
Choque distributivo, 465
Choque hipovolêmico, 139, 462, 465, 467
Choque séptico, 462-468
Ciatalgia, 221
Cicloxigenase (COX), 482
Cigarros. *Ver* Tabagismo
Cilindros granulosos marrons, 163-164
Cilostazol, 86, 87*q*, 90
Cintilografia pulmonar de ventilação/
    perfusão (V/Q), 331, 332*f*
Ciprofloxacina, 265
Cirrose
    com ascite, 129*q*
    hipervolemia, 60
    provavelmente relacionada com hepatite
        C, 126-133
Cirrose alcoólica, 128
Cirrose biliar primária, 361*q*
Cirrose hepática, 60
Cirurgia
    AAA, 67
    bypass arterial, 88
    bypass coronariano, 28-32, 36, 39
    colite ulcerativa, 152-157
    dissecção aórtica, 66-72
    dissecções tipo A, 69
    diverticulite, 238-243
    doença de Crohn, 153
    embolia de colesterol, 90
    endocardite, 270-276
    feocromocitomas, 105
    gota tofácea, 198-199

osteoartrite, 483
remoção de êmbolo, 88
Cirurgia de *bypass* de artéria coronária, 28-32, 36, 39
Cistite, 463, 464*q*
Cistite aguda não complicada, 463
Citomegalovírus (CMV), infecções por, 79
CIVD (coagulação intravascular disseminada), 489, 498*q*
CIWA (Clinical Institute Withdrawal Assessment), escala, 451
Claudicação, 85-90
Claudicação do braço, 85
Claudicação intermitente, 85
Clinical Institute Withdrawal Assessment (CIWA), escala, 451
Clonidina, 96*q*
Clopidogrel, 30-32, 411, 413
Clortalidona, 96*q*
CMV (citomegalovírus), infecções por, 79
Coagulação intravascular disseminada (CIVD), 489-498
Coarctação da aorta, 98
Cobre, distúrbio do metabolismo do, 133
Colangiopancreatografia retrógrada endoscópica (CPRE), 361
Colangite esclerosante, 132
Colangite esclerosante primária (CEP), 154*q*, 156, 361*q*, 363
Colapso cardiovascular, 287, 375
Colchicina, 194, 198-200
Colecistectomia, 140-141
Colecistite aguda, 140-141
Colectomia total, 155
Colestase, 358-363, 360*q*
Colestase extra-hepática, 360*q*
Colestase intra-hepática, 360*q*
Colesterol, controle, 404-405
Colesterol, metabolismo do, 122-123
Colesterol, tratamento do, 401-402
Colesterol total, 400
Colesterol. *Ver* Hiperlipidemia
Cólica biliar, 51-54, 136, 141
Colinesterase, inibidores da, 424-426, 427*q*, 429

Colite, 152-157
abordagem clínica à doença de Crohn *versus* colite ulcerativa, 153-155
visão geral, 152-153
análise, 152
definições, 152
dicas clínicas, 157
Colite isquêmica, 238
Colite ulcerativa, 152
Colonoscopia, 153-155, 275, 456
Coloração de Gram e cultura, 347
Coma, 58-59, 62-64
Coma diabético hiperosmolar não cetótico, 379-380
Complexo *Mycobacterium avium--intracellulare* (MAC), 76, 79, 81
Complexo QRS no ECG, 45
Complicações, 11-12. *Ver também distúrbios específicos pelo nome*
Complicações cardíacas, endocardite, 273-274
Concentrado de hemácias (CH), 486
Condições herdadas para EP, 329
Condiloma lata, 295*q*
Condrocalcinose, 197-198
Condroitina, 486
Condução atrioventricular (AV), distúrbios da, 26-27
Confusão, 102
Conjuntivite, 296, 297
Contagem absoluta de linfócitos (CAL), 506
Contagem de reticulócitos, 229-232
Contracepção, 282-283
Controle glicêmico, 188
Convulsões, 59, 102, 144-145, 452*q*
Convulsões por abstinência, 452*q*
Coqueluche, 506-510, 507*q*
Coração. *Ver* Válvulas cardíacas; *distúrbios específicos pelo nome*
Corticosteroides
arterite temporal e polimialgia reumática, 432-434
artrite reumatoide, 206-207
colite ulcerativa, 152

efeitos colaterais, 306
insuficiência suprarrenal, 353-354, 356
Cortisol, 60, 352-356
Cortisol, nível plasmático matinal de, 354
CPAP (pressão positiva contínua na via aérea), 303-304
CPPC (câncer de pulmão de pequenas células), 338-339
Creatinina, 160-162
Creatinofosfoquinase (CPK), 481
Creatinofosfoquinase de banda miocárdica (CPK-MB), isoenzima, 24-26, 31
Crepitação, 480-481
Crise addisoniana, 354-355
Crise aplástica, anemia falciforme, 256
Crises de dor na anemia falciforme, 258
Cristais, análise de, 195-196, 199
Crohn, doença de, 152-157
Cromossomo Philadelphia, 505, 509
Cushing, síndrome de, 94q, 97-99
Custo-efetividade, 456

D

DAC (doença arterial coronariana), 8, 30, 84, 95, 366-371, 401-406
DCJ (doença de Creutzfeldt-Jakob), 427q
DDAVP (acetato de desmopressina), 499
De Quervain, tireoidite subaguda, 387
Decitabina (desoxiazacitidina), 257-258
"Dedos em salsicha", 203
Deficiência de α_1-antitripsina, 127q, 301, 302
Deficiência gonadal, 441
Deficiências nutricionais, 441-442, 476
Deformidade em *boutonnière*, 204-205
Deformidades
   articulares, 205-206
   boutonnière, 204-205
   em forma de pescoço de cisne, 204-205, 205f
Degeneração cística, 67
Degenerativa, doença articular, 203, 207, 484
Delirium, 448-454
   abordagem clínica ao

abstinência alcoólica, 451-452
   visão geral, 448-450
análise, 448
causas clínicas, 450q
definições, 449
dicas clínicas, 454
versus demência, 425
Delirium tremens (DT), 451, 454
Demência, 425-429
   abordagem clínica à, 425-428
   análise, 424
   breve investigação de, 424q
   definições, 425
   delirium em, 425
   dicas clínicas, 429
   hipotireoidismo, 426
Demência frontotemporal, 427q
Demência multi-infartos, 425, 429
Densidade óssea (DO), 440-445, 488-490
Densitometria óssea, 442
Depleção de volume, "efetivo", 164, 161
Depressão,
   hipotireoidismo, 121-122
   versus demência, 424-426
Derivação ventriculoperitoneal, 261
Derivado proteico purificado (PPD), teste cutâneo, 266-267, 281-282
Dermopatia na doença de Graves, 326
Derrame pericárdico, 170-173, 286
Derrame pleural, 393-398
   abordagem clínica ao
     derrames parapneumônicos e empiema, 395-397
     indicações para toracocentese, 393-394
     transudato *versus* exsudato, 395
   análise, 393
   definições, 393-394
   dicas clínicas, 398
Derrame pleural exsudativo, 395q-396q
Derrame pleural parapneumônico, 393-396
Derrame pleural sanguinolento, 395q
Derrame. *Ver derrames específicos pelo nome*
Derrames parapneumônicos complicados, 395-396

Derrames pleurais transudativos, 395q
Desequilíbrio, 512-513, 515, 518-519
Desidrogenase láctica (LDH), 74-76, 393-398
Desidrogenase láctica elevada, 74-76
Desmaio, 145-148
Desmielinização cerebral osmótica, 58-62
Desmopressina, acetato de (DDAVP), 387
Desnutrição, 442, 463
Desoxiazacitidina (decitabina), 257-258
Destruição autoimune, 160, 394-395, 411
Destruição plaquetária imunomediada, 495-496
Desvio radial dos punhos, 203
Desvio ulnar, 203, 204f
Dexametasona, 323, 324
Diabetes melito, 366, 371. *Ver também* Cetoacidose diabética; nefropatia diabética
   abordagem clínica ao, 367-370
   análise, 366
   definições, 367
   dicas clínicas, 371
   doença arterial periférica, 85, 87
   e IAM, 31
   hiperlipidemia, 405
   inibidores da ECA para hipertensão, 95, 99
   redução de fatores de risco para doença cardiovascular, 188-189
   síndrome nefrótica, 187
Diabetes tipo 1, 367
Diabetes tipo 2, 365-367, 369q. *Ver também* Diabetes melito
Diabetes tipo 2, complicações microvasculares do, 371
Diagnóstico
   confirmação do, 15-16
   fazendo o, 9-11
   mais provável, 12-13
   próxima etapa, 13-14
Diagnóstico diferencial, 9
Diagnóstico tecidual, 341
Diálise, 164-165, 174, 321q
Diarreia, 151-152, 380, 469-475
   abordagem clínica à

      diarreia aguda, 471-472
      diarreia crônica, 472-475
   análise, 470
   definições, 470-471
   dicas clínicas, 476
   doença celíaca, 470-471, 474-476
Diarreia aguda, 471-472, 476
Diarreia crônica. 469-470. *Ver também* Diarreia
   abordagem clínica à, 472-475
   causas, 473q
   definida, 471
Diarreia inflamatória, 472, 473q, 473
Diarreia não inflamatória, 471
Diarreia osmótica, 473q, 473
Diarreia sanguinolenta, 151-152
Diarreia secretória, 473q, 473, 476
Dieta livre de glúten, 475
Difenidramina, 418, 419, 420
Digoxina, 37, 39, 43, 46
Di-hidropiridinas, 96q
DII, manifestações reumatológicas da, 154q
DII, manifestações urológicas, 154q
Diltiazem, 96q
Dímeros D, Elisa, 330
Dipiridamol, 411
Direta, bilirrubina, 358
Disautonomia idiopática, 145
Disfunção diastólica, 34-35, 39
Disfunção sistólica, 35
Disfunção tubular, 163-164
Disfunções. *Ver disfunções específicas pelo nome*
Dismotilidade, 473q, 473-474
Dispepsia, 50-55
Dispepsia funcional, 51
Dispepsia não ulcerosa, 51-52
Displasia fibromuscular, 87
Dispneia, 301, 303-304, 330
Dissecção aórtica, esquemas de classificação, 69
Dissecções tipo A, 68
Dissecções tipo B, 68
Distúrbios autossômicos recessivos. *Ver* Anemia falciforme

Distúrbios hematológicos, 173q
Distúrbios hepatobiliares, 360q
Distúrbios hipoproliferativos da medula óssea, 231-232
Distúrbios. *Ver distúrbios específicos pelo nome*
Diuréticos
  ascite, 13
  de alça, 104-105, 130, 164-165, 321q
  edema, 187
  hipertensão, 96q, 99
  hiponatremia, 59-61
  ICC, 36-37
  insuficiência renal pré-renal, 164
  tratamento de ascite, 130
Diuréticos de alça
  emergências hipertensivas, 104-105
  hipercalcemia, 164-165q
Diuréticos tiazídicos, 95, 96q, 99
Diverticulite, 237-244
  abordagem clínica à
    diagnóstico, 240-241
    tratamento, 241
    visão geral, 238-239
  análise, 238
  complicações na, 242q
  definições, 239
  dicas clínicas, 243
  manifestações, 240q
Diverticulite aguda do sigmoide, 238 *Ver também* Diverticulite
Divertículos colônicos, 239
Diverticulose, 238-240
Dix-Hallpike, manobra de, 512, 514, 515f
DLCO (capacidade de difusão de monóxido de carbono), 305-306
DNS (doença do nó sinusal), 147
Doença antimembrana basal glomerular, 179q
Doença arterial coronariana (DAC), 8
Doença arterial coronariana aterosclerótica, 43
Doença arterial periférica (DAP), 85-86, 87f
Doença arterial periférica sintomática, 86
Doença articular degenerativa, 479-480, 484
Doença aterosclerótica difusa, 89

Doença cardíaca congênita, 273
Doença cardiovascular. *Ver também doenças e distúrbios específicos pelo nome*
  e diabetes, 366, 368-369
  redução de fatores de risco, 188, 190
Doença celíaca, 470-471, 474-476
Doença de Alzheimer avançada, 474q
Doença de Creutzfeldt-Jakob (DCJ), 427q
Doença do nó sinusal (DNS), 147
Doença do refluxo gastroesofágico (DRGE), 311, 312f, 313, 315
Doença do soro, 418-420
Doença do tecido conectivo, 395q
Doença glomerular, 180, 187
Doença hepatocelular, 395, 360q, 362
Doença hiperplásica, 109
Doença inflamatória intestinal (DII), 152, 153, 156
Doença inflamatória pélvica, 295
Doença microvascular, 149
Doença pulmonar intersticial, 206
Doença pulmonar obstrutiva, 302, 303, 303f, 304q, 306. *Ver também* Doença pulmonar obstrutiva crônica (DPOC)
  abordagem clínica à, 301
  análise, 300
  definições, 301
  dicas clínicas, 307
  tratamento para, 302-303
Doença pulmonar. *Ver* Doença pulmonar obstrutiva crônica; *doenças e distúrbios pulmonares específicos pelo nome*
Doença renal policística, 95
Doença restritiva extraparenquimatosa, 303f
Doença vascular periférica, 83-90
  abordagem clínica à
    diagnóstico, 85-86
    tratamento, 86-88
  análise, 84
  definições, 84-85
  dicas clínicas, 90
Doença vascular periférica aterosclerótica, 84-85

Doença vascular. *Ver* Doença vascular periférica
Doenças hepatocelulares crônicas, 360q
Doenças infiltrativas, 360q
Doenças metabólicas, 127
Doenças metabólicas congênitas, 127
Doenças neurológicas que prejudicam a capacidade cognitiva, 426q. *Ver também* Demência
Doenças sexualmente transmissíveis (DSTs), 112, 292, 295. *Ver também* Sífilis
Doenças. *Ver doenças específicas pelo nome*
Dor abdominal
　causas de, 53
　colite ulcerativa, 151-152
　dispepsia funcional, 50
　dispepsia, 50-51
　diverticulite aguda de sigmoide, 237-238
　doença de Crohn, 153
　pancreatite aguda, 136-138
　úlcera péptica, 49-50
Dor lombar. *Ver* Lombalgia
Dor torácica
　algoritmo para avaliação e tratamento de, 25f
　causas de, 30
　dissecção aórtica, 65-66, 67, 71
　estenose aórtica, 38
　IAM, 20, 24
　pericardite aguda, 169-170, 171
Dor torácica pleurítica, 169-170
Dor. *Ver também* Dor abdominal; dor torácica; lombalgia
　angina, 7
　claudicação, 84-86
　em repouso, 84-86
　joelho, 193-194
　oclusão arterial aguda, 86-87
　pé, 83-84
Doxiciclina, 295
DPOC. *Ver* Doença pulmonar obstrutiva crônica
Drenagem torácica, 397
Dressler, síndrome de, 28

DRGE (doença do refluxo gastresofágico), 311, 312f, 313, 315
Drogas intravenosas, uso de, 112, 127
DSM-IV (*Manual Diagnóstico e Estatístico de Transtornos Mentais*), 449
DSTs (doenças sexualmente transmissíveis), 112, 292, 295. *Ver também* Sífilis
DT (*delirium tremens*), 451, 454
Duke, critérios de, 272, 272q
Duodenopancreatectomia, 404

E

E. coli O157:H7, 471-472
ECA, inibidores da. *Ver* Enzima conversora da angiotensina, inibidores da
ECG. *Ver* Eletrocardiograma
Ecocardiografia, 7, 275, 331
Ecocardiografia transesofágica (ETE), 68, 272
Edema
　angioedema, 416, 417
　edema pulmonar, 139, 164
　papiledema, 260-261
　síndrome nefrítica, 180
　síndrome nefrótica, 187
Ehlers-Danlos, síndrome de, 67
Eixo hipotalâmico-hipofisário-ovariano, problemas no, 119-120
Eletrencefalograma (EEG), 264, 267
Elétrica, cardioversão, 43
Eletrocardiograma (ECG)
　bloqueio cardíaco, 143f
　embolia pulmonar, 330
　fibrilação atrial, 41f
　hipercalemia, 164
　infarto agudo do miocárdio, 172q
　infarto do miocárdio, 19f, 22-23, 23f
　pericardite aguda, 170f, 172
　síncope, 143f
　síndrome de Wolff-Parkinson-White, 45f
　tamponamento cardíaco e pericardite, 289q
Eletrólitos, 59, 375, 376-377, 378-379
Eletrólitos urinários, 163, 164-165
Elevação da perna esticada, teste de, 223

Elevação difusa do segmento ST no ECG, 172
Embolia, 86-87, 89. *Ver também* Embolia pulmonar
Embolia pulmonar (EP), 328-334
    abordagem clínica à
        avaliação clínica sem exame de imagem, 330
        etiologia, 329
        fatores de risco, 329
        fisiopatologia, 329
        modalidades de imagem, 330-332
        tratamento, 332-333
    algoritmo diagnóstico, 332*f*
    análise, 328
    definições, 329
    derrame pleural transudativo, 338
    dicas clínicas, 334
    hemoptise, 330
Embolia pulmonar, terapia primária para, 331-332
Embolia pulmonar, terapia secundária, 332
Embolia pulmonar séptica, 269-270
Empiema intracraniano, 262
Enalapril, 96*q*
Encefalite, 261
Encefalopatia
    hipertensiva, 101-102
    metabólica, 450*q*
    tóxica, 450*q*
Encefalopatia de Wernicke, 214
Encefalopatia hepática, 128
Endarterectomia, 411, 413
Endarterite obliterante, 293-294
Endocardite, 269-276
    abordagem clínica à, 271-274
    análise, 270
    definições, 271
    dicas clínicas, 276
    microrganismos, causada por, 272, 272*q*
Endocardite aguda, 271
Endocardite com cultura negativa, 272-273
Endocardite de válvula nativa à esquerda, 272-273
Endocardite fúngica, 272

Endocardite infecciosa, 270-274
Endocardite subaguda, 271
Endoscopia, 51-52, 240, 241
Endotoxinas, 465
Enema com bário, 240, 242
Enfisema, 301, 305*q*
Ensaio de micro-hematinação para *Treponema pallidum* (MHA-TP), teste de, 294, 295, 298
Enterococos, endocardite por, 272*q*
Enterovírus, 262
Envolvimento articular na osteoartrite, 481*q*
Enxaqueca, 434*q*, 435, 436
Enzima conversora da angiotensina (ECA), inibidores da
    angioedema e, 420
    após IAMCSST, 29
    doença renal, 188
    hipertensão, 96*q*
    ICC, 36-37, 39-40
    insuficiência cardíaca, 107
    insuficiência pré-renal, 161
    para tratamento de hipertensão em pacientes diabéticos, 96, 99
    proteinúria, 190
    tosse crônica, 312*f*, 316
Enzima lactase oral, 473
Enzimaimunoensaio (Elisa), 128, 329-330
Enzimas cardíacas, 23-24
Enzimas hepáticas elevadas, 403
EP. *Ver* Embolia pulmonar
Epinefrina, 417-418*q*
Episódios dolorosos agudos, 255, 256, 258
Epley, manobra de, 514, 516*f*
Epstein-Barr, DNA viral, 78, 508
Eritema, 249
Eritema multiforme maior, 417-418, 420
Eritema multiforme menor, 417-420
Eritrócitos dismórficos, 178-182
Eritrócitos fragmentados, 180
Eritrócitos pontilhados, 232
Eritropoietina, 489
Erupções, fármacos, 418
Escarro, amostras de, 347
Escarro, coloração de Gram e cultura, 347

Esclerodactilia, 174
Esclerodermia, 174
Esclerose múltipla, 413
Escore CHADS2, 44
Escore MELD (Model for End-stage Liver Disease), 130
Escore T, 441, 442, 444
Escore Z, 442, 444
Esforço, teste de, 14
Esforço submáximo, teste de, 7
Esofagografia com bário, 312*f*
Espirometria, 301, 302-303, 302*f*, 313
Espironolactona poupadora de potássio, 96*q*
Esplenectomia, 496, 500
Esplenomegalia, 500
Espondilólise, 221
Espondilolistese, 221
Estado mental alterado, 102
Estágio avançado, doença em, 130, 395*q*, 427*q*
Estágio limitado, doença em, 57, 340
Estalido de abertura, 45
Estatinas, 401, 403, 404*q*
Esteatorreia, 473*q*, 474
Estenose
  aórtica, 34-38
  de artéria carótida, 408, 411, 412
  mitral, 42-45
Estenose da artéria renal, 97, 217
Esterase leucocitária, 461, 463
Esteroides orais, terapia com, 314*q*, 483, 496
Esteroides. *Ver também* Corticosteroides; glicocorticoides
  osteoartrite, 480
  púrpura trombocitopênica imune, 494
Estertores, 278, 336, 344
Estreitamentos, 97, 206, 240*q*
Estridor inspiratório, 305, 306
Estrogênio, 442, 443
Estrogenização, 119-120
Estudos microbiológicos, 347
Etambutol, 281
Etilenoglicol, 214-215
Exame cardíaco, 5
Exame da cabeça, 4

Exame da coluna, 5
Exame da genitália, 5
Exame da genitália feminina, 5
Exame da genitália masculina, 5
Exame das extremidades, 5
Exame de urina, 6, 163, 163*q*
Exame de urina com fita reagente, 179, 186
Exame do pescoço, 4
Exame dorsal, 5
Exame físico, 4
Exame neurológico, 6
Exame pulmonar, 5
Exame retal, 5
Exaustão pelo calor, 184
Excreção de água livre, 60, 64
Expiração forçada, 302, 303*f*
Exsudato, 393, 395
Extrassístoles ventriculares (ESVs), 27

F

Falciforme, crise, 256
Falciforme, traço, 255
Falcização, 256
Fármacos, erupções por, 418
Fármacos, reações a, 416
Fármacos antirreumáticos modificadores de doença (FARMDs), 207
Fármacos antitireoidianos, 384
Fase fria do choque distributivo, 465-466
Fator antinuclear (FAN), 187, 481
Fator de necrose tumoral (TNF), antagonistas do, 155, 207
Fator estimulante de colônias de granulócitos (G-CSF), 246, 249
Fator V de Leiden, mutação do, 329
Fatores de risco
  para diabetes, 367
Febre maculosa das Montanhas Rochosas, 262
Febre reumática, 45, 203
Febre. *Ver também* Neutropenia febril
  arterite de Takayasu, 87
  megacolo tóxico, 155
  neutropenia, 246, 247
  pancreatite aguda, 137

Febuxostate, 198
Felty, síndrome de, 206, 500
FE$_{Na}$ (Fração de sódio excretada), 164
Fenitoína, hipersensibilidade à, 419, 451q
Fenômeno gel, 481
Fenômenos imunológicos em endocardite, 273-274, 273q
Fenômenos vasculares na endocardite, 273-274, 273q
Feocromocitoma, 98, 102-105
Ferritina, concentração sérica de, 230-232
Ferro, anemia por deficiência de, 228-235
    abordagem clínica
        avaliação, 229
            visão geral, 228
        análise, 228
        definições, 229
        dicas clínicas, 235
Ferro, distúrbios do metabolismo do, 195
Ferro, estudos de, 232
Ferro, tratamento de reposição, 233
Ferro parenteral, terapia com, 233
Fibrilação atrial, 42-48
    abordagem clínica à, 42
    análise, 42
    cardiopatia reumática, 45
    causas de, 43q
    crônica, 43
    definições, 42
    dicas clínicas, 48
    isolada, 44
    síndrome de Wolff-Parkinson-White, 45
Fibrilação ventricular (FV), 26
Fibrose, 289q
Fibrose endomiocárdica, 290
Filtro de veia cava inferior, colocação de, 333
Fístulas, 240q, 242q
Fita reagente, achados com, 179, 186, 188
Flegmão, 141
Fluxo sanguíneo cerebral, 104f
Fluxo urinário, bloqueio do, 162, 165
Fluxo-volume, curvas de, 302, 304f
FARMDs (fármacos antirreumáticos modificadores de doença), 207

Folato, deficiência de, 231q
Fondaparinux, 332-333
Formepizol, 215
Fosfatase alcalina, 359, 360q, 442-443
Fosfatase alcalina leucocitária (FAL), 505
FR (fator reumatoide), 205, 396q
Fraturas patológicas, 443-445
Função autonômica, 145. *Ver também* síncope
Função cognitiva, doenças neurológicas prejudiciais à, 425-426, 427q *Ver também* Demência
Função pulmonar, testes de, 302, 303, 305q

G

Galactorreia, 118-120
Gamopatia monoclonal de significado indeterminado (GMSI), 322-323
Ganho de água, 59
Gasometria arterial (GA), 74-77, 300, 302
Gástricas, varizes, 128, 129
Gastrinomas, 53, 472, 473
G-CSF (fator estimulante de colônias de granulócitos), 246
Gene *VHL*, 106
Gentamicina, 130, 273
Gestação, 96q, 387
Ghon, lesões de, 279
GI, trato. *Ver* Trato gastrintestinal
Giemsa, 76
Gilbert, síndrome de, 359, 360q
Glaucoma agudo de ângulo fechado, 435q
Glicemia em jejum, 95q, 366, 368, 368q
Glicemia em jejum alterada, 368
Glicocorticoide intra-articular, injeção de, 198
Glicocorticoides
    DPOC, 304
    estados de excesso, 97
    hipercalcemia, 321q
    meningite tuberculosa, 265
    osteoporose causada por, 355
Glicocorticoides adjuvantes, 280
Glicose, 214, 215, 262, 263q, 378
Glicose oral, teste de tolerância à, 367q

Glicose sérica, 378
Globulina, ligado a hormônio esteroide (SHBG), 128
Glomerulonefrite (GN), 178-184
   abordagem clínica à
      abordagem de algoritmo, 182*f*
      abordagem diagnóstica, 181
      doença glomerular, 180
      síndrome nefrítica, 180
      tratamento, 183
      visão geral, 177
   análise, 178
   classificação da, 181*q*
   definições, 179
   dicas clínicas, 184
   estreptocócica, 178, 179*q*, 183
   lesão renal aguda, 180, 181, 182*f*
   pós-estreptocócica, 179, 180*q*
Glomerulopatia não inflamatória, 180
Glucagon, 375, 418*q*
Glicosamina, 482
GN. *Ver* Glomerulonefrite
Gomas, 293-294
Gonorreia, 295
Goodpasture, doença de, 179, 182, 184
Gota, estágios 197-198
Gotejamento pós-nasal, síndrome (SGPN), 311-316, 312*f*
Gradiente de albumina soro-ascite (GASA), 126
Granulomas, 280, 293, 360*q*
Granulomatosas, doenças, 319*f*, 324
Granulomatose de Wegener, 179*q*, 181*q*, 184
Graves, doença de, 121, 384-389, 441
Grey Turner, sinal de, 5, 138
Grupo B, estreptococos do, 261, 265*q*

H

H_2, antagonistas do receptor, 313
HA (hiato aniônico), 212, 213, 216*q*
Haemophilus influenzae, 256, 261
Hampton, corcunda de, 330
Hashimoto, tireoidite de, 121, 386
HAU (hiato aniônico urinário), 212, 215
Heberden, nódulos de, 203, 204*f*, 480, 486

Helicobacter pylori, 50-51
Hemáticos, cilindros, 10, 163, 178, 180-181
Hematócrito, 232, 394*f*, 488
Hematoma dissecante, 67
Hematoquezia, 239
Hematúria, 163, 178-181
   extrarrenal, 180
   intrarrenal, 180
   microscópica, 179
Hemiplegia, 68*q*
Hemocromatose, 36*q*, 127, 197
Hemoculturas, 79, 179*q*, 197, 249, 270
Hemoglobina, 287, 288
Hemoglobina A_{1c} (HbA_{1c}), 366, 368
Hemograma, 6
Hemólise, 128, 232, 359, 488
Hemopericárdio, 68*q*
Hemoptise, 336-342. *Ver também* Câncer de pulmão
   abordagem clínica à, 337
   análise, 336
   definições, 336
   dicas clínicas, 342
   nódulo pulmonar solitário, 340
Hemoptise maciça, 337
Hemorragia
   diverticular, 239
   intracraniana, 435*q*
   subaracnóidea, 262, 432, 434
   subungueal, 271
   úlcera péptica, 322
Heparina, 66, 88
Heparina de baixo peso molecular (HBPM), 332, 497
Heparina não fracionada (HNF), 332, 497
Hepatite, 110-116. *Ver também* Hepatite crônica
   abordagem clínica à, 111
   aguda, 111-113
   alcoólica, 110
   análise, 110
   autoimune, 127
   definições, 111
   dicas clínicas, 116
   idiopática, 137

imunização, 114-116
paracetamol, 113-114
vacina para vírus A, 114
vacina para vírus B, 114
viral, 110-116
vírus A, 111, 112
vírus B, 111, 112, 114
vírus C, 112, 114
vírus D, 112
vírus E, 112
visão geral, 111
Hepatite aguda, 111-113
Hepatite alcoólica, 110
Hepatite autoimune, 127
Hepatite crônica, 127-133
abordagem clínica à, 127
análise, 126
causas de, 127q
definições, 127
dicas clínicas, 133
visão geral, 126
Hepatite idiopática, 132
Hepatite por paracetamol, 113-114
Hepatite viral
diagnóstico, 110-116
prevenção, 110-115
visão geral, 110
Hérnia de disco, 222q, 223
Herpes genital, 297
Hiato aniônico (HA), 212, 214q, 374-378
Hiato osmolal, 212, 214
Hidralazina, 37, 96q
Hidratação
cetoacidose diabética, 377-378
hipercalcemia, 319, 321q
Hidrocefalia de pressão normal, 426, 427q
Hidroclorotiazida, 96q
Hidrocortisona, 355
Hidronefrose, 162, 166
Hidroxiureia, 257-258
Hiperaldosteronismo, 93, 97, 105
Hiperaldosteronismo primário, 97
Hiperbilirrubinemia, 358-359. Ver também
Icterícia
Hiperbilirrubinemia conjugada, 358-359

Hiperbilirrubinemia direta, 358
Hiperbilirrubinemia indireta, 359
Hiperbilirrubinemia não conjugada, 359
Hipercalcemia, 321-325
abordagem clínica à
mieloma múltiplo, 322
visão geral, 321
algoritmo para avaliação da, 319f
análise, 318
causas de, 320q
definições, 321
dicas clínicas, 325
tratamento, 321q
Hipercalcemia hipocalciúrica familiar
(HHF), 321, 319f
Hipercalcemia sintomática, 318
Hipercalemia, 165
Hipercoagulabilidade, 191, 329
Hipercolesterolemia, 400-406. Ver também
Hiperlipidemia
Hipercolesterolemia familiar, 400
Hiperfosfatemia grave, 167
Hiperleucocitose, 506
Hiperlipidemia, 401-406
abordagem clínica à, 401
análise, 400
definições, 401
dicas clínicas, 406
síndrome nefrótica, 180
Hiperlipidemia, pacientes de risco muito
alto com, 402-404
Hiperparatireoidismo, 321-322, 387, 441
Hiperparatireoidismo primário, 322,
324-325
Hiperpigmentação, 354, 356
Hiperplasia suprarrenal, 120
Hiperprolactinemia, 118, 120, 120q, 441
Hiper-reatividade da via aérea, 301
Hipersensibilidade
síndrome de, 419, 420
Hipertensão, 92-100. Ver também entradas
específicas que iniciam com
hipertensivas
abordagem clínica à
avaliação de dano em órgão-alvo, 94

avaliação inicial e tratamento, 93-94
causas secundárias de hipertensão, 94
fatores de risco cardíaco, 94
tratamento, 94-95
análise, 92
causas secundárias de, 93-94, 94q
definições, 93
dicas clínicas, 99
dissecção aórtica, 103
exames para avaliação de, 95q
pulmonar, 45
síndrome nefrítica, 180
Hipertensão em estágio I, 94
Hipertensão em estágio II, 95
Hipertensão essencial, 93
Hipertensão idiopática, 93
Hipertensão parenquimatosa renal, 94
Hipertensão porta, 126-130
Hipertensão primária, 93
Hipertensão pulmonar, 45
Hipertensão renovascular, 94q, 97, 99
Hipertensão secundária, 93, 94
Hipertensão secundária, causas de, 93, 94, 94q
Hipertensivas, emergências, 105-108
  abordagem clínica às, 103
  análise, 102
  definições, 103
  dicas clínicas, 108
Hipertensivas, urgências, 102-103
Hipertireoidismo, 385-389
  abordagem clínica ao
    tempestade tireóidea, 385-386
    tireotoxicose, 386
    visão geral, 385
  análise, 384
  definições, 385
  dicas clínicas, 389
  hipertensão, 96-98
  osteoporose causada por, 441-442
Hipertireoidismo apático, 385
Hipertrigliceridemia, 137
Hiperuricemia assintomática, 197-198
Hipervolemia, 60
Hipoalbuminemia, 180, 186, 187

Hipoglicemia, 353-354
Hipogonadismo hipotalâmico, 124
Hipolipemiantes, medicações, 190, 400, 402, 403. *Ver também* Hiperlipidemia
Hiponatremia, 58-64
  abordagem clínica à, 59
  análise, 58
  definições, 59
  dicas clínicas, 64
Hiponatremia euvolêmica, 60, 62
Hiponatremia hipotônica, 58, 60
Hipoproteinemia, 187
Hipotensão
  choque cardiogênico, 26
  crise addsoniana, 354
  dissecção aórtica, 65
  megacolo tóxico, 155
  ortostática, 145-147
Hipotensão ortostática, 105, 107, 145-147
Hipotireoidismo
  derrame pleural transudativo, 395q
  hiponatremia, 59
  oligomenorreia causada por, 117-119, 120q
Hipotireoidismo com bócio, 121
Hipotireoidismo secundário, 121
Hipotireoidismo subclínico, 122
Hipovolemia, 60, 147, 375
Hipoxemia, 300, 302-304, 306
Hipoxemia relativa, 303
História familiar, 3
História social, 3
HIV, infecções por. *Ver* Vírus da imunodeficiência humana, infecções por
HIV, período latente do, 76
HMG-CoA (beta-hidroxi-beta-metilglutaril coenzima A) redutase, inibidores da, 400-401, 404q
Hollenhorst, placas de, 410
Hormônio (PTH), 320q
Hormônio adrenocorticotrófico (ACTH), teste de estimulação com, 354
Hormônio antidiurético (ADH), 59
Hormônio da paratireoide, proteína relacionada ao (PTHrP), 320q

Hormônio liberador de tireotrofina (TRH), 120
Hormônio tireoestimulante (TSH), 121-122
Hormônios anabólicos, 375
Hormônios catabólicos, 375
Hormônios. *Ver hormônios específicos pelo nome*
Horner, síndrome de, 68q, 336, 337
HPV, vacina para, 460
HSV. *Ver* Vírus herpes simples

I

IAMCSST (infarto agudo do miocárdio com elevação do segmento ST), 8-9, 22q, 172, 172q
IAMSSST (infarto do miocárdio sem elevação do segmento ST), 8-9, 22q, 172q
ICC. *Ver* Insuficiência cardíaca congestiva
Icterícia, 358-363
  abordagem clínica à, 359
  análise, 358
  definições, 358-359
  dicas clínicas, 363
Icterícia obstrutiva, 360q
IFD, articulações, 203, 205
IgA antiendomísio, anticorpos, 475
IgIV (imunoglobulina intravenosa), 488, 496
IM. *Ver* Infarto do miocárdio
Imatinibe, 506
Imunização
  de pacientes com câncer, 249
  em manutenção da saúde, 456, 458q
  hepatite, 113-115
  meningite, 265
Imunoglobulina intravenosa (IgIV), 488, 496
Imunoglobulina tireoestimulante (TSI), 386
Imunoglobulinas, 205
Inalação, lesão por, 301
Índice de tiroxina livre (ITL), 121
Índice tornozelo-braço (ITB), 84-85
Indometacina, 198

Infarto agudo do miocárdio, 20-32
  abordagem clínica ao, 21
  análise, 20
  complicações do, 26-27
  critérios diagnósticos para, 21-22
  definições, 20-21
  dicas clínicas, 32
  tratamento do, 24
  versus pericardite aguda, 172q
Infarto de ventrículo direito, 28. *Ver também* Infarto do miocárdio (IM), 20-32
Infarto do miocárdio sem elevação do segmento ST (IAMSSST), 8-9, 22q, 172, 172q
Infecção disseminada, 296
Infecção fúngica, endocardite com cultura negativa, 272
Infecção gonocócica disseminada, 197
Infecções
  anemia falciforme, 255
  artrite monoarticular, 194-197
  artrite poliarticular, 203
  artrite reativa, 203
  avaliação laboratorial de, 6
  Candida, 248
  colite, 152-153
  derrames pleurais exsudativos, 396q
  pacientes neutropênicos, 246-248
  relacionada a cateteres, 246-248
  risco com síndrome nefrótica, 180
Infecções do trato urinário (ITUs), 463-466
Infecções respiratórias, 76-79
Infecções virais
  artrite poliarticular, 203
  hepatite crônica, 112
Infiltrados pulmonares, 258
Inflamação
  colite ulcerativa, 152
  doença de Crohn, 152
Infliximabe, 155
Influenza, vacina para, 458q
INH (isoniazida), 281-283
Inibidor da absorção de colesterol, 404q

Inibidor de tirosino quinase (TKI), 506
Inibidores de α-glicosidase, 369*q*
Inibidores seletivos da recaptação da serotonina (ISRSs), 450
Inibidores. *Ver inibidores específicos pelo nome*
Insuficiência anterógrada, 35
Insuficiência arterial crônica, 85
Insuficiência cardíaca congestiva (ICC), 34-40
  abordagem clínica à, 35
  análise, 34
  causas, 36*q*, 39
  definições, 34-35
  derrames pleurais, 395*q*
  dicas clínicas, 40
  endocardite, 271-272
  hipervolemia, 60
  tratamento para, 36-37
Insuficiência cardíaca. *Ver também* Insuficiência cardíaca congestiva
  aguda, 28, 34
  crônica, 34, 40
  direita, 35, 45, 288, 332
  hematoma dissecante, 67
Insuficiência hepática fulminante, 68, 112-113
Insuficiência ovariana, 120*q*
Insuficiência renal terminal (IRT), 188
Insuficiência respiratória aguda, 303
Insuficiência retrógrada, 35
Insuficiência suprarrenal, 352-356
  abordagem clínica
    características clínicas, 353-354
    diagnóstico, 354
    etiologia, 353
    tratamento, 354-355
  análise, 352
  definições, 352
  dicas clínicas, 356
Insuficiência suprarrenal aguda, 353
Insuficiência suprarrenal crônica, 354
Insuficiência suprarrenal primária, 353-355
Insuficiência suprarrenal secundária, 353-355
Insuficiência vertebrobasilar, 145, 409, 517*q*

Insuficiência. *Ver também* Insuficiência renal aguda; insuficiência cardíaca congestiva; insuficiência cardíaca
  anterógrada, 35
  bomba cardíaca, 26-28
  cardíaca aguda, 28, 34
  cardíaca crônica, 34, 40
  hepática fulminante, 68, 112-113
  ovariana prematura, 120
  ovariana, 120*q*
  pós-renal, 161-162, 167
  pré-renal, 161-162, 167
  primária da glândula tireoide, 124
  renal intrínseca, 162, 162*q*, 163
  renal, 162-166, 322
  respiratória aguda, 302-303
  retrógrada, 35
Insuficiência. *Ver também* Insuficiência suprarrenal
  aórtica, 24, 68
  arterial crônica, 85
  vertebrobasilar, 145, 409, 517*q*
Insulina, 165, 188, 213-215, 366-369, 369*q*
Insulina, infusão de, 378
Insulina, resistência à, 120, 367
Insulina intravenosa em bolo, 165
Insulina-glicose, teste de tolerância, 354
Interfalângica proximal (IFP), articulação, 202, 203, 205
Interferon, tratamento com, 114, 128
Interferon-gama, ensaio de liberação (ELIG), 281
Interpretação de resultados de exames, 7-9
Intervalo PR no ECG, 45, 147-148
Intervalo RR irregular na FA, 46
Intervenção coronariana percutânea (ICP), 21, 24, 26, 28
Intestino grosso. *Ver* Diverticulite
Intolerância à lactose, 474
Intubação, 303, 307, 417
Iodo, alergia ao, 419
Iodo, deficiência de, 121-123
Iodo radioativo, 387
IRT (insuficiência renal terminal), 188

Isoniazida (INH), 281-283
Isostenúria, 163
Isquemia crítica de membro, 86
Isquemia de membro, 84-86
Isquemia intestinal, 68q
Isquemia mesentérica, 153
Isquemia. Ver também Ataque isquêmico transitório
   crítica da perna, 86
   de membro, 84-86
   intestinal, 68q
   mesentérica, 153
Isquiático, compressão da raiz do nervo, 221
ITL (índice de tiroxina livre), 121-122
ITU associada ao cateterismo, 464, 464q

J

Janeway, lesões de, 271
Joelho, dor no, 194

K

Kayexalate, 165, 167
Kayser-Fleischer, anéis de, 132, 133
Kernig, sinal de, 262
Kussmaul, respirações de, 375-376
Kussmaul, sinal de, 288, 289

L

Labetalol, 70, 105
Lado direito, endocardite do, 271, 272
Lamivudina, 114-116
LAP (fosfatase alcalina leucocitária), 509-510
Lavado broncoalveolar, 76
Legionella pneumophila, 347
Leitura, abordagem pela, 12-16
   complicações no processo, 15
   confirmação do diagnóstico, 16
   diagnóstico mais provável, 13
   fatores de risco para o processo, 15
   mecanismo provável do processo, 14
   melhor tratamento, 15
   próxima etapa, diagnóstico, 13
Lesão agudo em órgão-alvo, 103

Lesão em órgão-alvo, hipertensão, 103
Lesão glomerular, 180, 187
Lesão pós-renal, 161, 162, 167, 164q
Lesão pré-renal, 161, 162, 167
Lesão pulmonar cavitária, 278-279
Lesão pulmonar relacionada à transfusão (TRALI), 487
Lesão renal, 180, 181, 320q, 369q
Lesão renal aguda (LRA), 160-167
   abordagem clínica
      eletrólitos urinários, 163
      exame de urina, 163-164
      visão geral, 160
   análise, 160
   definições, 161
   dicas clínicas, 167
Lesões
   cancros, 292-295
   cavitárias pulmonares, 278
   cutâneas pustulosas, 195, 197
   de Ghon, 279-280
   de Janeway, 271
   de massa no SNC, 78
   do SNC e *delirium*, 450q
   em alvo, 418
   salteadas, 153-154
   tuberculose pulmonar, 278-279
Leucemia, 247, 322
Leucemia linfocítica crônica (LLC), 503-504, 506-507, 509
   complicações da, 509
   estadiamento de Rai, 508q
Leucemia linfocítica pequena, 504-505
Leucemia mieloide aguda (LMA), 506
Leucemia mieloide crônica (LMC), 505
   diagnóstico, 506
   manejo, 506
   tratamento, 506
Leucócitos, 262, 263q
Leucocitose, 155, 238
Leucostase, 506
Levotiroxina, 122-124
Light, critérios para derrame pleural, 393, 395
Linfadenite, tuberculose, 280

Linfocitose, 504-510
  abordagem clínica à
    leucemia linfocítica crônica, 505-506
  análise, 504
  atípica, 506
  causas de, 507*q*
  definições, 504-505
  dicas clínicas, 509
  visão geral, 505
Linfoma, 76, 77, 322. *Ver também* Câncer
Linfoma de células grandes, agressivo, 507
Linfoma do tecido linfoide associado à mucosa (MALT), linfoma, 52, 55
Lipase, nível sérico de, 138
Lipo-hialinose, 410
Lipoproteína de alta densidade (HDL), 367, 401
Lipoproteína de baixa densidade (LDL), 30, 122, 366, 369, 400-403
Líquido cerebrospinal (LCS), 78-79, 120, 247, 260-264, 294
Líquido pleural
  aspecto, 394*q*
  Light, critérios de, 395
Líquido sinovial, análise do, 196-197
Lisinopril, 96*q*
Listeria monocytogenes, 261, 267
Locked-in, síndrome de, 62
Lombalgia, 220-226
  abordagem clínica à, 221
  análise, 220
  definições, 220-221
  dicas clínicas, 226
Lombalgia musculoesquelética, 222
Losartana, 96*q*
Lúpus, 162. *Ver também* Lúpus eritematoso sistêmico
Lúpus eritematoso sistêmico (LES), 203, 482, 496
Lyme, doença de, 410*q*

M

Má-absorção, 475
Magnésio, 379

Malignidade
  derrames pleurais exsudativos, 394*q*
  derrames pleurais transudativos, 394*q*
  fraturas patológicas causadas por, 442
  hipercalcemia relacionada com, 319*q*, 320*q*, 321, 324
  trombose venosa profunda relacionada com, 330
Mamas, exame das, 4-5
Manifestações extra-articulares da artrite reumatoide, 206
Manifestações extraintestinais, 154*q*
Manifestações hepatobiliares de DII, 154*q*
Manifestações oculares de DII, 154*q*
Manual Diagnóstico e Estatístico de Transtornos Mentais (DSM-IV), 449
Manutenção da saúde, 456-460
  abordagem clínica à, 457
  análise, 456
  definições, 456-457
  dicas clínicas, 460
Marcadores sorológicos na hepatite B aguda, 113*f*
Marca-passo transvenoso temporário, 27, 144
Marca-passos, 147, 148
Marfan, síndrome de, 66
Medicações de alívio rápido para asma, 313, 314*q*
Medicações no histórico do paciente, 3. *Ver também medicações específicas pelo nome*
Medicina transfusional, 486-491
  abordagem clínica à, 487
  análise, 486
  anemia falciforme, 255
  dicas clínicas, 491
  transmissão de hepatite C, 128
Medula espinal, compressão de, 224
Medula óssea, exame da, 496
Megacolo tóxico, 155
Meio de contraste, 419
Meio de contraste radiográfico, 417, 419
Ménière, doença de, 515, 517*q*
Meningite, 260-267
  abordagem clínica

diagnóstico diferencial, 262
tratamento, 264
visão geral, 260
análise, 260
cefaleias, 261
definições, 260-261
dicas clínicas, 267
etiologias conforme a idade, 265q
tuberculose, 264
Meningite, níveis de proteína na, 294, 295q
Meningite bacteriana, 260-264
Meningite criptocócica, 78
Meningite estafilocócica, 267
Meningite fúngica, 262
Meningite tuberculosa, 262, 265, 280
Meningite viral, 260
Menstruação, 120, 219-220. Ver também Oligomenorreia
Meperidina, 138
Mercúrio, 187
Mesalamina, 154
Metabolismo, efeitos do hipertireoidismo sobre o, 122
Metacolina, provocação com, 313
Metanefrinas, 105
Metanol, 212, 214
Metatarsofalângica (MTF), articulação, 194, 195, 197
Metformina, 368, 369, 369q
Metimazol, 387
Metoprolol, 37, 70
Metotrexato, 155, 207
Micção, 146
Microalbuminúria, 188
Mielinólise pontina central, 58, 62
Mieloma indolente, 323
Mieloma múltiplo, 222, 318, 319, 322. Ver também Hipercalcemia
Mineralocorticoides, 353, 355
Miocardiopatia restritiva, 286, 288, 289q
Mioglobinúria, 183
Miopatia, 403
Mixedema, síndrome de, 118, 121
Mobitz I, bloqueio AV de segundo grau, 27, 148

Mobitz II, bloqueio AV de segundo grau, 27, 148
Modificações na dieta em caso de diabetes tipo 2, 368-369
Modificações no estilo de vida, 14, 93, 313, 368
Moduladores imunes, 154
Mortalidade, causas comuns de, 458q
Motilidade gástrica, estimulantes da, 313
Mucosite, 247
Músculo papilar, disfunção de, 22, 28
Músculo papilar, ruptura de, 28
Mycobacterium kansasii, 77-78
Mycobacterium tuberculosis, 77, 279, 281.
Ver também Tuberculose
Mycoplasma pneumoniae, 345

N

N-acetilcisteína, 110, 115
Nafcilina, 197, 273
Não di-hidropiridina, 96q
Não provocadas, TVP ou EP, 333
Náuseas em pancreatite aguda, 136
Necrose epidermolítica tóxica (NET), 418
Necrose hepatocelular aguda, 360q
Necrose tubular aguda (NTA), 162-164, 164q
Necrose tubular aguda isquêmica, 162
Nefrite, 180
Nefrite intersticial, 162-163, 163q
Nefrite tubulointersticial, 163, 163q
Nefrítica, síndrome, 180
Nefropatia diabética, 186-188
Nefropatia franca, 188
Nefropatia obstrutiva, 162
Nefrose, 180-181
Nefrótica, síndrome, 60, 186-191
abordagem clínica à, 186
análise, 186
definições, 186
derrame pleural transudativo, 394q
dicas clínicas, 191
hiperlipidemia, 187

hipervolemia, 60
Neisseria gonorrheae, 295
Neisseria meningitidis, 260, 261
Neoplasia endócrina múltipla (NEM) IIA, síndrome de, 103
Neoplasia endócrina múltipla (NEM) IIB, síndrome de, 103
Neurolépticos, 451
Neuroma acústico, 517q, 518
Neuropatia periférica, 186, 282
Neurossífilis, 294, 295q, 426, 427q
Neutropenia, 246
Neutropenia febril, 246-251
 abordagem clínica à, 247
 análise, 246
 definições, 247
 dicas clínicas, 251
New York Heart Association (NYHA), classificação funcional da, 35-37
Nifedipina, 96q
Nistagmo, 514
Nitratos, 28, 37, 68, 172
Nitritos, 37, 463
Nitroglicerina, 7-8, 25f, 105
Nitroprussiato de sódio, 70, 105
Níveis de ácido úrico, na gota intercrítica, 198
Níveis de fosfato e cetoacidose, 378-379
N-metil-D-aspartato (NMDA), antagonistas do receptor de, 427
Nó atrioventricular (AV), agentes bloqueadores do, 43, 46, 147
Nódulo pulmonar solitário, 340
Nódulos
 hiperfuncionantes da tireoide, 387-389
 pulmonares solitários, 340
 reumatoides, 205
Nódulos frios, 387
Nódulos quentes, 387
Nódulos tireoidianos hiperfuncionantes, 387-389
Nódulos/linfonodos
 de Heberden, 203, 204f, 480, 481q
 de Osler, 271, 273q
Nomograma, 8f, 110, 111f, 114

North American Symptomatic Carotid Endarterectomy Trial (NASCET), 411
NTA não oligúrica, 164
NTA nefrotóxica, 163

O

O negativo, sangue, 490, 491
OA. *Ver* Osteoartrite
Obstrução biliar, 136, 358, 359
Obstrução da via aérea por anafilaxia, 418
Obstrução da via de saída do coração, 147, 149
Obstrução da via de saída gástrica, 53
Obstrução por diverticulite, 242q
Oclusão arterial aguda, 84, 87, 88
Oftalmopatia, 386, 387
Olhos
 efeito do hipertireoidismo nos, 385
 manifestações oculares de DII, 154q
Oligomenorreia, 118-124
 abordagem clínica à
  hipotireoidismo, 121
  problemas no eixo hipotalâmico-
  -hipofisário-ovariano, 119
 análise, 118
 definições, 119
 dicas clínicas, 124
Oligúria, 161
Onda delta, ECG, 45, 46f
Onda T, inversão no ECG, 21-22, 23f
Ondas P no ECG, 27
Ondas Q no ECG, 21-22, 23f
Ondas T hiperagudas no ECG, 22, 23f
Organismos fastidiosos, 272
Orientação espacial, sistema de, 514
Osler, nódulos de, 271, 273
Osmolalidade, 59, 62
Osmolaridade urinária, 58, 60
Osteoartrite (OA), 480-484
 abordagem clínica à
  tratamento, 482
  visão geral, 481
 análise, 480
 definições, 480

dicas clínicas, 484
versus artrite reumatoide, 204f
Osteomalácia, 443
Osteomielite por *Salmonella*, 256
Osteomielite vertebral tuberculosa, 224, 443
Osteopenia, 441
Osteoporose, 440-445
    abordagem clínica à
        abordagem diagnóstica, 442
        tratamento, 443
        visão geral, 440
    análise, 440
    definições, 441
    dicas clínicas, 445
Osteoporose secundária, 441
Otólitos, 514, 515
Oxigênio, administração de, 254, 418

P

PAC (pneumonia adquirida na comunidade), 343-344, 345
Paciente, abordagem ao, 2-6
    avaliação laboratorial, 6
    avaliação por imagem, 6
    exame físico, 4
    história, 2
    interpretação de resultados de testes, 7
Pacientes de alto risco, hiperlipidemia, 401
Pacientes hospitalizados, pneumonia em, 347
Padrões, reconhecimento de, 24-25
Padrões de exames hepáticos em distúrbios hepatocelulares, 402q-404q
Paget, doença de, 443
Palidez, 84-88
Palla, sinal de, 330
Pancoast, tumor de, 338
Pâncreas
    abscesso de, 138
    câncer de, 361-363
    necrose de, 139
    pseudocisto de, 137
    repouso do, 138
Pancreatite, 137-139
    abordagem clínica à, 137-139
    análise, 136
    causas de, 138q
    definições, 137
    derrame pleural exsudativo, 440q
    diagnóstico mais provável, 13-14
    dicas clínicas, 141
    questões de compreensão, 140-141
    úlcera péptica, 473
Pancreatite aguda, 136-137
Panturrilha, dor na, 83
Papanicolaou, esfregaço de, 456
Papiledema, 262, 267
Paracetamol, 480
Paralisia, 88
Paralisia pseudobulbar, 62-63
Parede livre do ventrículo, ruptura de, 29
Parede torácica, deformidades da, 304-305
Parestesias, 88
Parkinsonismo, 145, 426, 514
Parvovírus B19, 203
Patrick, manobra de, 223
Pé, dor no, 84-85
Peguilado, interferon alfa, 128
Pele
    doença inflamatória intestinal manifestações na, 154q
    efeito do hipertireoidismo sobre a, 385
    lesões pustulosas, 195
    teste com derivado proteico purificado, 281
Penicilina
    anemia falciforme, 257
    endocardite, 274
    meningite, 265
    sífilis, 297-298
Penicilina antiestafilocócica, 197
Penicilina G benzatina, 292-294
Pentoxifilina, 90
Peptídeo intestinal vasoativo (VIP), 473
Pequenos vasos, doença de, 408
Perda de cabelos, 118
Perda de peso, na arterite de Takayasu, 87
Perda sanguínea aguda, 486. *Ver também* Anemia
Perfil lipídico, 6

Perfuração, 130
Perfuração livre, 53
Perfusão renal, 161, 164
Pericardite aguda, 170
   abordagem clínica à, 171-173
   análise, 170
   apresentação da, 20-21
   características da, 171*q*
   definições, 171
   dicas clínicas, 175
Pericardite constritiva, 288-289, 325. *Ver também* Pericardite aguda
Pericardite idiopática, 171
Pericardite urêmica, 165, 167
Período de janela, 114-116
Peritonite bacteriana espontânea, 126, 127, 129*q*
Perna, isquemia crítica da, 84
Pescoço de cisne, deformidade em, 205, 204*f*, 205*f*
PFC (plasma fresco congelado), 488, 489
Pico M (proliferação monoclonal), 322
Pielonefrite, 463
Pielonefrite aguda não complicada, 463
Pioglitazona, 369*q*
Pirazinamida, 281-282
Piridoxina, 282
Pirofosfato de cálcio di-hidratado, cristais de, 196, 200
Pirose, 51
Placas mucosas, 293
Plaquetas
   produção deficitária, 495
   sobrevida diminuída de, 495, 496
   transfusão de, 486, 489-491
Plasma fresco congelado (PFC), 488-490
Pleurite lúpica, 396*q*
Plummer, doença de, 431-432
Plummer-Vinson, síndrome de, 231
Pneumococcus, vacina para, 496
Pneumocystis, pneumonia por (PCP), 74-77
Pneumocystis jiroveci, 75-76
Pneumonia, 344-352
   abordagem clínica à, 345
   análise, 344

   definições, 345
   dicas clínicas, 350
Pneumonia adquirida na comunidade, 78, 344-347
Pneumonia por aspiração, 344, 348, 350
Pneumonia atípica, 345
Pneumonia em pacientes ambulatoriais, 346, 347
Pneumonia em pacientes imunocomprometidos, 75
Pneumonia nosocomial, 345
Pneumonia pneumocócica, 345
Pneumonia típica, 345
Pneumonite por aspiração, 348
Podagra, 194, 195
Poliartrite periférica, 202
Poliartrite periférica simétrica, 202
Poliestireno sulfonato de sódio, 165
Polimialgia reumática, 434
Pontilhados, eritrócitos, 232
Potássio, 165, 167, 215, 375
Pott, doença de, 280
Poupadores de células, 489
PPD (derivado proteico purificado), teste cutâneo com, 78, 281
Prata, coloração pela, 76
Pré-carga, pacientes de, 35
Prednisona, 77
Pré-excitação, 45
Pré-hipertensão, 94, 95
Pré-síncope, 513
Pressão arterial. *Ver também* Hipertensão; Hipotensão
   controle da, 188, 189
   elevada, 103
   redução da, 95, 99
Pressão de pulso diminuída, 38
Pressão intracraniana, 102. *Ver também* Meningite
Pressão positiva bifásica em via aérea (BiPAP), 303, 307
Pressão positiva contínua na via aérea (CPAP), 303
Pressão venosa jugular (PVJ), 287
Pressão. *Ver também* Pressão arterial

de pulso diminuída, 38
intracraniana, 102
positiva bifásica em via aérea, 303, 307
positiva contínua na via aérea, 303
venosa jugular, 287
Prevenção primária, 403
Prevenção secundária, 403
Probabilidade pré-teste, 7-10
Procainamida, 46
Procedimentos cardíacos, 7. *Ver também procedimentos específicos pelo nome*
Procedimentos dentários, profilaxia em, 274-276
Procedimentos neurológicos, 261-262
Profilaxia
    anemia falciforme, 257
    antes de procedimentos dentários, 274
    antimicrobiana, 77
    endocardite, 273-275
    meningite, 265
Programas de exercícios, 86
Prolactinomas, 118
Proliferação monoclonal (pico M), 322
Propiltiouracil, 387
Propriocepção, 294
Proteína C, 466
Proteína S, 410
Proteinúria, 163-164, 178-180
Pseudocisto pancreático, 139
Pseudodemência, 425
Pseudodivertículos, 239
Pseudogota, 195, 196
Psicose, 386, 426
PTHrP (proteína relacionada ao hormônio da paratireoide), 319*f*
Pulmões. *Ver entradas específicas que iniciam com pulmonar;* além de *distúrbios e doenças pulmonares específicos*
Pulso paradoxal, 287
Pulsos periféricos, 85
Punção diagnóstica, 394
Punção lombar (PL)
    hemorragia subaracnóidea, 434
    meningite, 260

Púrpura trombocitopênica imune (PTI), 14, 163, 489, 498*f*
Púrpura trombocitopênica trombótica (PTT), 494, 498*f*

Q

QRS alargado no ECG, 45
Quadriplegia, 62-63
Queixa principal, 2
Quilotórax, 394*q*
Quimioprofilaxia, 265
Quimioterapia, 163, 506
Quinolonas, 347

R

Raciocínio diagnóstico, 9-11
Radiografia
    artrite monoarticular, 194
    artrite reumatoide, 202-204, 209*q*
    derrame pericárdico, 286*f*
    derrame pleural, 392*f*
    diverticulite aguda do sigmoide, 238
    embolia pulmonar, 258
    hemoptise, 271
    mieloma múltiplo, 318
    osteoartrite, 480
    tórax, 6-10, 74*f*, 77-108, 96*f*, 240, 245-254, 278*f*, 346-347, 349, 368, 377-378, 436*f*
Ranson, critérios de gravidade para pancreatite, 137*q*, 139, 141
Rasmussen, aneurisma de, 280
Rastreamento, teste de, 105
Raynaud, fenômeno de, 87
Razão de verossimilhança, 7-9
RDW (amplitude da distribuição de eritrócitos), 231-235
Reação em cadeia da polimerase (PCR), teste de, 76, 128, 264
Reação leucemoide, 505, 509
Reação anafilactoide, 416
Reações hemolíticas agudas, 488
Refluxo gastresofágico, 31-51
Regeneração nodular, 128
Regurgitação valvular, 274

Reiter, síndrome de, 203, 296
Relação normalizada internacional (INR), 44, 47, 131, 333
Remodelamento cardíaco, 35
Renal, doença, 5, 97, 183, 188, 190
Renal, insuficiência, 420-421, 421-422q. *Ver também* Insuficiência renal aguda
Renal, ultrassonografia, 165-166
Reparo eletivo de AAAs, 70
Reposição de volume, 28, 64
Repouso, dor em, 84
Repouso no leito, 223-226
Resposta ventricular irregular, 42
Ressonância magnética (RM)
    com contraste, 369
    dissecção aórtica, 90
    encefalopatia hipertensiva, 128
    lombalgia, 258
    meningite, 296
    tamponamento cardíaco, 322-323
    usos da, 21-22
Ressuscitação volêmica, 74
Restrição de proteínas na dieta, 187
Restritiva, doença parenquimatosa, 303f
Restritiva, doença pulmonar, 301, 305q, 307q
RET, proto-oncogene, 106
Retalho de íntima intraluminal, 68
Reticulócitos, 229, 232, 234
Reumatoide, fator (FR), 202, 205, 209, 273q
Reumatoides, nódulos, 205
Revascularização, procedimentos de, 86, 88
Ribavirina, 114, 128
Richter, síndrome, 507
Rifampicina, 163q, 265, 281-283
Rigidez de nuca, 260
Rigidez matinal, 202, 205-208, 481, 484q
Rinite, 311, 313
Rinite alérgica, 313
Rins. *Ver* Insuficiência renal aguda; glomerulonefrite; síndrome nefrótica; *entradas específicas iniciando com hepat-*; *entradas específicas iniciando com renal*

Riquetsiose, 262
Risco, estratificação de
    doença arterial coronariana, 402-403, 403f
    pneumonia, 346
Riscos relacionados a transfusões sanguíneas, 488-489
Risperidona, 426, 451
Ritmo idioventricular acelerado, 27
Rituximabe, 207
RM. *Ver* Ressonância magnética
Rolar diastólico de baixa intensidade, 45
Rolar diastólico suave, 45
Rosiglitazona, 369q
Roth, manchas de, 271, 273q
Rouquidão, 338, 339
Ruptura
    AAA, 70
    parede livre de ventrículo, 25f, 29

S

Sal. *Ver* Sódio
Salicilato de bismuto, 471
Salina-resistente, 212, 217
Salina-responsivo, 212, 217
Salmonella, osteomielite por, 256
Salmonella spp., 152, 153
Sangramento anormal, 495-501
    abordagem clínica ao, 495
    análise, 494
    definições, 495
    dicas clínicas, 501
Sangramento. *Ver também* Sangramento anormal
    colectomia total, 155
    tratamento com varfarina, 44
    trato gastrintestinal, 229
    trombolíticos, 26
    UP, 53
Sangue oculto nas fezes, teste de, 235, 456
Sarcoidose, 320q, 321
Secundária, cirrose hepática, 36
Secundária, glomerulonefrite (GN), 178
Segmento ST, infarto agudo do miocárdio com elevação do (IAMCSST), 22, 23f

Segmento ST no ECG, 22-23
Seio carotídeo, hipersensibilidade do, 146-147, 146f
"seis Ps" da oclusão arterial aguda, 88, 90
Sela vazia, síndrome da, 120
Sepse, 463
Sepse bacteriana, 497
Septo ventricular, ruptura de, 28-29
Sequestro esplênico, 496
Seriada, ultrassonografia, 71, 72
Seriadas, hemoculturas, 270, 272
Seriadas, radiografias de tórax, 347
Sérico, osmolalidade, 214
SGPN (síndrome do gotejamento pós-nasal), 311, 312f
SHBG (hormônio esteroide ligado a globulinas), 128
Sheehan, síndrome de, 120, 121
Sibilância, 256, 300
Sibilância expiratória, 306
Sideroblástica, anemia, 232-233
Sideroblastos em anel, 232
Sífilis, 292-298
    abordagem clínica à, 293
    análise, 292
    definições, 292-293
    diagnóstico, 294
    dicas clínicas, 298
    raciocínio sobre o melhor tratamento, 15-16
    tratamento, 294, 295q
Sífilis, estágio latente do, 294
Sífilis, estágio tardio, 293-294
Sífilis, testes confirmatórios, 294
Sífilis primária, 292, 294
Sífilis secundária, 292, 294, 295q
Sífilis terciária, 293, 295q
Sigmoide, ressecção do, 241
Sinais vitais, 4
Síncope, 144-150
    abordagem clínica à, 145
    análise, 144
    bloqueio cardíaco, 147-148
    definições, 144-145
    dicas clínicas, 149

    estenose aórtica, 38
Síncope cardiogênica, 147
Síncope vasovagal, 145-147
Síndrome coronariana aguda, 20-22
Síndrome da imunodeficiência adquirida (Aids), 74-79, 346. *Ver também* Vírus da imunodeficiência humana, infecções pelo
Síndrome da secreção inapropriada de hormônio antidiurético (SIADH), 59-62
Síndrome de reconstituição imune, 79-80
Síndrome do desconforto respiratório agudo (SDRA), 139, 305q
Síndrome do intestino irritável, 51, 239, 474q
Síndrome dos ovários policísticos (SOP), 119-120
Síndrome hemolítico-urêmica (SHU), 472, 494, 495, 498
Síndrome hepatorrenal, 130
Síndrome HIV aguda, 76, 79
Síndrome renal inflamatória, 180
Síndrome torácica aguda, 254, 256
Síndromes. *Ver síndromes específicas pelo nome*
Sinovite, 202-203, 206, 480
Sintomas
    alarme, 52, 223q
    factícios, 147
    graves, 64, 239
    neurológicos focais, 409
    neurológicos graves, 62
    urêmicos, 165
Sintomas de alarme, 52, 223q
Sintomas factícios, 147
Sintomas neurológicos focais, AIT, 409
Sintomas neurológicos graves, 62
Sintomas urêmicos, 165
Sinusite, 311, 313
Sistema cardíaco, efeitos do hipertireoidismo sobre, 385
Sistema Child-Pugh, 131
Sistema nervoso central (SNC)
    doenças que causam demência, 426

lesões e *delirium*, 450q
linfoma, 78
neurossífilis, 294
toxoplasmose cerebral, 78
Sistema neuromuscular, efeito do hipertireoidismo no, 385
Sistema reprodutivo, efeito do hipertireoidismo sobre o, 385. *Ver também* Doenças sexualmente transmissíveis
Sjögren, síndrome de, 215
SJS (síndrome de Stevens-Johnson), 418
SNC. *Ver* Sistema nervoso central
Sobrecarga de volume, 58, 62
Sódio, concentrações séricas de, 79-80, 82-83
Sódio na dieta, restrição de, 130
Sódio urinário, 164
Sódio. *Ver também* Hiponatremia
  concentração sérica, 62, 164q
  reabsorção de, 164
  restrição dietética, 130
Solução de problemas clínicos, 9-12
  abordagem a
    acompanhamento de resposta ao tratamento, 12
    avaliação de gravidade, 11
    diagnóstico, 9
    estadiamento, tratamento com base no, 11-12
    visão geral, 9-12
  leitura
    complicações no processo, 15
    confirmação do diagnóstico, 16
    diagnóstico mais provável, 13
    fatores de risco para o processo, 15
    melhor tratamento, 15-16
    provável mecanismo do processo, 14
    próximo passo, 13-14
  paciente
    avaliação laboratorial, 6-7
    avaliação por imagem, 6-7
    exame físico, 4-6
    história, 2-4
    interpretação de resultados de testes, 7-9

  abordagem ao, 2-9
Solução salina
  hipertônica, 58, 62
  isotônica, 60, 378
  reposição de volemia com, 60
  soro fisiológico, 352, 418
  tratamento de hiponatremia, 60, 62
Sono, apneia obstrutiva do, 97
Sopro, 85
Sopro diastólico de insuficiência aórtica, 24, 271
Sopro holossistólico no ápice, 46, 47
Sopro sistólico tardio, 46, 47
Soro fisiológico (SF), 25f, 28, 60, 319, 352
Sorológicos, estudos, 113, 206
SRIS (síndrome da resposta inflamatória sistêmica), 463, 466
Stanford, classificação de, 69
Staphylococcus aureus, 194, 197, 249, 261, 271, 272q, 273, 346
Staphylococcus coagulase-negativo, 249, 272q
Staphylococcus epidermidis, 249, 261
Stevens-Johnson, síndrome de (SVS), 418
Streptococcus agalactiae, 261
Streptococcus bovis, endocardite por, 272q, 273q, 274
Streptococcus pneumoniae, 256, 261, 344
Streptococcus viridans, endocardite por, 271, 272q-273q
Subaguda, endocardite, 271
Subungueal, hemorragias, 271
Sulfametoxazol-trimetoprim (SMX-TMP), 75, 79
Sulfassalazina, 153, 207
Sulfato ferroso oral, 233
Sulfonilureias, 188, 369q

T

Tabagismo
  DAP, 85
  doença vascular periférica aterosclerótica, 86
  hipertensão, 86
  morbidade cardiovascular, 85-86

prevenção de cardiopatia isquêmica, 29-30
relação com câncer de pulmão, 338
Tabes dorsalis, 294
Takayasu, arterite de, 87-90
Talassemia, 231, 231*q*, 233*q*
Talidomida, 323, 324
Tamponamento agudo, 287
Tamponamento cardíaco, 287-290
   abordagem clínica ao tratamento, 289
      visão geral, 287
   análise, 286
   características do, 289*q*
   definições, 287
   dicas clínicas, 290
   pacientes dependentes de pré-carga, 290
   por trombolíticos, 172-173
Tamponamento pericárdico, 286
Taquiarritmias, 36*q*, 122, 146*q*
Taquicardia, 96*q*, 155
Taquicardia ventricular (TV), 26-27
Taquipneia, 256, 303, 330
Taxa de filtração glomerular (TFG), 161, 164, 188
TB. *Ver* Tuberculose
TBG (globulina ligadora da tireoide), 121
TC sem contraste, 408-409, 411, 434
TC. *Ver* Tomografia computadorizada
Tecidos moles, infecção de, 247, 248*f*
Crise tireotóxica, 386
Tempo de protrombina, 360*q*
Tenossinovite, 195
Terapia antifúngica, 248
Terapia antirretroviral, 74, 79, 427*q*
Terapia antirretroviral altamente ativa (HAART), 79
Terapia antituberculose, 315
Terapia empírica, 11
Terceira bulha, 305, 306
Teste de esforço, 7-14
Teste respiratório de ureia, 52, 55
Testes de aglutinação com látex, 264
Tiamina, 214
Tiazolidinedionas, 369*q*

TIMI (Thrombolysis in Myocardial Infarction), 487
Tireoide, insuficiência de hormônio da, 121
Tireoide, doenças da, 120
Tireoide, extrato de, 122-124
Tireoide, globulina ligadora da (TBG), 121
Tireoide, insuficiência primária da, 121
Tireoidectomia subtotal, 387
Tireoidite, 387-388
Tireoidite subaguda (de Quervain), 387
Tireotoxicose, 384-389
Tiroxina (T_4), 121, 384
TKI (inibidor de tirosinoquinase), 506
TNF (fator de necrose tumoral), antagonistas de, 207
Tolerância à glicose, teste de, 367, 368*q*
Tomografia computadorizada (TC)
   ataque isquêmico transitório, 407, 409
   dissecção aórtica, 67-70
   diverticulite, 239, 241
   embolia pulmonar, 329-330
   hemorragia subaracnóidea, 433
   meningite, 259, 263
   obstrução biliar, 359, 360
   pancreatite aguda, 137
   tosse crônica, 311, 312*f*
   usos da, 6
Tomografia computadorizada de alta resolução (TCAR), 312*f*
Tonicidade, 59
Tontura, 512-519
   abordagem clínica à, 513
   análise, 512
   definições, 512-513
   dicas clínicas, 519
Tontura inespecífica, 515
Toracocentese, 394
Toracocentese diagnóstica, 393
Tosse, 310. *Ver também* Tosse crônica; hemoptise
Tosse aguda, 310
Tosse crônica, 310-316
   abordagem clínica à asma, 313

doença do refluxo gastresofágico, 313
gota pós-nasal, 311
visão geral, 310
análise, 310
definições, 310-311
dicas clínicas, 316
Tosse seca, 74, 76, 345
Toxicidade
hepática, 114
megacolo tóxico, 155
Toxinas, 127, 472
Toxoplasmose, 76
Toxoplasmose cerebral, 78
Transaminases, 110, 113-114
Transfusões sanguíneas. *Ver* Medicina de transfusão
Transplante hepático, 113, 130
Transtornos psiquiátricos, 517
Transudato, 394-395
Tratamento antibiótico empírico, 247
Tratamento antimicrobiano, 77, 278, 464
Tratamento antiplaquetário, 411
Tratamento para tuberculose diretamente observado, 281-282
Trato biliar, doença do, 137
Trato gastrintestinal (GI)
doença de Crohn, 152-153
efeito do hipertireoidismo no, 385
hemorragia diverticular, 239
sangramento, 474
Tremores, 452q
Treponema pallidum, 292-295. *Ver também* Sífilis
TRH (hormônio liberador de tireotrofina), 120
Tricúspide, valva, 271
Triiodotironina (T_3), captação de, 386
Tromboangeíte obliterante, 87
Trombocitopenia, 495, 497, 506
Trombocitopenia autoimune, 507
Trombocitopenia induzida por fármacos, 496
Trombocitopenia induzida por heparina (TIH), 497
Tromboembolismo venoso, 188

Trombolíticos
ataque isquêmico transitório, 408
dissecção aórtica, 68
IAM, 24
pericardite aguda, 172
Trombolíticos, terapia intra-arterial, 88
Trombos, formação de, 21, 30
Trombose *in situ*, 21, 88
Trombose relacionada com TIH, 497
Trombose venosa profunda (TVP), 329-333
Trombótico, AVE, 410q
Troponina I específica para o coração (cTnI), 24
Troponina T específica para o coração (cTnT), 24
TSI (imunoglobulina tireoestimulante), 386
TTG (transglutaminase tecidual), anticorpos, 477
Tuberculose (TB), 278-283
abordagem clínica à
diagnóstico, 280
tratamento, 281
tuberculose extrapulmonar, 280
tuberculose pulmonar, 279
análise, 278
artrite, 195
definições, 279
derrames pleurais exsudativos, 394q
dicas clínicas, 283
em pacientes com Aids, 77, 80
Tuberculose, reativação de, 279
Tuberculose extrapulmonar, 280
Tuberculose geniturinária, 280
Tuberculose latente, 279, 281
Tuberculose miliar, 280
Tuberculose óssea, 280
Tuberculose pleural, 279, 280
Tuberculose primária, 279-281
Tuberculose pulmonar, 279-280
Tuberculose suprarrenal, 280
Tumor carcinoide, 98, 472
Tumor cerebral, 435q
Tumores. *Ver também* Câncer; *tumores específicos pelo nome*

cerebrais, 435*q*
de Pancoast, 338
TVP ou EP provocados, 333

U

Úlcera peniana indolor, 16
Úlcera péptica (UP), 50-53
   abordagem clínica à, 51
   análise, 50
   definições, 50-51
   dicas clínicas, 55
Úlceras. *Ver também* Úlcera péptica
   duodenais, 51-52
   gástricas, 51-54
   na sífilis, 291-292
   penianas, 16
Ultrassonografia
   cálculos biliares, 138
   colecistite aguda, 138
   hidronefrose, 161
   obstrução biliar, 358
   renal, 165
   usos da, 6
   venosa de extremidades inferiores, 330
Ultrassonografia venosa de membros inferiores, 330
UP. *Ver* Úlcera péptica
Urato monossódico, cristais de, 196, 198
Ureia, nível de, 161
Uremia, 161, 288
Uretrite, 197, 203, 207
Urina, hiato aniônico (HAU), 212, 215
Urossepse, 462-468
   abordagem clínica à, 463
   análise, 462
   definições, 463
   dicas clínicas, 468
Uveíte, 154*f*, 203

V

V/Q (ventilação/perfusão), cintilografia pulmonar, 329, 331
Vacinação
   de pacientes com câncer, 248
   em manutenção da saúde, 455, 458*q*
   para hepatite, 113, 115
   para meningite, 264
Valsartana, 96*q*
Valva bicúspide congênita, 55-56
Válvulas cardíacas
   aórtica, 37, 39
   endocardite, 274, 275
   substituição de válvula aórtica, 37, 38-39
   tricúspide, 270-272
Vancomicina, 197, 248, 264, 273
Varfarina, 44, 333, 411, 489
Varicela-zóster, vacina para, 249
Varizes esofágicas, 128-129
Vasodilatadores, 70, 96*q*, 105
VE, avaliação da função sistólica do, 29
VEF_1/CVF (volume expiratório forçado no primeiro segundo/capacidade vital forçada), 301-303, 305*q*, 313
Veia cava superior (VCS), síndrome da, 90*q*, 337-341
Venereal Disease Research Laboratory (VDRL), teste de, 16, 294, 424*q*
Ventilação, 303-304
Ventilação com pressão positiva por máscara, 303, 307
Ventilação mecânica, 300, 303-304, 347
Ventrículo direito (VD), disfunção do, 332
Verapamil, 46, 48, 96*q*
Vertigem, 512-519
   abordagem clínica à, 513
   análise, 512
   causas comuns de, 517*q*
   definições, 512-513
   dicas clínicas, 519
Vertigem central, 513
Vertigem fisiológica, 514
Vertigem patológica, 514
Vertigem periférica, 514, 515
Vertigem posicional benigna, 515*f*
Vertigem posicional paroxística benigna (VPPB), 514, 517*q*
Via acessória, 45
Via aérea, respiração e circulação, 418
VIP (peptídeo intestinal vasoativo), 473
VIPomas, 473
Vírus da imunodeficiência humana (HIV), infecções por, 75-81

abordagem clínica às, 76-79
análise, 75
definições, 75
dicas clínicas, 81
prejuízo da capacidade cognitiva, 426, 427q
Vírus herpes simples (HSV)
genital, 297
meningite, 264
úlceras, 292
Vitamina B_6, 283
Vitamina D, 188, 320q, 477
Vitamina K, 44, 47, 360q
Volume corpuscular médio (VCM), 229
Volume expiratório forçado no primeiro segundo (VEF_1), 301-303, 305q, 313
Volume residual, 306
Vômitos na pancreatite aguda, 138
Von Hippel-Lindau, síndrome de, 106
Von Willebrand, doença de, 489, 499
Von Willebrand, fator de, 499

W

Wells, escore de, 330
Westermark, sinal de, 330
Whipple, cirurgia de, 362
Wilson, doença de, 127-132
Wolff-Parkinson-White (WPW), síndrome de, 42, 45, 46f

Z

Zollinger-Ellison, síndrome de, 53